国家科学技术学术著作出版基金资助出版

本书的出版同时获得以下项目的支持：
中国医学科学院医学与健康科技创新工程项目（2021-I2M-1-032）
中医药行业科研专项（201207002）
国家中医药管理局委托项目（GZY-KJS-2019-001）

中国药用植物红皮书

黄璐琦　张本刚　覃海宁 ◎ 主 编

北京科学技术出版社

图书在版编目（CIP）数据

中国药用植物红皮书 / 黄璐琦，张本刚，覃海宁主编. — 北京：北京科学技术出版社，2022.2
ISBN 978-7-5714-0576-2

Ⅰ. ①中… Ⅱ. ①黄… ②张… ③覃… Ⅲ. ①药用植物—介绍—中国 Ⅳ. ①R282.71

中国版本图书馆 CIP 数据核字（2022）第 018233 号

策划编辑：李兆弟　侍　伟
责任编辑：侍　伟　李兆弟　王治华
文字编辑：严　丹　吕　慧
责任校对：贾　荣
图文制作：樊润琴
责任印制：李　茗
出　版　人：曾庆宇
出版发行：北京科学技术出版社
社　　　址：北京西直门南大街16号
邮政编码：100035
电　　　话：0086-10-66135495（总编室）　　0086-10-66113227（发行部）
网　　　址：www.bkydw.cn
印　　　刷：北京捷迅佳彩印刷有限公司
开　　　本：889 mm × 1194 mm　　1/16
字　　　数：746千字
印　　　张：37.75
版　　　次：2022年2月第1版
印　　　次：2022年2月第1次印刷
审 图 号：GS（2021）681号
ISBN 978-7-5714-0576-2

定　　　价：498.00元

指导委员会

主任委员　黄璐琦

委　　员　（按姓氏笔画排序）

马小军　任　毅　齐耀东　孙晓波　李振宇

张本刚　张宪春　陆建伟　林余霖　赵润怀

钱忠直　郭兰萍　屠鹏飞　彭　华　覃海宁

蔡少青　魏建和

编写委员会

洪　序

　　我国是世界上生物多样性最丰富的国家之一，拥有超过3万种野生高等植物，也是水稻、大豆、牡丹等许多重要农作物、栽培花卉的原生地。同时，我国也是生物多样性受威胁最严重的国家之一。栖息地破碎或丧失、资源过度利用、外来物种入侵、环境污染和气候变化等因素，使我国生物多样性丧失的程度不断加深。根据《世界自然保护联盟濒危物种红色名录》的最新记录，我国的几十种野生高等植物已经灭绝，另有约11%的物种被列入受威胁等级，包括因资料不足而无法评估的类群在内，目前我国濒危植物物种数量应不少于我国植物物种总数的15%。

　　我国蕴藏着丰富的药用植物资源（我国约有1/3的植物可作为药用植物），其中常用种类有近千种。如何有效保护和永续利用珍贵的药用植物资源是摆在我们面前的难题。我国规模化种植的药用植物仅有200余种，大部分药材仍依赖野生资源，许多广为应用的药用植物资源因受到长期过度采挖和生境破坏的压力，已面临枯竭的危险。面对资源困境，国家越来越重视药用植物资源的保护工作，已经将药用植物资源提高到国家战略资源的高度，对其开发利用和保护加以规划与指导。然而，有关药用植物资源保护的基础研究仍然十分薄弱，许多物种的野生资源本底不清，致危因素不明，导致我国无法制定相应的保护措施。

　　《中国药用植物红皮书》收载了我国464种重要且濒危的药用植物，对其中151个代表种的物种名称、保护地位、形态特征、分布、生境和居群、药用部位、药用价值和功能主治、致危因子、保护措施及商业栽培进行了比较科学和系统的描述，并提出了保护建议。每个物种还附有精美的照片及分布图。该书展现了我国药学界和植物学界对珍稀濒危物种多年合作研究的重要成果，也为保护我国的生物多样性，尤其是珍贵的药用植物资源提供了新的建议。

　　当前，世界各国对濒危物种的保护均给予极大的重视，虽然都将制定红色名录和编写红皮书作为一项重要工作，但很少有国家专注于某一类植物（如药用植物）红皮书的编写。我国在1991年出版了《中国植物红皮书》（第一册），该书对我国珍稀濒危物种的保护起到了一定作用，但至今其第二册、第三册未能出版。随着时间的推移，新的濒危物种频出，物种动态变化很大，期盼《中国植物红皮书》能尽早修订，后续卷册亦能早日问世。

我相信，《中国药用植物红皮书》的出版将为相关管理部门制定珍稀濒危药用植物保护对策提供最新的科学依据，也有助于广大民众了解我国珍稀濒危药用植物的现状，加入到保护行动中来，这对我国濒危药用植物乃至整个生物多样性的保护具有十分重要的意义。

在此，谨对该书的出版表示祝贺，同时期待我国生物多样性保护研究工作能不断取得新成果。

中国科学院 第三世界科学院 院士 洪德元

2022 年 1 月 10 日

肖 序

中医药是祖国优秀的传统文化，为中华民族的繁衍生息做出了巨大贡献。中药资源是中医药事业的重要物质基础，在中医药事业中发挥着不可替代的作用。珍稀濒危药用植物资源更是十分重要，需要重点关注。为此，《濒危野生动植物物种国际贸易公约》（CITES）第十届缔约国大会专门通过了有关决议，要求必须关注传统医药中可能将要灭绝和受威胁的物种，采取有力的保护措施。

近年来，我国在中药资源的可持续利用方面取得了令人瞩目的进展。在第四次全国中药资源普查中，我国开展了中药资源动态监测，并开始探索科学、系统的保护策略。另外，此次中药资源普查工作中积累了大量数据与素材，为本书的编写奠定了扎实的基础。

生物红皮书是记录生物物种受威胁状态和保护信息的专著。我国自1991年《中国植物红皮书——稀有濒危植物（第一册）》面世以来，鲜有同类著作出版。鉴于此，黄璐琦、张本刚、覃海宁3位研究员，会同全国中药资源领域的同行，筛选出151种关注度较高的濒危中药资源，编写了《中国药用植物红皮书》一书，填补了该领域的空白。

本书讨论了物种的致危因素，评估了自身生物学特性和外界影响因素，提出了保护策略和可持续利用方法。扎实的工作基础、科学的论证过程、图文并茂的展现，必能促进广大读者对珍稀濒危中药资源的关注和重视，也能为有关部门在制定中药资源保护的方针政策方面提供翔实的参考。相信本书的出版定能在我国药用植物生物多样性的保护方面发挥重要的作用。

欣闻本书即将付梓，故乐之为序。

中国工程院院士
中国医学科学院药用植物研究所名誉所长 肖培根

2022 年 1 月 12 日

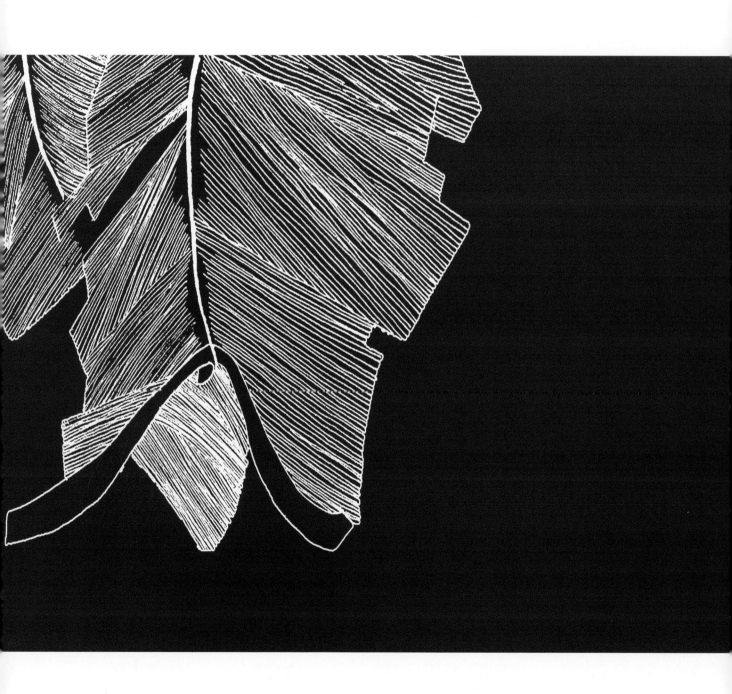

前言

长期以来，中医药在我国卫生健康事业中发挥着重要作用；同时，中药因具有疗效独特和不良反应较小的特点，得到越来越多西方病人的认可。中药资源是中医用药的物质基础，是生物多样性保护的重要内容之一，许多专家提出应将中药资源列入国家战略资源。

近 30 年来，随着我国人口的增长、社会经济的快速发展及人们对健康需求的不断增加，中药材的重要来源——药用植物的消耗量大增。药用植物不仅被用于疾病的治疗，同时也成为保健养生的重要资源。在经济利益的驱使下，野生药用植物长期遭到滥采乱挖，其资源日趋匮乏，其中一些物种的生存正受到严重的威胁，个别物种甚至已经濒临灭绝或消失，如人参、阜康阿魏等。我国政府一向重视药用动植物资源的保护和发展，早在 20 世纪八九十年代就颁布了多个条例及名录。例如，1987 年颁布了《野生药材资源保护管理条例》和《国家重点保护野生药材物种名录》（以下简称"《野生药材名录》"），同年还出版了《中国珍稀濒危保护植物名录》（第一册，1987，科学出版社）；1999 年颁布了《国家重点保护野生植物名录（第一批）》，并在 2021 年进行调整，颁布了新的《国家重点保护野生植物名录》（以下简称"《重点保护名录》"）；2013 年发布了《中国生物多样性红色名录——高等植物卷》（以下简称"《中国植物红色名录》"）。其中《野生药材名录》包含 18 种动物和 58 种植物，《中国珍稀濒危保护植物名录》（第一册，1987，科学出版社）所载 388 种濒危植物中约含药用植物 102 种[1-2]，《重点保护名录》调整后所载 455 种和 40 类野生植物中约含药用植物 369 种，《中国植物红色名录》所载 3 767 种受威胁物种中约含药用植物 535 种[3]。这些条例及名录从制度、管理以及学术研究方面对我国珍稀濒危动植物资源起到了很好的保护作用。然而中药资源的保护和发展仍面临严峻挑战，国务院办公厅转发的由工业和信息化部、国家中医药管理局等部门发布的《中药材保护和发展规划（2015—2020 年）》中指出，"由于土地资源减少、生态环境恶化，部分野生中药材资源流失、枯竭，中药材供应短缺的问题日益突出"；而且，《野生药材资源保护管理条例》及《野生药材名录》自 1987 年颁布后一直没有更新或修订[4]；此外，作为保护决策支撑的濒危物种生物学研究一直处于比较零散、薄弱甚至缺失的状态。基于上述现状，《中国药用植物红皮书》（以下简称"本书"）的编撰和出版对濒危药用植物的保护和可持续利用具有重要的学术价值和现实意义。

我们希望本书能够供政府决策部门和研究机构参考，引起民众对野生药用植物濒危状况的关注，唤起民众的保护意识，最终达到中药资源可持续利用的目的。本书的编撰得到了第四次全国中药资源普查项目和中国医学科学院医学与健康科技创新工程项目（药用植物资源库）的大力支持，许多数据来源于第四次全国中药资源普查项目和上述药用植物资源库建设的成果。

一、IUCN 红色名录、红皮书及其意义

世界范围内许多物种处于濒危状态，面临着灭绝的危险。在目前相关资源有限的情况下，实施濒危物种保护工程必须有的放矢：首先应根据物种野生居群的生存状况制定一份优先保护的濒危物种名单；同时，针对相应的濒危等级和致危因子提出具体的保护措施，并确定物种保护投入资源量等。世界自然保护联盟（International Union for Conservation of Nature，IUCN）创制的《世界自然保护联盟濒危物种红色名录》（IUCN Red List of Threatened Species，简称"IUCN 红色名录""IUCN Red List"）[5]是评估全球物种濒危状况与变化趋势的重要的名录系统[6, 7]，其名录等级（图 1，附录 II）和评估标准[8]（附录 III），以及后续发布的《IUCN 红色名录区域及国家级评估标准应用指南》[9]成为许多国家和地区评估其境内受威胁物种名录的首要参考依据[10-14]。应用 IUCN 红色名录标准化的评估方法，有助于各个国家和地区进行相关立法、执法和大众宣传；同时，依受威胁程度所列出的物种名单，也是各种保护地空缺分析、迁地保护、相关研究与监测、资源利用及排列保护措施优先级的重要参考依据[15-17]。

红皮书（red data book）也是 IUCN 创制的，它与红色名录密切相关。一般认为，红皮书除了包含名称、分布及 IUCN 濒危等级等红色名录基本信息外，还应包含物种识别特征、居群分布、生境和群落特点、致危因子、保护措施等完整的物种信息及保护状况，多数红皮书还附有参考文献、分布图和植物图像等[18,19]。在所含物种数量和等级上，红色名录是"应评尽评"，数量较多，可以包含一个国家或地区的全部物种，等级包含无危（LC）、受威胁等级（CR，EN，VU 三级）和灭绝级（EX，EW，RE）等；而红皮书通常只载入受

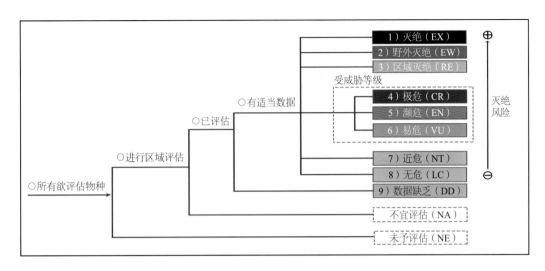

图1　IUCN区域及国家红色名录等级系统

威胁等级的物种，有时也载入被认为值得保护的其他等级的一些物种[20-21]。本书在CR、EN、VU三级之外，以保护关注级（Conservation Concern，CC）的形式，收载了一些具有传统或潜在利用价值的药用植物物种。可以说，红皮书在濒危物种内容上是红色名录的"扩增版"和"完整版"，是濒危物种保护的重要指南和"大百科全书"[22]。《中国植物红皮书——稀有濒危植物》（第一册，1991，科学出版社）为我国第一部，也是目前唯一一部植物红皮书。该书基于《中国珍稀濒危保护植物名录》（第一册，1987，科学出版社）编写而成，两者对我国早期生物多样性保护产生了重要的影响。

二、本书的编写过程及对药用植物保护的建议

如上所述，一份全国性的濒危药用植物名录是本书编写的重要基础。但至今为止，有关珍稀濒危药用植物名录的研究工作主要集中于讨论名录评估和保护的等级标准和体系上[1, 23-25]，没有形成明确、统一的全国性濒危药用植物名录，或仅列举几十个常用珍稀濒危物种[26-27]。我们以《中国中药资源志要》《中华本草》和《中华人民共和国药典》为药用植物基准名录，将之与《中国植物红色名录》进行比对，从中筛选出555种受威胁等级（CR，EN，VU）药用植物的名录；我们又根据新发表、发现的资料对该名录进行增删，并采用IUCN红色名录的评估方法进行补充评估，然后将名录发给数十位各科属研究领域的专家及第四次全国中药资源普查地区性普查专家进行审核，最终将59科114属464种（含种下等级，下同）濒危药用植物载入本书，并按照"红皮书"的规范对其中151种代表种（重要种）进行详细描述，内容包括物种名称、保护地位、形态特征、分布、生境和居群、药

用部位、药用价值和功能主治、致危因子、保护措施及商业栽培，并提出相应的保护建议等。此外，每种代表种还附有分布图及彩色照片。

本书所载类群及其种数、评估等级及其所含种数分布见表1、表2。

表 1　本书所载类群及其种数

类群	种数
真菌植物	1
藻类植物	1
蕨类植物	43
裸子植物	18
被子植物（双子叶类）	264
被子植物（单子叶类）	137
合计	464

表 2　本书中的评估等级及其所含种数

等级	种数
野外灭绝（EW）	1
极危（CR）	28
濒危（EN）	88（含种下等级）
易危（VU）	150（含种下等级）
近危（NT）	56（含种下等级）
保护关注（CC）	141（含种下等级）
合计	464（含种下等级）

本书采用"红皮书"的形式展现濒危药用植物的物种信息及保护状况等相关信息，这在国内尚属首次，在国外同类著作中也不多见[28]。本书在内容上也有创新之处，除了收录物种的药用价值外，还收载其居群状况（如生境偏好、群落特征），以及已经实施及有待实施的保护措施等信息。另外，以整属形式介绍种类比较集中和比较重要的濒危药用植物也是本书的一大特色。

相关专家学者在药用植物资源方面的前期研究成果是本书编写过程中的重要参考资料。我们共查阅了2 000多篇文献，并将其中近500篇实际参考和引用的文献作为参考文献列入本书。在查阅和分析这些文献的同时，我们也对我国目前濒危药用植物的研究有了一些新的认识和体会。即使是常见和重要的濒危药用植物，相关研究所能提供的资料仍然有限，甚至极其缺乏，超过50%的物种缺乏近10年来野外资源量的数据，没有濒危物种的生活史调查，也很少涉及致危因子分析。对此，我们建议国家有关部门依据威胁野生种群的因素（如过度采挖和商业开发、栖息地丧失）制定全国性的濒危药用植物清单，并开展针对性的野外资源调查和动态监测，为我国珍稀濒危药用植物保护提供实时可靠的数据。

三、致谢

本书获得了第四次全国中药资源普查项目的资助，在编写过程中，也得到了中国医学科学院医学与健康科技创新工程项目（药用植物资源库）的支持，还得到了国家中医药管理局、中国中医科学院、中国医学科学院、国家药典委员会等单位领导的大力支持。有关领导多次亲临项目启动会和专家评审会，提出了宝贵的建议。多位植物学专家和药学专家对名录的筛选提供了参考意见以及部分物种资源信息，在此对万定荣、王英华、王果平、王德群、方清茂、方震、龙春林、兰小中、邢福武、朱兆云、朱国胜、朱俊儒、刘合刚、刘演、江维克、孙学刚、李旻辉、李晓瑾、李策宏、杨成华、吴和珍、何顺志、余丽莹、邹天才、张志耘、张志翔、张勇、张继、张强、陆树刚、陈学林、努尔巴依·阿布都沙力克、杭悦宇、明全忠、凯撒·苏莱曼、赵云鹏、段士民、晋玲、钱子刚、郭巧生、黄宝优、阎平、隆廷伦、彭华、彭华胜、董仕勇、詹亚华、熊新源、魏升华等表示感谢。

本书采用"红皮书"形式展现濒危药用植物的相关信息，这在我国尚属首次，而且所涉领域为中医药学这个传统医药学领域，所收载物种的一些信息在时间、空间上跨度大，基于如此广泛的收集和评估工作，书中难免挂一漏万，其存在的问题与错误均由我们负责，与提出建议和意见的专家无关。本书的错谬之处敬请广大读者批评指正，以便进一步修订。

中国中医科学院　**黄璐琦**

中国医学科学院药用植物研究所　**张本刚**

中国科学院植物研究所　**覃海宁**

2021 年秋于北京

参考文献

[1] 贾敏如. 关于保护珍稀濒危中药的等级标准和种类的建议 [J]. 中国中药杂志，1995，20（2）：67-70.

[2] 黄璐琦，李慧，陈京荔. 珍稀濒危中药资源保护的相关问题探讨 [J]. 世界科学技术——中药现代化，2001，3（6）：46-49，81.

[3] CHI XIULIAN, ZHANG ZEJIN, XU XIAOTING, et al. Threatened medicinal plants in China：distributions and conservation priorities[J]. Biological Conservation，2017（210）：89-95.

[4] 周跃华. 关于《国家重点保护野生药材物种名录》修订之探讨 [J]. 中国现代中药，2012，14（9）：1-12.

[5] IUCN. The IUCN Red List of Threatened Species [EB/OL]. [2021-10-18]. https://www.iucnredlist.org.

[6] RODRIGUES A, PILGRIM J, LAMOREUX J, et al. The value of the IUCN Red List for conservation[J]. Trends in Ecology & Evolution，2006，21（2）：71-76.

[7] IUCN Red List Committee. The IUCN Red List of Threatened Species™：strategic plan 2013-2020 [M/OL]. [2021-10-18]. https://www.iucnredlist.org/documents/red_list_strategic_plan_2013_2020.pdf.

[8] IUCN. IUCN Red List categories and criteria：version 3.1 [M]. 2nd edition. Gland, Switzerland and Cambridge, UK：IUCN，2012.

[9] IUCN. Guidelines for application of IUCN Red List criteria at regional and national levels：version 4.0 [M]. Gland, Switzerland and Cambridge, UK：IUCN，2012.

[10] 赵莉娜，覃海宁. 国家级红色名录编研介绍 [J]. 生物多样性与自然保护通讯，2011，3（60）：6-7.

[11] CHANG C S, KIM H, SOHN S W, et al. The Red List of selected vascular plants in Korea [M]. Gwangneung：KPSG and Korea National Arboretum，2016.

[12] Editorial Committee of the Red List of Taiwan Plants. The Red List of vascular plants of Taiwan [M]. Nantou：Endemic Species Research Institute and Taiwan Society of Plant Systematics，2017：187.

[13] 覃海宁，杨永，董仕勇，等. 中国高等植物受威胁物种名录 [J]. 生物多样性，2017，25（7）：696-744.

[14] 蒋志刚. 中国生物多样性红色名录：脊椎动物：第一卷 哺乳动物 [M]. 北京：科学出版社，2021：1588.

[15] VIÉ J, HILTON-TAYLOR C, POLLOCK C M, et al. The IUCN Red List：a key conservation tool [M]. Cambridge：IUCN，2009.

[16] TOWNSEND A J, DE LANGE P J, DUFFY C A J, et al. New Zealand threat classification system manual [M]. Wellington：Department of Conservation，2007.

[17] 覃海宁. 中国种子植物多样性名录与保护利用：第4册 [M]. 石家庄：河北科学技术出版社，2020：2426.

[18] GARDNER M F，Hechenleitner V P，THOMAS P I，et al．Threatened plants of central and south Chile：distribution，conservation and propagation [M]．Universidad Austral de Chile，Santiago，and Royal Botanic Garden，Edinburgh，2006．

[19] ONANA J M，CHEEK M. Red data book of the flowering plants of Cameroon：IUCN global assessments [M]. Kew：Kew Publishing，2011：10.

[20] WIGGINTON M J．British red data books：1. vascular plants [M]．3rd edition．Peterborough：Joint Nature Conservation Committee，1999．

[21] RAIMONDO D，VON STADEN L，FODEN W，et al. Red List of South African plants：*Strelitzia* 25 [M]. Pretoria：South African National Biodiversity Institute，2009.

[22] COLLAR N J．The reasons for red data books[J]．Oryx，1996，30（2）：121-130.

[23] 姚振生，张琼琼，葛菲，等．江西珍稀濒危药用植物分级标准的研究 [J]．武汉植物学研究，1997，15（2）：137-142.

[24] 黄璐琦，唐仕欢，崔光红，等．药用植物受威胁及优先保护的综合评价方法 [J]．中国中药杂志，2006，31（23）：1929-1932.

[25] 林淑芳，陈美兰，邵爱娟，等．药用植物受威胁及优先保护评价标准与方法的建立 [J]．现代中药研究与实践，2010，24（6）：3-6.

[26] 杨世林，张昭，张本刚，等．珍稀濒危药用植物的保护现状及保护对策 [J]．中草药，2000，31（6）：401-403，426.

[27] 夏天睿，张昭，张本刚，等．稀有濒危常用中药材保护现状评述 [J]．世界科学技术——中医药现代化，2005，7（6）：115-124.

[28] ALLEN D，BILZ M，LEAMAN D J，et al．European Red List of medicinal plants [M]．Luxembourg：Publications Office of the European Union，2014.

编写说明

本书是在第四次全国中药资源普查数据的基础上，广泛参考近年来有关药用植物资源的研究成果及论著编写而成的。在物种遴选和初稿撰写的过程中，本书广泛征求了中药资源学和植物分类学领域专家的意见和建议。本书共收录 59 科 114 属 464 种濒危药用植物，并对其中 151 种进行了详细描述。在这 464 种药用植物中，共有 132 种被收录于 2020 年版《中华人民共和国药典》。

本书的基础名录来自《中国生物多样性红色名录——高等植物卷》[由环境保护部（现生态环境部）和中国科学院于 2013 年联合发布，以下称 "《中国植物红色名录》"]。该名录经由查询大量文献资料并咨询数百位专家制订而成，首次完成了对中国约 35 000 种野生高等植物濒危状况的评估，所涉及物种数在近年来的评估中是最多的，权威性较高。根据植物的药用情况，本书作者从《中国植物红色名录》中筛选出了受威胁 [极危（CR）、濒危（EN）、易危（VU）] 或有潜在受威胁风险的药用植物 555 种，并组织中国医学科学院药用植物研究所、中国科学院植物研究所、中国中医科学院中药资源中心、中国科学院华南植物园、北京大学药学院、陕西师范大学等机构的相关领域专家对该名录进行了会议评审，同时也将该名录发送给参与第四次全国中药资源普查的各省大中专院校与其他科研单位的专家进行函审，并对原始名录进行逐一审核。最后结合多学科专家的反馈意见，不断增删整理，最终形成了本书的名录。本书的编写顺序为真菌和藻类、蕨类植物、裸子植物、双子叶植物、单子叶植物，每类按照科、属、种的拉丁学名的首字母顺序排序。

编写团队在遴选药用植物时，特别关注以下几类物种：①有较大规模的商业栽培，但由于人们更青睐其野生药材以致其野生资源过度利用的物种，如人参（*Panax ginseng*）、铁皮石斛（*Dendrobium officinale*）等；②使用范围较广，但尚无商业栽培或商业栽培不能满足市场需求，主要依赖野生资源的物种，如大花红景天（*Rhodiola crenulata*）、暗紫贝母（*Fritillaria unibracteata*）等；③用于工业化生产，特别是作为提取物原料的野生药用植物物种，如蛇足石杉（*Huperzia serrata*）等；④部分药材的野生近缘物种，这类物种与部分药材的基原形态和药用价值相似，具有潜在的替代价值，而人们在采集野生个体的过程中，未将药材的基原与其野生近缘物种进行有效的区分，从而使部分药材的野生近缘物种的资源量受到波及，如石杉属（*Huperzia*）、风毛菊属（*Saussurea*）、雪兔子亚属（Subgen. *Eriocoryne*）的一些物种。

本书采用 IUCN 红色名录的评估方法对所收载的物种进行了复查性评估，与《中国植物红色名录》不同的评估等级结果，在"致危因子"项中予以注明。本书共收载 6 个濒危等级，除受威胁的三级（极危 CR、濒危 EN、易危 VU）外，还有近危 NT、野生灭绝 EW 及保护关注 CC（前 5 个等级的定义见附录Ⅱ）。其中 CC 为新增等级，表示该物种目前种群稳定、未面临威胁，但不排除未来有居群质量和资源量下降的可能，本书作者认为，这类物种亦应成为药用植物保护的对象之一，如草麻黄（*Ephedra sinica*）、雷公藤（*Tripterygium wilfordii*）、箭根薯（*Tacca chantrieri*）、金莲花（*Trollius chinensis*）等。在选取 CC 和 NT 等级物种时充分考虑到以下几类物种：①被部颁药材标准或地方药材标准收录、分布区相对狭窄且有一定资源消耗量的物种；②与先前评估的受威胁物种分布区重叠、亲缘关系较近的物种，在采集受威胁物种时，其近缘物种常因未加区分而遭到采集；③常用于制备提取物的物种，尽管还未受到明显的威胁，但由于资源消耗量大，不排除未来有居群质量和资源量下降的可能；④一些常作民族药、民间药的物种。

如前所述，在进行非全球性红色名录评估或红皮书的编写时，附加或拓展出类似 CC 等级的做法符合 IUCN 红色名录在国家及地区层面的应用规范，且这在国际植物学领域中也是有先例的。本书将 CC、NT 等级物种同受威胁等级（即 CR、EN 和 VU）物种一起列出，既体现了我国药用植物资源的特点，也为我国政府主管部门制订濒危药用植物保护规划和保护对策提供了更加全面、翔实的名录资料。

本书作者在分析借鉴《中国植物红皮书》和其他国家植物红皮书后确定了本书的编写形式和结构，力求采用 IUCN 红皮书的标准格式展示中国濒危药用植物状况。采用属、种相结合的著述方式是本书的创新点之一，例如，人参属、石斛属、石杉属、黄连属、贝母属等属内多数或全部物种均作药用，在这种情况下，先以属为单位进行濒危物种的整体介绍，再选取少数代表物种进行详细描述，点面结合，达到了更好的效果。本书共有 30 个属级描述。现将本书在对 151 种物种进行详细描述时的原则简述如下。

植物名与药材名：本书植物名（拉丁学名）一般以 *Flora of China* 中的拉丁学名为准，异名只列出重要及常见的。由于分类学研究的进展，一些物种的拉丁学名发生了改变，而《中华人民共和国药典》依然保留着较早的异名，对于这些拉丁学名的取舍，本书在"分类学附注"中加以解释；植物中文名和别名主要来源于《中国植物志》《中华本草》《中国中药资源志要》，中文名以《中国植物志》为准，别名通常收录 2 ~ 3 个最常用且具有代表性的名称；药材名以 2020 年版《中华人民共和国药典》一部为准，当 2020 年版《中华人民共和国药典》一部无记载时，则参考《中华本草》和《中国药材标准名录》。

保护地位：本书首先列出《中国植物红色名录》中的评估等级和评估标准，评估等级和标准参见附录Ⅱ和附录Ⅲ，然后列出《国家重点保护野生植物名录》（文中简称"重点保护名录"）、《濒危野生动植物种国际贸易公约》附录（文中简称"CITES附录"）和《国家重点保护野生药材物种名录》（文中简称"野生药材名录"）等具有法定保护地位的名录中的等级（图2）。对本书评估等级与《中国植物红色名录》不一致的物种，本书在该种"致危因子"项中予以说明；对仅在属级描述中出现的物种，本书直接标注，如"*Ephedra equisetina* Bunge 木贼麻黄 CC/LC"表示《中国植物红色名录》评估为无危（LC），本书列为保护关注（CC）。

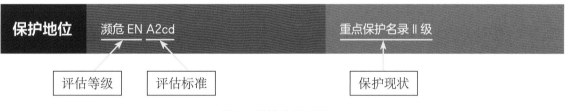

图2 保护地位示例

形态特征：本书主要参考《中国植物志》和《中国高等植物》。为方便使用，植物形态的描述尽量简化，只描述主要特征，并配有植物彩色图片，以利于识别。

分布：本书主要参考 *Flora of China* 和《中国植物志》。如为中国特有种，则直接标注为"特有种"，其后列出省级行政单位名称或大致的地理分布范围；如为非特有种，除中国分布外，还列出其他国家或地理单元。为了更直观地展示物种分布情况，书中附有代表种的县级分布图。非特有种的分布图仅描绘中国境内分布情况。分布图主要参考了中国数字植物标本馆（CVH）的数据（网址：https://www.cvh.ac.cn），同时参考了相应的省级或地区性植物志，按照县级行政机构所在地在地图上标记分布点。地图中的分布点仅表示物种分布信息，并不代表资源的多寡。

生境和居群：主要根据各类参考文献的记载归纳而成。对文献中缺乏描述的物种，则根据本书作者的个人实践经验，并通过广泛咨询野外普查经验丰富的专家总结而成。尽管如此，部分物种的居群数量、个体分布格局和个体数量等相关信息仍然缺乏，这也提示保护生物学研究者应在未来的工作中进一步加强居群研究。

药用部位：分为全草（或地上部分）、根、根茎、茎（或藤茎、带叶枝条）、皮、叶、花序（或花）、果实、种子、树脂（或含树脂木材），主要参考了2020年版《中华人民共和国药典》以及《中国药材标准名录》《中华本草》《中国中药资源志要》等书。

药用价值和功能主治：本书主要参考 2020 年版《中华人民共和国药典》和《中华本草》，主要列出传统功效与应用。少数物种除传统功效外，还在参考学术论文后归纳并总结了一些新发现的现代药用价值。

致危因子：按照 IUCN 分类法，参考近年来发表的研究文献数据，结合地方专家和本书作者的实践经验，从生境退化或丧失、过度利用、环境污染、自然灾害和极端气候、物种内部因素、外来入侵种及种间竞争等几个方面来论述居群的变化情况。与《中国植物红色名录》相比，本书致危因子的内容和数据来源均有所增加。

保护措施及商业栽培：包括《国家重点保护野生植物名录》《国家重点保护野生药材物种名录》和省级保护名录的收录情况，以及植物园栽培情况。植物园栽培数统计以个别（1～5 家）、少数（6～10 家）、部分（11～20 家）、多数（20 家以上）表示。植物园栽培情况参考《中国栽培植物名录》一书。该书汇集并分析了全国 32 家植物园的栽培名录。一些受威胁的药用植物已有较大规模的商业栽培，依据实际情况，本书也做了明确记录。

保护建议：对本书名录中所有野生药材的保护均应加强科普宣传，增强公众生物多样性和生态环境保护意识，避免或限制野生资源的过度采挖，保护野生居群和生境，减少因区域性破坏导致的遗传多样性丧失；广泛收集种质资源，开展迁地保护，保存遗传多样性；开展繁育研究，促进商业栽培，减少对野生资源的依赖。

对 CR 和 EN 等级的物种，建议依托现有的自然保护地，或在天然集中分布区域建立自然保护区，或在其他区域建立保护点或设立保护标志，禁止采挖，保护野生居群和生境；若未被列入《国家重点保护野生植物名录》，建议列入该名录。对 VU 等级的物种，应在天然集中分布区域建立保护点或设立保护标志，限制无序采挖，保护野生居群和生境；若未被列入省级保护名录，建议列入相应的省级保护名录。对 NT 和 CC 等级的物种，建议纳入国家或省级动态监测范围，加强管理。对每个物种的具体建议依其具体情况而定。

附注：分为分类学附注和资源学附注 2 类，前者侧重于分类学修订名称变化，后者侧重于同类药材近缘物种评述。

参考文献：只列出撰写本种内容时实际参考和引用的文献。本书作者在线上、线下同时收集了自 21 世纪以来，特别是近 10 年来发表的各类药用植物资源的文献 2 000 多篇，其中 500 余篇文献涉及药用植物资源现状与调查、栽培利用历史，以及濒危情况和保护对策等方面，本书作者按分类单位（种或属）对相关信息进行了提取、分析，编入本书的相关栏目中，以全面反映这些物种的最新发展状况。

·目 录·
CONTENTS

（为更好地展示物种的属、种关系，本目录将属名与同属的种名用浅灰色色块标出）

第一章
真菌和藻类

第二章
蕨类植物

第三章

裸子植物

第四章

双子叶植物

第五章

单子叶植物

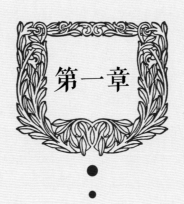

第一章

真菌和藻类

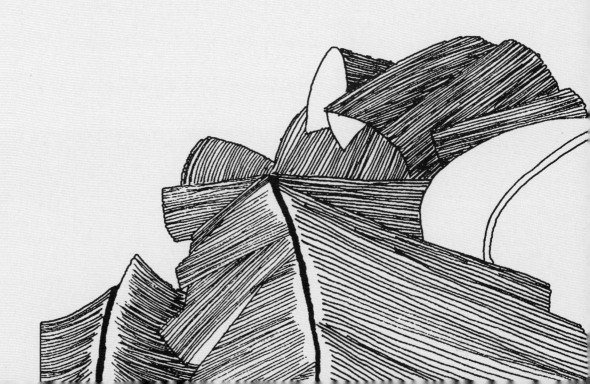

麦角菌科 Clavicipitaceae

001 冬虫夏草
Cordyceps sinensis (Berk.) Sacc.

异　名: *Ophiocordyceps sinensis* (Berk.) G. H. Sung, J. M. Sung, Hywel-Jones et Spatafor
药材名: 冬虫夏草（药典种）　　**别　名:** 虫草、冬虫草

保护地位	易危 VU A2acd+3cd	重点保护名录 II 级

·形态特征

为冬虫夏草菌（*C. sinensis*）寄生于蝙蝠蛾类昆虫的地下幼虫后形成的虫菌结合体，包括昆虫的虫体残骸和菌物的子座。子座单个，罕有 2 ～ 3，生于寄主虫体前端，长棒形或圆柱形，全长 4 ～ 11 cm，基部直径 1.5 ～ 4 mm，向上渐细；上部为子座头部，褐色，初期内部充实，后变中空，长 1 ～ 4.5 cm，直径 2.5 ～ 6 mm，顶部尖，不育。子囊壳基部稍陷于子座内，椭圆形至卵形。子囊多数，细长。每个子囊内具子囊孢子，通常 1 ～ 3，少数 4 个或多个，长线形，有多数横隔，不断裂。孢子成熟期 5 ～ 7 月。

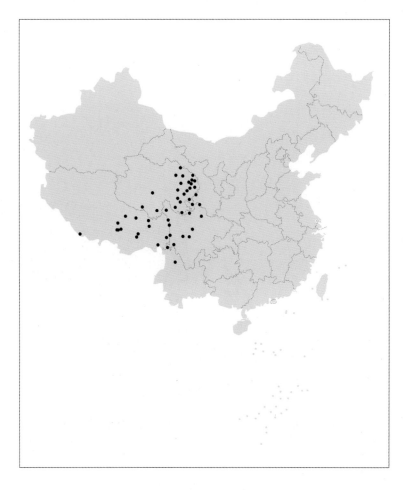

·分布

分布于我国甘肃、青海、四川、云南和西藏。尼泊尔、不丹、印度等也有分布。

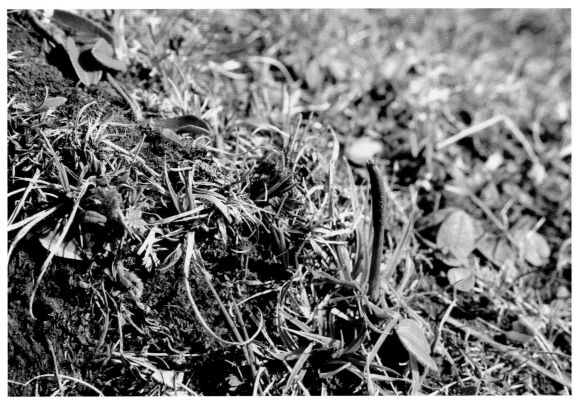

生境 / 张胜邦提供

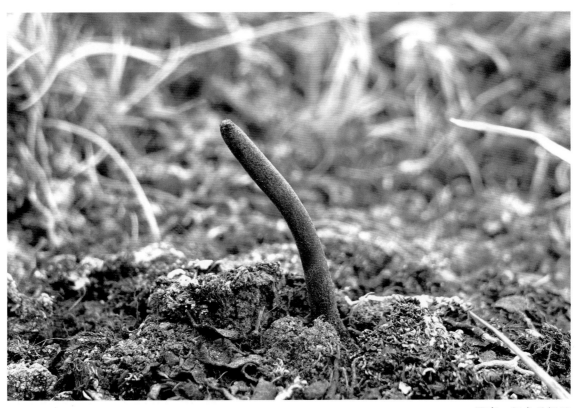

子座 / 赵鑫磊提供

·生境和居群

生于青藏高原海拔 3 000 ～ 5 000 m 的草甸中，多见于高山雪线下、排水良好的草甸地带。生境中的土壤为高寒草甸黑褐壤土、暗棕壤土、高山棕壤土、高山寒漠土、草原黑壤土等。生长发育季节为每年 4 ～ 10 月，地下部分多在 3 ～ 5 cm 深的土层中，5 cm 深土层的温度为 0.4 ～ 12.4 ℃ [1]。冬虫夏草菌种群间的遗传分化程度随纬度梯度的增加而增大。青藏高原的地质活动是造成和加剧冬虫夏草遗传分化的主要因素，尤其是西藏南部及横断山区地形地貌导致的地理隔离，使得冬虫夏草种群在这一地区的遗传分化尤为剧烈 [2]。

·药用部位

子座和幼虫的复合体。

·药用价值和功能主治

具有补肾益肺、止血化痰的功效，用于肾虚精亏、阳痿遗精、腰膝酸痛、久咳虚喘、劳嗽咯血。

·致危因子

本种野生资源仅分布于青藏高原及毗邻地区。近 30 年来，人们对本种的需求日益旺盛，其主产区所在地的地方政府已采取限制采挖等保护措施。但由于冬虫夏草的市场价格居高不下，对其盗采滥挖及对产区的环境破坏一直难以杜绝。对本种掠夺式的采挖破坏了其生长

环境，亦严重影响了其居群恢复与更新；过度放牧导致其生境遭到破坏乃至丧失，随着蝙蝠蛾类幼虫的食源减少，虫源数量大为下降；随着全球气温升高，雪线上升，其适宜生境逐渐萎缩 [1,3-5]。我国青海和西藏为其主要分布地区，其分布面积占全国总分布面积的 90% 以上，其产量占全国总产量的 80% 以上 [3]。20 世纪 60 年代初，全国冬虫夏草的年产量为 50 ～ 80 t。至 20 世纪 90 年代，则仅有 5 ～ 15 t。青海作为我国冬虫夏草的主产区之一，其年收购量只有几千千克 [4]。

·保护措施及商业栽培

本种已被列入《国家重点保护野生植物名录》，为 II 级保护物种。无植物园栽培记录。目前已有企业开展人工培育，并有一定产出，但尚难以在短期内满足市场需求。

·保护建议

依托现有的自然保护地，或在天然集中分布区域建立自然保护区，或在其他区域建立保护点或设立保护标志，以保护野生居群和生境，恢复生境；制定并完善系统性的保护政策，加大执法和监管力度；由于产区经济发展滞后，难以实现禁采禁牧，建议实行轮采和轮牧；开展科普宣传，普及可持续利用的知识，增强公众环境保护意识；扩大人工培植规模，以减少对野生资源的过度依赖。

· **分类学附注**

真菌分类学已对本种的学名进行了修订，其学名为 *O. sinensis*。考虑到本种原拉丁学名 *C. sinensis* 在药品生产中长期广泛应用，故本书采用了 2020 年版《中华人民共和国药典》一部的拉丁学名，而把 *O. sinensis* 作为异名来处理。

参考文献

[1] 李文才，邱建军，邱锋. 西藏那曲地区冬虫夏草资源可持续开发利用研究 [J]. 生态经济，2011（6）：112−114，126.

[2] 徐梦，徐明，李仁强. 冬虫夏草生物学及生态学研究中的关键科学问题研究进展 [J]. 生态学报，2019，39（5）：1853−1862.

[3] 张姝，张永杰，SHRESTHA BHUSHAN，等. 冬虫夏草菌和蛹虫草菌的研究现状、问题及展望 [J]. 菌物学报，2013，32（4）：577−597.

[4] WECKERLE CS，YANG YP，HUBER FK，et al. People, money, and protected areas：the collection of the caterpillar mushroom *Ophiocordyceps sinensis* in the Baima Xueshan nature reserve, southwest China[J]. Biodiversity & Conservation，2010，19（9）：2685−2698.

[5] 李熠，唐志尧，闫昱晶，等. 物种分布模型在大型真菌红色名录评估及保护中的应用：以冬虫夏草为例 [J]. 生物多样性，2020，28（1）：99−106.

念珠藻科 Nostocaceae

002 发菜
Nostoc flagelliforme Harvey ex Molinari, Calvo-Pérez et Guiry

药材名： 发菜
别　名： 头发菜

保护地位	易危 VU B1ab（iii，v）	重点保护名录 I 级

· **形态特征**

低等藻类。藻体细长，毛发状，平直或弯曲，棕色，干后呈棕黑色。通常许多藻体绕结成团，直径可达 50 cm；在潮湿环境下，单一藻体干燥时宽 0.3 ~ 0.5 mm，吸水后黏滑而带弹性，直径可达 1.2 mm，藻体内的藻丝直立或弯曲，许多藻丝近似纵向平行排列在厚而有明显层理的胶质鞘内，直径 3 ~ 5 cm。单一藻丝的胶质鞘薄而不明显，无色。细胞球形或略呈长球形，直径 4 ~ 5 μm，内含物呈蓝绿色，异形胞端生或间生，球形，直径 5 ~ 6 μm。发菜于每年夏末秋初盛产，3 ~ 4 月也有生产。

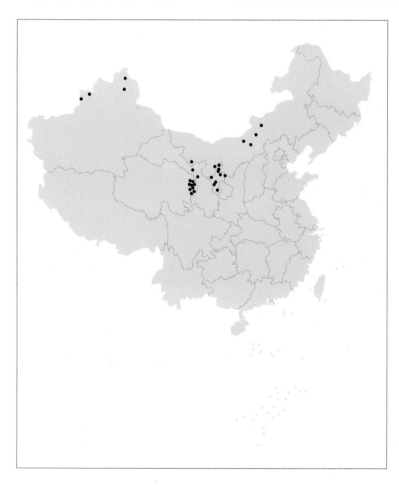

· **分布**

分布于我国内蒙古、陕西、宁夏、甘肃、青海、新疆。俄罗斯、蒙古、捷克、斯洛伐克、法国、美国、墨西哥、摩洛哥、索马里和阿尔及利亚等也有分布。

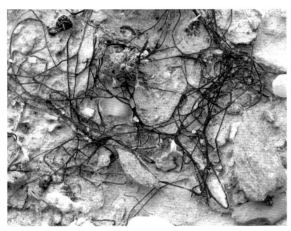 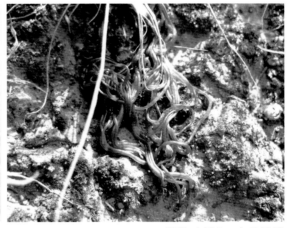

藻体（干）/朱强提供　　　　　　　　　　　　　　藻体（鲜）/朱强提供

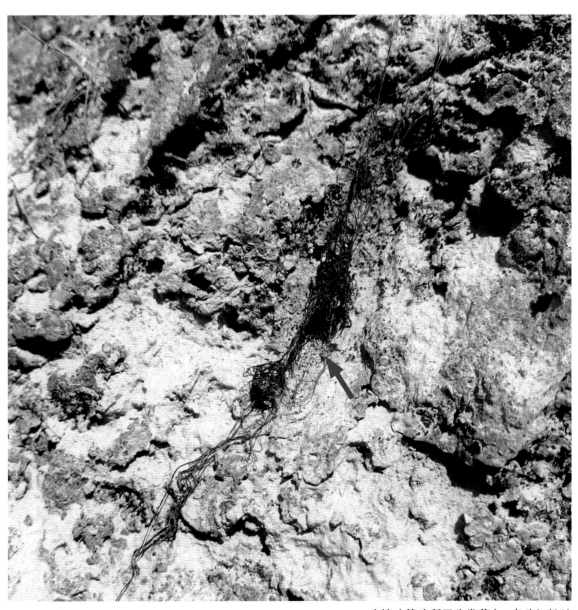

生境（箭头所示为发菜）/李德河提供

· **生境和居群**

见于我国西北部干旱半干旱区，生于海拔 1 000 ～ 2 800 m 草原地带的贫瘠土壤或潮湿草地，在向阳坡地居群分布较多，是一种典型的耐旱藻类。

· **药用部位**

藻体。

· **药用价值和功能主治**

具有补血、利尿、降血压和止咳化痰的功效，用于妇女血虚、高血压和咳嗽痰多。

· **致危因子**

本种贴生于荒漠植物下（地表），具有保护草场、防止沙漠化等重要的生态功能。发菜由于具有较高的营养和药用价值，且又与"发财"谐音，故在我国南方和东南亚一带颇受欢迎，由此带来了长期对发菜野生资源进行掠夺性采挖的问题，导致发菜资源量显著下降，同时也造成了草原退化、沙化和生态环境的破碎化等问题 [1-3]。

· **保护措施及商业栽培**

本种已被列入《国家重点保护野生植物名录》，为 I 级保护物种。国务院及发菜主产区所在地的地方政府曾发布文件禁止采集发菜 [4]。目前无植物园栽培记录。发菜的人工种植研究取得了一定的进展 [2]，但尚未商业化，未能缓解野生资源的压力。

· **保护建议**

依托现有的自然保护地，或在天然集中分布区域建立保护点或设立保护标志，限制无序采挖，保护野生居群和生境；制定可持续利用的采收规范，通过实施野生抚育措施以减少居群破坏；开展科普宣传，增强公众环境保护意识，避免对野生药材的盲目追求；加强栽培研究，实现人工规模化生产，以缓解野生资源的压力。

参考文献

[1] 叶长鹏，王长荣，高坤山. 苏尼特左旗发菜资源的保护及利用 [J]. 生态学通报，2006，41（3）：21-22.

[2] 牛建章. 发菜的生物学特性与保护利用对策 [J]. 草业与畜牧，2009（158）：59-62.

[3] 杨新芳，乔木，朱自安. 近十年发菜的研究进展 [J]. 中央民族大学学报（自然科学版），2010，19（3）：16-20.

[4] 国务院. 国务院关于禁止采集和销售发菜 制止滥挖甘草和麻黄草有关问题的通知 [EB/OL]. http://www.gov.cn/gongbao/content/2000/content_60307.htm，2000-06-14.

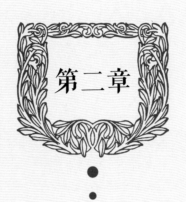

第二章

蕨类植物

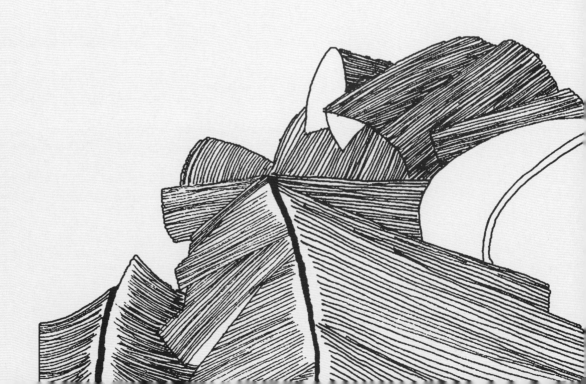

乌毛蕨科 Blechnaceae

003 苏铁蕨
Brainea insignis (Hook.) J. Sm.

药材名： 苏铁蕨
别　名： 苏铁蕨贯众

| 保护地位 | 易危 VU B1ab（ⅲ, ⅴ） | 重点保护名录 Ⅱ 级 |

· **形态特征**

多年生大型草本。高达 1.5 m。根茎短而粗壮。主轴直立，圆柱形，单一或分叉，顶部与叶柄基部均密被红棕色长钻形鳞毛。叶革质，簇生于主轴顶部，光滑或主脉下部疏被棕色披针形小鳞片，叶片一回羽状，椭圆状披针形；叶柄长 10 ~ 30 cm；羽片对生或互生，30 ~ 50 对，线状披针形或窄披针形；能育叶与不育叶同形，仅羽片较短狭、疏离，边缘有时呈不规则浅裂。孢子囊群着生于主脉两侧小脉上，主脉两侧各有 1 行斜上的三角形网眼，网眼外的小脉分离，孢子囊沿网眼生长，成熟时散布于主脉两侧至密被能育羽片下面。孢子成熟期 7 ~ 10 月。

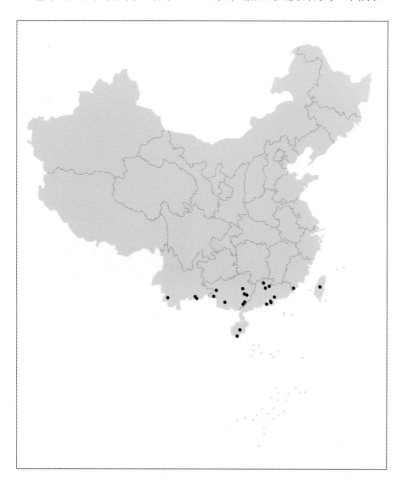

· **分布**

分布于我国福建、台湾、广东、广西、海南、云南。也广布于亚洲其他热带地区。

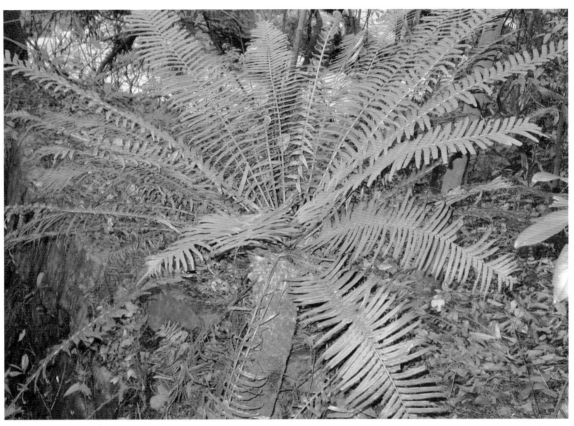

植株及生境 / 徐克学提供

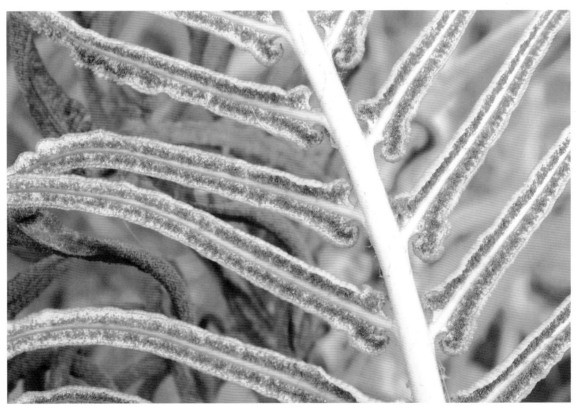

孢子叶及孢子囊 / 于胜祥提供

· 生境和居群

见于海拔 450 ~ 1 700 m 的干旱荒坡，常生于海拔 1 000 m 以下，适宜生长的土质为微酸性红壤土。对广东地区的生境分析结果显示，本种植株个体在中低层立木群落中占绝大部分，随着立木高度的增加，植株个体数量逐渐减少 [1]。

· 药用部位

根茎。

· 药用价值和功能主治

具有清热解毒、活血止血和驱虫的功效，用于感冒、烧伤、外伤出血和蛔虫病。

· 致危因子

除药用外，本种也常作为园林观赏植物 [2]。虽然本种分布较广，但近年来人为采挖活动对本种居群造成了破坏，致使其资源量明显减少，生境遭到破坏，并引起居群退化 [1-2]。

· 保护措施及商业栽培

本种已被列入《国家重点保护野生植物名录》，为 II 级保护物种；已被列入海南省保护植物名录。植物园内多有栽培。未见其商业栽培报道。

· 保护建议

依托现有的自然保护地，或在天然集中分布区域建立保护点或设立保护标志，限制无序采挖，保护野生居群和生境；加强保护生物学及繁育研究，利用以孢子繁殖为主的有性繁殖技术，促进本种的商业栽培，扩大种植面积，以满足市场需求。

参考文献

[1] 徐晓晖，王小清，孙延军，等. 深圳马峦山及其邻近山地苏铁蕨群落特征分析 [J]. 植物资源与环境学报，2010，19（4）：63-69.

[2] 黄宝琼. 苏铁蕨——我国植物中的国宝 [J]. 科学中国人，2000（7）：49-50，30.

金毛狗蕨科 Cibotiaceae

004 金毛狗
Cibotium barometz (L.) J. Sm.

药材名： 狗脊（药典种）
别　名： 金毛狗蕨、金毛狗脊

保护地位	近危 NT	重点保护名录 II 级 CITES 附录 II 物种

·形态特征

多年生高大草本。高 1 ～ 3 m。根茎粗大，卧生，先端生一丛大叶。叶柄长达 1.2 ～ 1.5 m，棕褐色，基部被垫状金黄色长茸毛，有光泽；叶革质或厚纸质，三回羽状分裂，两面光滑，或小羽轴两面疏被短褐毛；叶脉两面隆起，侧脉斜出，单一，但在不育羽片上分叉。

孢子囊群 1 ～ 5 对，生于末回裂片下部小脉先端，囊群盖坚硬，棕褐色，横长圆形，两瓣状，内瓣较外瓣小，成熟时开裂如蚌壳，露出孢子囊群。孢子三角状四面体形。孢子成熟期 7 ～ 10 月。

·分布

分布于我国浙江、江西、重庆、湖南、福建、台湾、广东、广西、海南、香港、澳门、四川、贵州、云南、西藏。广布于亚洲热带地区。

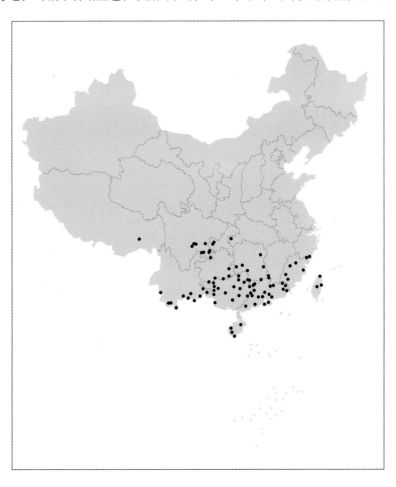

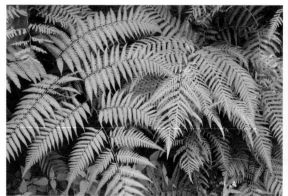

叶 / 周重建提供

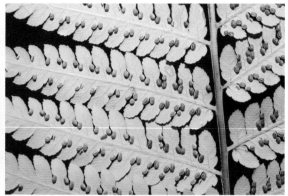

孢子叶及孢子囊 / 周重建提供

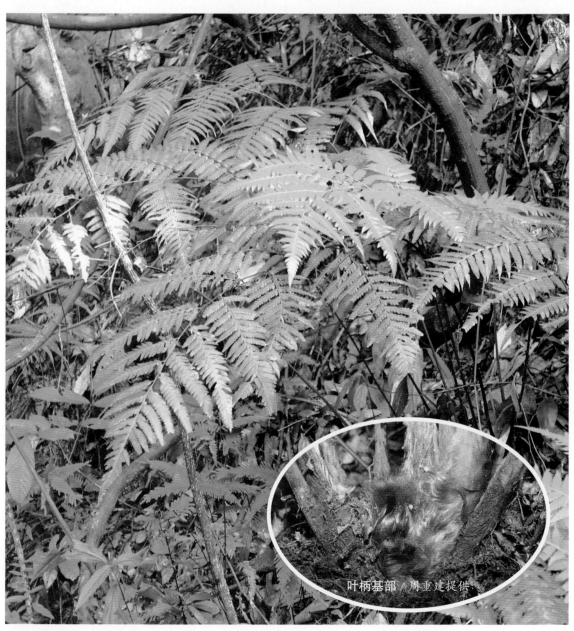

叶柄基部 / 周重建提供

植株及生境 / 赵鑫磊提供

· **生境和居群**

见于海拔 900 m 以下的山脚沟边及林下，生于酸性、含水量较高的土壤中，生境郁闭度较高 [1-2]。野外所见居群多沿沟谷坡地分散分布，个体通常以克隆繁殖的方式成簇生长。在居群水平上具有较高的遗传多样性，而在居群内个体水平上的遗传多样性明显低于居群水平 [1]。

· **药用部位**

根茎。

· **药用价值和功能主治**

具有祛风湿、补肝肾、强腰膝的功效，用于风湿痹痛、腰膝酸软、下肢无力。除药用外，还具食用和观赏价值。在云南西双版纳地区，其嫩叶可供食用，根茎则可代茶饮用 [3]。

· **致危因子**

由全国中药资源普查结果可知，2015 年，本种的野生资源量达 500 万千克，年产药材 85 万千克 [2]。尽管其分布广，资源量大，但由于生境破碎化及人为采挖，各分布区呈"岛屿状"，部分居群规模缩小 [2]；本种克隆繁殖的生物学特性及人为采挖，导致居群内的生物多样性降低，亦降低了其生态适应能力 [1]。《中国生物多样性红色名录——高等植物卷》将本种评估为无危（LC）。本书作者通过调查评估发现，其资源量有所下降，故将其调整为近危（NT）。

· **保护措施及商业栽培**

本种已被列入《国家重点保护野生植物名录》，为 II 级保护物种；已被列入《濒危野生动植物种国际贸易公约》（CITES）附录 II。许多植物园栽培作观赏植物。云南等地已见少量商业栽培试种，但尚未形成规模。

· **保护建议**

加大保护条例与国际公约的实施与监管力度；加强各类林地内的资源保护，避免因过度采挖导致的资源量下降，保证药材及观赏资源的可持续利用；广泛收集种质资源，开展迁地保护，保存其遗传多样性。

参考文献

[1] 由永飞，邓洪平. 珍稀濒危植物金毛狗的 SRAP 分析 [J]. 西北植物学报，2012，32（4）：688-692.

[2] 杨成梓，刘小芬，蔡沓栗，等. 狗脊的资源调查及质量评价 [J]. 中国中药杂志，2015，40（10）：1919-1924.

[3] 杨慧洁，吴琦，杨世海. 金毛狗脊化学成分与药理活性研究进展 [J]. 中国实验方剂学杂志，2010，16（15）：230-234.

骨碎补科 Davalliaceae

005 大叶骨碎补
Davallia divaricata Blume

异　名： *Davallia formosana* Hayata
药材名： 大叶骨碎补　　　**别　名：** 木石鸡、小骨碎补

保护地位	近危 NT A2a

·形态特征

附生草本。高达 1 m。根茎粗壮，匍匐，密被蓬松的鳞片；鳞片阔披针形，先端长渐尖，边缘有睫毛，红棕色。叶与叶轴均为亮棕色或暗褐色，上面有深纵沟，叶干后褐棕色；叶片大，三角形或卵状三角形，长、宽各达 60 ~ 90 cm，先端渐尖，四回羽状分裂或五回羽状分裂。孢子囊群多数，每裂片有 1 枚，生于小脉中部弯弓处或小脉分叉处；囊群盖管状，长约为宽的 2 倍，先端截形，褐色，并有金黄色光泽，厚膜质。

·分布

分布于我国福建、台湾、广东、海南、广西、云南。越南北部及柬埔寨也有分布。

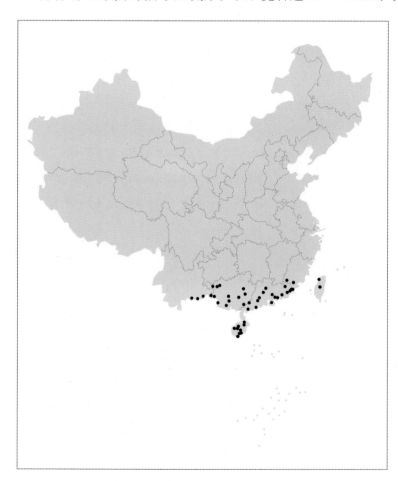

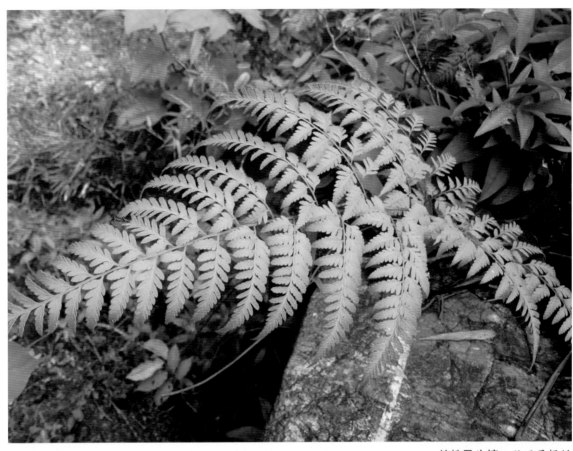

植株及生境 / 孙观灵提供

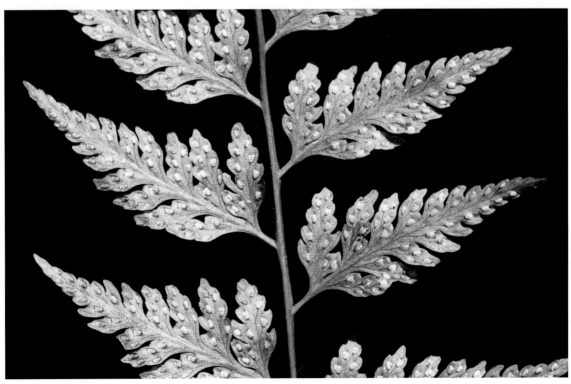

孢子叶及孢子囊 / 周建军提供

· 生境和居群

见于海拔 600 ～ 700 m 低山山谷的岩石上或树干上。

· 药用部位

根茎。

· 药用价值和功能主治

具有活血化瘀、补肾壮骨、祛风止痛的功效，用于跌打损伤、肾虚腰痛、风湿骨痛。

· 致危因子

本种的根茎常冒充骨碎补入药，也正因如此而遭到盲目采挖，导致野生资源蕴藏量日渐减少[1]。《中国生物多样性红色名录——高等植物卷》将本种评估为无危（LC）。本书作者通过调查评估发现，其总体资源量下降，故调整为近危（NT）。

· 保护措施及商业栽培

本种尚未被列入保护植物名录。部分南方植物园有栽培，作观赏植物。未见本种的商业栽培报道。

· 保护建议

将本种列入药用植物监测名单；加强管理，限制采挖，保护野生资源和药材；开展科普宣传，增强公众环境保护意识，使公众能够正确使用骨碎补类药材，避免因误用而引起盲目采挖。

· 分类学附注

早期相关文献和《中国植物志》（第六卷第一分册）以 *D. formosana* 记载大叶骨碎补的拉丁学名。*Flora of China*（Vol. 2-3）认为该拉丁学名为 *D. divaricata* 的晚出异名，故对本种的拉丁学名做了修订。本书采纳 *Flora of China* 的观点，以 *D. divaricata* 作为本种的拉丁学名。

参考文献

[1] 檀龙云，刘保东，张凌献. 骨碎补科两种植物配子体发育的研究 [J]. 武汉植物学研究，2008，26（3）：219-223.

石松科 Lycopodiaceae

石杉属 *Huperzia* Bernh.

　　小型或中型蕨类。茎丛生或直立，二叉分枝，枝上部常有芽孢。叶小型，仅具中脉，线形或披针形，螺旋状排列，常草质，全缘或具锯齿。孢子囊生于全枝或枝上部孢子叶腋，肾形，2 瓣裂。孢子球状四面体形，极面观钝三角形，边内凹。

　　本属有 55 种，主要分布于热带与亚热带，温带有少数分布；我国有 27 种，除少数分布于东北和西北地区外，其余大部分种类分布于长江流域以南各省区。本属植物常见于阴湿环境，土生、附生或生于苔藓丛中。

　　本属植物蛇足石杉（*H. serrata*）、中华石杉（*H. chinensis*）、小杉兰（*H. selago*）等常作民间草药使用，具有散瘀止血、消肿止痛的功效，用于跌打损伤等。20 世纪 80 年代，我国学者从蛇足石杉中提取出石杉碱甲（huperzine A）[1]，并发现其能显著抑制乙酰胆碱酯酶活性，改善记忆力，治疗阿尔茨海默病及重症肌无力。本属的绝大多数物种均含有石杉碱甲。

　　尽管本属植物分布区域广阔，但居群分布星散且植株个体小，生长缓慢。以蛇足石杉为例，从孢子萌发至成株需 6 年以上。经多年采挖，国内可供利用的蛇足石杉资源量正在逐年减少。因本属植物多含有石杉碱甲，且种间不易区别，故被采集的对象扩大到属内多个物种[2]。自从石杉碱甲的药用价值被发现后，石杉类药材的市场价格便多年持续升高，从早期每千克十多元至 2015 年的 300 元 / 千克。市场调查结果表明，石杉类药材收购产区的数量与药材产量越来越少，这反映出该类植物资源已近枯竭。

　　人们对于本属植物多不加区分地进行采集，造成其居群受到威胁，建议进一步开展对本属植物的野生资源调查及濒危状况评估，在调查基础上制定可行的保护对策，加强立法管理，扩大科普宣传，普及野生植物知识，增强公众的生物多样性保护意识。本属植物的人工栽培尚未取得突破性进展，应加强人工栽培、石杉碱甲人工合成的研究与利用，以替代野生资源的采集，这样无疑将极大地降低对本属植物野生资源的依赖，防止其遭到毁灭性破坏。

　　本属受威胁及保护关注的药用物种分列如下。

H. appressa (Desv.) Á. Löve et D. Löve　伏贴石杉　DD/CC

H. chinensis (Christ) Ching　中华石杉　NT A2c

H. chishuiensis X. Y. Wang et P. S. Wang　赤水石杉　DD/CC

H. crispata (Ching et H. S. Kung) Ching　皱边石杉　VU/EN A2a; D1

H. emeiensis (Ching et H. S. Kung) Ching et H. S. Kung　峨眉石杉　DD/CC

H. laipoensis Ching　雷波石杉　DD/CC

H. leishanensis X. Y. Wang　雷山石杉　DD/CC

H. lucidula (Michx.) Trevis.　亮叶石杉　DD/CC

H. miyoshiana (Makino) Ching　东北石杉　VU A2ac

H. nanchuanensis (Ching et H. S. Kung) Ching et H. S. Kung　南川石杉　NT A2a

H. quasipolytrichoides (Hayata) Ching　金发石杉　LC/ CC

H. selago (L.) Bernh. ex Schrank et Mart.　小杉兰　VU A2ac

H. serrata (Thunberg) Trevisan　蛇足石杉（千层塔）　EN A2c+3c+4c

H. sutchueniana (Herter) Ching　四川石杉　NT A4c

参考文献

[1] LIU JS，ZHU YL，YU CM，et al. The structures of huperzine A and B, two new alkaloids exhibiting marked anticholinesterase activity[J]. Canadian Journal of Chemistry，1986，64（4）：837−839.

[2] 王峻，潘胜利. 千层塔的 23 种原植物中石杉碱甲含量 [J]. 中国药学杂志，2009（44）：1212−1214.

石松科 Lycopodiaceae

006 蛇足石杉
Huperzia serrata (Thunb.) Trevis.

药材名：千层塔
别　名：蛇足石松

| 保护地位 | 濒危 EN A2c+3c+4c | 重点保护名录 II 级 |

· 形态特征

多年生草本。高 10 ~ 30 cm。茎直立或斜生，枝连叶宽 1.5 ~ 4 cm，二至四回二叉分枝，枝上部常有芽孢。叶螺旋状排列，疏生，平伸，窄椭圆形，向基部明显变窄，通直，长 1 ~ 3 cm，宽 1 ~ 8 mm，基部楔形，下延有柄，先端尖或渐尖，边缘平直，有粗大或略小而不整齐的尖齿，两面光滑，有光泽，中脉凸出，薄革质。孢子叶与不育叶同形。孢子囊生于孢子叶的叶腋，两端露出，肾形，黄色。

· 分布

分布于我国黑龙江、吉林、辽宁、江苏、安徽、江西、湖北、湖南、浙江、台湾、福建、广东、广西、贵州、四川、云南、西藏。广布于东亚至东南亚地区，大洋洲及中美洲也有分布。

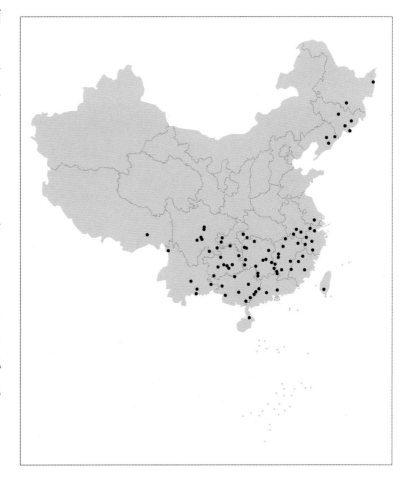

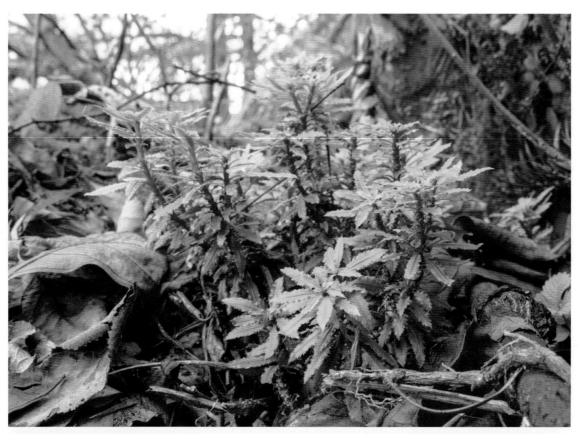

植株及生境 / 周佳俊提供

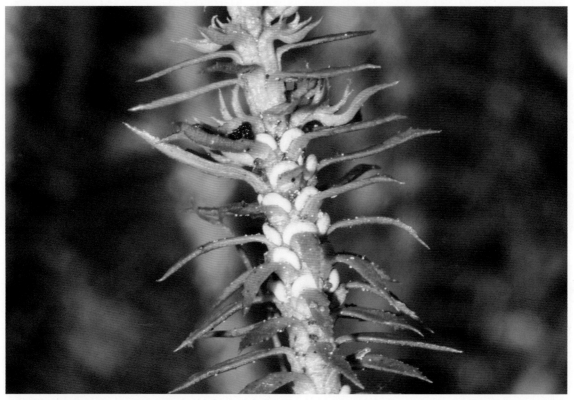

孢子囊 / 朱鑫鑫提供

·生境和居群

见于海拔 300 ～ 2 700 m 的林下、灌丛下和沟谷边。常生于苔藓层中，喜阴凉潮湿环境[1]。除少数居群呈集群分布外，以星散随机分布为主[2]。分布区域广，但居群分散，居群内个体数量少。通常以芽孢和孢子行无性繁殖，从孢子萌发至成株需 6 年以上，居群自然更新慢[3]。

·药用部位

全草。

·药用价值和功能主治

为民间草药，可清热解毒、燥湿敛疮、止血定痛、散瘀消肿，用于肺痈、劳伤吐血、痔疮便血、带下、跌打损伤、肿毒、水湿鼓胀、溃疡久不收口、烫火伤。20 世纪 80 年代，有报道指出，蛇足石杉中提取出的石杉碱甲[4]能显著抑制乙酰胆碱酯酶活性，改善记忆力，治疗阿尔茨海默病及重症肌无力[5]。

·致危因子

本种植株个体小，野生资源量有限，石

杉碱甲含量甚微 [（80.16 ± 0.17）μg/g]，在用于提取物生产时需大量采集植株个体[6]。自 20 世纪 80 年代以来，由于本种的新用途被发现，人们进行了掠夺式采挖，导致本种野生资源量急剧减少；孢子萌发易受生境影响，由于生境被破坏，故其萌发率低[3]。

·保护措施及商业栽培

本种已被列入《国家重点保护野生植物名录》，为 II 级保护物种。个别植物园有栽培。由于人工繁殖困难，目前尚无商业栽培。

·保护建议

依托现有的自然保护地，或在天然集中分布区域建立自然保护区，或在其他区域建立保护点或设立保护标志，以保护野生居群和生境；开展人工栽培研究，促进商业栽培；除石杉属植物含有石杉碱甲外，马尾杉属（*Phlegmariurus*）植物也含有同类成分，且人工栽培相对容易，建议开展替代研究。

参考文献

[1] 张君诚, 邢建宏, 宋育红, 等. 药用植物蛇足石杉研究新进展 [J]. 中国野生植物资源, 2008（27）: 1-5.

[2] 庄平, 冯正波, 张超, 等. 中国蛇足石杉资源调查与评估 [J]. 自然资源, 2005, 20（1）: 59-67.

[3] 齐耀东, 王德立. 蛇足石杉的居群结构和致危因素 [J]. 中国现代中药, 2017, 19（1）: 96-102, 106.

[4] LIU JS，ZHU YL，YU CM，et al. The structures of huperzine A and B, two new alkaloids exhibiting marked anticholinesterase activity[J]. Canadian Journal of Chemistry，1986，64（4）: 837-839.

[5] CHUI HF，ZHANG M. Dementia research in China[J]. International Journal of Geriatric Psychiatry，2000，15（10）: 947-953.

[6] MA X，TAN C，ZHU D，et al. Is there a better source of hyuperzine A than Huperzia serrata? Huperzine A content of Hyperziaceae species in China[J]. J Agric Food Chem，2005，53（5）: 1393-1398.

石松科 Lycopodiaceae

马尾杉属 *Phlegmariurus* (Herter) Holub

中型附生草本。茎短而簇生，老枝下垂或近直，多回二叉分枝。叶螺旋状排列，披针形、椭圆形、卵形或鳞片状，革质或近革质，全缘。孢子囊穗比不育部分细瘦或呈线形。孢子叶与营养叶明显不同或相似。孢子叶较小，孢子囊生于孢子叶腋，肾形，2 瓣裂。孢子球状四面体形，极面观近三角状圆形，赤道面观呈扇形。

本属有 250 种，广布于热带与亚热带地区；我国有 22 种，产于西南至华东、华南地区。常见于海拔 3 000 m 以下的热带与亚热带地区。

本属多种植物可药用。其中，马尾杉（*Ph. phlegmaria*）和龙骨马尾杉（*Ph. carinatus*）等被记载于《中华本草》。马尾杉味淡，性凉，有小毒，全草入药，具有祛风除湿和清热解毒的功效；龙骨马尾杉味微苦，性温，有小毒，全草入药，具有祛风除湿、舒筋活络和消肿止痛的功效，用于风湿痹痛和跌打损伤。

本属与石杉属（*Huperzia*）物种多含有石杉碱甲，具有治疗多种神经退行性疾病的潜在作用。然而，石杉碱甲的含量种间常存在差异，由于采收药材时未对种类加以区别，故导致马尾杉属其他物种遭到破坏[1]。

相关保护措施参照石杉属。

本属受威胁及保护关注的药用物种分列如下。

Ph. austrosinicus (Ching) L. B. Zhang 华南马尾杉 NT D1

Ph. carinatus (Desv. ex Poiret) Ching 龙骨马尾杉 VU C2a（i）; D2

Ph. cryptomerianus (Maxim.) Ching ex L. B. Zhang et H. S. Kung 柳杉叶马尾杉 NT D1

Ph. fargesii (Herter) Ching 金丝条马尾杉 DD/CC

Ph. fordii (Baker) Ching 福氏马尾杉 LC/CC

Ph. guangdongensis Ching 广东马尾杉 VU A1c

Ph. henryi (Baker) Ching 椭圆叶马尾杉 DD/CC

Ph. mingcheensis Ching 闽浙马尾杉 LC/CC

Ph. petiolatus (C. B. Clarke) H. S. Kung et L. B. Zhang 有柄马尾杉 DD/CC

Ph. phlegmaria (Linnaeus) Holub 马尾杉 VU A1c

Ph. shangsiensis C. Y. Yang 上思马尾杉 DD/CC

Ph. sieboldii (Miq.) Ching 鳞叶马尾杉 EN C2a（ⅰ）

Ph. squarrosus (G. Forster) Á. Löve et D. Löve 粗糙马尾杉 NT

Ph. yunnanensis Ching 云南马尾杉 DD/CC

参考文献

[1] 王峻，潘胜利. 千层塔的 23 种原植物中石杉碱甲含量 [J]. 中国药学杂志，2009（44）：1212-1214.

石松科 Lycopodiaceae

007 马尾杉

Phlegmariurus phlegmaria (L.) Holub

药材名： 马尾杉
别　名： 牛尾草、六角草、龙胡子

保护地位	易危 VU A1c	重点保护名录 II 级

· 形态特征

附生草本。茎簇生，柔软下垂，四至六回二叉分枝，长 20 ~ 40 cm，枝及叶扁平或近扁平，非绳索状。叶螺旋状排列，二型。营养叶卵状三角形，长 0.5 ~ 1 cm，宽 3 ~ 5 mm，基部心形或近心形，下延，具短柄，先端渐尖，背面扁平，中脉明显，革质，全缘。孢子囊穗顶生，长线形，长 9 ~ 14 cm。孢子叶卵状，排列稀疏，长约 1.2 mm，全缘。孢子囊生于孢子叶腋，宽约 1 mm，先端尖，肾形，2 瓣裂，黄色。

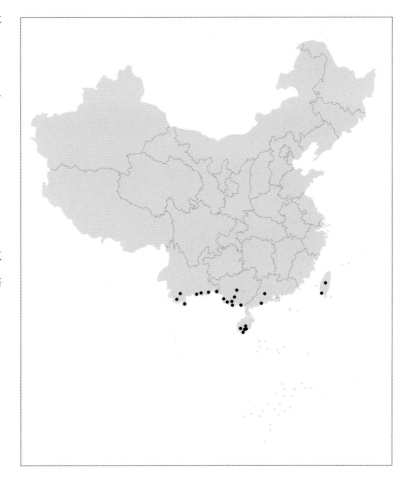

· 分布

分布于我国广东、广西、海南、台湾、云南。日本和中南半岛、太平洋岛屿及南美洲也有分布。

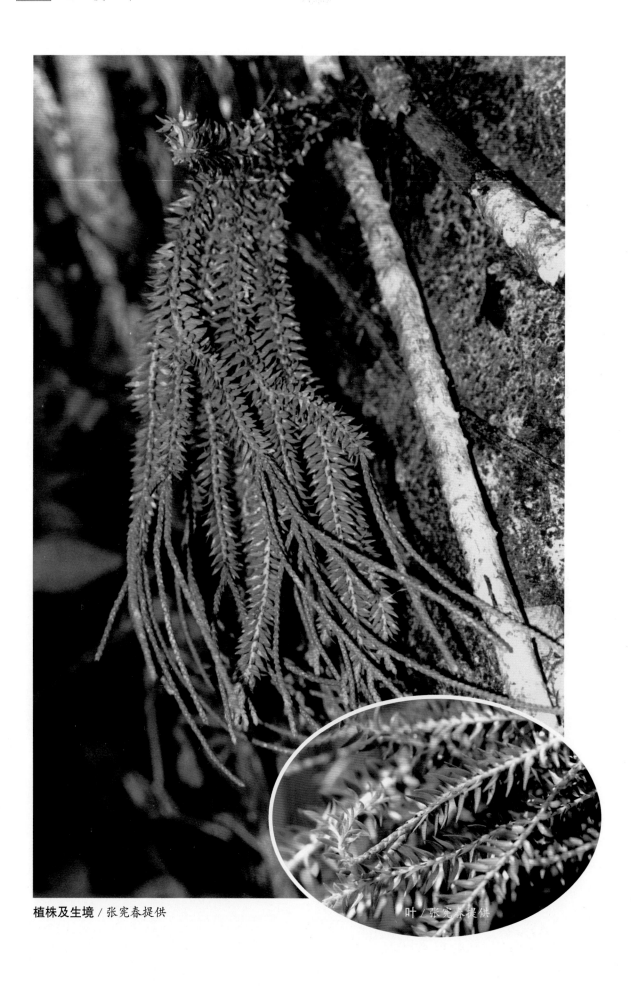

植株及生境／张宪春提供

叶／张宪春提供

· **生境和居群**

附生于海拔 100 ～ 2 400 m 的树干或岩壁上，有时见于林缘或路边较开阔处。据观察，广东云开山自然保护区内有少量马尾杉居群，因其生长所需光照和热量不足[1]，以致该自然保护区内本种个体数量较少，仅约为 50 株。

· **药用部位**

全草。

· **药用价值和功能主治**

具有祛风除湿和清热解毒的功效，用于风湿痹痛、跌打损伤、发热咽痛、水肿及荨麻疹。除药用外，马尾杉还常被用于岩壁绿化、盆栽或垂直绿化，成为园林绿化中的常用植物类群[2]。

· **致危因子**

本种分布于低海拔的居群极易受到农林开发等人类活动的干扰，保护区内也时有居群及生境破坏的现象发生[1-3]。

· **保护措施及商业栽培**

本种已被列入《国家重点保护野生植物名录》，为 II 级保护物种。少数植物园有栽培。未见其商业栽培报道。

· **保护建议**

依托现有的自然保护地，或在天然集中分布区域建立保护点或设立保护标志，加强管理，限制无序采挖，以保护野生居群和生境；开展栽培学研究，促进商业栽培，以减少对野生资源的依赖。

参考文献

[1] 韦灵灵，陈珍传，董仕勇. 广东西部云开山自然保护区蕨类植物多样性调查 [J]. 热带亚热带植物学报，2011，19（4）：303-312.

[2] 杜晓华. 观赏植物马尾杉内生菌及其次生代谢产物对 AChE 的抑制活性 [D]. 咸阳：西北农林科技大学，2003.

[3] 张丽兵，孔宪需. 中国马尾杉属拟石杉组（新组）的分类研究及马尾杉属的属下分类 [J]. 植物分类学报，1999，37（1）：40-53.

瓶尔小草科 Ophioglossaceae

阴地蕨属 *Botrychium* Sw.

直立草本。根茎短，具肉质粗根。叶二型，均出自总柄，总柄基部包有褐色鞘状托叶。营养叶一至多回羽状分裂，具柄或几无柄，多为三角形或五角形。孢子叶无叶绿素，有长柄，或出自总叶柄，或出自营养叶的基部或中轴，聚生成圆锥花序状；孢子囊无柄，沿小穗内侧成 2 行排列，不陷入囊托内，横裂。孢子四面体形或球状四面体形。

本属有 50 ～ 60 种，世界各地几乎均有分布；我国有 12 种，分布于全国各地。常见于海拔 4 000 m 以下的温带高山和低地森林地区。

本属植物在我国有 9 种可药用，以带根全草入药，具有清热解毒、平肝散结、润肺止咳等功效，常用于小儿惊风、疳积、肺热咳嗽、瘰疬、痈肿疮毒、毒蛇咬伤等。阴地蕨（*B. ternatum*）在历代本草典籍中有较多记载，但因本属内各物种的形态相似，以致民间用药比较混乱。例如，在贵州，薄叶阴地蕨（*B. daucifolium*）、药用阴地蕨（*B. officinale*）、华东阴地蕨（*B. japonicum*）等均作为药材阴地蕨使用 [1]，其名称民间又称为"一朵云""蕨萁细辛""狼鸡细辛""独角蒿"等。

本属植物虽然分布广泛，但植株个体较小，在群落中不具竞争优势，民间采挖破坏情况较为严重，导致野生资源量逐渐减少。贵州、重庆、云南等药材产区本种野生资源量已呈明显下降趋势。鉴于其受威胁现状只在局部地区比较明显，建议在用药较多的省份，将本属药用物种列入保护植物名录，或采取措施限制野生资源采挖，并开展人工栽培的相关研究，促进商业栽培，以降低对野生资源的依赖。

本属受威胁及保护关注的药用物种分列如下。

B. daucifolium Wall. ex Hook. et Grev. 薄叶阴地蕨 NT A2a; D1

B. japonicum (Prantl) Underw. 华东阴地蕨 LC/CC

B. lanuginosum Wall. ex Hook. et Grev. 绒毛阴地蕨 NT A2a

B. ternatum (Thunb.) Sw. 阴地蕨 LC/CC

参考文献

[1] 王传明，胡志平. 黔南州民族中药材市场珍稀鲜药资源调查分析 [J]. 现代农业科技，2019（1）：89-91.

瓶尔小草科 Ophioglossaceae

008 阴地蕨
Botrychium ternatum (Thunb.) Sw.

药材名： 阴地蕨
别　名： 一朵云、蕨其细辛、蛇不见

保护地位　　保护关注 CC

· **形态特征**

小型草本。根茎短，直立。营养叶片状，叶柄长 5 ~ 12 cm，宽 2 ~ 3 mm；叶片三出或三回羽状分裂，近五角形，长 5 ~ 10 cm，宽 8 ~ 12 cm，多少厚革质，光滑，具短尖头；羽片近三角形，基部的有柄，末回小羽片为长卵形至卵形，边缘有稀疏圆锯齿，具圆形头；脉羽状，分离。孢子叶生于总梗先端，叶柄长 12 ~ 25 cm，远超过营养叶叶柄；孢子囊穗圆锥状，长 4 ~ 10 cm，宽 2 ~ 3 cm，二至三回羽状分裂；孢子囊球形，依附于叶轴两侧。孢子表面为不规则网状，有小颗粒。

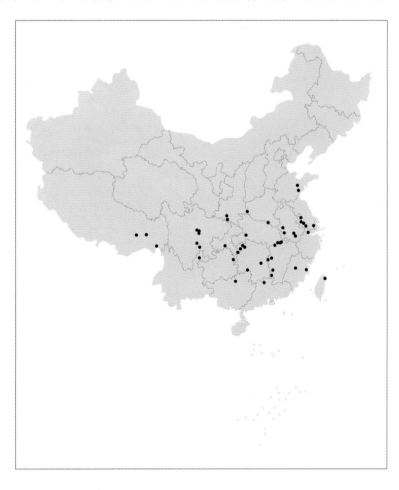

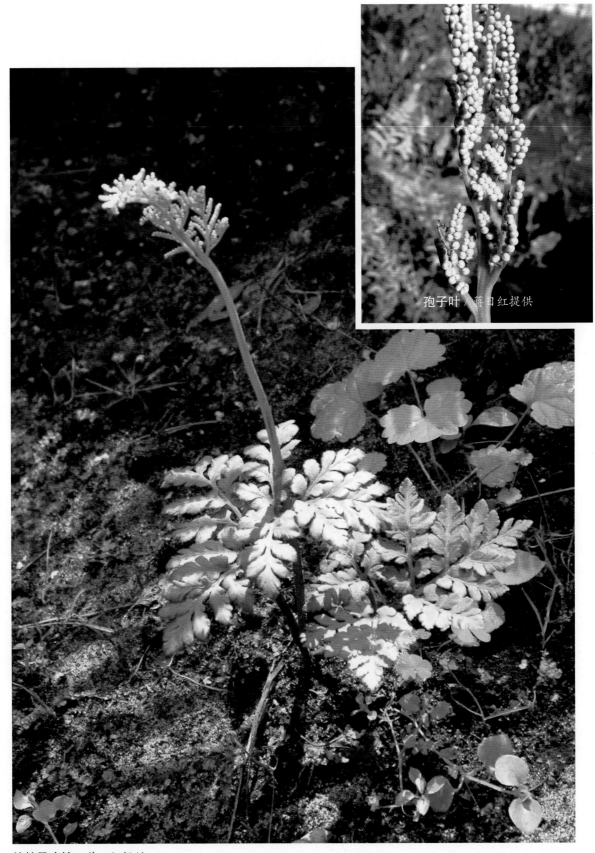

孢子叶／蒋日红提供

植株及生境／蒋日红提供

· 分布

分布于我国山东、河南、陕西、安徽、江苏、浙江、江西、湖北、湖南、福建、台湾、广东、广西、四川、重庆、贵州、西藏。东亚其他地区以及印度、尼泊尔和越南也有分布。

· 生境和居群

见于海拔 400 ～ 2 500 m 的温带高山地区和低地森林地区，常见于溪边林下、林缘、山坡灌丛旁和草丛中。

· 药用部位

全草。

· 药用价值和功能主治

民族药，以贵州土家族用药最为著名[1]。具有清热解毒、平肝息风、止咳、止血和明目去翳的功效，用于小儿高热惊搐、肺热咳嗽、百日咳、癫狂、痢疾、疮肿痈毒、毒蛇咬伤、目赤火热和目生翳障等。

· 致危因子

本种野生资源被过度采挖及其生境遭受破坏的状况时有发生[2]（陆树刚、孙庆文，个人通讯）；本种分布区域内的森林植被常受到人为生产活动的干扰，导致其生境破碎化，甚至丧失。《中国生物多样性红色名录——高等植物卷》将本种评估为无危（LC）。本书作者通过调查评估，将其调整为保护关注（CC）。

· 保护措施及商业栽培

本种尚未被列入保护植物名录。个别植物园有栽培。未见其商业栽培报道。

· 保护建议

将本种列入药用植物监测名单；加强对本种野生资源消长及居群受威胁状况的保护生物学研究；加强各类林地内的资源管理，防止因过度采挖导致的资源量和生境质量下降。

参考文献

[1] 赵俊华，赵能武，王培善，等. 土家药黔产铁线蕨、阴地蕨科药用植物的种类和分布研究 [J]. 中国民族医药杂志，2008，5（5）：44-46.

[2] 邹春玉. 广西资源县药用植物资源多样性研究 [D]. 桂林：广西师范大学，2018.

瓶尔小草科 Ophioglossaceae

瓶尔小草属 *Ophioglossum* L.

　　直立草本，小型。陆生，极少附生。根茎短。营养叶 1 ~ 2，少有更多者，有柄，常为单叶，全缘，披针形、卵形或条形，叶脉网状，网眼内无内藏小脉，中脉不明显。孢子囊穗自营养叶的基部或中部生出，有长柄。孢子囊沿囊托两侧排列，呈狭穗状；孢子表面具不规则网纹、穴状纹，或近光滑。

　　本属有 28 种，主要分布于北半球。我国有 9 种，除西北地区外，全国均有分布。多生于海拔 600 ~ 3 000 m 的气温低、湿度大的山地草坡、河岸、沟边、林下或温泉附近，具有喜湿和耐瘠薄等特性，适应性强，在石砾地或岩石缝也能生长[1]。

　　本属植物多数物种为民间药，包括瓶尔小草（*O. vulgatum*）、尖头瓶尔小草（*O. pedunculosum*）、钝头瓶尔小草（*O. petiolatum*）、心脏叶瓶尔小草（*O. reticulatum*）、狭叶瓶尔小草（*O. thermale*）等，具有清热解毒和活血祛瘀的功效，常用于痈肿疮毒、疥疮、毒蛇咬伤、烫火伤、瘀滞腹痛、跌打损伤。本属植物也可用于观赏[1]。

　　本属植物没有真正的根，需要与某些真菌共生才能生长。其生长环境容易受到破坏，同时，由于其具有药用价值，人们过度采挖其资源，导致本属的野生居群日趋稀少。

　　由于本属植株的分布零星分散，且植株小，容易被人忽视，建议在其集中生长之地设立保护点以施行保护；在有条件的地区，对目标物种设立固定围栏，加以重点保护。

　　本属受威胁及保护关注的药用物种分列如下。

　　O. petiolatum Hook. 钝头（柄叶）瓶尔小草　LC/CC

　　O. reticulatum L. 心脏叶瓶尔小草　NT A2a

　　O. thermale Kom. 狭叶瓶尔小草　NT A2c

　　O. vulgatum L. 瓶尔小草　LC/CC

参考文献

[1] 朱涛，曾碧涛，王天霞，等. 珍稀药用植物瓶尔小草的研究进展 [J]. 安徽农业科学，2014，42（14）：4426-4428.

瓶尔小草科 Ophioglossaceae

009 狭叶瓶尔小草
Ophioglossum thermale Kom.

药材名： 瓶尔小草
别　名： 一支箭、蛇须草

保护地位	近危 NT A2c

·形态特征

草本。高 10 ~ 20 cm。根茎直立，细软。肉质根细长，不分枝，横走如匍匐茎。叶单生或 2 ~ 3 叶自根部生出，总叶柄长 3 ~ 6 cm，纤细；营养叶无柄，长 2 ~ 5 cm，宽 3 ~ 10 mm，倒披针形或长圆状倒披针形，基部狭楔形，全缘，先端微尖或稍钝，草质，淡绿色，具不明显的网状脉。孢子叶自营养叶的基部生出，叶柄长 5 ~ 7 cm，高出营养叶，孢子囊穗长 2 ~ 3 cm，狭线形，先端尖，由 15 ~ 28 对孢子囊组成。孢子灰白色，近于平滑。

·分布

分布于我国黑龙江、吉林、辽宁、内蒙古、河北、山东、陕西、安徽、江苏、浙江、江西、四川、云南、广西、香港。日本及朝鲜半岛、俄罗斯远东地区也有分布。

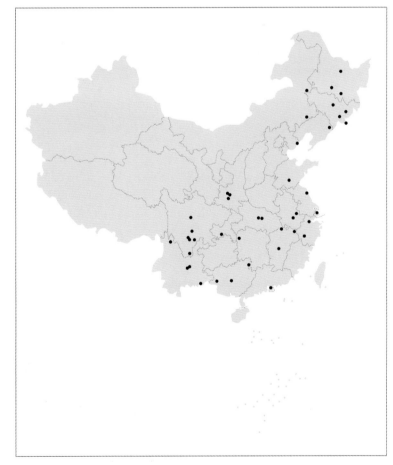

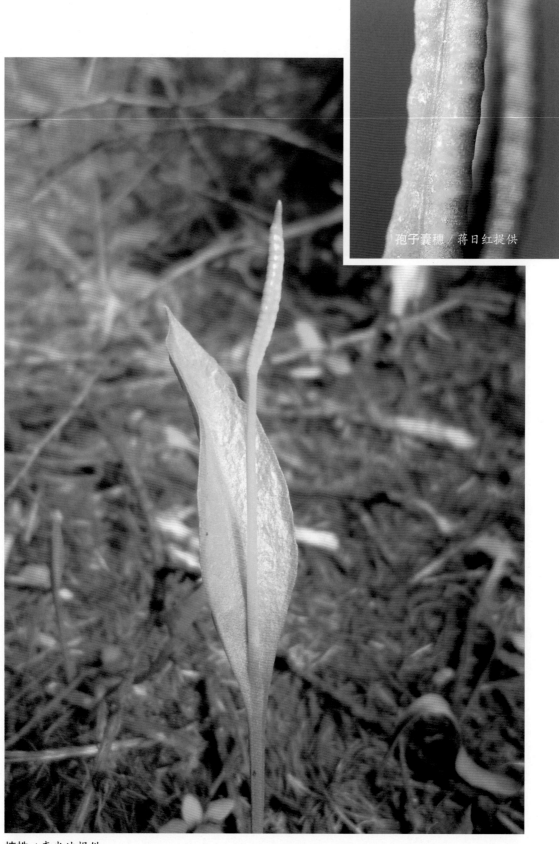

孢子囊穗 / 蒋日红提供

植株 / 李光波提供

· 生境和居群

见于海拔 200 ～ 1 800 m 的阴湿山地、河岸及沟边、林下和草地。本种虽然分布广泛，但对环境变化响应敏感，居群规模小，并在分布区范围内呈显著的间断分布[1]。

· 药用部位

全草。

· 药用价值和功能主治

具有清热解毒和活血祛瘀的功效，用于痈肿疮毒、疥疮、毒蛇咬伤、烫火伤、瘀滞腹痛、跌打损伤。

· 致危因子

本种分布广，除药用外，还具有观赏价值，人们的无序采挖导致其资源量下降[2]；对环境扰动敏感，形成点状且显著间断的分布格局，以长白山分布点为例，居群分布邻近温泉区域，随着游客的增加和温泉工程的扩建，本种的生境和居群遭到破坏[1]；本种的孢子不易萌发，繁殖困难[3]，属于居群衰退的物种。

· 保护措施及商业栽培

吉林、河北、陕西、江西将本种列入省级保护植物名录。长白山自然保护区已经采取了严格的管理措施，通过修建围栏、人员定点看护等措施，避免人群对本种植株的踩踏[2]。少数植物园有栽培。未见其商业栽培报道。

· 保护建议

将本种列入药用植物监测名单；加强管理，限制采挖，在重点分布区内严格限制游客活动，以保护野生资源和生境；收集种质资源，开展迁地保护，保存本种的遗传多样性；开展科普宣传，增强公众的生物多样性和生态环境保护意识。

参考文献

[1] 叶其刚，陈树森，许天全，等. 三峡库区淹没带 2 种濒危植物的新记录 [J]. 武汉植物学研究，2001，19（2）：171-172.

[2] 崔凯峰，黄利亚，黄柄军，等. 长白山区珍稀濒危植物狭叶瓶尔小草种群现状及保护 [J]. 北华大学学报（自然科学版），2014，15（5）：675-678.

[3] 张蔚，彭银中，杨怀. 鸡公山自然保护区珍稀植物资源现状及保护对策 [J]. 林业科学，2010（21）：248-249.

水龙骨科 Polypodiaceae

010 槲蕨

Drynaria roosii Nakaike

异　名： *Drynaria fortunei* (Kunze ex Mett.) J. Sm.

药材名： 骨碎补（药典种）　　　**别　名：** 崖姜、猴姜、过山龙

保护地位　　易危 VU B2ab（ⅱ, ⅲ, ⅳ, ⅴ）, A2c+d

·形态特征

附生草本。根茎密被鳞片，鳞片盾状着生，边缘有齿。叶二型，不育叶膜质，圆形，位于植株基部，长（2～）5～9 cm，宽（2～）3～7 cm，基部心形，边缘浅裂。能育叶纸质，叶柄具窄翅，长4～7（～13）cm，叶片长20～45 cm，宽10～15（～20）cm，羽状深裂，裂片7～13对，披针形，长6～10 cm，宽（1.5～）2～3 cm，叶脉两面均明显。孢子囊群圆形或椭圆形，沿裂片下面中脉两侧各排成2～4行，成熟时相邻两侧脉间有1行圆形孢子囊群，或幼时呈1行长条形孢子囊群，混生腺毛。

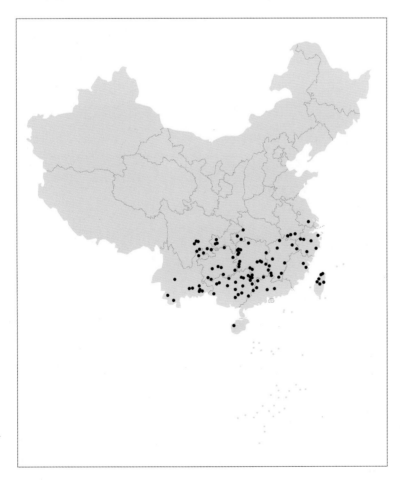

·分布

分布于我国安徽、江苏、浙江、江西、湖北、湖南、四川、重庆、贵州、福建、广东、广西、海南、台湾、云南。中南半岛及印度也有分布。

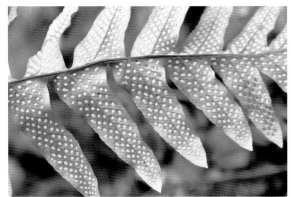

孢子叶及孢子囊 / 陈贤兴提供

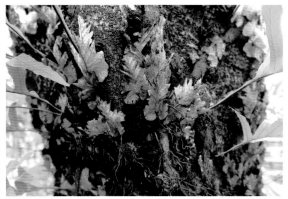

不育叶 / 赵鑫磊提供

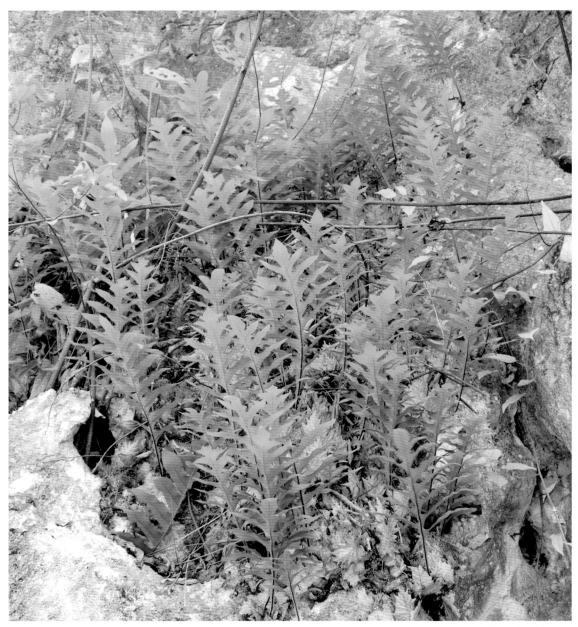

生境 / 单章建提供

·生境和居群

见于海拔 100～1 800 m 郁闭度不高的常绿阔叶灌丛或暖性灌丛中。常附着于树干或岩石上，喜潮湿、通风的环境，土壤一般偏碱性。居群常呈集群式分布。

·药用部位

根茎。

·药用价值和功能主治

具有补肾坚骨、活血止痛的功效，用于跌仆闪挫、筋骨折伤、肾虚腰痛、筋骨痿软、耳鸣耳聋、牙齿松动；外治斑秃、白癜风。除药用外，还具有观赏价值。

·致危因子

目前骨碎补药材均来源于野生采挖，其药用部位为根茎，采挖时对植株自然更新的破坏程度大；人为干扰引发生境破碎，导致本种居群呈星散式分布[1-2]。《中国生物多样性红色名录——高等植物卷》将本种评估为无危（LC）。本书作者通过调查评估发现，其资源破坏较严重，故将其调整为易危（VU）。

·保护措施及商业栽培

本种尚未被列入保护植物名录。多数南方植物园有栽培，作为附生观赏植物。有少量关于本种人工栽培的报道[3]。

·保护建议

将本种列入省级保护植物名录；依托现有的自然保护地，或在天然集中分布区域建立保护点或设立保护标志，限制无序采挖，以保护野生居群和生境；在药材主产区内实施轮采和封禁制度；收集种质资源，发展人工栽培和组织培养，以实现对资源的保护与可持续利用。

·分类学附注

2020 年版《中华人民共和国药典》一部记载骨碎补药材的原植物槲蕨的拉丁学名为 *D. fortunei*，然而该名称为 Mettenius 的错误鉴定，随后，J. Smith 未加甄别又进行了属级转隶。根据《国际藻类、真菌和植物命名法规》规定，该名称为非法名称（nom. illeg.），故本书采用了 *D. roosii* 这一正确名称，将 *D. fortunei* 作为异名。

·资源学附注

秦岭槲蕨（中华槲蕨，*D. baronii* Diels）也作为槲蕨类药材使用。与本种的区别在于，前者常无基生不育叶，或有时基生叶顶部也生孢子囊群，孢子囊群在裂片中肋两侧各排成 1 行。秦岭槲蕨多生于石上或土生，偶附生于树上。主要分布于我国陕西、山西、甘肃、青海、西藏东部、四川、云南。《中国生物多样性红色名录——高等植物卷》将秦岭槲蕨评估为无危（LC），考虑到其被收录于多个地方药材标准、应用广泛，故本书将其调整为保护关注（CC）。

参考文献

[1] 李桂英, 张本刚, 孙成忠, 等. 基于 TCMGIS 的槲蕨的生态产地适宜性分析 [J]. 世界科学技术——中医药现代化, 2009, 11（2）: 278-282.

[2] 邹珊珊, 张本刚, 孙红梅, 等. 骨碎补药材的资源调查与分析 [J]. 中国农学通报, 2011（6）: 374-379.

[3] 张银丽, 李杨, 李东, 等. 不同栽培基质对槲蕨幼苗期生长发育的影响 [J]. 热带生物学报, 2012, 3（4）: 365-368.

卷柏科 Selaginellaceae

011 卷柏

Selaginella tamariscina (P. Beauv.) Spring

药材名： 卷柏（药典种）

别　名： 九死还魂草、长生不死草、还阳草

保护地位　近危 NT B2b（ⅲ，ⅴ）c（ⅰ，ⅱ，ⅳ）

·形态特征

多年生草本。土生或石生，呈垫状。根多分叉，密被毛。叶交互排列，二型，质厚，具白边；中叶不对称，呈覆瓦状排列，背部不呈龙骨状，先端具芒；侧叶不对称，小枝上的侧叶卵状倒三角形或矩圆状卵形，略斜升，相互重叠。孢子叶穗紧密，四棱柱形，单生小枝末端；孢子叶一型，具白边（膜质透明），先端有尖头或具芒；大孢子叶在孢子叶穗上、下两面不规则排列。大孢子浅黄色，小孢子橘黄色。

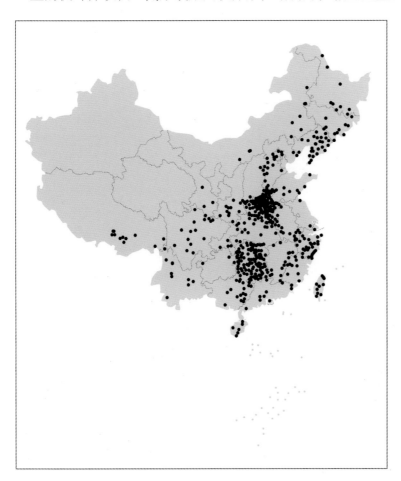

·分布

除宁夏、青海、新疆未见记载外，我国其他地区都有分布。西伯利亚地区、朝鲜半岛及日本、印度、菲律宾也有分布。

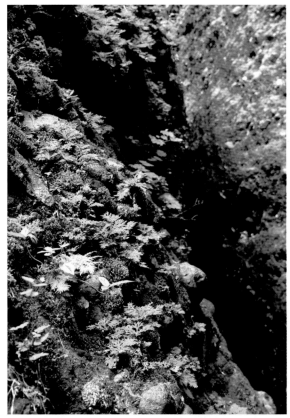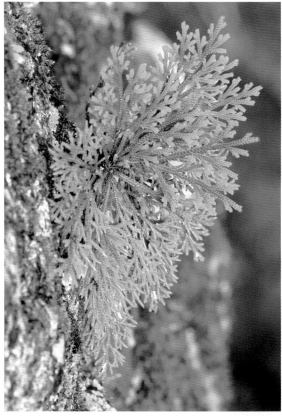

生境 / 慕泽泾提供　　　　　　　　植株 / 陈世品提供

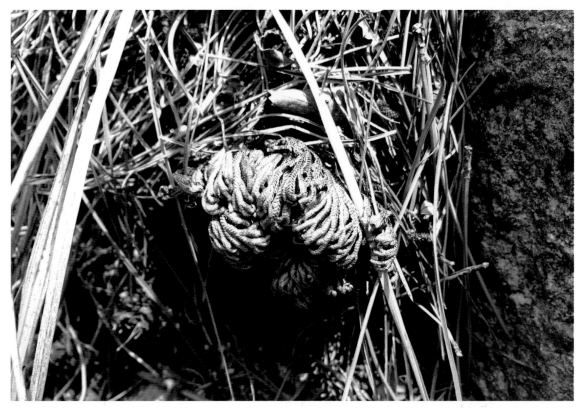

植株（失水状态）/ 赵鑫磊提供

· 生境和居群

极耐干旱，主要见于干燥、向阳的岩石缝隙或荒山坡上。本种适应性强，当周围环境缺水，极度干旱时，植物体叶呈失水干枯状，以降低蒸发量；当下雨时，植物体迅速返青，恢复生长[1]。本种在北京地区的伴生种主要为小丛红景天[2]。在江苏主要分布于云台山地区，其伴生种为胶东卫矛、野菊、木通、卷丹等[1]。

· 药用部位

全草。

· 药用价值和功能主治

具有活血通经的功效，用于经闭痛经、癥瘕痞块、跌仆损伤。卷柏炭具有化瘀止血的功效，用于吐血、崩漏、便血、脱肛。

· 致危因子

本种分布广，数量大，但近年来由于药材采挖活动较为频繁，故其野生居群资源量逐渐下降。《中国生物多样性红色名录——高等植物卷》将本种评估为无危（LC），本书作者通过调查评估发现，其总体资源下降，故将其调整为近危（NT）。

· 保护措施及商业栽培

河北已将其列入省级保护植物名录。个别植物园有栽培。未见其商业栽培报道。

· 保护建议

将本种列入药用植物监测名单；加强管理，制定可持续采收规范，实施限量采收和轮采措施，采用合理的采挖方式，避免本种野生资源量的减少。

· 资源学附注

2020 年版《中华人民共和国药典》一部记载垫状卷柏 [*S. pulvinata* (Hook. et Grev.) Maxim.] 与本种同为药材卷柏的基原，功效相同。垫状卷柏中叶和侧叶的叶缘不具细齿，而本种中叶和侧叶的叶缘具细齿。垫状卷柏（*S. pulvinata*）的评估等级为近危（NT）A2a; D1。

参考文献

[1] 李红芳. 江苏省连云港市云台山地区药用植物资源调查 [D]. 南京：南京中医药大学，2013.
[2] 徐文杰. 北京地区蕨类植物引种、栽培及繁殖技术的研究 [D]. 北京：北京林业大学，2007.

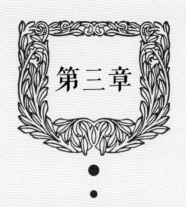

第三章

裸子植物

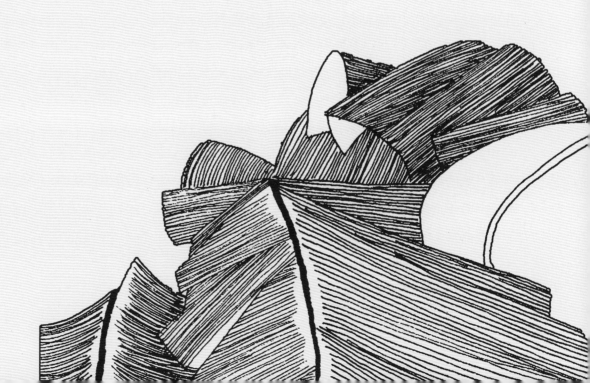

三尖杉科 Cephalotaxaceae

三尖杉属 *Cephalotaxus* Siebold et Zucc. ex Endl.

常绿乔木或灌木；小枝基部具宿存芽鳞。叶条形或披针状条形，在侧枝上基部扭转排列成 2 列，上面中脉隆起，下面有 2 条白色气孔带。球花单性，雌雄异株，稀同株；雄球花 6 ~ 11 聚生成头状花序，单生叶腋，基部有多数螺旋状着生的苞片，雄蕊 4 ~ 16，花粉粒无气囊；雌球花具长梗，生于小枝基部苞片的腋部，胚珠生于珠托之上。种子核果状，全部包于肉质假种皮中，常数个生于轴上，卵圆形、椭圆状卵圆形或圆球形，长约 2.5 cm，成熟时外种皮紫色或紫红色；子叶 2。

本属有 8 ~ 11 种，分布于东亚和东南亚部分地区。我国是本属植物的主产国，有 6 种，其中 3 种为特有种，分布于秦岭以南各地区，尤以横断山脉以东、秦岭经鄂西、贵州至南岭以西种类最多，我国的亚热带、热带地区为本属的现代地理分布中心[1]。常见于海拔 200 ~ 3 200 m 的降雨量丰富的地区。

我国本属 6 种植物均可药用。自 20 世纪 70 年代初本属植物中含有抗癌活性成分三尖杉酯碱（harringtonine）和高三尖杉酯碱（homoharringtonine）被发现后，本属植物更为人们所重视[2]。随着抗癌药临床需求的不断加大，多个省市都加大生产，20 世纪 90 年代达到了砍伐本属植物的高峰，致使其野外居群受到严重损害，个别地区的本属植物资源量大为下降。此外，本属植物木材坚实、纹理细密而富有弹性，可作为建筑、家具等用材，也因此屡遭砍伐使用。《国家重点保护野生植物名录》收录贡山三尖杉（*C. lanceolata*）和篦子三尖杉（*C. oliveri*）2 种，均为 II 级保护物种。本属多数物种在《中国生物多样性红色名录——高等植物卷》中被评估为受威胁等级。

近年来，随着执法力度的加强、人工合成替代药物的推广和国外进口原材料的增加，本属植物野生居群的非法采挖得到了有效遏制，野生居群得以恢复。但本属植物作为特有种和重要的资源植物，仍需继续保护。建议将全属列入国家保护植物名录，并对全属物种开展系统的就地保护，杜绝危害野外居群的行为。同时，建立药源生产基地，扩大人工栽培，减少对野生资源的依赖。

本属受威胁及保护关注的药用物种分列如下。

C. fortunei Hook. 三尖杉 LC/CC

C. lanceolata K. M. Feng 贡山三尖杉 CR B2ab (iii, v)

C. mannii Hook. f. 西双版纳粗榧 EN A2cd; B2ab (ⅱ, ⅲ, ⅳ, ⅴ); C2a (ⅰ)

C. oliveri Mast. 篦子三尖杉 VU A2cd

C. sinensis (Rehder et E. H. Wilson) H. L. Li 粗榧 NT B1ab (ⅲ)

参考文献

[1] 周秀佳，胡之璧，黄炼栋，等. 中国三尖杉属植物资源研究 [J]. 湖北农学院学报，1997，17（2）：100–103.

[2] 梅文莉，吴娇，戴好富. 三尖杉属植物化学成分与药理活性研究进展 [J]. 中草药，2006，37（3）：452–458.

三尖杉科 Cephalotaxaceae

012 西双版纳粗榧
Cephalotaxus mannii Hook. f.

异　名： *Cephalotaxus hainanensis* H. L. Li
药材名： 粗榧　　**别　名：** 海南粗榧

| 保护地位 | 濒危 EN A2cd；B2ab（ii, iii, iv, v）；C2a（i） | 重点保护名录 II 级 |

·形态特征

乔木。高达 20 m，胸径达 50 cm。叶线形或披针状线形，直或微呈镰状，长 1.5 ~ 4.3 cm，宽 2.5 ~ 4.5 cm，先端渐尖或微急尖，基部圆形或圆截形，下面中脉两侧气孔带被白粉，叶肉中具星状石细胞。头状雄球花序直径 6 ~ 9 mm，花序梗长 4 ~ 7 mm。种子椭圆形或倒卵状椭圆形，长 3.5 ~ 4.5 cm，直径约 1.8 cm，先端中央有 1 小凸尖。

·分布

分布于我国广东、广西、海南、云南、西藏。印度、缅甸、老挝、越南、泰国也有分布。

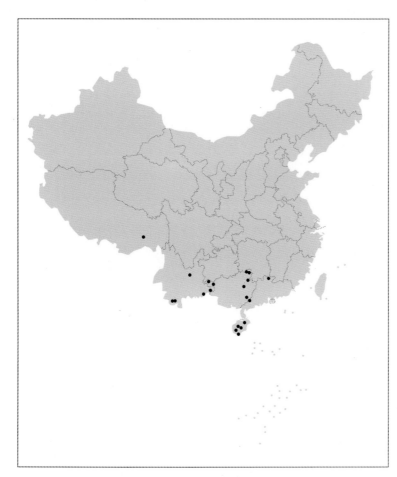

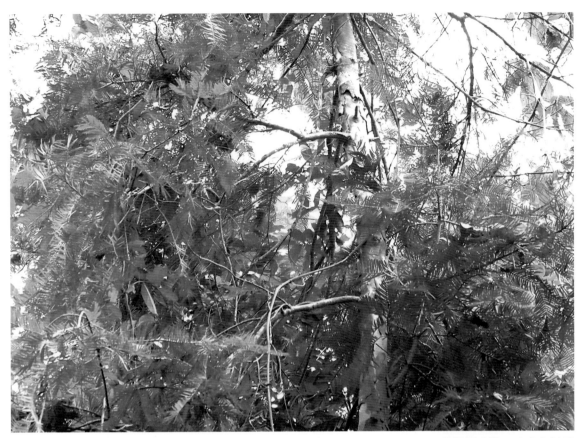

植株及生境 / 林秦文提供

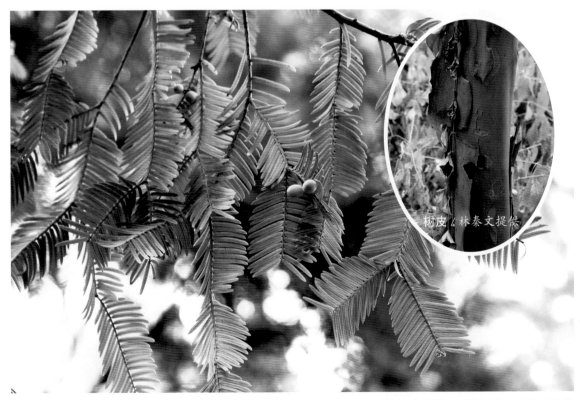

枝条（背面，示种子） / 刘基男提供

树皮 / 林秦文提供

· 生境和居群

散生于海拔 700 ~ 1 200 m 的山地雨林或季雨林区的沟谷、溪涧、山坡。近年来，居群数量下降明显。以海南为例，1978年，相关调查研究发现，胸径在 20 cm 以上的林木有 2 000 株左右，到了 1992 年，已经不超过 1 300 株，大树分布零星，且幼苗、幼树也不多见，居群组成不完整。本种主要分布于海南的吊罗山、黎母山等地部分山地季节性雨林中，分布区大多为交通不便的偏僻山区。2007年，海南尖峰岭国家级自然保护区内仅有 154 株，包括幼苗、幼树在内不超过 1 000 株 [1-2]。部分居群除了一定数量的老树和相对较多的幼苗外，成熟个体已很难被发现 [3]。

· 药用部位

枝叶、树皮、根。

· 药用价值和功能主治

枝叶和树皮中含有抗肿瘤的化学成分，可用于白血病和恶性淋巴瘤；中医学认为，根有祛风除湿的功效，用于风湿痹痛。

· 致危因子

由于本种可作为药用提取物的原料或制作家具的用材，因此遭到过度采伐，使居群受到严重破坏；森林面积减少、生境破碎化、森林动物对成熟种子的采食 [3]，都使本种居群的发育受到限制；本种自然生长缓慢、天然授粉率低、种子发芽率低 [2]，限制了居群的更新速度；低水平的遗传变异使居群的适应能力下降。

· 保护措施及商业栽培

本种已被列入《国家重点保护野生植物名录》，为 II 级保护物种；海南、广西已将其列入省级保护植物名录。海南霸王岭自然保护区、尖峰岭自然保护区、白水岭自然保护区内存有一定数量的居群 [4]。热带地区植物园有少量栽培。未见其商业栽培报道。

· 保护建议

依托现有的自然保护地，或在天然集中分布区域建立自然保护区，或在其他区域建立保护点或设立保护标志，加强管理，严格执法，以保护本种的野生居群和生境；进行适当的人工干预，促进居群复壮；收集种质资源，开展迁地保护，保存本种的遗传多样性；开展栽培研究，采取生物技术方法，培育有效成分含量较高的植株，避免对野生资源的过度破坏。

· **分类学附注**

因本种与海南粗榧（*C. hainanensis* H. L. Li）形态相近，*Flora of China*（Vol. 4）将后者归并于本种。本书采用了 *Flora of China* 的处理方式，将 *C. hainanensis* 作为异名处理。

参考文献

[1] 王献溥，王有生. 海南粗榧濒危的原因和保护措施 [J]. 广西植物，1994，14（4）：369-372.

[2] 庞晓慧，宋经元. 海南粗榧的资源学研究进展 [J]. 陕西农业科学，2010（1）：119-121.

[3] 符文英，杜道林，邢诒旺. 海南粗榧保护和开发利用的研究 [J]. 分子植物育种，2003，1（5/6）：795-799.

[4] 祁珊珊，戴志聪，司春灿，等. 珍稀濒危植物海南粗榧保育群落植被生物多样性研究 [J]. 福建林业科技，2010，37（1）：6-11.

三尖杉科 Cephalotaxaceae

013 篦子三尖杉
Cephalotaxus oliveri Mast.

药材名： 篦子三尖杉
别　名： 阿里杉、花枝杉、篦子杉

保护地位	易危 VU A2cd	重点保护名录 Ⅱ 级

·形态特征

灌木。高达 4 m。叶条形，质硬，平展成 2 列，排列紧密，通常中部以上向上方微弯，稀直伸，长 1.5 ~ 3.2 cm，宽 3 ~ 4.5 mm，基部截形或微呈心形，微拱圆，中脉微明显或中下部明显，下面气孔带白色，较绿色边带宽 1 ~ 2 倍。雄球花 6 ~ 7 聚生成头状花序，基部及总梗上部有苞片超过 10，每一雄球花基部有一广卵形的苞片，雄蕊 6 ~ 10，花药 3 ~ 4，花丝短；雌球花的胚珠通常 1 ~ 2 发育成种子。种子先端中央有小凸尖，有长梗。花期 3 ~ 4 月，种子成熟期 8 ~ 10 月。

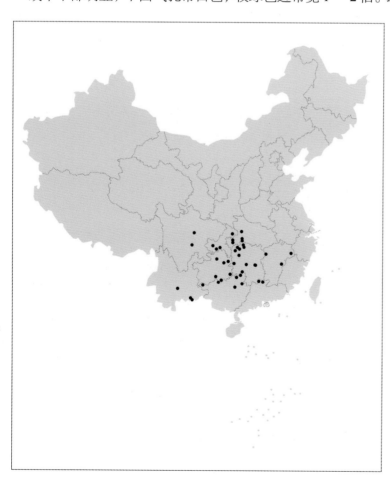

·分布

分布于我国江西、湖北、湖南、广东、重庆、四川、贵州、云南。越南也有分布。

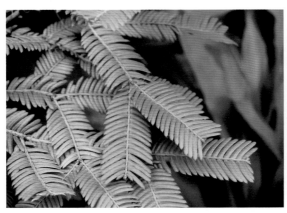

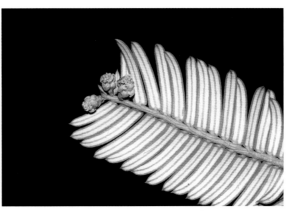

枝条正面 / 汪远提供

枝条背面 / 刘基男提供

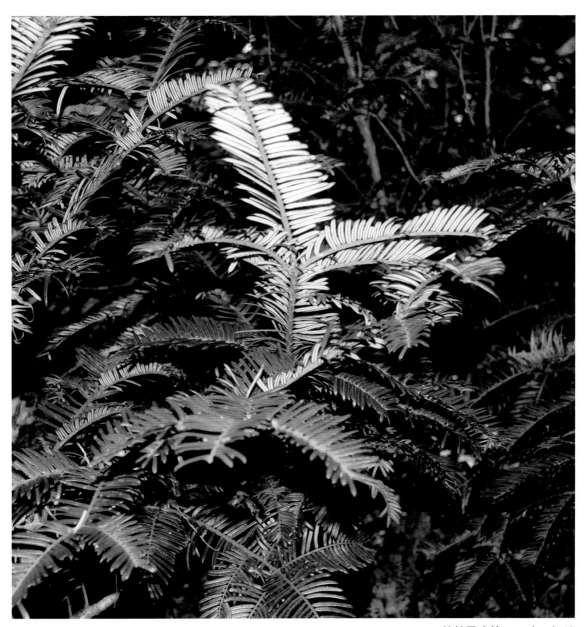

植株及生境 / 王瑞江提供

- **生境和居群**

见于海拔 300 ~ 1 800 m 的湿润地带，对土壤要求不高，大多零星生长于常绿阔叶林内，为乔木层中、下层的偶见成分，数量少、出现频率低[1]。

- **药用部位**

枝叶、树皮。

- **药用价值和功能主治**

本种可作为提取三尖杉酯碱（harrington-ine）和高三尖杉酯碱（homoharringtonine）的原料，该类生物碱对急性非淋巴细胞白血病和慢性粒细胞白血病具有较好的疗效[2]。

- **致危因子**

早期的人为砍伐，使本种居群数量下降；本种分布区狭窄，居群数量少，雌雄异株，雌株结实量少，种子具有休眠特性，在休眠期容易腐烂、失去活力或被动物取食，形成的实生苗很少，自然更新困难；居群内遗传多样性较低，对环境的适应能力和生存能力较弱[1-3]。

- **保护措施及商业栽培**

本种已被列入《国家重点保护野生植物名录》，为Ⅱ级保护物种；贵州已将其列入省级保护植物名录。自然保护区的建立使其受威胁状况得到一定程度的缓解。部分植物园有栽培。扦插、组培、种子繁殖技术均较为成熟，已有小规模的商业栽培报道[4]。

- **保护建议**

依托现有的自然保护地，或在天然集中分布区域建立保护点或设立保护标志，限制无序砍伐，加强管理，严格执法，以保护本种的野生居群和生境；针对其种子休眠等特性开展原地抚育，以复壮居群；广泛收集种质资源，开展迁地保护，保存本种的遗传多样性；促进商业栽培，使其适应市场需求，以减缓对野生资源的压力。

参考文献

[1] 周远超. 篦子三尖杉的濒危程度及其保护工作现状 [J]. 中国西部科技, 2007, 20（6）：36-37.

[2] 刘黔伟. 高三尖杉酯碱在血液病中的应用及研究进展 [J]. 癌症进展, 2015（4）：382-385.

[3] 陈少瑜, 司马永康, 方波. 篦子三尖杉的遗传多样性及濒危原因 [J]. 西北林学院学报, 2003, 18（2）：29-32.

[4] 吴朝斌, 伍铭凯, 杨汉远, 等. 篦子三尖杉育苗技术 [J]. 林业科技通讯, 2007（8）：22-23.

麻黄科 Ephedraceae

麻黄属 *Ephedra* L.

亚灌木或草本状。茎直立或匍匐，分枝多，具节和节间，节部常膨大。叶退化成膜质，交互对生或轮生，条形，离生至基部合生成鞘状，具平行脉 2。雌雄异株，稀同株；雄球花生于枝顶或叶腋，具多对或多轮苞片，苞片膜质；雌球花具 2 ~ 8 对苞片，仅先端 1 ~ 3 苞片生有雌花，雌花具先端开口的囊状革质假花被，包于胚珠外。种子具 1 层外盖被和 1 层珠被，珠被先端延伸成珠孔管，自假花被管口伸出；假花被发育成革质假种皮。种子 1 ~ 3。

本属有 40 种，分布于亚洲、美洲、欧洲东南部及非洲北部等干旱、荒漠地区。我国有 14 种，分布于西北、华北、东北及西南地区，以西北地区的资源量最为丰富。见于海拔 5 000 m 以下的干旱山地与荒漠中，适宜在年平均降水量 300 ~ 340 mm 的区域生长。

在我国本属植物均可药用，2015 年版《中华人民共和国药典》一部记载药材麻黄的基原为草麻黄（*E. sinica*）、中麻黄（*E. intermedia*）或木贼麻黄（*E. equisetina*）。中医学认为，麻黄具有发汗散寒、宣肺平喘和利水消肿的功效，用于风寒感冒、胸闷喘咳和风水浮肿等。目前，市场上出售的麻黄药材中，来源于草麻黄（*E. sinica*）者占绝大多数。除了药用价值外，本属植物还能起到防风固沙、保持水土、改善生态环境等作用。

20 世纪 90 年代以来，由于市场对麻黄碱的需求增加，麻黄药材价格连年上升，各产地竞相收购，导致本属植物遭到破坏性采挖；本属植物虽然耐干旱，但对降水量也有一定的要求，分布区连年干旱、草地沙化严重、生境退化，影响了其野生居群的维持[1]。

斑子麻黄（*E. rhytidosperma*）已被列入《国家重点保护野生植物名录》，为 II 级保护物种。陕西、山西、河北、北京、内蒙古、吉林已将本属的部分物种列入省级保护植物名录，新疆将全属物种列入省级保护植物名录。虽然本属植物繁殖能力较强，但人们的无序采挖及干旱沙化对生境的破坏，亦使居群难以恢复。应系统性地开展草原治理，避免过度放牧，防止草原沙化，以保护生态环境；加强管理，严格执法，限制采挖，制定可持续利用的采收规范，采取轮采或封禁的采收制度。

本属受威胁及保护关注的药用物种分列如下。

E. dawuensis Y. Yang 道孚麻黄 VU D2

E. equisetina Bunge 木贼麻黄 LC/CC

E. gerardiana Wall. ex C. A. Meyer 山岭麻黄 LC/CC

E. intermedia Schrenk ex C. A. Meyer 中麻黄 NT A2c

E. przewalskii Stapf 膜果麻黄 LC/CC

E. rhytidosperma Pachomova 斑子麻黄 EN B2b（ⅰ, ⅱ, ⅲ, ⅴ）c（ⅰ, ⅱ, ⅳ）

E. sinica Stapf 草麻黄 NT A2cd

参考文献

[1] 洪浩, 陈虎彪, 徐风, 等. 麻黄药材原植物资源和市场品种调查 [J]. 中国中药杂志, 2011, 36（9）: 1129-1132.

麻黄科 Ephedraceae

014 中麻黄

Ephedra intermedia Schrenk ex C. A. Meyer

药材名： 麻黄（药典种）、麻黄根（药典种）
别　名： 龙沙、狗骨、哲格日根（蒙药名）

保护地位　易危 VU A2c

· **形态特征**

亚灌木至灌木。高 0.2 ~ 1 m。茎直立或匍匐斜上，密集分枝。绿色小枝常被白粉而呈灰绿色，节间长 3 ~ 6 cm，直径 1 ~ 2 mm，纵槽纹较细浅。叶（2 ~）3 裂，2/3 以下合生成鞘，裂片钝三角形或窄三角状披针形。雄球花通常无梗，数个密集生于节上而呈团状，稀 2 ~ 3 对生或轮生于节上；雌球花 2 ~ 3 成簇，对生或轮生于节上，苞片 3 ~ 5，通常仅基部合生，边缘常有膜质窄边，最上部有 2 ~ 3 雌花，胚珠的珠被管长达 3 mm，呈螺旋状弯曲，成熟时苞片增大成肉质，红色。种子 2 或 3，卵圆形或长卵圆形，长 5 ~ 6 mm，表面平滑。

· **分布**

分布于我国辽宁、内蒙古、河北、山西、陕西、宁夏、甘肃、青海、新疆、四川、西藏。阿富汗、巴基斯坦、蒙古、俄罗斯以及其他中亚国家和中东地区也有分布。

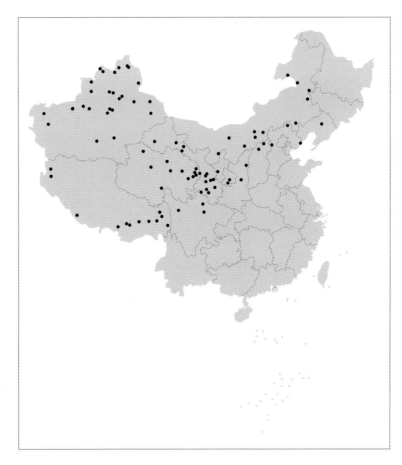

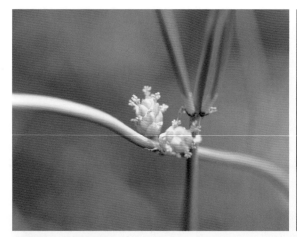

雄球花 / 杨永提供

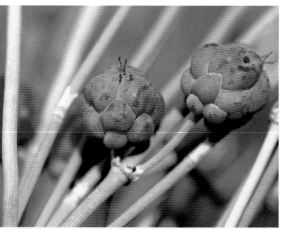

雌球花 / 杨永提供

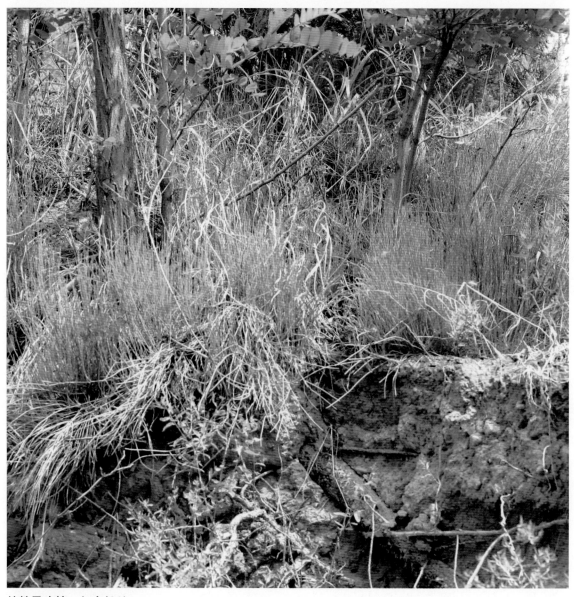

植株及生境 / 杨永提供

· 生境和居群

见于海拔 2 800 m 以下的丘陵、草地、沙漠、砾石质戈壁、冲沟水分条件较好的地方以及冲积扇上部的干旱石质山脊和山地草原带中。甘肃的河西地区是本种的集中分布区。本种常自成群落，集群生长的生物学特性使其在此生境中占竞争优势，成为一些地带的建群种[1]。

· 药用部位

茎枝、根。

· 药用价值和功能主治

常用传统中药。具有发汗散寒、宣肺平喘、利水消肿的功效，用于风寒感冒、胸闷喘咳、风水浮肿，多用于表证已解，气喘咳嗽；根具有固表止汗的功效，用于自汗、盗汗；炮制品蜜麻黄可润肺止咳。

· 致危因子

市场需求量的增加和不合理的采收导致本种资源量下降，无序采挖也引起生态环境的破坏，使本种野生居群的自然分布区面临退化[2]。在本种的主产区甘肃、青海和宁夏，已很难找到野生居群，新疆西部尚有一定存量[3]。《中国生物多样性红色名录——高等植物卷》将其评估为近危（NT）。本书作者通过调查评估发现，其资源破坏情况较严重，故将其调整为易危（VU）。

· 保护措施及商业栽培

本种已被列入内蒙古、河北、陕西和新疆省级保护植物名录。少数植物园有栽培。新疆中西部有商业栽培。

· 保护建议

将本种列入分布区范围内各省的省级保护植物名录；依托现有的自然保护地，或在天然集中分布区域建立保护点或设立保护标志，限制无序采挖，采取轮采和封育措施，以保护野生居群和生境；在原生境居群退化、恢复困难的地区进行野生抚育，以人工播种和育苗移栽的方式促进本种野生居群复壮；扩大人工栽培规模，建立种苗基地，发挥其防风固沙作用，同时也可满足市场需求。

参考文献

[1] 方峨天，满多清，杨自辉，等. 荒漠区中麻黄生物量积累与生境和生物学的关系 [J]. 干旱区资源与环境，2007，21（6）：151-155.

[2] 满多清，廖空太，杨自辉，等. 荒漠区中麻黄营养生长特征研究 [J]. 草业学报，2006，15（4）：51-57.

[3] 洪浩，陈虎彪，徐风，等. 麻黄药材原植物资源和市场品种调查 [J]. 中国中药杂志，2011，36（9）：1129-1132.

银杏科 Ginkgoaceae

015 银杏
Ginkgo biloba L.

药材名： 白果、银杏叶（药典种）
别　名： 公孙树、白果树

保护地位	极危 CR C2（aii）；D	重点保护名录 I 级

·形态特征

乔木。最高可达 40 m。树皮灰褐色，纵裂。枝条有长短之分，长枝上叶散生，短枝上 3 ~ 8 叶簇生。叶扇形，上部宽 5 ~ 8 cm，上缘有浅或深的波状缺刻，有时中部缺刻较深，基部楔形，有长柄，柄长 5 ~ 8 cm。雌雄异株，生于短枝鳞片状叶的叶腋内；雄球花柔荑花序状，下垂；雌球花具长梗，梗端常分叉，每叉顶生 1 盘状珠座，胚珠着生其上，通常仅 1 个发育，风媒传粉。种子椭圆形或近球形，成熟时黄色或橙黄色，被白粉，外种皮肉质，有臭味，中种皮骨质，白色，内种皮膜质，黄褐色；胚乳肉质。花期 3 ~ 4 月，种子成熟期 9 ~ 10 月。

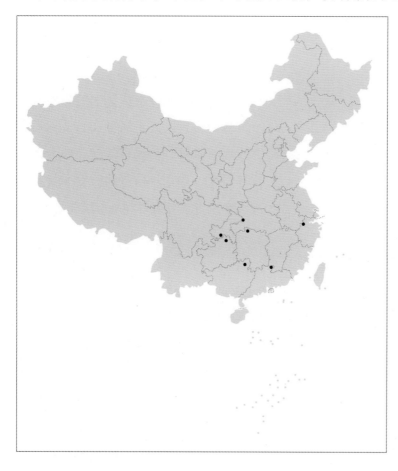

·分布

特有种。现国内外广泛栽培。目前比较公认的野生居群分布地包括以下 4 个区域：浙江天目山，重庆金佛山和贵州务川，湖南石门和湖北神农架、巴东，广东南雄和广西兴安[1-2]（赵云鹏，个人通讯）。

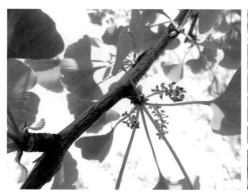

雄球花 / 杨宇昌提供

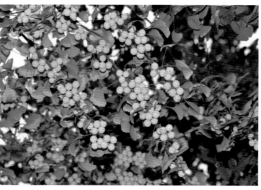

种子 / 于胜祥提供

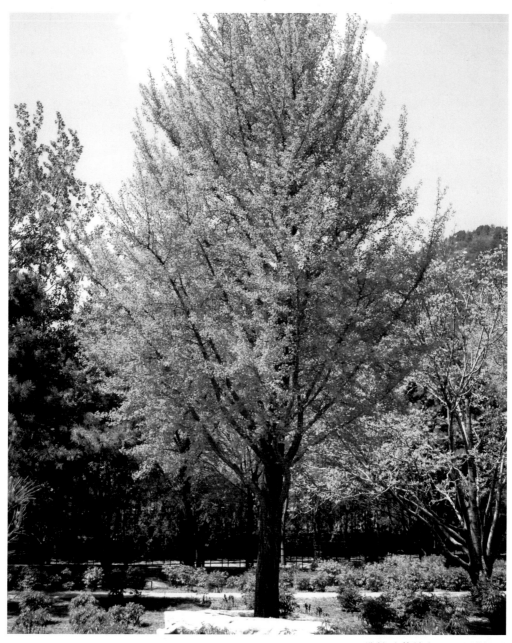

植株（栽培）/ 于胜祥提供

·生境和居群

见于海拔 300～1 100 m 排水良好的天然林中。为阳性树种，喜湿润和排水良好的深厚壤土，不耐盐碱土壤。本种为单型科、单型属植物，也是著名的中生代孑遗植物，经白垩纪以后的气候变化及第四纪的冰川运动与侵蚀，其野生居群仅在少数避难所得以保存，且居群中个体数量少。对多个地点的本种残存群落结构及居群更新特征的研究表明，本种在群落中为优势居群[3]，不同居群间出现了一定程度的遗传分化[4]。

·药用部位

种子（白果）、叶（银杏叶）。

·药用价值和功能主治

白果具有敛肺定喘、止带缩尿的功效，用于痰多喘咳、带下白浊、遗尿、尿频。银杏叶具有活血化瘀、通络止痛、敛肺平喘、化浊降脂的功效，用于瘀血阻络、胸痹心痛、中风偏瘫、肺虚咳喘、高脂血症。

·致危因子

本种在野生分布区内个体零散，部分居群生境受人为干扰严重；在野生生境中，本种主要依靠萌蘖枝条完成更新，在郁闭的条件下，有性更新过程很难完成，致使居群的自然更新受限[3]。

·保护措施及商业栽培

本种已被列入《国家重点保护野生植物名录》，为 I 级保护物种。全国多地广泛栽培。山东、江苏、云南、陕西等省将本种作为提取物原料，建立了较大规模的规范化种植基地；本种作为景观树种，在国内有很多商业化种植基地。

·保护建议

依托现有的自然保护地，或在天然集中分布区域建立自然保护区，或在其他区域建立保护点或设立保护标志，强化管理，加强宣传教育，禁止采集本种的种子，减少人为干扰，以保护野生居群和生境；开展迁地保护，最大限度地保存本种的遗传多样性。

参考文献

[1] WEI GONG, CHUAN CHEN, CHRISTOPH DOBEŠ, et al. Phylogeography of a living fossil: Pleistocene glaciations forced *Ginkgo biloba* L. (Ginkgoaceae) into two refuge areas in China with limited subsequent postglacial expansion[J]. Molecular Phylogenetics and Evolution, 2008 (48): 1094-1105.

[2] 李玲，张光富，王锐，等. 天目山自然保护区银杏天然居群生命表 [J]. 生态学杂志，2011，30（1）：53-58.

[3] 杨永川，穆建平，TANG CINDY Q，等. 残存银杏群落的结构及居群更新特征 [J]. 生态学报，2011，31（21）：6396-6409.

[4] 葛永奇，邱英雄，丁炳扬，等. 孑遗植物银杏群体遗传多样性的 ISSR 分析 [J]. 生物多样性，2003，11（4）：276-287.

红豆杉科 Taxaceae

红豆杉属 *Taxus* L.

乔木。叶条形，成彼此重叠、不规则的2列，或螺旋状着生，基部多少扭转，排成2列，直或镰状，上面中脉隆起，下面有2条灰绿色或淡黄色的气孔带。雌雄异株，球花单生叶腋，基部具覆瓦状排列的苞片；雄球花圆球形，有短梗，雄蕊盾状，花药辐射排列；雌球花几无梗，胚珠直立，基部珠托圆盘状，受精后发育成红色、杯状的肉质假种皮。种子为假种皮半包被或全包被，坚果状、卵圆形、半卵圆形或柱状矩圆形，先端凸尖。

本属全世界有9种，广布于北半球。我国有3种、3变种，除东北红豆杉（*T. cuspidata*）分布在长白山区外，其余主要分布于秦岭淮河以南地区，分布区向西延至横断山区和喜马拉雅山脉。本属植物为典型的阴性树种，常处于林冠下乔木第2、3层，散生，基本无纯林存在，也极少呈集群分布。在排水良好的酸性灰棕壤、黄壤、黄棕壤中生长良好，幼苗喜阴、忌晒。生于海拔100～3 500 m处。

本属植物全部可药用，常作为民间药，据《中华本草》记载，东北红豆杉以叶和小枝入药，药材名为紫杉，具有利水消肿的功效，用于肾炎浮肿、小便不利和糖尿病。自20世纪60年代科研人员在北美类群中发现紫杉醇具有抗肿瘤效果以来，本属所有物种的树皮与根皮均用来作紫杉醇的提取原料。除可作为紫杉醇原料外，本属植物还是园林观赏树种，并长期用作优良的建筑、家具用材[1-2]。

早期的人为过度砍伐，使本属植物的野生居群受到极大威胁，至今仍未得到恢复。个体散生异龄，种子产量少、存活率低、萌发困难，个体生长缓慢等生物学特性导致本属植物居群竞争力较差，限制了其居群的空间拓展。本属植物为阴性树种，需要上层高大乔木的庇护，对生境的要求比较特殊，当林分内的优势树种遭到破坏后，其生存就会受到威胁[3]。

本属全部物种均被列入《国家重点保护野生植物名录》，为Ⅰ级保护物种。随着保护措施的落实，本属植物的保护状况得到明显改善，紫杉醇的生物合成大大减少了对本属野生资源的破坏。但资源恢复是一个漫长的过程，目前仍有少量的非法采集及生境破坏现象发生，本属野生居群保护依然需要高度重视。建议依托现有的自然保护地，或在天然集中分布区域建立自然保护区，或在其他区域建立保护点或设立保护标志，以保护野生居群和生境。同时应加强对古树的保护，开展迁地保护，保存其遗传多样性。

本属受威胁的药用物种分列如下。

T. cuspidata Siebold et Zucc. 东北红豆杉 EN A2cd

T. fuana Nan Li et R. R. Mill 密叶红豆杉 EN D2

T. wallichiana Zucc. var. *wallichiana* 须弥红豆杉 VU A2cd

T. wallichiana var. *mairei* (Lemée et H. Lév.) L. K. Fu et N. Li 南方红豆杉 VU A2d

T. wallichiana var. *chinensis* (Pilg.) Florin 红豆杉 VU A1cd

· 分类学附注

红豆杉属是一个分类处理较为困难的类群，本书采用 *Flora of China*（Vol. 4）的分类系统，对我国的红豆杉属物种分类处理如下。

1. 东北红豆杉（*T. cuspidata*），分布于东北长白山区

2. 密叶红豆杉（*T. fuana*），分布于喜马拉雅山南坡（西藏吉隆县）

3. 喜马拉雅红豆杉（*T. wallichiana*）

   3a. 须弥红豆杉（变种 1，*T. wallichiana* var. *wallichiana*），分布于云南西北部及西部、四川西南部与西藏东南部，在《中国植物志》（第七卷）中为云南红豆杉（*T. yunnanensis*），而 *T. yunnanensis* 被认为是 *T. wallichiana* var. *wallichiana* 的晚出异名

   3b. 红豆杉（变种 2，*T. wallichiana* var. *chinensis*），广泛分布于南方各省区

   3c. 南方红豆杉（变种 3，*T. wallichiana* var. *mairei*），广泛分布于南方各省区

参考文献

[1] 檀丽萍，陈振峰. 中国红豆杉资源 [J]. 西北林学院学报，2006，21（6）：113–117.

[2] 杨玉林，宋学东，董京祥，等. 红豆杉属植物资源及其世界分布概况 [J]. 森林工程，2009，25（3）：5–10.

[3] 王亚飞，王强，阮晓，等. 红豆杉属植物资源的研究现状与开发利用对策 [J]. 林业科学，2012，48（5）：116–125.

红豆杉科 Taxaceae

016 东北红豆杉
Taxus cuspidata Siebold et Zucc.

药材名： 红豆杉
别　名： 紫杉、赤柏松、紫柏松

保护地位	濒危 EN A2cd	重点保护名录 I 级 CITES 附录 II 物种

·形态特征

乔木。小枝基部常有宿存芽鳞。叶较密，排成彼此重叠、不规则的 2 列，斜展，线形，直或微弯，长 1 ~ 2.5 cm，宽 2.5 ~ 3 mm，基部两侧微斜伸或近对称，先端通常凸尖，下面有 2 条灰绿色气孔带，中脉带明显，其上无角质乳头状突起点。种子生于红色、肉质、杯状的假种皮中，卵圆形，长约 6 mm，上部具 3 ~ 4 钝脊，稀长圆形。

·分布

分布于我国吉林、辽宁、黑龙江。日本北部、朝鲜和俄罗斯也有分布。

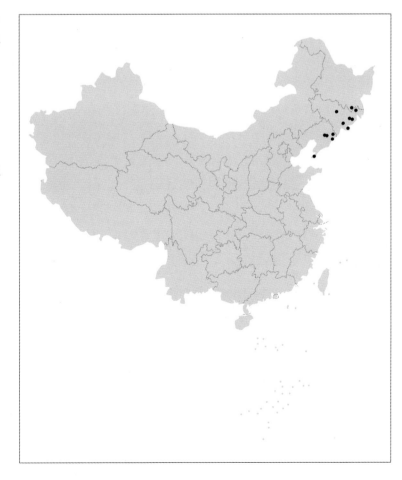

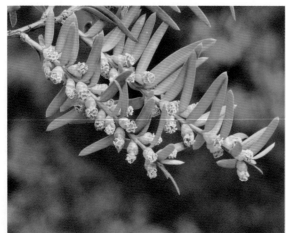

雄球花 / 林秦文提供

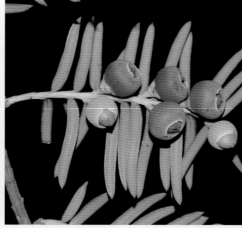

种子 / 林秦文提供

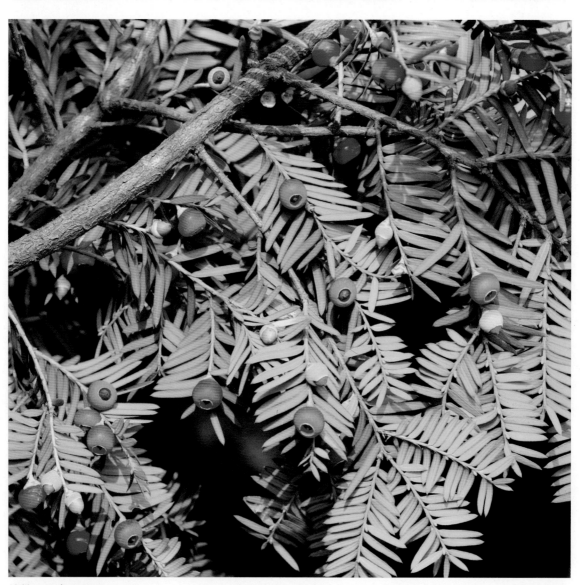

植株 / 林秦文提供

· 生境和居群

见于海拔 600 ~ 1 200 m 的针阔混交林内。自然分布区狭窄，资源蕴藏量十分有限。本种居群内个体分散，为雌雄异株，风媒传粉，种子具肉质假种皮，可通过动物长距离传播，居群间遗传分化较低[1]。

· 药用部位

枝叶、树皮。

· 药用价值和功能主治

具有利水消肿的功效，用于肾炎浮肿、小便不利等。树皮与根皮所含紫杉醇具有抗癌功效。除药用外，本种也是园林观赏树种，还可作建筑、家具用材。

· 致危因子

由于采伐破坏严重，本种野生资源量大大下降，国内的药材蕴藏量不足 300 t，几乎没有商业采收利用的潜力[2-3]；本种的种子在休眠期间易丧失活力，威胁居群的自然更新能力[4]；居群数量稀少，居群内个体散生，生长缓慢，种间竞争能力弱[5]。

· 保护措施及商业栽培

本种已被列入《国家重点保护野生植物名录》，为Ⅰ级保护物种；已被列为 CITES 附录Ⅱ物种；吉林已将其列入省级保护植物名录。已建立穆棱东北红豆杉国家级自然保护区。部分植物园有栽培。目前在黑龙江、吉林、辽宁等已经形成了较大规模的红豆杉苗木基地，所产的红豆杉用作景观植物。

· 保护建议

依托现有的自然保护地，或在天然集中分布区域建立自然保护区，或在其他区域建立保护点或设立保护标志，加强管理，严格执法，禁止采伐，以保护野生居群和生境；对原生境森林群落进行必要的抚育管理，恢复其天然居群的合理结构；加强品种选育和育种研究，获得符合观赏和药用需求的新品种，以减少对野生资源的依赖。

参考文献

[1] 宋佳. 东北红豆杉的谱系地理结构研究 [D]. 北京：北京林业大学，2017.

[2] 吴彦，刘庆，胡科，等. 我国红豆杉资源现状和紫杉醇产业化对策 [J]. 长江流域资源与环境，2002，11（6）：515−520.

[3] 周志强，刘彤，胡林林，等. 穆棱东北红豆杉年轮—气候关系及其濒危机制 [J]. 生态学报，2010，30（9）：2304−2310.

[4] 程广有，唐晓杰，高红兵，等. 东北红豆杉种子休眠机理与解除技术探讨 [J]. 北京林业大学学报，2004，26（1）：5−9.

[5] 刘彤，李云灵，周志强，等. 天然东北红豆杉（*Taxus cuspidata*）种内和种间竞争 [J]. 生态学报，2007，23（7）：924−929.

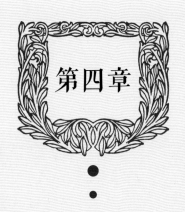

第四章

双子叶植物

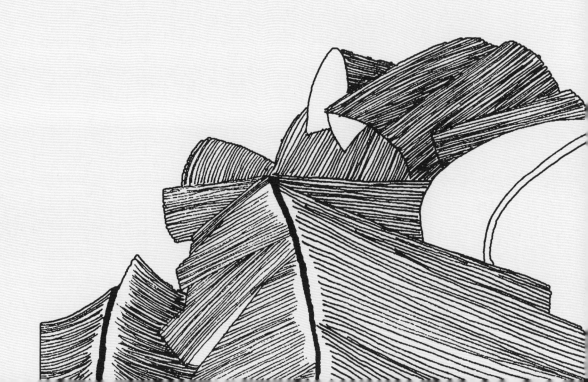

伞形科 Apiaceae

017 当归

Angelica sinensis (Oliv.) Diels

药材名： 当归（药典种）
别　名： 秦归、岷归、西当归

保护地位 濒危 EN A2c; B1ab（ i , iii ）; C1

·形态特征

多年生草本。根圆柱形，分枝，有多数肉质须根，黄棕色，有香气。叶三出式二至三回羽状分裂；茎上部叶简化成囊状的鞘和羽状分裂的叶片。复伞形花序，花序梗长 4 ～ 7 cm，密被细柔毛；伞幅 9 ～ 30；总苞片 2，线形，或无；小伞形花序有花 13 ～ 36；小总苞片 2 ～ 4，线形；花白色，花柄密被细柔毛；萼齿 5，卵形；花瓣长卵形，先端狭尖，内折；花柱短，花柱基圆锥形。果实椭圆形至卵形，长 4 ～ 6 mm，宽 3 ～ 4 mm，背棱线形，隆起，侧棱成宽而薄的翅，与果体等宽或略宽，翅边缘淡紫色，棱槽内有油管 1，合生面有油管 2。花期 6 ～ 7 月，果期 7 ～ 9 月。

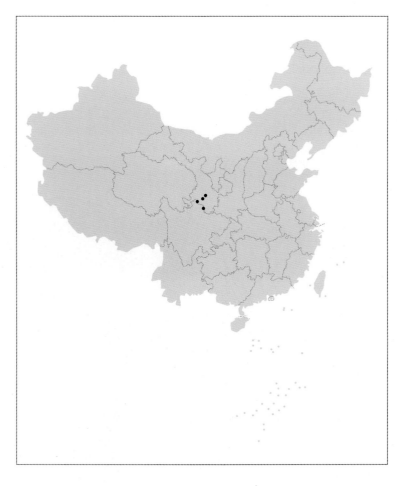

·分布

特有种。分布于我国甘肃南部和四川西北部接壤地区。主要栽培于青海、甘肃、四川、云南。

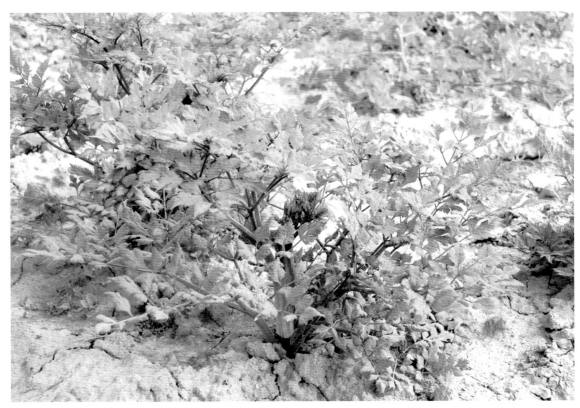

植株（栽培）/ 齐耀东提供

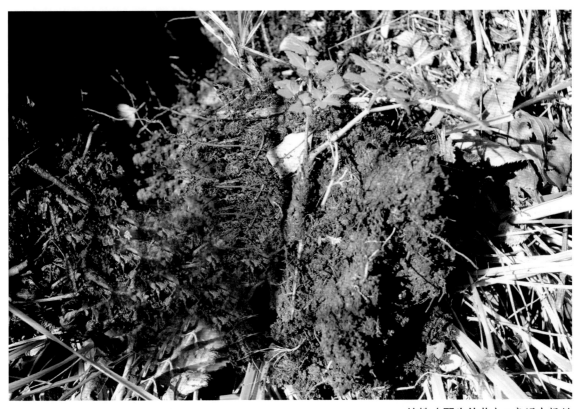

植株（野生幼苗）/ 齐耀东提供

·生境和居群

见于海拔 2 500 ～ 3 000 m 的灌丛和林下，多生长于阴坡，适应冷凉湿润的气候[1]。甘肃野生当归居群调查结果表明，居群内个体以多年生、未开花成株为主，不同生长年限植株的组成比例不均衡，一年生幼苗和开花植株所占比例偏小[2]。

·药用部位

根。

·药用价值和功能主治

常用传统中药。具有补血活血、调经止痛、润肠通便的功效，用于血虚萎黄、眩晕心悸、月经不调、经闭痛经、虚寒腹痛、风湿痹痛、跌仆损伤、痈疽疮疡、肠燥便秘。

·致危因子

长期的林木砍伐与农田开垦使本种的自然生境逐渐遭到侵蚀，自然分布区极度萎缩，仅在甘肃岷县、漳县及四川九寨沟等地尚存有少量野生居群，且居群内本种个体极少[1-2]，目前仍有药农采集野生种子，用于品种改良，这对本种野生居群的自然更新造成了一定影响。《中国生物多样性红色名录——高等植物卷》将本种评估为数据缺乏（DD）。本书作者通过调查评估发现，其居群极小，受威胁程度高，故将其调整为濒危（EN）。

·保护措施及商业栽培

本种尚未被列入保护植物名录。少数植物园有栽培。甘肃、青海和云南有大规模商业栽培，市场供应均来源于栽培。

·保护建议

将本种列入国家级保护植物名录；依托现有的自然保护地，或在天然集中分布区域建立自然保护区，或在其他区域建立保护点或设立保护标志，禁止采挖和采种，避免野生居群的自然更新受到影响；收集野生种质资源，开展迁地保护，保存本种的遗传多样性。

参考文献

[1] 孙红梅，张本刚，齐耀东，等. 当归药材资源调查与分析 [J]. 中国农学通报，2009，25（23）：437-441.

[2] 赵锐明，陈垣，郭凤霞，等. 甘肃岷县野生当归资源分布特点及其与栽培当归生长特性的比较研究 [J]. 草业学报，2014，23（2）：29-37.

伞形科 Apiaceae

018 明党参

Changium smyrnioides H. Wolff

药材名：明党参（药典种）
别　名：山萝卜、粉沙参、明参

| 保护地位 | 易危 VU A2ac；B1ab（ⅰ,ⅲ） | 重点保护名录Ⅱ级 |

· 形态特征

多年生草本。主根纺锤形或长索形，深褐色或淡黄色。茎直立，有白粉，分枝疏散而开展。基生叶，有长柄，三出式二至三回羽状分裂，末回羽片 3 裂、羽状分裂或具羽状缺刻。复伞形花序顶生和侧生，总苞片无或 1 ~ 3；伞幅 4 ~ 10，长 2.5 ~ 10 cm，开展，小总苞片少数，钻形或线形；小伞形花序有花 8 ~ 20，顶生的花序几乎全育，侧生花序多数不育。花蕾期略呈淡紫红色，开放后呈白色；萼齿 5，有时发育不全；花瓣 5，长圆形或卵状披针形，先端尖而内折；雄蕊 5，与花瓣互生；花柱基短圆柱状，果熟时外折。果实卵圆形或卵状长圆形，长 2 ~ 3 mm，侧扁，有纵纹 10 ~ 12，胚乳腹面深凹，油管多数。花期 4 月。

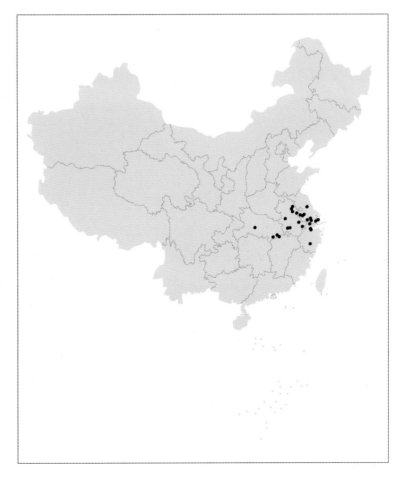

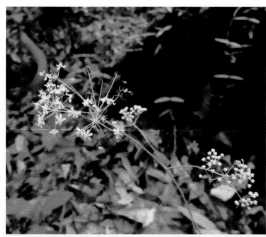

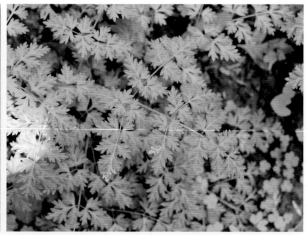

花序 / 赵鑫磊提供　　　　　　　　　　　叶 / 徐晔春提供

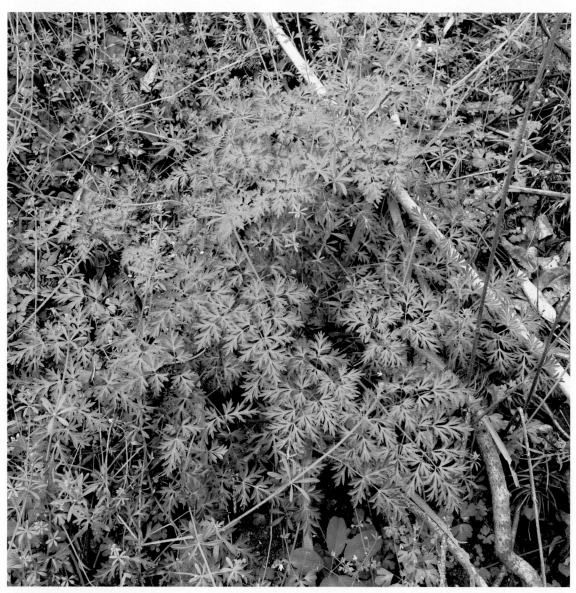

植株及生境 / 赵鑫磊提供

·分布

特有种。分布于我国安徽、江苏、浙江、江西、湖北。

·生境和居群

见于海拔 100 ～ 500 m 亚热带湿润地区土壤肥厚的山地和山坡岩石缝隙中，中生植物。为单型属植物。现有研究表明，本种为非耐遮阴种，主要分布于常绿阔叶林带中呈岛屿状分布的落叶树下，冬季萌发，以利用冬、春季的光资源[1]。物种水平的遗传多样性高，而居群内遗传多样性水平相对较低，居群间遗传分化大[2]。

·药用部位

根。

·药用价值和功能主治

具有润肺化痰、养阴和胃、平肝解毒的功效，用于肺热咳嗽、呕吐反胃、食少口干、目赤眩晕、疔毒疮疡。

·致危因子

过度采挖导致本种居群缩小和资源量下降，本种曾是安徽、江苏等省的大宗药材，20 世纪 80 年代，其资源量大幅下降，目前仅在有刺灌丛和竹林内尚有残存；分布区处于低海拔地带，人类活动频繁，导致本种生长的适宜生境破碎化，甚至丧失[3-4]；种子生理后熟及抗病害能力差均导致萌发率低，群落内种间竞争能力弱；传粉昆虫在传粉过程中对心皮和胚珠造成了一定的破坏，降低了结实率[2]。

·保护措施及商业栽培

本种已被列入《国家重点保护野生植物名录》，为 II 级保护物种。少数植物园有栽培。江苏句容地区有商业栽培。

·保护建议

依托现有的自然保护地，或在天然集中分布区域建立保护点或设立保护标志，限制采挖，以保护本种的野生居群和生境；对野生居群进行适当的人工抚育，增加种子萌发率及幼苗存活率，促进野生居群复壮；收集种质资源，开展迁地保护，保存本种的遗传多样性。

参考文献

[1] 常杰，关保华，葛滢，等. 濒危种明党参和非濒危种峨参生态策略的比较研究 [J]. 生态学报，2004（24）：9-13.

[2] 邱英雄，傅承新，吴斐捷. 明党参与川明参群体遗传结构及分子鉴定的 ISSR 分析 [J]. 中国中药杂志，2003，28（7）：598-602.

[3] 程翔，黄致远，宗世贤. 珍稀中药材明党参的生态地理分布、利用与保护 [J]. 中国中药杂志，1993，18（6）：327-330.

[4] 邱英雄，傅承新. 明党参的濒危机制及其保护对策的研究 [J]. 生物多样性，2001（9）：151-156.

伞形科 Apiaceae

019 川明参

Chuanminshen violaceum M. L. Sheh et R. H. Shan

药材名： 川明参
别　名： 明参、明沙参、土明参

保护地位	濒危 EN A2c	重点保护名录 II 级

· 形态特征

多年生草本。高达 1.5 m。直根圆柱形，长达 30 cm，有分叉，横断面白色，富含淀粉。茎多分枝。基生叶多数，叶柄长 6 ~ 18 cm；叶三角状卵形，三出式二至三回羽状分裂，小裂片卵形或长卵形，长 2 ~ 3 cm，2 ~ 3 裂或齿裂，下面粉绿色。复伞形花序多分枝，直径 3 ~ 10 cm，无总苞片和小总苞片，偶有 1 ~ 2，线形，膜质，早落；伞幅 4 ~ 8（~ 10），极不等长。萼齿窄长三角形；花瓣长椭圆形，紫色、淡紫色，稀白色，小舌片细长内曲，花柱长，果时下弯，花柱基圆锥形。果实长椭圆形，顶部窄，背腹扁，背棱和中棱线状凸起，侧棱厚；每棱槽有油管 2 ~ 3，合生面有油管 4 ~ 6；胚乳腹面平直。

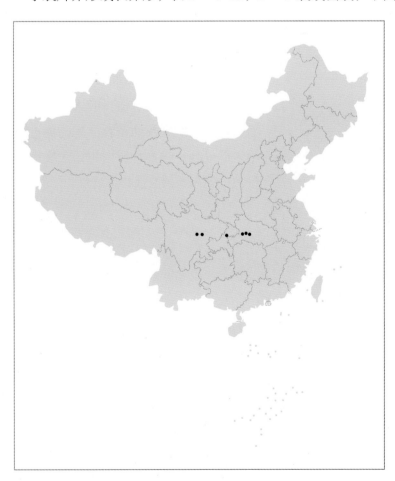

· 分布

特有种。分布于我国湖北、四川、重庆。

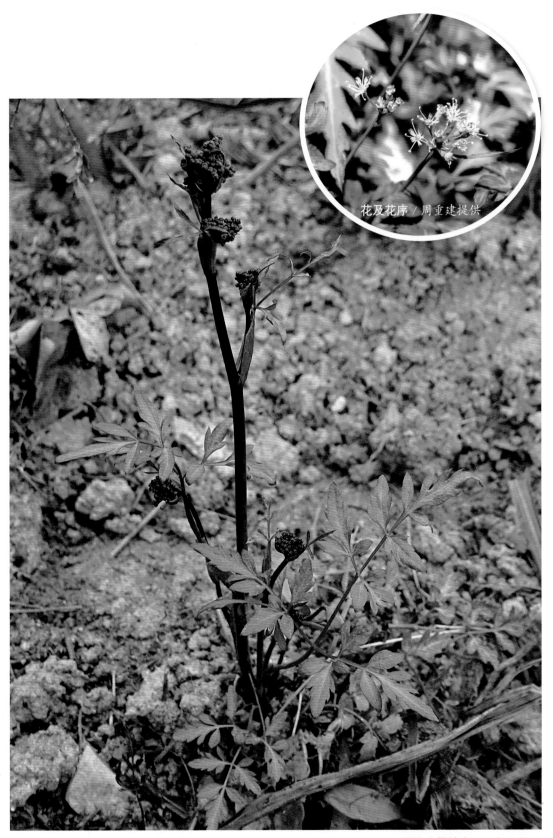

花及花序 / 周重建提供

植株（栽培）/ 赵鑫磊提供

· **生境和居群**

见于海拔 100 ~ 500 m 的低山山坡、林缘路边、沟边、草丛，以及岩石缝中，土壤为黄色或黄棕色的砂壤土，呈微酸性至中性，中生植物。为狭域分布物种，在分布地野生居群呈小片状或星散的岛屿式分布格局，居群内个体数量少[1-2]。为单型属植物。

· **药用部位**

根。

· **药用价值和功能主治**

具有养阴清肺和健脾助运的功效，用于热病伤阴、肺燥咳嗽、脾虚食少和病后体弱。

· **致危因子**

本种野生居群分布星散，居群内个体数量少，人类活动干扰与采挖使本种资源受到极大的威胁。20 世纪末的三峡工程蓄水、工程建设及移民开发等因素对湖北、重庆毗邻地区的野生居群影响较大，低海拔居群被淹没，高海拔居群则受到人类活动的干扰[1]。

· **保护措施及商业栽培**

本种已被列入《国家重点保护野生植物名录》，为 II 级保护物种。个别植物园有栽培。四川、重庆、湖北等有商业栽培，可基本满足市场需求。

· **保护建议**

依托现有的自然保护地，或在天然集中分布区域建立自然保护区，或在其他区域建立保护点或设立保护标志，禁止采挖，以保护野生居群和生境；收集种质资源，开展迁地保护，保存本种的遗传多样性；加强科普宣传，增强公众生物多样性和环境保护的意识。

参考文献

[1] 吴金清，赵子恩，金义兴，等. 三峡库区湖北段川明参的生境特征及保护对策 [J]. 长江流域资源与环境，1998（1）：37-41.

[2] 宋春凤，刘玉龙，褚晓芳，等. 明党参和川明参居群分布调查 [J]. 中国野生植物资源，2012，31（6）：58-61.

伞形科 Apiaceae

020 阜康阿魏

Ferula fukanensis K. M. Shen

药材名： 阿魏（药典种）
别　名： 臭阿魏、熏渠

| 保护地位 | 极危 CR B（i，ii，iii，v） | 重点保护名录 II 级
野生药材名录 III 级 |

· 形态特征

多年生一次结果草本。高 0.5 ～ 1.5 m，全株有强烈的葱蒜样臭味。根粗壮，根颈上残存有枯鞘纤维。茎单一，粗壮。基生叶有短柄，柄的基部扩展成鞘，叶片为阔卵形，三出式二回羽状全裂，裂片长圆形，长 20 mm，裂片下部深裂，上部浅裂或具齿，下表面有短柔毛，早枯萎。复伞形花序顶生，无总苞片；伞幅 5 ～ 18（～ 31），不等长，近光滑；小伞形花序有花 7 ～ 21，小总苞片披针形；花瓣黄色，长圆状披针形，长 1.5 ～ 2 mm。分生果椭圆形，背腹压扁；果棱凸起，每棱槽内有油管 4 ～ 5。花期 4 ～ 5 月，果期 5 ～ 6 月。

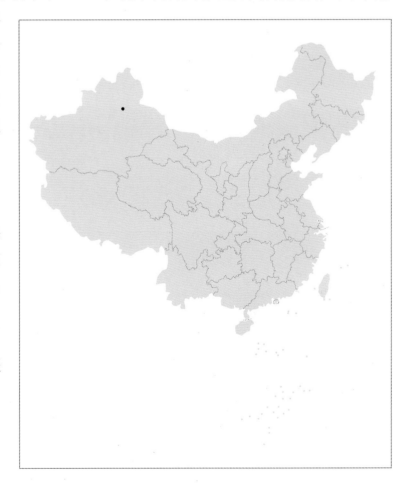

· 分布

特有种。分布于我国新疆（阜康）。

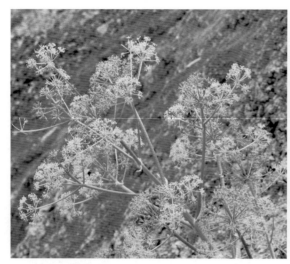

花序 / 杨宗宗提供

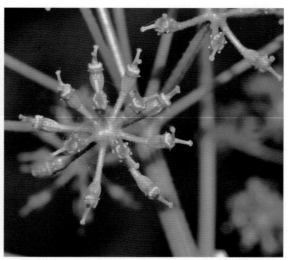

幼果 / 杨宗宗提供

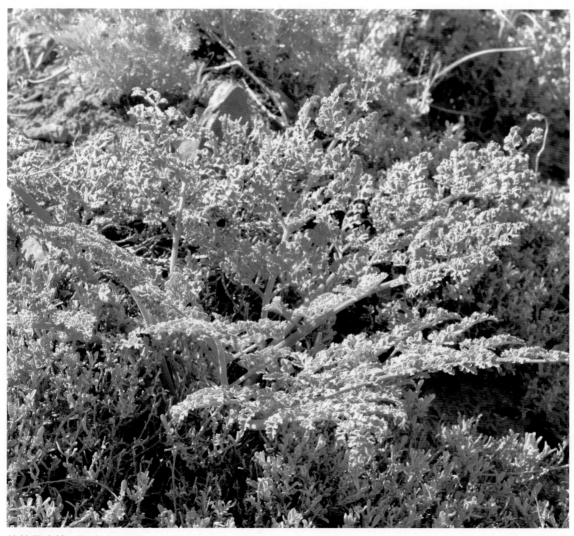

植株及生境 / 杨宗宗提供

·生境和居群

生于海拔 500 ~ 700 m 的内陆干旱荒漠地区，年平均降水量在 200 ~ 250 mm 的荒漠灰钙土与琵琶柴荒漠、洪积平原、冲积平原和古尔班通古特沙漠南缘有黏质土壤的冲沟边，呈带状分布（南高北低的水流走向），靠天山雪水自然浇灌，形成带状片区 [1]。近几年的调查结果表明，居群极度退化，成熟个体已不多见。

·药用部位

树脂。

·药用价值和功能主治

具有消积、化癥、散痞、杀虫的功效，用于肉食积滞、瘀血癥瘕、腹中痞块、虫积腹痛。也是我国维吾尔族、蒙古族、藏族等少数民族用药。

·致危因子

早期灭绝式采收和过度放牧，使本种野生居群遭到严重破坏，并影响了其自然更新；开荒造田、筑路和引水等工程使分布区内的水源减少，损毁了野生居群的生境；本种生长周期长，从播种到开花结实需 5 年以上，自然更新能力差 [1-2]。《中国生物多样性红色名录——高等植物卷》将本种评估为濒危（EN）。本书作者通过调查评估发现，其居群成熟个体已经极少，且生境破坏极为严重，故将其调整为极危（CR）。

·保护措施及商业栽培

本种已被列入《国家重点保护野生植物名录》，为 II 级保护物种；已被列入《国家重点保护野生药材物种名录》，为 III 级保护物种；已被列入新疆维吾尔自治区保护植物名录。无植物园栽培记录。未见其商业栽培报道。

·保护建议

依托现有的自然保护地，或在天然集中分布区域建立自然保护区，或在其他区域建立保护点或设立保护标志，禁止采收，防止牲畜啃食及农田和道路建设对居群的破坏；对野生居群进行适当的人工抚育，增加种子萌发率及幼苗存活率，促进野生居群复壮；开展人工种植研究，促进商业栽培，避免采挖野生资源。

参考文献

[1] 赵文杰，许立君. 浅谈阜康阿魏的生存现状、问题及建议 [J]. 中国民族民间医药，2009（20）：75-76.

[2] 谭秀芳，李晓瑾，杜翠玲，等. 药用植物阿魏概况及研究进展 [J]. 中国民族民间医药杂志，2006，78（1）：12-15.

伞形科 Apiaceae

021 新疆阿魏

Ferula sinkiangensis K. M. Shen

药材名： 阿魏（药典种）
别　名： 臭阿魏、熏渠

保护地位	极危 CR A2c；D	重点保护名录Ⅱ级 野生药材名录Ⅲ级

·形态特征

多年生一次结果草本。高达 1.5 m，全株有葱蒜臭味。根圆锥形。茎常单生，稀 2 ~ 5，有柔毛，多分枝，常带紫红色。基生叶三至四回羽状全裂，小裂片长圆形或线形，长 3 ~ 6 mm，灰绿色，下面密被柔毛，早落；茎生叶叶鞘宽。复伞形花序直径 8 ~ 12 cm，中央花序近无梗，侧生花序 4，无总苞片；伞幅 5 ~ 25，近等长，被柔毛；伞形花序有花 10 ~ 20，小总苞片宽披针形，脱落。花瓣黄色，中脉色深，有毛。果实椭圆形，长 1 ~ 1.2 cm，直径 5 ~ 6 mm，有疏毛，每棱槽油管 3 ~ 4，合生面油管 12 ~ 14。花期 4 ~ 5 月，果期 5 ~ 6 月。

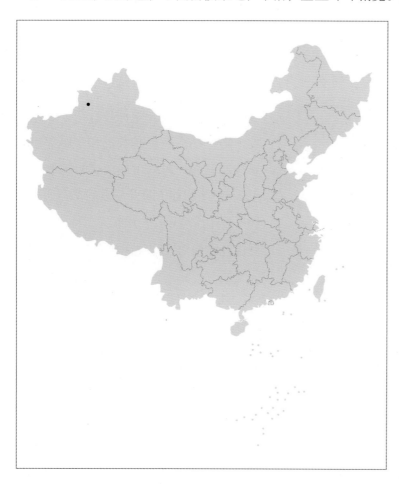

·分布

特有种。分布于我国新疆伊犁地区。

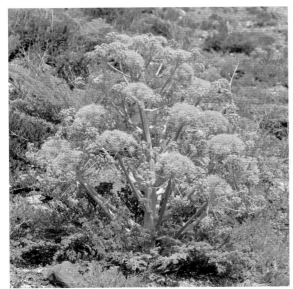

植株 / 杨宗宗提供

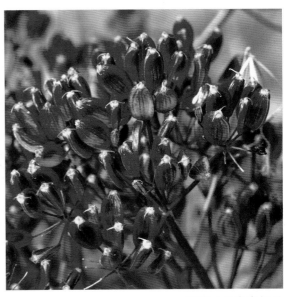

果实 / 杨宗宗提供

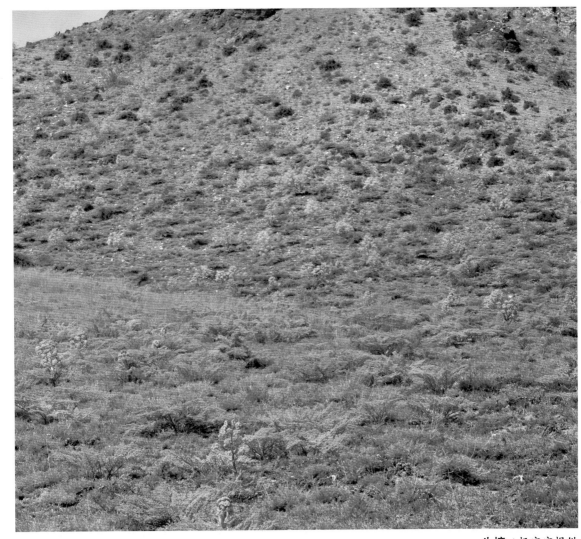

生境 / 杨宗宗提供

· 生境和居群

见于海拔 800 ～ 900 m 的荒漠和带砾石的黏质土坡上或灰土上。目前，本种仅在伊宁县喀什镇（拜石墩村"阿魏滩"）及尼勒克县西南部有少量分布，该地区年平均气温 6.7 ～ 7.8℃，年平均降水量 230 ～ 300 mm，春季和夏初雨量较多，属于温带大陆性气候。常见伴生物种主要是菊科蒿属及藜科等荒漠植物，主要包括蒿属（*Artemisia* spp.）植物及小萝卜大戟（*Euphorbia rapulum*）、小蓬（*Nanophyton erinaceum*）、木地肤（*Kochia prostrata*）等植物 [1]。

· 药用部位

树脂。

· 药用价值和功能主治

具有消积、化癥、散痞、杀虫的功效，用于肉食积滞、瘀血癥瘕、腹中痞块、虫积腹痛。也是我国维吾尔族、蒙古族、藏族等少数民族用药。

· 致危因子

本种生长周期同阜康阿魏，生态环境脆弱，放牧、过度采挖等使其自然更新困难，分布面积萎缩 [2-3]；地下水位降低、干旱导致本种开花和再生困难，"阿魏滩"区域的居群已近 30 年未大量开花；当地居民在盛花期将植株在离地 10 cm 处切割，收取茎基渗出的浆汁，致使本种无法完成结实，对其自然更新造成致命的破坏 [2-4]。

· 保护措施及商业栽培

本种已被列入《国家重点保护野生植物名录》，为 II 级保护物种；已被列入《国家重点保护野生药材物种名录》，为 III 级保护物种；已被列入新疆维吾尔自治区保护植物名录。目前已开展拯救本种的研究，如对原产地居群采用低空遥感技术监测本种的资源状况，采取设围栏和抚育 [3] 及人工种植试验 [2]（凯撒·苏莱曼，个人通讯）等多种保护措施。无植物园栽培记录。未见其商业栽培报道。

· 保护建议

加强对"阿魏滩"等地区原生境的围栏保护和管理，防止野外居群灭绝；解决水源问题，引水灌溉，采收种子，就地抚育，制定合理的恢复野生居群方案，逐步扩大本种的居群面积；开展人工种植研究，促进商业栽培，避免采挖野生资源。

参考文献

[1] 黎耀东，付淑媛，何江，等. 新疆特有药用植物新疆阿魏资源现状与分析 [J]. 中国现代中药，2016，18（6），714-717.

[2] 王文捷，尚玉红，敬松. 新疆阿魏资源的保护及其开发 [J]. 首都医药，2005，12（6）：45-46.

[3] 谢彩香，石明辉，郭宝林，等. 濒危野生新疆阿魏低空遥感资源调查 [J]. 世界科学技术——中医药现代化，2014（11）：2480-2486.

[4] 王月娥，斯建勇，李晓瑾，等. 新疆阿魏种子化学成分的研究（Ⅰ）[J]. 中国现代中药，2011，13（1）：26-28.

伞形科 Apiaceae

022 珊瑚菜
Glehnia littoralis Fr. Schmidt ex Miq.

药材名： 北沙参（药典种）
别　名： 莱阳参、莱壶参

保护地位	极危 CR A2c	重点保护名录 II 级

· 形态特征

多年生草本。植株高达 25 cm，被白色柔毛。根圆柱形，长 70 ~ 80 cm。叶长 5 ~ 12 cm，三出式一至二回羽状分裂，裂片卵圆形或近椭圆形，有粗锯齿。花序梗长 4 ~ 10 cm，密被白色或灰褐色绒毛，无总苞片；伞幅 10 ~ 14，小总苞片 8 ~ 12，线状披针形；伞形花序有花 15 ~ 20。果实球形，长 0.6 ~ 1.3 cm，直径 0.6 ~ 1 cm，密被长柔毛及绒毛，果棱有木栓质翅。花期 5 ~ 7 月，果期 7 ~ 8 月。

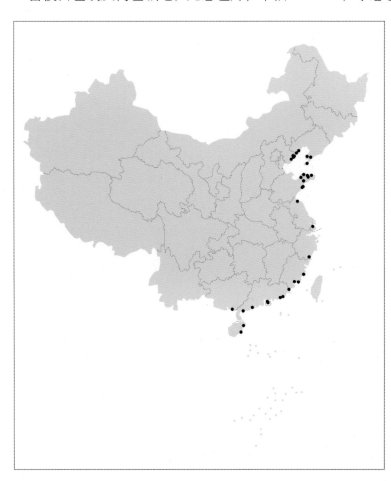

· 分布

分布于我国辽宁、河北、山东、江苏、浙江、福建、广东、广西、海南。日本、朝鲜、俄罗斯也有分布。

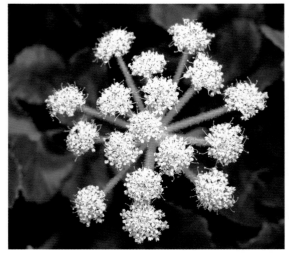

花及花序 / 于胜祥提供

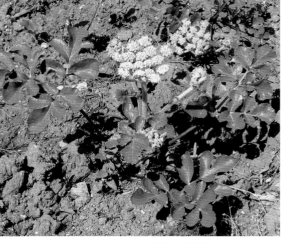

植株（栽培）/ 刘冰提供

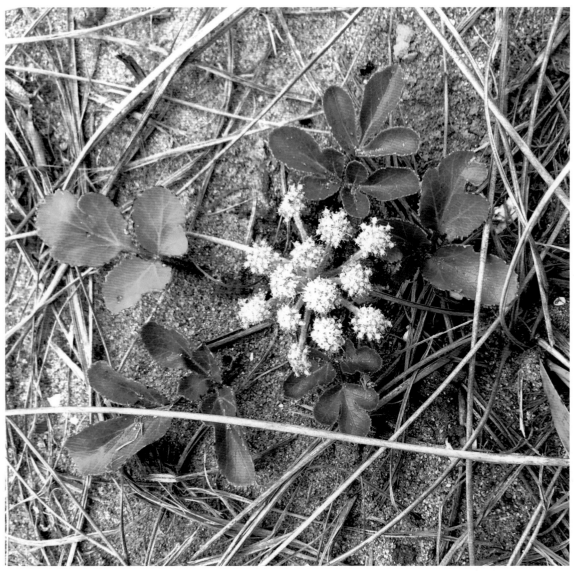

植株及生境 / 赵鑫磊提供

· **生境和居群**

见于海拔 100 m 以下的沿海沙滩，对土壤要求不严，抗碱性强。其主根深入砂层，与矮生苔草、砂引草、筛草等其他沿海植物混生，形成海滨植被群落[1]。主产区位于内蒙古、河北和山东。

· **药用部位**

根。

· **药用价值和功能主治**

具有养阴清肺、益胃生津的功效，用于肺热燥咳、劳嗽痰血、胃阴不足、热病津伤、咽干口渴。

· **致危因子**

由于近年来沙滩过度开发、沙堤侵损，本种的生境受到了严重破坏，致使其野生资源越来越少；本种的种子深度休眠，自然萌发率低，居群较小，扩张能力有限；生境破坏和自身繁殖力弱，造成居群衰退[1-2]。

· **保护措施及商业栽培**

本种已被列入《国家重点保护野生植物名录》，为 II 级保护物种。部分植物园有栽培。山东、河北、内蒙古有较大规模的商业栽培，其中，内蒙古的种植规模最大，所产珊瑚菜（北沙参）常作蔬菜食用。

· **保护建议**

依托现有的自然保护地，或在天然集中分布区域建立自然保护区，或在其他区域建立保护点或设立保护标志，禁止采挖，以保护野生居群和生境；限制近海滩涂开发，对土地利用进行严格的环保评估，减少对本种生境的破坏；广泛收集种质资源，开展迁地保护，保存其遗传多样性。

参考文献

[1] 宋春凤，吴宝成，胡君，等. 江苏野生珊瑚菜生存现状及其灭绝原因探析 [J]. 中国野生植物资源，2013，32（4）：56-57，69.

[2] 惠红，蒋宁，刘启新. 渐危植物珊瑚菜试管植株的培养 [J]. 植物资源与环境，1996（4）：59-60.

伞形科 Apiaceae

023 宽叶羌活
Notopterygium franchetii H. Boissieu

药材名： 羌活（药典种）
别　名： 大叶羌活、大头羌

保护地位	近危 NT A2cd	野生药材名录 III 级

·形态特征

多年生草本。高 80 ～ 180 cm。根茎发达，基部有残留叶鞘。茎直立，带紫色。基生叶及茎下部叶有柄，下部有抱茎的叶鞘；叶大；茎上部叶少数，仅有 3 小叶。复伞形花序顶生和腋生；总苞片 1 ～ 3，线状披针形，早落；伞幅 10 ～ 17（～ 23），长 3 ～ 12 cm。萼齿卵状三角形；花瓣淡黄色，倒卵形，长 1 ～ 1.5 mm，内折；雄蕊花丝内弯，花药椭圆形，黄色；花柱 2，基部隆起，略呈平压状。分生果近圆形，背腹稍压扁，背棱、中棱及侧棱均扩展成翅；油管明显，每棱槽 3 ～ 4。花期 7 月，果期 8 ～ 9 月。

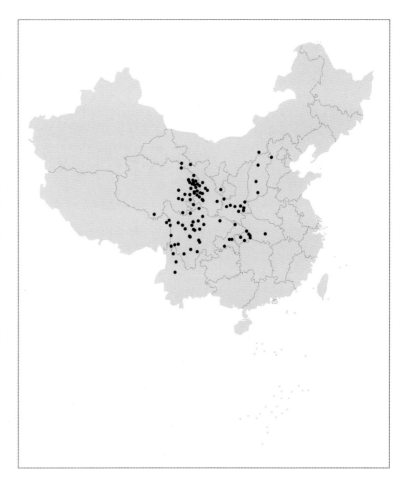

·分布

特有种。分布于我国内蒙古、山西、陕西、甘肃、青海、湖北、重庆、四川、云南。

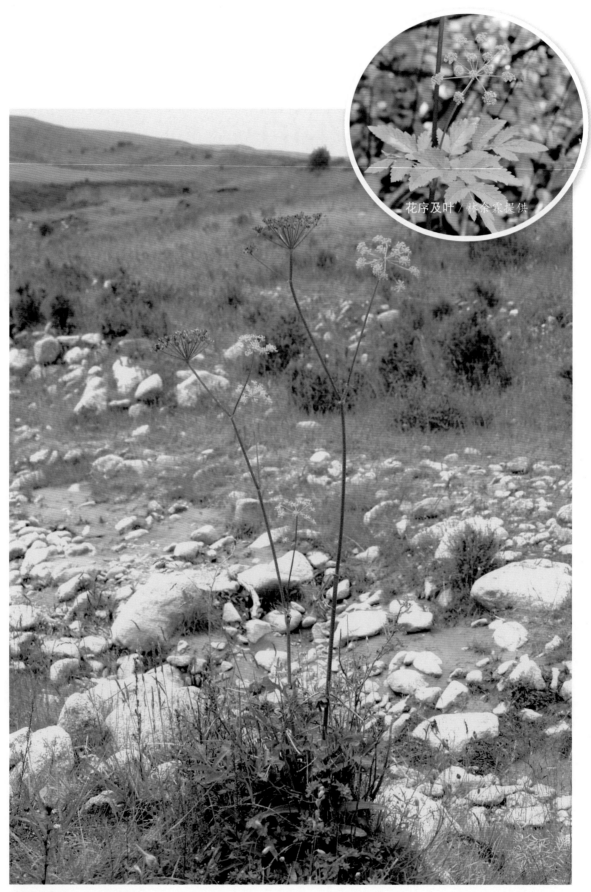

花序及叶 / 林余霖提供

植株及生境 / 林余霖提供

· 生境和居群

见于海拔 1 700 ～ 4 500 m 的林缘和灌丛内。分布区域较广，但居群内个体常呈星散分布，居群分化明显，居群间具有较高的遗传多样性[1]。

· 药用部位

根、根茎。

· 药用价值和功能主治

具有解表散寒、祛风除湿、止痛的功效，用于风寒感冒、头痛项强、风湿痹痛、肩背酸痛。

· 致危因子

20 世纪末至 21 世纪初人类的大规模无序采挖，使本种资源量明显减少；人类生产活动导致的生境退化，易使居群的生存受到威胁[2]；种子后熟后萌发，野生居群经历冬季休眠后萌发率较低，居群更新缓慢[3]。《中国生物多样性红色名录——高等植物卷》将本种评估为无危（LC）。本书作者通过调查评估发现，其资源破坏程度较严重，故将其调整为近危（NT）。

· 保护措施及商业栽培

本种已被列入《国家重点保护野生药材物种名录》，为Ⅲ级保护物种。个别植物园有栽培。与羌活（*N. incisum*）相比，本种的栽培技术较为成熟，在甘肃南部和青海东部有一定规模的栽培[2]。

· 保护建议

将本种列入药用植物监测名单；重视生境保护，减少对野生居群和个体的破坏；广泛收集种质资源，开展迁地保护，保存其遗传多样性；中医学一般认为来源于野生羌活的药材蚕羌和竹节羌质量较优，来源于本种的质量次之，应加强羌活和本种的品质评价研究，为二者的相互替代提供理论依据。

参考文献

[1] 杨路存，周国英，聂学敏. 濒危植物宽叶羌活天然居群 cpDNA 非编码区多态性分析 [J]. 西北植物学报，2013，33（8）：1535-1543.

[2] 蒋舜媛，孙辉，王红兰，等. 羌活产业现状及发展对策 [J]. 中国中药杂志，2017，42（14）：2627-2632.

[3] 张军，杨涛，郭琪，等. 濒危药用植物羌活的研究进展 [J]. 安徽农业科学，2016，44（15）：118-120.

伞形科 Apiaceae

024 羌活

Notopterygium incisum C. T. Ting ex H. T. Chang

药材名： 羌活（药典种）

别　名： 竹节羌、蚕羌、裂叶羌活

保护地位	易危 VU A2c+3c	野生药材名录Ⅲ级

·形态特征

多年生草本。植株高达 1.2 m。根茎粗长，呈竹节状。茎带紫色。基生叶具柄，叶鞘披针形、抱茎，边缘膜质；叶三回羽状分裂，小裂片长圆状卵形或披针形，长 2 ～ 5 cm，缺刻状浅裂或羽状深裂，茎上部叶无柄，叶鞘抱茎。复伞形花序直径 4 ～ 15 cm，总苞片 3 ～ 6，线形，长 4 ～ 7 mm，早落；伞幅 10 ～ 20（～ 40），长 3 ～ 12（～ 15）cm，小总苞片 6 ～ 10，线形，长 3 ～ 5 mm，伞形花序有花 15 ～ 20。萼齿卵状三角形；花瓣长卵形，白色，先端内折；花柱基短圆锥形。分果长圆形，背部稍扁，长 5 mm，主棱 5，均成宽约 1 mm 的翅；每棱槽有油管 3，合生面有油管 6。花期 7 月，果期 8 ～ 9 月。

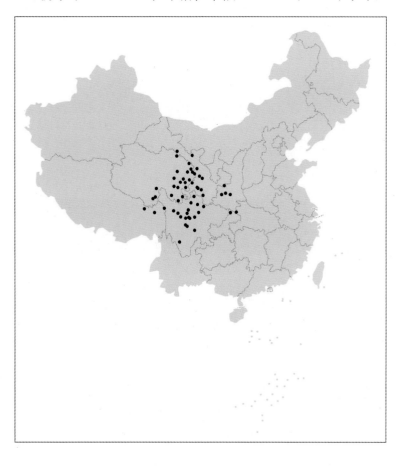

·分布

特有种。分布于我国甘肃、陕西、重庆、四川、青海、西藏。

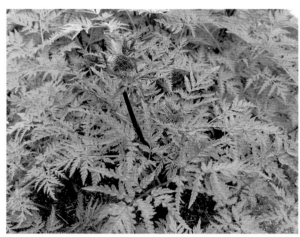

植株 / 赵鑫磊提供

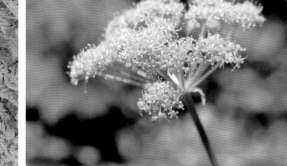

花序 / 林余霖提供

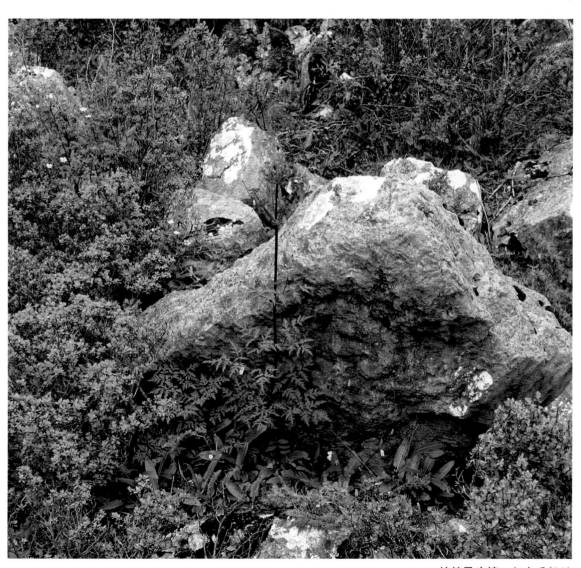

植株及生境 / 赵鑫磊提供

·生境和居群

见于海拔 1 700 ~ 5 000 m 的针叶林缘、灌丛、沟谷草丛或草甸，主要分布在海拔 2 500 ~ 3 500 m 范围内土壤疏松、含腐殖质较多且阴湿的地方，常与各种杜鹃属和柳属植物等伴生。在自然条件下以种子和根茎繁殖，生长缓慢，一般 5 ~ 7 年才能达到药用标准[1]。

·药用部位

根、根茎。

·药用价值和功能主治

具有解表散寒、祛风除湿、止痛的功效，用于风寒感冒、头痛项强、风湿痹痛、肩背酸痛。

·致危因子

同"宽叶羌活"项。《中国生物多样性红色名录——高等植物卷》将本种评估为近危（NT）。本书作者通过调查评估发现，其资源破坏程度较严重，故将其调整为易危（VU）。

·保护措施及商业栽培

本种已被列入《国家重点保护野生药材物种名录》，为Ⅲ级保护物种。无植物园栽培记录。有少量商业栽培的报道，药材市场主要依赖野生资源。

·保护建议

将本种列入分布区范围内各省的省级保护植物名录；依托现有的自然保护地，或在天然集中分布区域建立保护点或设立保护标志，限制无序采挖，以保护野生居群；实行轮采和封禁制度相结合，减少居群和生境的过度破坏；开展科普宣传，避免对野生药材的过度追求，增强民众生物多样性保护意识；收集种质资源，开展迁地保护研究；推进野生变家种驯化研究，提高栽培品的质量，以满足市场需求。

参考文献

[1] 刘琴. 濒危资源植物羌活（*Notopterygium* spp.）生长规律及环境影响因子研究 [D]. 成都：四川大学，2006.

五加科 Araliaceae

025 细柱五加

Eleutherococcus nodiflorus (Dunn) S. Y. Hu

异　名： *Acanthopanax gracilistylus* W. W. Sm.

药材名： 五加皮（药典种）　　　**别　名：** 白簕树、白刺尖、南五加皮

保护地位　　保护关注 CC

·形态特征

灌木。高 3 m。枝条柔弱，具长枝和短枝。掌状复叶，在长枝上互生，在短枝上簇生；叶柄长 3 ~ 8 cm，常有细刺；小叶 5，稀为 3 或 4，中央 1 片最大，倒卵形至倒披针形，长 3 ~ 8 cm，两面无毛，或沿脉上疏生刚毛，下面脉腋间有淡棕色簇毛，边缘有细锯齿。伞形花序腋生或单生于短枝先端，直径约 2 cm；总花梗长 1 ~ 2 cm；花梗长 6 ~ 10 mm；萼 5 齿裂；花黄绿色，花瓣 5，长圆状卵形，先端尖，开放时反折；雄蕊 5，花丝细长；子房 2 室，花柱 2，分离或基部合生，柱头圆头状。核果浆果状，扁球形，直径 5 ~ 6 mm，成熟时黑色，宿存花柱反曲。种子 2，淡褐色。花期 4 ~ 7 月，果期 7 ~ 10 月。

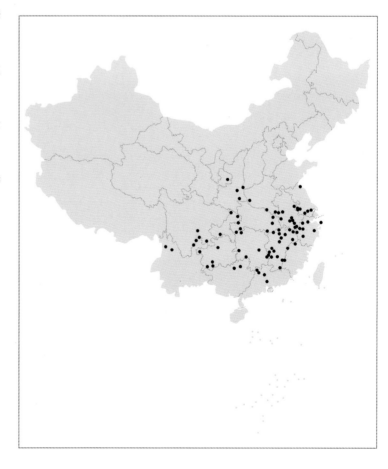

·分布

特有种。分布于我国山西、河南、安徽、江苏、陕西、甘肃、重庆、湖北、湖南、江西、浙江、福建、广东、广西、贵州、四川、云南。

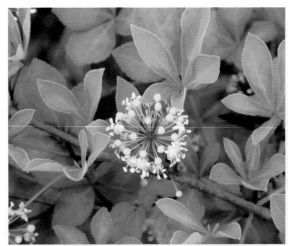

花序 / 周重建提供

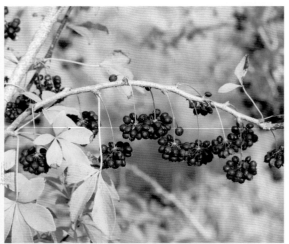

果实 / 周重建提供

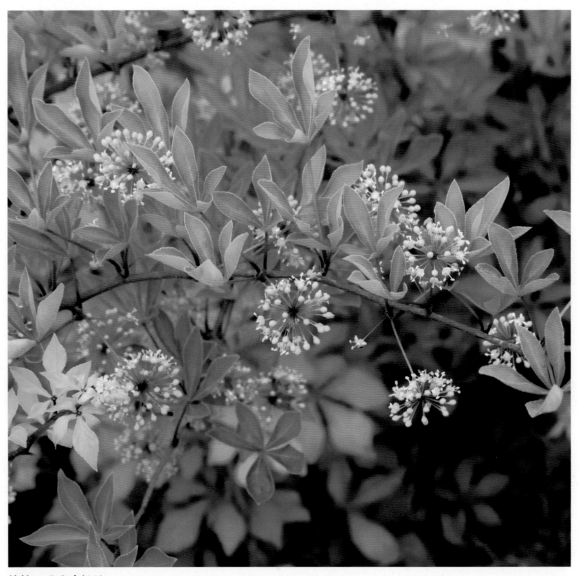

植株 / 周重建提供

· 生境和居群

见于海拔 200 ~ 1 000 m 的林缘、灌丛、山坡路旁、山谷溪边等，在四川西部和云南西北部，其可分布于海拔 3 000 m 处，多生于植被丰富的山地[1]。

· 药用部位

根皮。

· 药用价值和功能主治

具有祛风除湿、补益肝肾、强筋壮骨、利水消肿的功效，用于风湿痹痛、筋骨痿软、小儿行迟、体虚乏力、水肿、脚气。

· 致危因子

本种生长区域内的修路、拓荒、经济林种植等人类活动，对其生境的破坏较为严重，目前市场供给的药材来源于野生资源，这对居群更新产生了一定的影响[2]；因本种药用部位为根皮，采收药材的同时会毁坏整个植株，且其地上部分的资源未得到充分利用。《中国生物多样性红色名录——高等植物卷》将本种评估为无危（LC）。本书作者通过调查评估，将其调整为保护关注（CC）。

· 保护措施及商业栽培

本种尚未被列入保护植物名录。许多植物园有栽培。未见其商业栽培报道。

· 保护建议

将本种列入药用植物监测名单；加大对野生资源的保护力度；开展对人工栽培及合理采收的研究；对地上部分资源的综合利用进行研究，以达到可持续利用的目的。

· 分类学附注

在 2020 年版《中华人民共和国药典》一部中，药材五加皮原植物的拉丁学名为 *A. gracilistylus*，而属名 *Acanthopanax*（1863）为 *Eleutherococcus*（1859）的晚出异名。本书采用了 *Flora of China*（Vol. 13）的处理，确定其拉丁学名为 *E. nodiflorus*，而将 *A. gracilistylus* 作为异名。

参考文献

[1] 吴宝成，韦敏，吕晔，等. 细柱五加研究进展 [J]. 安徽农业科学，2014（22）：7391-7394.

[2] 王康才，王立会，汤兴利，等. 江苏地区 3 个居群细柱五加叶片显微结构及光合特性研究 [J]. 安徽农业大学学报，2011，38（5）：651-655.

五加科 Araliaceae

026 刺五加

Eleutherococcus senticosus (Rupr. ex Maxim.) Maxim.

异　名： *Acanthopanax senticosus* (Rupr. ex Maxim.) Harms

药材名： 刺五加（药典种）　　　**别　名：** 刺拐棒、一百针、老虎潦

保护地位	易危 VUA2c	野生药材名录Ⅲ级

·形态特征

灌木。小枝密被下弯针刺。小叶（3 ~ ）5，薄纸质，椭圆状倒卵形或长圆形，长 5 ~ 13 cm，先端短渐尖，上面脉被粗毛，下面脉被柔毛，具锐尖复锯齿；叶柄长 3 ~ 12cm，有时被细刺，小叶柄长 0.5 ~ 2 cm。伞形花序单生于枝顶，或 2 ~ 6 簇生，直径 2 ~ 4 cm，花序梗长 5 ~ 7 cm。花梗长 1 ~ 2 cm；花紫黄色；萼无毛；子房 5 室；花柱连合。果实卵状球形，长约 8 mm，具 5 棱；宿存花柱长约 1.5 mm。花期 6 ~ 7 月，果期 8 ~ 10 月。

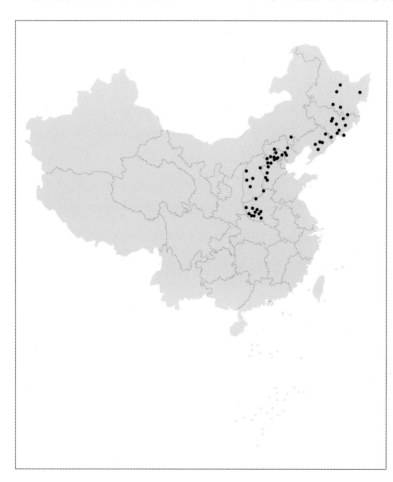

·分布

分布于我国黑龙江、吉林、辽宁、内蒙古、北京、河北、山西、河南。日本、朝鲜、俄罗斯也有分布。

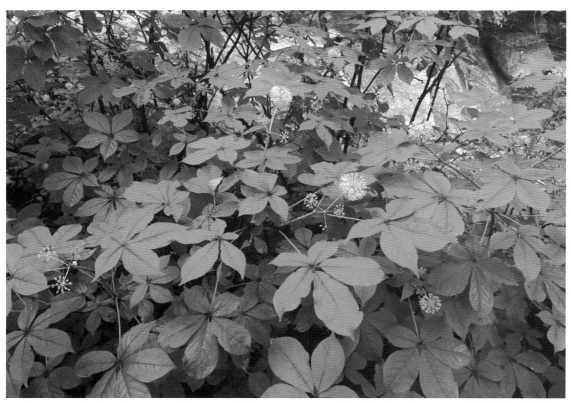

植株 / 赵鑫磊提供

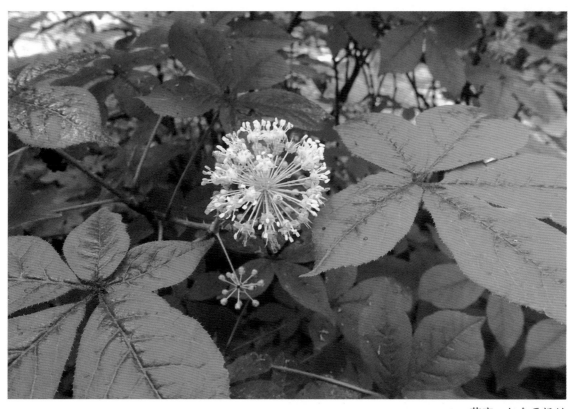

花序 / 赵鑫磊提供

· 生境和居群

见于海拔 500 ~ 2 000 m 的山地阴坡湿润地带，阳坡几乎无分布。其中，以椴树-红松林和天然次生林中密度最高，其居群为集群分布，无性繁殖能力较强 [1-2]。

· 药用部位

根、根茎、茎。

· 药用价值和功能主治

传统中药。具有益气健脾、补肾安神的功效，用于脾肺气虚、体虚乏力、食欲不振、肺肾两虚、久咳虚喘、肾虚腰膝酸痛、心脾不足、失眠多梦。此外，其嫩芽可食用。

· 致危因子

虽然本种分布广，居群数量大，但大量的采挖对其野外居群有一定影响；本种结实植株较少，结实数量少且质量差，传播力弱，种子具有休眠特性和自毒现象 [1]。《中国生物多样性红色名录——高等植物卷》将本种评估为无危（LC）。本书作者通过调查评估发现，其资源总体下降，故将其调整为易危（VU）。

· 保护措施及商业栽培

本种已被列入《国家重点保护野生药材物种名录》，为Ⅲ级保护物种。北方植物园多有栽培。市场药材多以野生来源为主，目前东北地区已开始种植，但尚未形成规模。

· 保护建议

将本种列入分布区范围内各省的省级保护植物名录；依托现有的自然保护地，或在天然集中分布区域建立保护点或设立保护标志，以保护野生居群；实施封禁与轮采制度，控制野生资源的采挖量；采取野生抚育措施，增加本种居群个体数量；推广人工种植，减少对野生资源的依赖。

· 分类学附注

在 2020 年版《中华人民共和国药典》一部中，药材刺五加原植物的拉丁学名为 *A. senticosus*，而属名 *Acanthopanax*（1863）为 *Eleutherococcus*（1859）的晚出异名。本书采用了 *Flora of China*（Vol. 13）的处理，确定其拉丁学名为 *E. senticosus*。

参考文献

[1] 祝宁，臧润国. 刺五加（*Eleutherococcus sentincosus*）会成为濒危种吗？[J]. 生物多样性，1998，6（4）：253-259.

[2] 孟祥才，都晓伟，孙晖，等. 野生刺五加分布规律调查 [J]. 现代中药研究与实践，2009，23（4）：6-7.

五加科 Araliaceae

027 无梗五加

Eleutherococcus sessiliflorus (Rupr. et Maxim.) S. Y. Hu

药材名： 五加皮
别　名： 乌鸦子、短梗五加

保护地位　　保护关注 CC

· **形态特征**

小乔木或灌木状。小枝无刺或疏被短刺。小叶 3 ～ 5，纸质，倒卵形、长圆状倒卵形或长圆状披针形，长 7 ～ 18 cm，具锯齿，近无毛，侧脉 5 ～ 7 对；叶柄长 3 ～ 12 cm，有时被小刺，小叶柄长 0.2 ～ 1 cm。头状花序 5 ～ 6 组成圆锥状，花序梗长 0.5 ～ 3 cm，密被柔毛。花无梗；萼筒密被白色绒毛，具 5 小齿；花瓣紫色，初被柔毛；子房 2 室，花柱连合，先端离生。果实倒卵状球形，长 1 ～ 1.5 cm，稍具棱，黑色；宿存花柱长 2 ～ 3 mm。花期 8 ～ 9 月，果期 9 ～ 10 月。

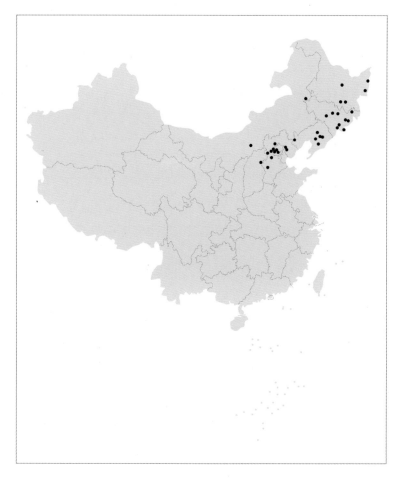

· **分布**

分布于我国黑龙江、吉林、辽宁、内蒙古、河北、山西。朝鲜也有分布。

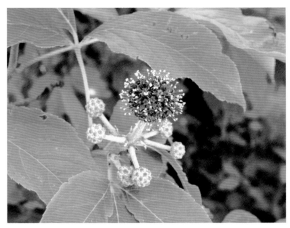
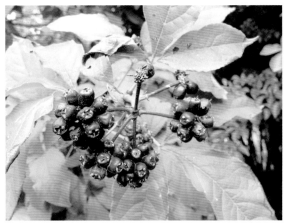

花及花序 / 刘冰提供　　　　　　　　　果实 / 武晶提供

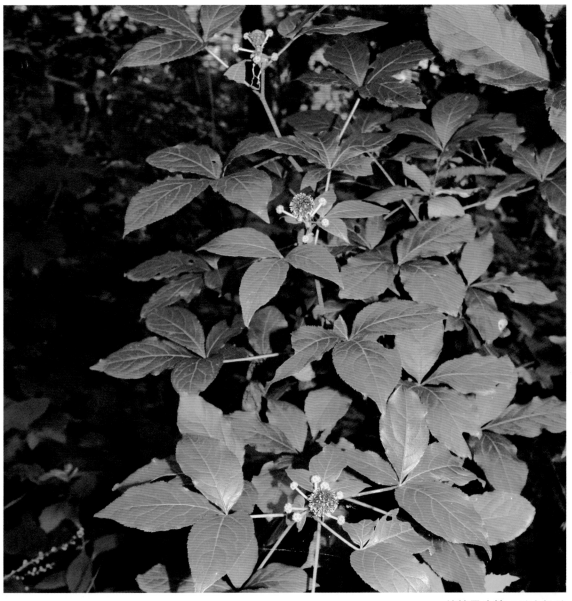

植株及生境 / 刘冰提供

· **生境和居群**

见于海拔 200 ~ 1 600 m 的湿润肥沃土坡、沟谷两旁及林下或林缘光照条件较好的生境。

· **药用部位**

根皮。

· **药用价值和功能主治**

具有祛风除湿、强筋壮骨、补精益智的功效，用于风湿关节痛、筋骨痿软、腰膝作痛、水肿、小便不利、小便淋痛、寒湿脚气、阴下湿痒、神疲体倦。为我国东北地区朝鲜族的习用药材，被作为"五加皮"使用。此外，其嫩芽可食用。

· **致危因子**

近年来，随着市场需求量的逐渐增加，人为采挖增多，这对本种野生资源有一定影响[1-2]；因本种的药用部位为根皮，故采收的同时会毁坏整个植株，且其地上部分的资源未得到充分利用。《中国生物多样性红色名录——高等植物卷》将本种评估为无危（LC）。本书作者通过调查评估，将其调整为保护关注（CC）。

· **保护措施及商业栽培**

本种尚未被列入保护植物名录；少数植物园有栽培；已有商业栽培，多用作特色蔬菜。

· **保护建议**

将本种列入药用植物监测名单；限制采挖数量，保护野生居群和生境；扩大栽培生产，替代野生资源；对地上部分的资源综合利用进行研究和推广。

参考文献

[1] 马维广，刘娥，姜洪甲. 短梗五加的无性繁殖技术 [J]. 吉林蔬菜，2008（1）：38.

[2] 杨智慧，张崇禧，蔡恩博，等. 栽培与野生无梗五加叶中黄酮及多糖含量的比较研究 [J]. 包装与食品机械，2011，29（2）：10-13.

五加科 Araliaceae

人参属 *Panax* L.

多年生草本；根茎肉质，膨大，呈纺锤状、竹节状或念球状。掌状复叶，轮生于茎端，小叶 3 ~ 5（~ 7），具锯齿。花两性或杂性；伞形花序，常单生于枝顶。花梗近先端具关节；萼筒具 5 小齿；花瓣 5，覆瓦状排列；雄蕊 5，花丝短；子房下位，2 室，有时 3 ~ 4 室，稀 5 室，每室胚珠 1，花柱 2，有时 3 ~ 4，稀 5，离生或基部联合。核果球形。种子 2 ~ 3，侧扁，胚乳光滑。

本属有 8 种，产于北美洲、亚洲东部及喜马拉雅山区。我国原生 6 种，引种栽培 1 种。我国西南地区，特别是云南东南部，是人参属植物的多样性中心。

人参属植物是重要的药用资源，其绝大多数物种均可作药用。除了有名的人参（*P. ginseng*）和西洋参（*P. quinquefolius*）外，特产于我国西南地区的三七（*P. notoginseng*）亦是我国重要的传统药用植物。2015 年版《中华人民共和国药典》一部收录人参属 4 种、3 变种，除人参、三七和西洋参外，还有竹节参 *P. japonicus* var. *japonicus*、珠子参 *P. japonicus* var. *major* 和羽叶三七 *P. japonicus* var. *bipinnatifidus*。本属药用植物通常具有增强免疫力、抗疲劳、抗衰老、抗肿瘤、降血糖、调脂等药理活性。人参皂苷被视为本属植物的主要有效成分[1]。

本属植物对光照、湿度、气温等环境因子十分敏感，其野生资源蕴藏量本来有限，加之森林面积的缩小及生境的破坏和丧失，更加剧了本属植物的濒危程度[2-3]。长期的人为过度采挖使得野生人参资源已濒临灭绝。本属的绝大多数物种在《中国生物多样性红色名录——高等植物卷》中被评估为受威胁等级（CR、EN 和 VU）。其中，三七的野外居群已经绝灭。

本属植物大都是常用中药材的基原，多数物种被收入 2015 年版《中华人民共和国药典》一部及《国家重点保护野生药材物种名录》，现均已被列入《国家重点保护野生植物名录》。吉林、河南、江西、湖南、广西、云南将本属部分物种列入了保护植物名录，浙江将其区域内的本属所有物种均列入了保护植物名录。建议加快将本属植物列入国家重点保护名录的步伐；加大科普宣传力度，改变民众对野生药材过度追求的观念，增强其生物多样性保护意识；补充完善相关法律法规，加大执法力度，切实保护好处于濒危状态的本属植物的野生资源；建立本属植物迁地保护中心，避免由于本属植物资源过度利用而引起的遗传多样性丧失。鉴于目前人参属的野生资源现状，以上保护措施应抓紧落实。

本属受威胁及保护关注的药用物种分列如下。

P. ginseng C. A. Mey. 人参 CR A2c

P. japonicus (T. Nees) C. A. Mey. var. *japonicus* 竹节参 VU A2ac+3c

P. japonicus var. *angustifolius* (Burkill) C. Y. Cheng et C. Y. Chu 狭叶竹节参 LC/VU A2ac+3c

P. japonicus var. *bipinnatifidus* (Seem.) C. Y. Wu et K. M. Feng 疙瘩七 VU A2ac+3c

P. japonicus var. *major* (Burkill) C. Y. Wu et K. M. Feng 珠子参 LC/VU A2ac+3c

P. notoginseng (Burkill) F. H. Chen ex C. Y. Wu et K. M. Feng 三七 EW

P. pseudoginseng Wall. 假人参 LC/CC

P. stipuleanatus H. T. Tsai et K. M. Feng 屏边三七 EN A3c

P. zingiberensis C. Y. Wu et K. M. Feng 姜状三七 EN A2c

参考文献

[1] 白敏，毛茜，徐金娣，等. 人参属药用植物地上部位皂苷类成分的化学和分析研究进展 [J]. 中国中药杂志，2014，39（3）：412-422.

[2] 杨崇仁，陈可可，王东，等. 西南地区人参属植物资源的可持续利用 [C]// 第九届全国药用植物及植物药学术研讨会论文集，2010：26-27.

[3] 简在友，王文全，孟丽，等. 人参属药用植物连作障碍研究进展 [J]. 中国现代中药，2008，10（6）：3-5.

五加科 Araliaceae

028 人参
Panax ginseng C. A. Mey.

药材名：人参（药典种）
别　名：棒槌

保护地位	极危 CR A2c	重点保护名录 II 级 野生药材名录 II 级 CITES 附录 II 物种（仅俄罗斯联邦居群）

·形态特征

多年生草本。高 30 ~ 60 cm。主根纺锤形。叶 3 ~ 6，掌状，轮生于茎顶，叶柄长 3 ~ 8 cm；小叶 3 ~ 5，膜质，中央小叶椭圆形或长圆状椭圆形，长 8 ~ 12 cm，侧生小叶卵形或菱状卵形，长 2 ~ 4 cm，基部宽楔形，边缘具细密锯齿，齿具刺尖，先端长渐尖，上面疏被刚毛，下面无毛，侧脉 5 ~ 6 对；小叶柄长 0.5 ~ 2.5 cm。伞形花序单生于茎顶，具花 30 ~ 50，花序梗长 15 ~ 30 cm。花梗长 0.8 ~ 1.5 cm；花淡黄绿色；萼具 5 小齿，无毛；花瓣 5；花丝短；子房 2 室，花柱 2，离生。果实扁球形，鲜红色，直径 6 ~ 7 mm。种子肾形，乳白色。

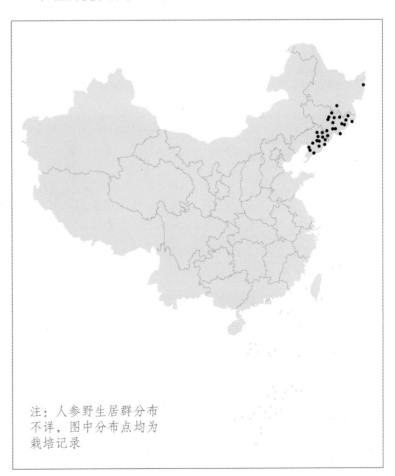

注：人参野生居群分布不详，图中分布点均为栽培记录

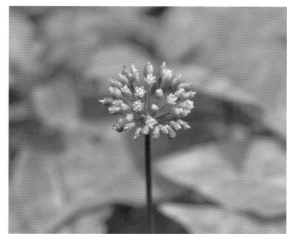

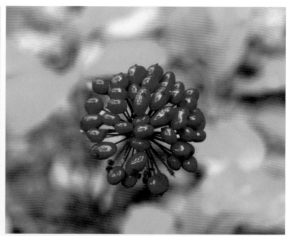

花序 / 林余霖提供　　　　　果序 / 李光波提供

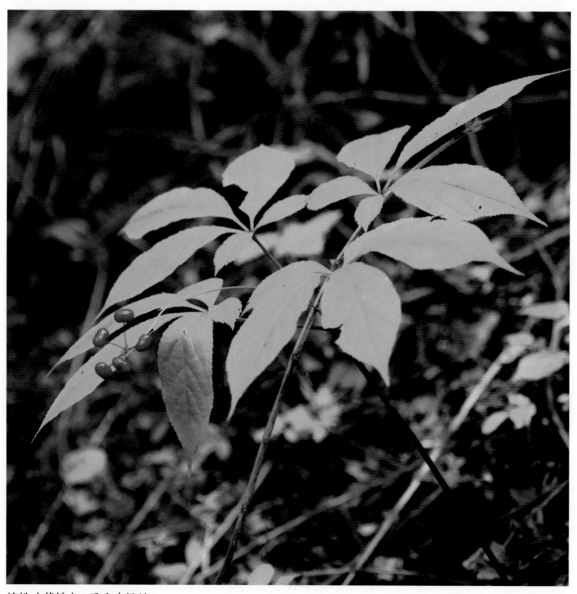

植株（栽培）/ 周重建提供

·分布

分布于我国黑龙江、吉林、辽宁三省的长白山地区。俄罗斯远东地区乌苏里江以东锡霍特山脉和朝鲜也有分布。

·生境和居群

见于海拔 300 ～ 1 500 m 的落叶阔叶林或针叶阔叶混交林下。生长地的土壤为砂性棕壤土[1]。

·药用部位

根、根茎。近年来，其地上部分也被开发，用作提取人参皂苷的原料药。

·药用价值和功能主治

常用传统中药。具有大补元气、复脉固脱、补脾益肺、生津、安神的功效，用于体虚欲脱、肢冷脉微、脾虚食少、肺虚喘咳、津伤口渴、内热消渴、久病虚羸、惊悸失眠、阳痿、宫冷、心力衰竭、心源性休克。

·致危因子

本种的采挖历史和其药用历史一样悠久。本种的人工栽培技术早已成熟，栽培人参的产量可基本满足市场需求。但由于对野生药材盲目追求及一些媒体的误导，民众对野生人参的使用趋之若鹜，使野生人参的价格不断攀升，导致我国境内的野生人参已濒临灭绝[1-2]。目前，我国野生人参的年产量不超过 1 kg。本种生长缓慢，居群内个体分散，加之森林面积缩小，生境破坏严重，其野外生存受到威胁。

·保护措施及商业栽培

本种已被列入《国家重点保护野生植物名录》，为Ⅱ级保护物种；已被列入《国家重点保护野生药材物种名录》，为Ⅱ级保护物种；CITES 附录Ⅱ收录了俄罗斯联邦居群（其他居群均未被列入附录）；已被列入吉林保护植物名录。个别植物园有栽培。目前，我国东北三省已有大量人工种植，可以满足药材市场的需求。

·保护建议

考虑到人参的药用历史及资源现状，建议依托现有的自然保护地，或在天然集中分布区域建立自然保护区，专注本种的保护研究，保存其遗传多样性，避免残存居群走向绝灭；加大监管与执法力度，严禁采挖；开展科普宣传，改变公众对于野生人参不可替代的传统观念，增强公众生物多样性保护意识；推广仿野生种植人参，以替代野生人参资源。

参考文献

[1]　王谷强，吴海峰. 道地药材石柱参与人参资源生态学研究的几点思考 [J]. 中国现代中药，2009，11（11）：8-10.

[2]　任跃英，丛林，官秀芝，等. 人参资源现状及可持续发展战略 [J]. 人参研究，2003，15（4）：9-10.

五加科 Araliaceae

029 竹节参

Panax japonicus (T. Nees) C. A. Mey. var. *japonicus*

药材名： 竹节参（药典种）

别　名： 竹节三七、竹根七、蜈蚣七

保护地位	易危 VU A2ac+3c	重点保护名录Ⅱ级

·形态特征

多年生草本。高 30 ～ 60 cm。根茎竹鞭状或串珠状，或兼有竹鞭状和串珠状。根通常不膨大，纤维状，稀侧根膨大成圆柱状肉质根。掌状复叶 3 ～ 6，轮生；小叶 3 ～ 5，中央 1 片最大，椭圆形至长椭圆形，长 8 ～ 12 cm，宽 3 ～ 5 cm，基部楔形，下延，边缘有锯齿，先端长渐尖，叶片上面脉上散生刚毛，下面无毛；小叶柄长达 2.5 cm。伞形花序单个顶生；花小，淡黄绿色；萼边缘有 5 齿；花瓣 5；雄蕊 5；子房下位，2室；花柱 2，分离。果实扁球形，成熟时鲜红色。

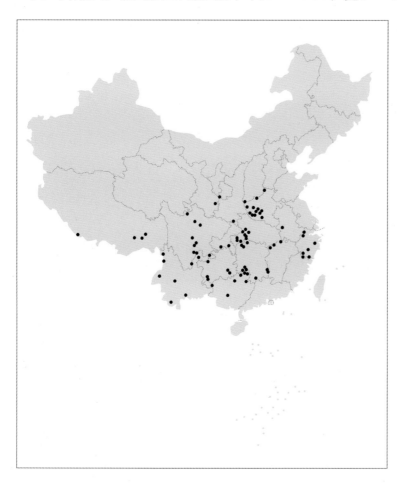

·分布

分布于我国山西、河南、安徽、陕西、甘肃、浙江、福建、湖北、湖南、江西、广西、云南、四川、贵州、西藏。不丹、印度北部、日本、韩国、缅甸、尼泊尔、泰国东北部、越南也有分布。

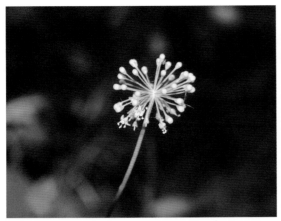

花序 / 华国军提供

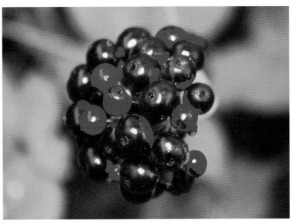

果序 / 赵鑫磊提供

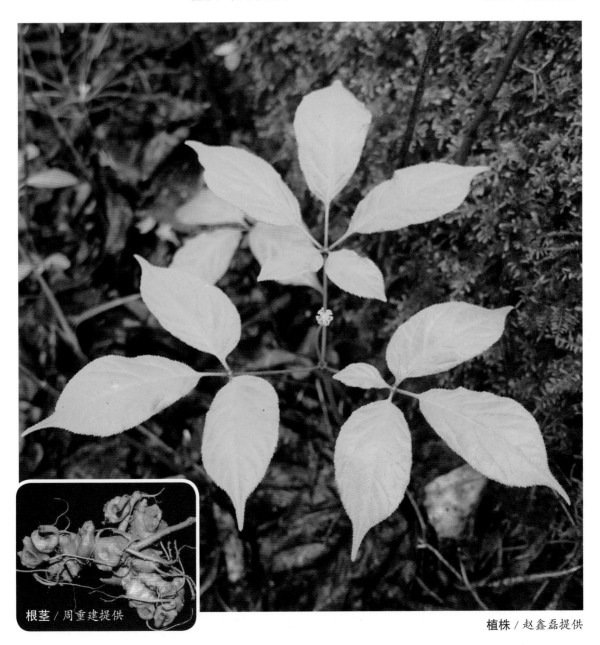

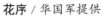

根茎 / 周重建提供

植株 / 赵鑫磊提供

· 生境和居群

见于海拔 1 200 ～ 3 600 m 的灌丛下、荫蔽度较大的山坡沟边、阴湿地带或岩石沟涧旁。生长地的土壤以山地黄棕壤和山地棕壤为主。单株或两三株散生，以单生居多，呈星散状分布[1]。

· 药用部位

根茎。

· 药用价值和功能主治

具有散瘀止血、消肿止痛、祛痰止咳、补虚强壮的功效，用于劳嗽咯血、跌仆损伤、咳嗽痰多、病后虚弱。

· 致危因子

为本属中分布最广的物种，但近年来，随着市场需求的增加，过度采挖现象极为严重，大部分地区的野生竹节参正逐年减少，局部地区的资源已濒临枯竭[2]。

· 保护措施及商业栽培

本种已被列入《国家重点保护野生植物名录》，为 II 级保护物种；已被列入河南、浙江、江西、湖南、广西省级保护植物名录。少数植物园有栽培。有竹节参栽培技术成功的报道[3]，有少量人工种植，但尚未进入规模化商业生产，市场药材主要来源于野生资源。

· 保护建议

依托现有的自然保护地，或在天然集中分布区域建立保护点或设立保护标志，限制无序采挖，以保护野生居群和生境；加强对野生资源的调查评估，为制定保护策略提供科学依据，向公众宣传栽培资源替代野生资源的保护意义；推进人工栽培技术研究，以栽培资源代替野生资源的使用。

· 资源学附注

市场上野生来源的药材竹节参可能来源于本种下的多个变种，即竹节参（*P. japonicus* var. *japonicus*）、狭叶竹节参（*P. japonicus* var. *angustifolius*）、疙瘩七（*P. japonicus* var. *bipinnatifidus*）、珠子参（*P. japonicus* var. *major*），尽管药材商品类型常分为珠子参与竹节参，但由于变种之间的形态特征（特别是根茎和根）常呈连续变异，故区分基原并不容易。因此，保护措施的制定，应充分考虑分类学上的困难，将该种下的变种同等对待加以保护。

参考文献

[1] 鄢兴龙, 萧凤回, 文国松, 等. 云南三七野生近缘种种质资源的考察与采集 [J]. 云南农业大学学报, 2006, 21（4）: 419-423.

[2] 关乔中, 张海滨, 毛帅, 等. 鄂西竹节参野生品与栽培品的比较研究 [J]. 中药材, 2013, 36（2）: 171-175.

[3] 林先明, 由金文, 刘海华, 等. 竹节参开花结果习性观察 [J]. 湖北农业科学, 2006, 45（3）: 347-348.

五加科 Araliaceae

030 三七
Panax notoginseng (Burkill) F. H. Chen ex C. Y. Wu et K. M. Feng

药材名: 三七(药典种)
别　名: 田七

保护地位	野外灭绝 EW	重点保护名录 II 级

· **形态特征**

多年生草本。高约 40 cm。根茎短,竹鞭状,横生,有 2 至数条肉质根;肉质根圆柱形,长 2 ~ 4 cm,直径约 1 cm,干时有纵皱纹。掌状复叶 4,轮生于枝顶;叶柄长 4 ~ 5 cm,无毛;托叶小,披针形;小叶柄长 2 ~ 10 mm,与叶柄先端连接处簇生刚毛;小叶 3 ~ 4,薄膜质,透明,倒卵状椭圆形至倒卵状长圆形,中央的长 9 ~ 10 cm,侧生的较小,基部渐狭下延,边缘有重锯齿,上面脉上密生刚毛,下面无毛。伞形花序单个顶生,直径约 3.5 cm,有花 80 ~ 100 或更多;总花梗长约 12 cm;花梗纤细,长约 1 cm;花黄绿色。

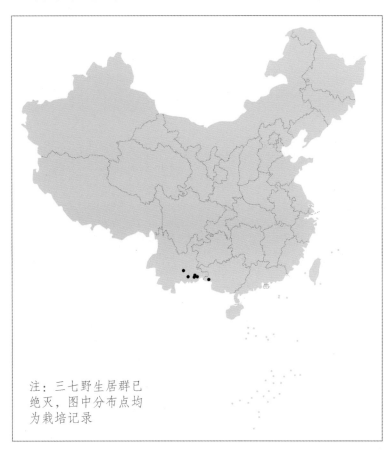

注:三七野生居群已绝灭,图中分布点均为栽培记录

· **分布**

特有种。现栽培于我国云南文山和红河等地。根据本草文献记载,本种原产于广西西部河池至那坡一带,民国时期的《增订伪药条辨》记载广西有野生分布。

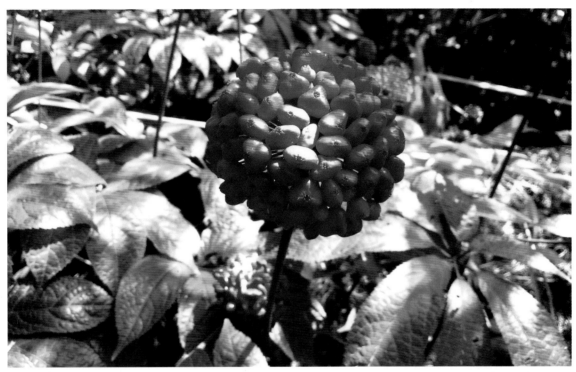

果序 / 张本刚提供

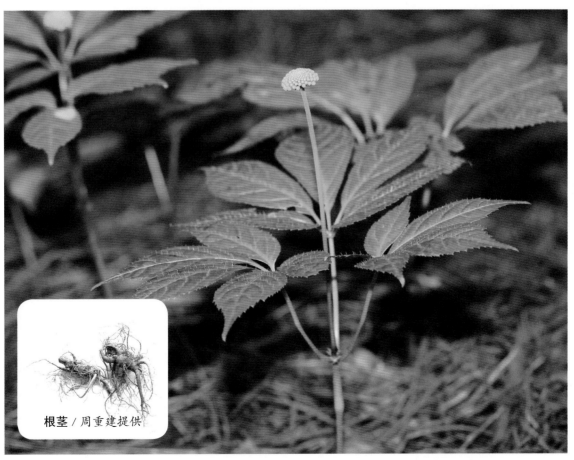

根茎 / 周重建提供

植株（栽培）/ 周重建提供

·生境和居群

栽培于海拔 1 200 ～ 2 200 m 的常绿阔叶林下。本种对光照、湿度、气温等环境因子十分敏感，是典型的阴生植物，其生态适应范围窄 [1]。

·药用部位

根、根茎。

·药用价值和功能主治

常用传统中药。具有散瘀止血、消肿定痛的功效，用于咯血、吐血、衄血、便血、崩漏、外伤出血、胸腹刺痛、跌仆损伤。

·致危因子

由于人们长期进行掠夺式采挖，且本种生境丧失，故其野生居群已经灭绝 [2]。

·保护措施及商业栽培

个别植物园有栽培。三七已有 200 年的栽培历史。自 20 世纪 80 年代以来，随着三七有效成分和药理作用的不断阐明，三七的产品开发与市场需求不断增加，其种植业和加工业迅速发展，形成了较大的产业规模。目前，三七在云南省内广泛栽培，所产三七可以满足市场需求。

·保护建议

收集本种农家品系，建立种质资源保存地，保护其遗传多样性；在条件成熟时，进行野生原产地居群回归实验。

参考文献

[1] 杨崇仁，丁艳芬，苏梅，等. 三七资源与三七产业 [C]// 海峡两岸暨 CSNR 全国第十届中药及天然药物资源学术研讨会论文集，2012：75-81.

[2] 鄢兴龙，萧凤回，文国松，等. 云南三七野生近缘种种质资源的考察与采集 [J]. 云南农业大学学报，2006，21（4）：419-423.

马兜铃科 Aristolochiaceae

031 辽细辛

Asarum heterotropoides F. Schmidt var. *mandshuricum*
(Maxim.) Kitag.

药材名：细辛（药典种）

别　名：北细辛

保护地位	易危 VU A2c; B1ab（i, iii, v）; D1	野生药材名录 III 级

·形态特征

多年生草本。根茎及根细长。叶卵状心形或近肾形，长 4 ~ 9 cm，宽 5 ~ 13 cm，基部心形，边缘深裂，先端急尖或钝，先端圆形；叶面有时被疏生短毛，叶背毛较密。花紫棕色，稀紫绿色；花梗长 3 ~ 5 cm，花期在顶部成直角弯曲，果期直立；花被管壶状或半球状，直径约 1 cm，喉部稍缢缩，内壁有纵行脊皱，花被裂片三角状卵形，长约 7 mm，宽约 9 mm，由基部向外反折，贴靠于花被管上；雄蕊着生于子房中部，花丝常较花药稍短，药隔不伸出；子房近球形，花柱 6，先端 2 裂。果实半球状，直径约 12 mm。花期 5 月。

·分布

特有种。分布于我国黑龙江、吉林、辽宁。辽宁为主产区。主要栽培于辽宁东部的新宾、桓仁、宽甸等长白山山区。

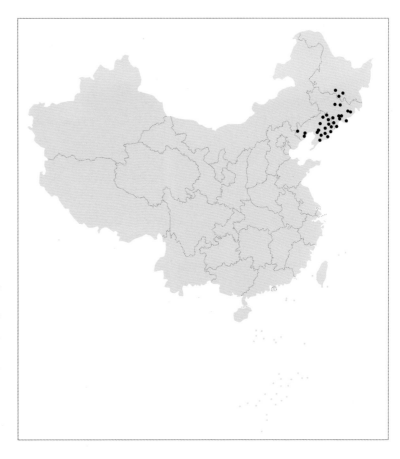

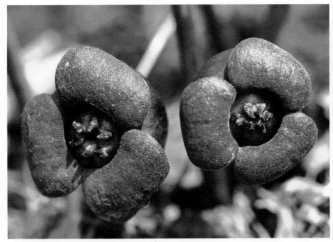
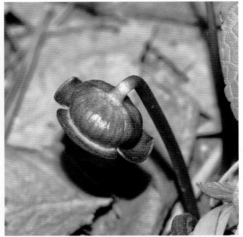

花（正面观）/ 周磊提供   花（侧面观）/ 周欣欣提供

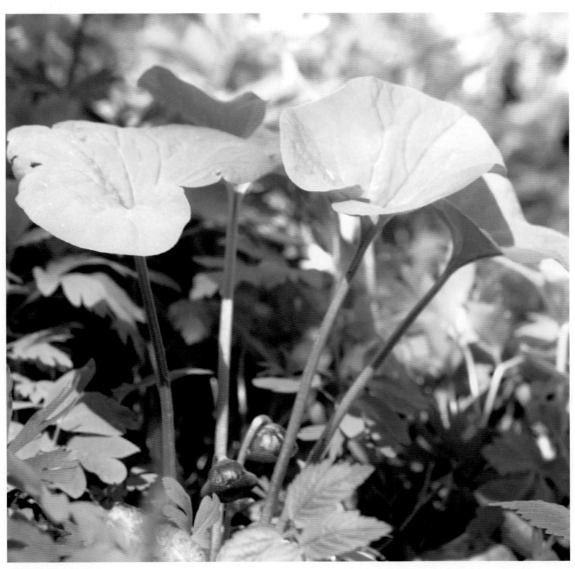

植株 / 周欣欣提供

· 生境和居群

为喜阴的草本植物，见于潮湿、肥沃的针阔混交林、阔叶林、灌丛、针叶林缘和阴湿沟塘处；以海拔 500 ~ 700 m 为最适生长区。居群个体在群落中不占据优势。在柞树 *Xylosma racemosa*、羊胡子苔草 *Carex callitrichos*；色木槭 *Acer mono*、紫椴 *Tilia amurensis*、山梅花 *Philadelphus incanus*、木贼 *Equisetum hyemale*；紫椴 *Tilia amurensis*、山梅花 *Philadelphus incanus*、粗茎鳞毛蕨 *Dryopteris crassirhizoma*；胡桃楸 *Juglans mandshurica*、鼠李 *Rhamnus davurica*、美汉草 *Meehania urticifolia* 4 个群落类型中野生个体较多[1]。

· 药用部位

根、根茎。

· 药用价值和功能主治

传统中药。具有解表散寒、祛风止痛、通窍、温肺化饮的功效，用于风寒感冒、头痛、牙痛、鼻塞流涕、鼻衄、鼻渊、风湿痹痛、痰饮喘咳。本属植物多含马兜铃酸类成分，可能存在肾毒性、致癌、致突变等危害，其中，马兜铃酸 I 和马兜铃酸 II 已被明确报道具有肾毒性[2]，故本种药材应严格按照处方使用。

· 致危因子

本种用药历史悠久，野外居群个体数量少，人为长期采挖影响了其居群的自然更新；土地开发使林地面积缩小，野生居群赖以生存的环境遭到破坏，以致其资源量减少[1]。

· 保护措施及商业栽培

本种已被列入《国家重点保护野生药材物种名录》，为 III 级保护物种；已被列入吉林省保护植物名录。少数植物园有栽培。在辽宁东部山区有商业栽培，所产药材为市场供应的主要来源。

· 保护建议

将本种列入分布区范围内各省的省级保护植物名录；依托现有的自然保护地，或在天然集中分布区域建立保护点或设立保护标志，限制无序采挖，以保护野生居群和生境；广泛收集种质资源，开展迁地保护，以保存其遗传多样性。

参考文献

[1] 邵财，郭靖，王志清，等. 东北三省野生北细辛资源调查报告 [J]. 中国野生植物资源，2012，31（1）：52-53.

[2] 刘静，郭日新，戴忠，等. 马兜铃酸类成分研究进展 [J]. 世界科学技术——中医药现代化，2019，21（7）：1280-1286.

马兜铃科 Aristolochiaceae

032 细辛
Asarum sieboldii Miq.

异 名： *Asarum sieboldii* var. *seoulense* Nakai

药材名： 细辛（药典种）　　　　**别 名：** 汉城细辛、华细辛

| 保护地位 | 易危 VU A2c；B1ab（ⅰ，ⅲ，ⅴ）；D1 | 野生药材名录Ⅲ级 |

·形态特征

多年生草本。叶卵状心形或近肾形，长 4 ～ 9 cm，宽 5 ～ 13 cm，先端尖或钝，上面脉被毛，下面毛较密；叶柄无毛，芽苞叶近圆形。花紫褐色；花梗长 3 ～ 5 cm；花被筒壶状或半球形，直径约 1 cm，喉部稍缢缩，内壁具纵折皱，花被片三角状卵形，长约 7 mm，基部反折，贴于花被筒；花丝较花药短，药隔不伸出；子房半下位或近上位，花柱 6，先端 2 裂，柱头侧生。果实半球状，直径约 1.2 cm。花期 5 月。

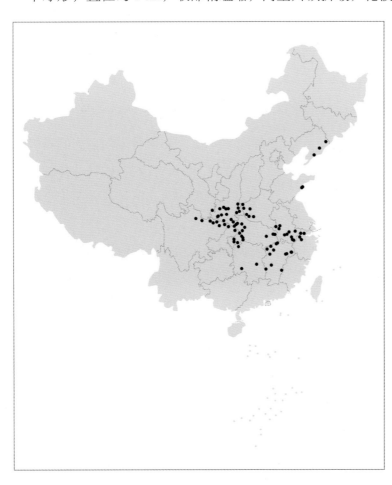

·分布

分布于我国辽宁、山东、河南、安徽、甘肃、陕西、浙江、江西、湖北、湖南、重庆、四川。日本和朝鲜也有分布。

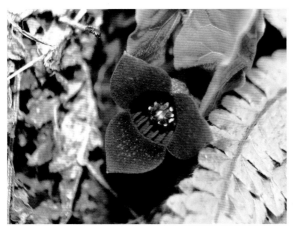

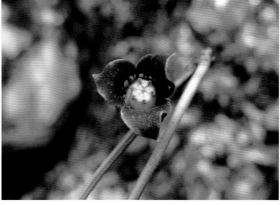

花 / 赵鑫磊提供

幼果 / 赵鑫磊提供

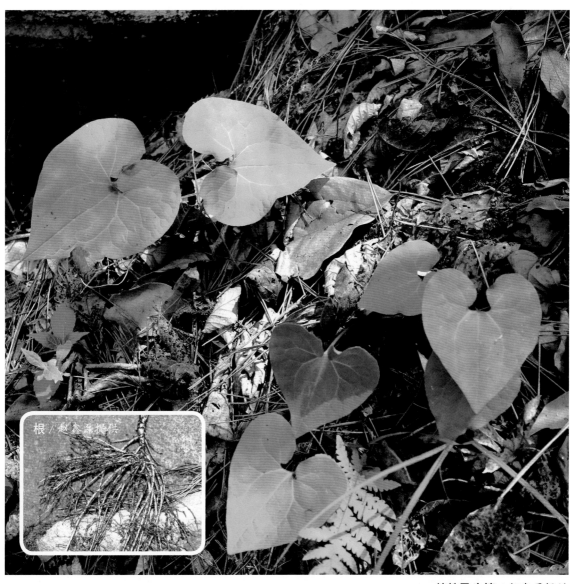

根 / 赵鑫磊提供

植株及生境 / 赵鑫磊提供

· **生境和居群**

见于海拔 500 ~ 900 m 的山坡林下、溪边和路旁，喜阴湿的生境 [1]。对来自细辛分布中心和东南边缘的 9 个居群进行的初步分析显示，人类活动引起了居群规模减小，使得该种居群内的遗传多样性非常低，但居群间尚存在一定程度的遗传分化 [2]。

· **药用部位**

根、根茎。

· **药用价值和功能主治**

同"辽细辛"项。

· **致危因子**

本种具有重要的医疗价值且有开发为农业用杀虫剂、抑菌剂的潜在价值，导致其遭到过度采挖，这对野生资源造成了毁灭性的破坏；本种分布于低海拔地区，易受到人类生产、生活活动的影响。近年来，研究人员对陕西多县、安徽黄山、湖北巴东、江西庐山、浙江临安、山东崂山等多地进行实地调查，仅观察到少量野生居群 [1-3]。

· **保护措施及商业栽培**

本种已被列入分布区范围内各省的《国家重点保护野生药材物种名录》，为Ⅲ级保护物种。部分植物园栽培作观赏植物。陕西宁强有商业栽培。

· **保护建议**

将本种列入分布区范围内各省的省级保护植物名录；依托现有的自然保护地，或在天然集中分布区域建立保护点或设立保护标志，限制无序采挖，以保护野生居群和生境；扩大商业栽培规模，以减缓对野生资源的依赖。

· **分类学附注**

2020 年版《中华人民共和国药典》一部记载，药材细辛的原植物包含细辛 *A. sieboldii* 种下的 2 个变种（*A. sieboldii* var. *sieboldii* 和 *A. sieboldii* var. *seoulense*）。*Flora of China*（Vol. 5）将 *A. sieboldii* 种下的 2 个变种做了归并处理，不接受汉城细辛 *A. sieboldii* var. *seoulense* 作为 1 个独立分类单位，本书采纳了这一观点。

参考文献

[1] 李耀利，俞捷，曹晨，等. 细辛类药材原植物资源和市场品种调查 [J]. 中国中药杂志，2010，35（24）：3237-3241.

[2] 刘忠, 近藤直子, 徐曦海, 等. 华细辛遗传多样性的初步分析 [J]. 中国科技论文在线，2007，2(11)：808-813.

[3] 韩俊艳，孙川力，纪明山. 中药细辛的研究进展 [J]. 中国农学通报，2011，27（9）：46-50.

萝藦科 Asclepiadaceae

033 白薇
Cynanchum atratum Bunge

药材名： 白薇（药典种）
别　名： 薇草、山烟根子、老君须

| 保护地位 | 易危 VU B1ab（i，iii）；C1 |

·形态特征

多年生草本。直立，高达 50 cm。根须状，有香气。叶卵形或卵状长圆形，长 5 ~ 8 cm，宽 3 ~ 4 cm，基部圆形，两面均被有白色绒毛；侧脉 6 ~ 7 对。伞形聚伞花序，无总花梗，轮生于茎的四周，着花 8 ~ 10；花深紫色，直径约 10 mm；花萼外被绒毛，内面基部有腺体 5；花冠辐状，外被短柔毛；副花冠 5 裂，裂片盾状、圆形，与合蕊柱等长；花药先端膜片圆形；柱头扁平。蓇葖果单生，长 9 cm，直径 5 ~ 10 mm；种子扁平；种毛白色，长约 3 cm。花期 4 ~ 8 月，果期 6 ~ 8 月。

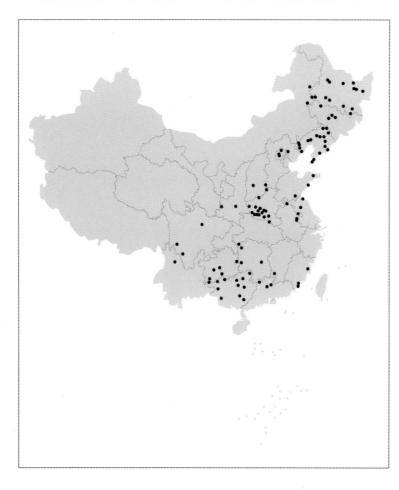

·分布

分布于我国黑龙江、吉林、辽宁、内蒙古、河北、山西、山东、河南、陕西、安徽、江苏、江西、湖北、湖南、福建、广东、广西、四川、贵州、云南。朝鲜、日本和俄罗斯远东地区也有分布。

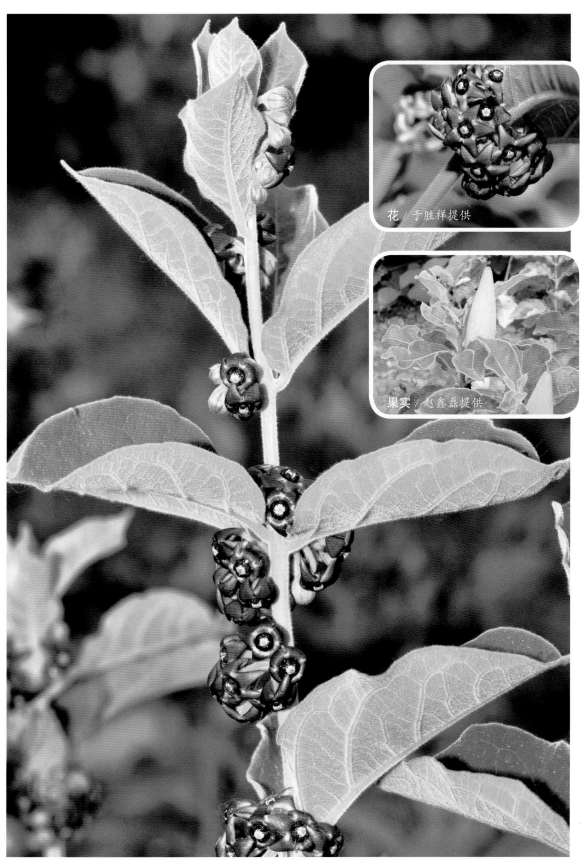

花 / 于胜祥提供

果实 / 赵鑫磊提供

植株 / 于胜祥提供

· **生境和居群**

见于海拔 100 ~ 1 800 m 的河边、干荒地及草丛中，偶见于山沟、林下草地。

· **药用部位**

根、根茎。

· **药用价值和功能主治**

具有清热凉血、利尿通淋和解毒疗疮的功效，用于温邪伤营发热、阴虚发热、骨蒸劳热、产后血虚发热、热淋、血淋和痈疽肿毒。

· **致危因子**

本种分布范围很广，入药历史悠久，但长期人为采挖导致其野生资源减少；土地的不合理利用，造成了生境破坏，影响了居群更新[1]。

· **保护措施及商业栽培**

本种尚未被列入保护植物名录。部分植物园有引种栽培。在东北地区有商业栽培报道，目前，药材市场中野生与栽培来源共存。《中国生物多样性红色名录——高等植物卷》将本种评估为无危（LC）。本书作者通过调查评估发现，其资源破坏情况较严重，故将其调整为易危（VU）。

· **保护建议**

将本种列入省级保护植物名录；依托现有的自然保护地，或在天然集中分布区域建立保护点或设立保护标志，限制无序采挖，以保护野生居群和生境；广泛收集不同区域内的居群个体，开展迁地保护，保存本种的遗传多样性，为品种选育和优质药材培育奠定基础。

参考文献

[1] 秦新生，李秉滔. 中国鹅绒藤属（萝摩科）植物研究进展 [J]. 中国野生植物资源，2011，30（5）：7-13.

萝摩科 Asclepiadaceae

034 白前

Cynanchum glaucescens (Decne.) Hand.-Mazz.

药材名：白前（药典种）
别　名：芫花叶白前、水竹消、消结草

保护地位　　易危 VU A2c

·形态特征

直立灌木。高达 50 cm。茎具 2 列柔毛。叶长圆形或长圆状披针形，长 1 ～ 5 cm，宽 0.7 ～ 1.2 cm，先端钝或急尖，基部楔形或圆形，近无柄；侧脉不明显，3 ～ 5 对。伞形聚伞花序腋内或腋间生，无毛或具微毛，具花 10 余朵；花萼 5 深裂，内面基部有腺体 5，极小；花冠黄色、辐状；副花冠浅杯状，裂片 5，肉质，卵形，龙骨状内向，其端部倾倚于花药；花粉块每室 1，下垂；柱头扁平。蓇葖果单生，纺锤形，长 6 cm，直径 1 cm；种子扁平，宽约 5 mm；种毛白色、绢质，长 2 cm。花期 5 ～ 11 月，果期 7 ～ 11 月。

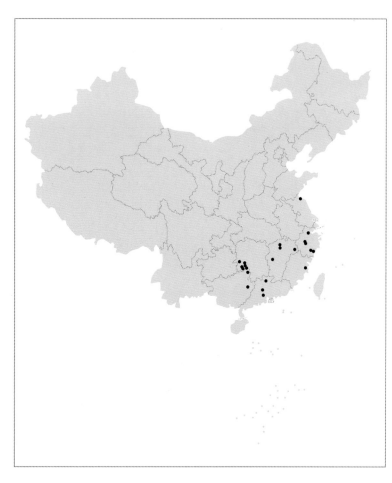

·分布

特有种。分布于我国江苏、浙江、福建、江西、湖南、广东、广西。

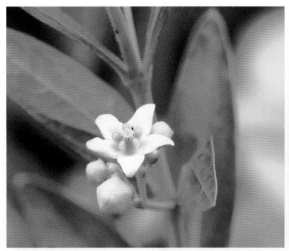

花 / 周重建提供

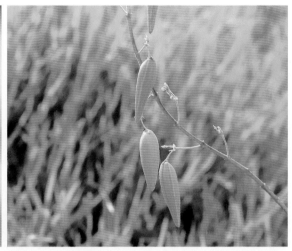

果实 / 周重建提供

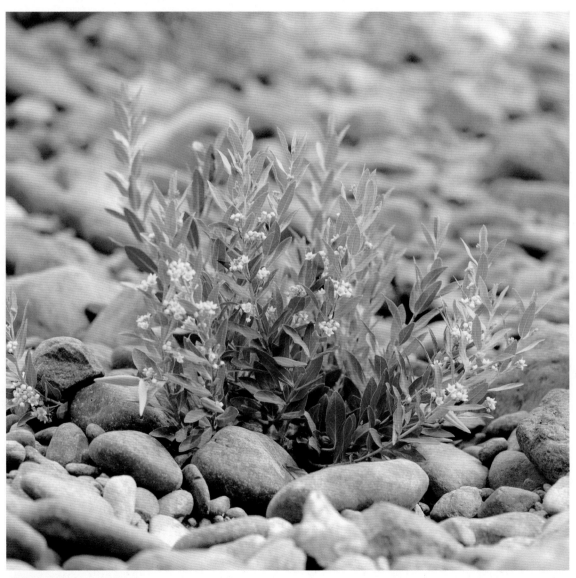

植株及生境 / 吴棣飞提供

· 生境和居群

见于海拔 100 ～ 300 m 的江边河岸及沙石间，也见于丘陵地区的路边。

· 药用部位

根、根茎。

· 药用价值和功能主治

具有降气、化痰和止咳的功效，用于肺气壅实、咳嗽痰多、胸满喘急。与同属植物柳叶白前（*C. stauntonii*）同为药材白前的基原。

· 致危因子

本种的主要威胁来自人为过度采挖和对生境的破坏。采挖根类药材时对居群更新影响较大；土地的开发利用对本种的生境破坏较大 [1-2]；近些年的水体污染导致其生境恶化，资源量逐渐下降（林余霖，个人通讯）。《中国生物多样性红色名录——高等植物卷》将本种评估为无危（LC）。本书作者通过调查评估发现，其资源破坏情况较严重，故将其调整为易危（VU）。

· 保护措施及商业栽培

本种尚未被列入保护植物名录。个别植物园有栽培。未见其商业栽培报道。

· 保护建议

同"白薇"项。另外，在进行土地利用时应进行充分的环境评估，避免生境遭到过度破坏。

参考文献

[1] 秦新生，李秉滔. 中国鹅绒藤属（萝藦科）植物研究进展 [J]. 中国野生植物资源，2011，30（5）：7-13.

[2] 秦新生，邢福武，李秉滔. 广东及香港、澳门鹅绒藤属药用植物资源 [J]. 中国野生植物资源，2010，29（4）：8-12.

萝摩科 Asclepiadaceae

035 柳叶白前

Cynanchum stauntonii (Decne.) Schltr. ex H. Lév.

药材名： 白前（药典种）
别 名： 江杨柳、水杨柳、草白前

保护地位 易危 VU B1ab（i, iii）；C1

· **形态特征**

直立半灌木。高约 1 m，无毛，分枝或不分枝。须根纤细、节上丛生。叶对生，纸质，狭披针形，长 6 ~ 13 cm，宽 3 ~ 5 mm；中脉在叶背显著，侧脉约 6 对；叶柄长约 5 mm。伞形聚伞花序腋生；花序梗长达 1 cm，小苞片众多；花萼 5 深裂，内面基部腺体不多；花冠紫红色，辐状，内面具长柔毛；副花冠裂片盾状，隆肿，比花药短；花粉块每室 1，长圆形，下垂；柱头微凸，包在花药的薄膜内。蓇葖果单生，长披针形，长达 9 cm，直径 6 mm。花期 5 ~ 8 月，果期 9 ~ 10 月。

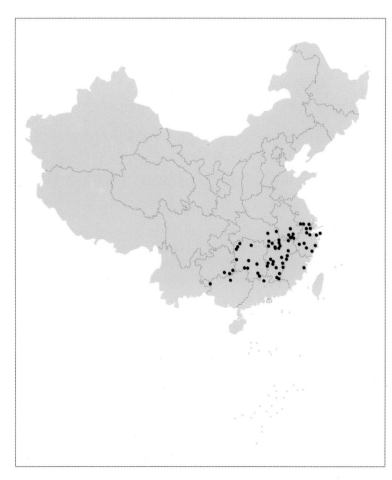

· **分布**

特有种。分布于我国安徽、江苏、浙江、湖南、湖北、江西、福建、广东、广西和贵州。

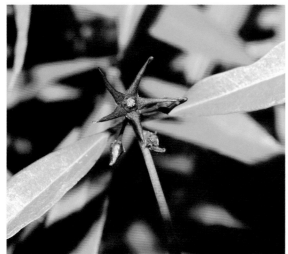

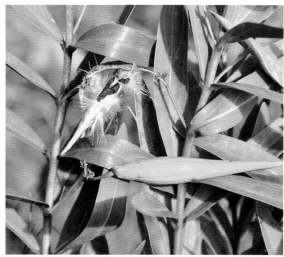

花 / 刘昂提供　　　　　　　　　果实及种子 / 徐永福提供

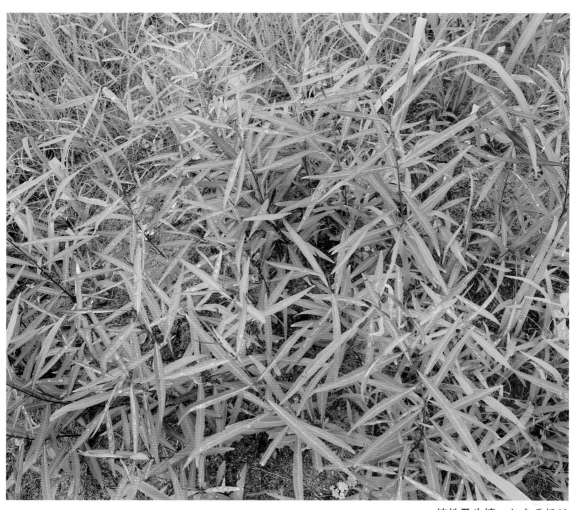

植株及生境 / 赵鑫磊提供

· 生境和居群

见于海拔 550 ~ 600 m 的溪滩、江边沙碛等光照充足的地方，可见半浸于水中的个体。野生居群个体零星分布、少见。

· 药用部位

根、根茎。

· 药用价值和功能主治

具有降气、化痰和止咳的功效，用于肺气壅实、咳嗽痰多、胸满喘急。

· 致危因子

本种所受的主要威胁来自人为过度采集和人类对其生境的破坏。采集本种的根对本种居群更新影响较大；人类的生产活动，包括农耕及各项基础建设活动对本种的适宜生境破坏较大 [1-2]；本种生于水边，近些年的水体污染导致其生境恶化，资源量逐渐下降。《中国生物多样性红色名录——高等植物卷》将其评估为无危（LC）。本书作者通过调查评估发现，其资源破坏情况较严重，故将其调整为易危（VU）。

· 保护措施及商业栽培

本种尚未被列入保护植物名录。多数植物园有引种栽培。有商业栽培报道，其主要产区位于湖北武汉等地，主产区所产药材能满足市场 90% 的供应量。江西等地尚有野生采集供应市场。

· 保护建议

同"白薇"项。

参考文献

[1] 秦新生，邢福武，李秉滔. 广东及香港、澳门鹅绒藤属药用植物资源 [J]. 中国野生植物资源，2010，29（4）：8-12.

[2] 秦新生，李秉滔. 中国鹅绒藤属（萝藦科）植物研究进展 [J]. 中国野生植物资源，2011，30（5）：7-13.

菊科 Asteraceae

036 白术
Atractylodes macrocephala Koidz.

药材名：白术（药典种）
别　名：于术、冬术、浙术

保护地位　　濒危 EN A2；B2ab（ⅱ，ⅲ，ⅳ，ⅴ）

· **形态特征**

多年生草本。直立，可高达 60 cm。根茎结节状。叶片通常 3 ~ 5 羽状全裂，自中部茎叶向上向下，叶渐小，与中部茎叶等样分裂，接花序下部的叶不裂，椭圆形或长椭圆形，无柄，或大部分茎叶不裂，兼杂有 3 ~ 5 羽状全裂的叶。头状花序单生于茎枝先端，常为 6 ~ 10。总苞片 9 ~ 10 层，覆瓦状排列；外层及中外层长卵形或三角形；中层披针形或椭圆状披针形；最内层宽线形，先端紫红色。全部苞片边缘有白色蛛丝毛。小花长 1.7 cm，紫红色。瘦果倒圆锥状，长 7.5 mm，被顺向顺伏的稠密白色长直毛。冠毛羽毛状，污白色，基部结合成环状。花果期 8 ~ 10 月。

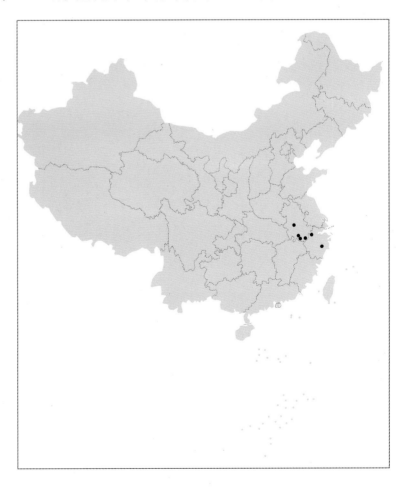

· **分布**

特有种。分布于我国安徽、浙江。

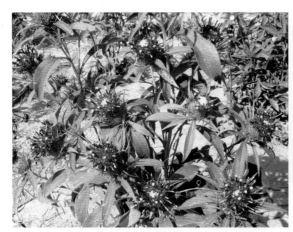

植株（栽培）/ 周洪义提供

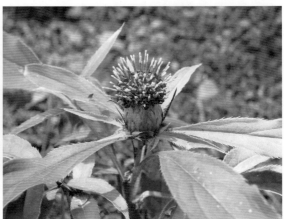

花序 / 刘军提供

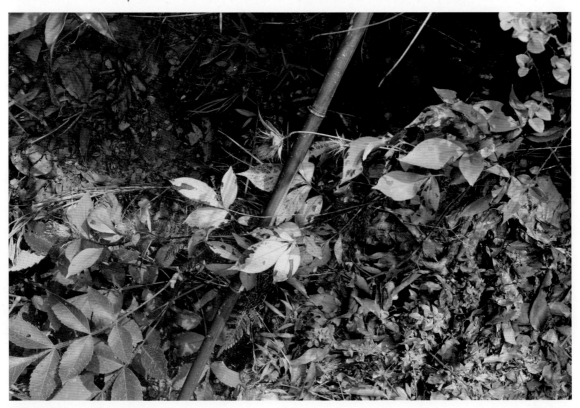

植株及生境 / 杨青山提供

·生境和居群

见于海拔 600 ～ 2 800 m 的草地、林下以及低矮灌丛地带。土壤腐殖质肥厚，覆有较厚的落叶层，生长地地势开阔[1]。

·药用部位

根茎。

·药用价值和功能主治

常用传统中药。具有健脾益气、燥湿利水、止汗、安胎的功效，用于脾虚食少、腹胀泄泻、痰饮眩悸、水肿、自汗、胎动不安。

·致危因子

历史上本种的资源量较大，但历经长期采挖，以及受生境破坏的影响，其整体野生资源量下降。安徽省的野外调查发现，其野生居群少，且多为幼苗零星分布[1-2]。《中国生物多样性红色名录——高等植物卷》将其评估为无危（LC）。本书作者通过调查评估发现，其野生资源破坏情况极为严重，故将其调整为濒危（EN）。

·保护措施及商业栽培

本种尚未被列入保护植物名录。部分植物园有栽培。有大规模的商业栽培。

·保护建议

将本种列入国家级保护野生植物名录；依托现有的自然保护地，或在天然集中分布区域建立自然保护区，或在其他区域建立保护点或设立保护标志，以保护野生居群和生境；广泛收集种质资源，建立种质资源圃，以保存其遗传多样性，开展新品种培育研究，为商业生产提供优质种源。

参考文献

[1] 刘学医，王乐，王宁，等. 安徽白术资源调查 [J]. 中国野生植物资源，2009，28（6）：26-28.
[2] 方成武. 白术资源现状调查及保护对策 [C]// 中医药理论与应用研究——安徽中医药继承与创新博士科技论坛论文集，2008：397-400.

菊科 Asteraceae

037 川木香
Dolomiaea souliei (Franch.) C. Shih

异　名： *Vladimiria souliei* (Franch.) Y. Ling
药材名： 川木香（药典种）　　**别　名：** 铁杆木香、布嘎木拉（藏药名）、布斯嘎日（蒙药名）

保护地位　　近危 NT B1ab（ⅲ）

·形态特征

多年生草本。根粗壮，直径约 1.5 cm。叶基生，莲座状，椭圆形、长椭圆形、披针形或倒披针形，长 10 ~ 30 cm，质地厚，羽状半裂，两面被稀疏的糙伏毛及黄色小腺点，下面沿脉常有较多的蛛密毛；侧裂片 4 ~ 6 对，长 2 ~ 5 cm，顶裂片与侧裂片同形，但较小，边缘具刺齿或齿裂，齿端有短针刺；叶柄宽扁。头状花序 6 ~ 8，集生于茎基先端。总苞宽钟状，直径约 6 cm。总苞片 6 层，质地坚硬，先端呈针刺状，边缘有稀疏的缘毛。小花红色，花冠长 4 cm，5 裂，裂片长 6 mm。瘦果圆柱状，稍扁，长 7 ~ 8 mm，先端有果缘。冠毛短羽毛状或糙毛状，基部粗扁，黄褐色，长 3 cm，外层向下皱曲反折，包围并紧贴瘦果，内层直立。花果期 7 ~ 10 月。

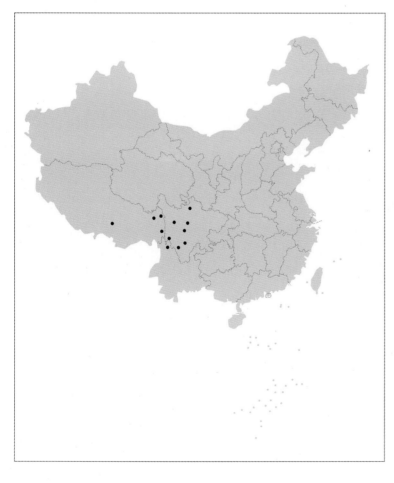

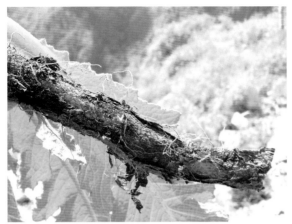

根 / 林余霖提供

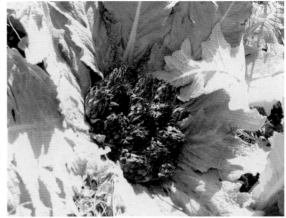

花序 / 林余霖提供

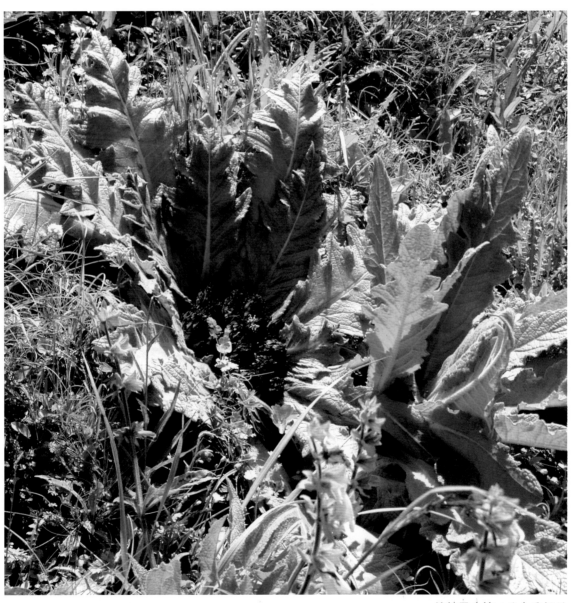

植株及生境 / 林余霖提供

· 分布

特有种。分布于我国四川、西藏、云南。

· 生境和居群

见于海拔 3 200 ～ 4 300 m 的灌丛、高山草甸上，主要分布于海拔 3 500 ～ 3 900 m 光热充足的阳坡，生长地土壤主要为质地疏松的山地灰褐土、山地棕壤、高山草甸土[1-2]。

· 药用部位

根。

· 药用价值和功能主治

传统中药，也为藏药和蒙药。具有行气止痛的功效，用于胸胁、脘腹胀痛，肠鸣腹泻，里急后重。

· 致危因子

近年的无序采挖造成了本种居群个体减少；过度放牧等导致其生境被破坏，草地覆盖率降低，草场沙化和荒漠化，使天然居群的更新受到影响；生于高海拔脆弱生境地带，个体生长和居群自然更新缓慢[3]。《中国生物多样性红色名录——高等植物卷》将其评估为无危（LC）。本书作者通过调查评估发现，其总体资源下降，故将其调整为近危（NT）。

· 保护措施及商业栽培

本种尚未被列入保护植物名录。无植物园栽培记录。有商业栽培的报道，且主产于四川。

· 保护建议

将本种列入药用植物监测名单；加强野生资源保护的宣传，增强民众的资源保护意识，限制过度采挖和过度放牧，以保护野生居群和生境；收集种质资源，开展迁地保护，保存其遗传多样性。

· 分类学附注

2020 年版《中华人民共和国药典》一部记载，药材川木香原植物的拉丁学名为 *V. souliei*，因 *Vladimiria* 被归并于 *Dolomiaea* 内，故本书按照 *Flora of China*（Vol. 20-21）的命名处理，将 *D. souliei* 作为川木香的拉丁学名，*V. souliei* 作为异名。

参考文献

[1] 王战国，赖先荣，肖莹莹，等. 川木香的研究进展 [J]. 中国药房，2006，17（4）：303-304.

[2] 蒋舜媛，周毅，孙辉，等. 川木香资源的研究 [C]// 第四届中医药现代化国际科技大会论文集，2013：1-3.

[3] 李隆云，占堆，卫莹芳，等. 濒危藏药资源的保护 [J]. 中国中药杂志，2002，27（8）：4-7.

菊科 Asteraceae

风毛菊属 *Saussurea* DC.

一年生或多年生草本，有时为半灌木。叶互生，全缘或有锯齿至羽状分裂。头状花序单生或排成总状花序、伞房花序、圆锥花序。总苞片呈覆瓦状排列，先端急尖、渐尖、钝或圆形。花托密生刚毛状托片，稀无托片。花冠管部细丝状，檐部 5 裂至中部。花药基部箭头形，花丝分离；花柱长，先端具 2 分枝。瘦果圆柱状或椭圆状，无毛，有具齿的小冠或无小冠；冠毛外层短、内层长，内层长羽状或毛状，外层糙毛状。花粉粒有 3 孔沟，具刺。

本属有 400 余种，分布于亚洲、欧洲，可适应多种生境。本属在我国约有 264 种，这些物种遍布全国。本属有 5 个亚属，其中，药用植物主要有雪兔子亚属和雪莲亚属，分布于青藏高原和天山山脉及其毗邻区域，是藏药、蒙药、维吾尔药等民族常用药的来源。通常用于风湿性关节炎，亦能调经壮阳。雪莲类药材的基原约有 26 种，其主流商品的基原是雪莲花（*S. involucrata*），为 2015 年版《中华人民共和国药典》一部所收录；其他商品的基原为水母雪兔子（*S. medusa*）和绵头雪兔子（*S. laniceps*），为《中华人民共和国卫生部药品标准（藏药）》所收录。此外，本属约有 23 种在民族医药中常作为药材雪莲的地方习用品或替代品，见下文保护关注列表 [1-2]。

作为药材及观赏植物，近年来，多种雪莲类植物被人们所采挖。在产地调查时，受访者均认为该类植物日益减少 [2-4]；因该类植物均生长在海拔 3 500 m 以上的高寒山区，其生境气候寒冷，土壤贫瘠，生存环境十分恶劣，以致其繁殖与生长受到限制。目前仅有天山雪莲（*S. involucrata*）和棉头风毛菊（白雪兔 *S. eriocephala*）分别被列入新疆维吾尔自治区和云南省保护植物名录。

雪兔子（*S. gossipiphora*）、雪莲花（*S. involucrata*）、绵头雪兔子（*S. laniceps*）、水母雪兔子（*S. medusa*）已被列入国家级保护植物名录，但仍需要关注本属中作为雪莲使用的地方习用品或替代品的资源变化情况，以掌握资源受威胁状况。同时，应开展科普教育，增强公众的环境保护意识，以避免因雪莲类药材的植物居群和生境被人为过度破坏，造成该类药材的资源枯竭。

本属受威胁及保护关注的药用物种分列如下。

S. eriocephala Franch. 棉头风毛菊（白雪兔） LC/CC

S. fistulosa J. Anthony 管茎雪兔子 LC/CC

S. georgei J. Anthony 川滇雪兔子 LC/CC

S. globosa F. H. Chen 球花雪莲 LC/CC

S. gnaphalodes (Royle ex DC.) Sch.-Bip. 鼠麴雪兔子 LC/CC

S. gossipiphora D. Don 雪兔子 LC/CC

S. gyacaensis S. W. Liu 加查雪兔子 LC/CC

S. inversa Raab-Straube 黑毛雪兔子 DD/CC

S. involucrata (Kar. et Kir.) Sch.-Bip. 雪莲花 EN A2c; B1ab（ⅰ，ⅴ）

S. kingii C. E. C. Fisch. 拉萨雪兔子 LC/CC

S. laniceps Hand.-Mazz. 绵头雪兔子 DD/ CC

S. leucoma Diels 羽裂雪兔子 DD/CC

S. longifolia Franch. 长叶雪莲 LC/CC

S. medusa Maxim. 水母雪兔子 VU A2c; B1b（ⅰ，ⅴ）c（ⅰ）

S. obvallata (DC.) Edgew. 苞叶雪莲 DD/CC

S. paxiana Diels 红叶雪兔子 LC/CC

S. polycolea Hand.-Mazz. 多鞘雪莲 LC/CC

S. quercifolia W. W. Sm. 槲叶雪兔子 DD/CC

S. simpsoniana (Fielding et Gardner) Lipsch. 小果雪兔子 LC/CC

S. stella Maxim. 星状雪兔子 LC/CC

S. tangutica Maxim. 唐古特雪莲 LC/CC

S. tridactyla Sch.-Bip. ex Hook. f. 三指雪兔子 LC/CC

S. uliginosa Hand.-Mazz. 湿地雪兔子 DD/CC

S. uniflora (DC.) Wall. ex Sch.-Bip. 单花雪莲 LC/CC

S. velutina W. W. Sm. 毡毛雪莲 LC/CC

S. wettsteiniana Hand.-Mazz. 垂头雪莲 DD/CC

参考文献

[1] 李君山，蔡少青. 雪莲花类商品药材调查 [J]. 中国中药杂志，2000，25（8）：461-465.

[2] 杨青松，陈绍田，周浙昆. 云南迪庆州传统藏药雪莲资源的保护和可持续利用 [J]. 植物分类与资源学报，2003，25（3）：297-302.

[3] 李君山. 中国风毛菊属药用植物雪莲花类民族药的资源学研究 [D]. 北京：中国协和医科大学，1999.

[4] 戴攀峰，谭敦炎. 雪莲的开花生物学特性及其生态适应意义 [J]. 植物生态学报，2011，35（1）：56-65.

菊科 Asteraceae

038 雪莲花

Saussurea involucrata (Kar. et Kir.) Sch.-Bip.

药材名： 天山雪莲（药典种）

别　名： 雪莲、塔古来力斯（维吾尔药名）

保护地位	濒危 EN A2c; B1ab（i, v）	重点保护名录 II 级

·形态特征

多年生草本。高 15 ~ 35 cm。根茎粗，叶残迹多、褐色。茎粗壮，基部直径 2 ~ 3 cm，无毛。叶密集，无柄，椭圆形或卵状椭圆形，长达 14 cm，边缘有尖齿，两面无毛；最上部叶苞叶状，膜质，淡黄色，宽卵形，长 5.5 ~ 12 cm，包围总花序。头状花序 10 ~ 20，在茎顶密集成球形的总花序。总苞半球形，直径 1 cm；总苞片 3 ~ 4 层，全缘或全部紫褐色，外层长圆形，被稀疏的长柔毛，中层及内层披针形。小花紫色，长 1.6 cm。瘦果长圆形。冠毛污白色，2 层，外层糙毛状，长 3 mm，内层羽毛状，长 1.5 cm。花果期 7 ~ 9 月。

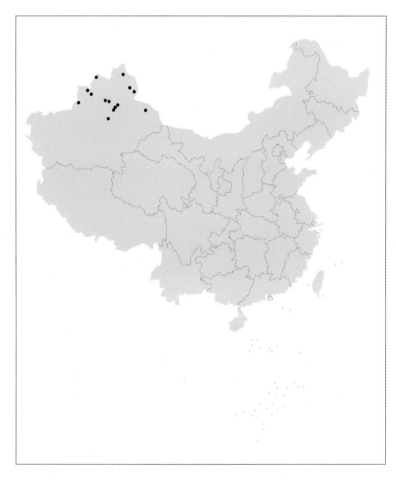

·分布

分布于我国新疆。哈萨克斯坦、吉尔吉斯斯坦也有分布。

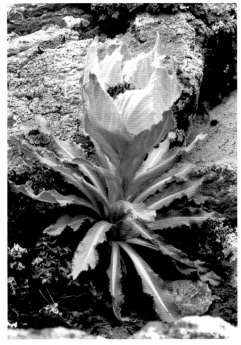

植株 / 林余霖提供

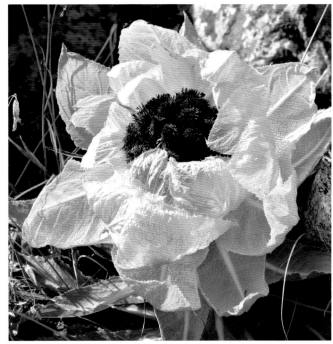

花序 / 杨宗宗提供

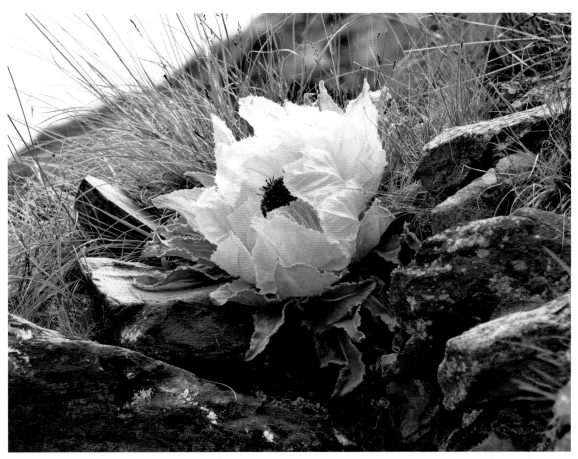

生境 / 杨宗宗提供

· 生境和居群

通常生长在海拔 2 400 ~ 4 000 m 的高山冰碛石、流石滩石隙及高山草甸上。生长地土壤贫瘠，紫外线照射强烈，昼夜温差极大，雪莲花的生长周期长，从种子萌发到开花结实一般需要 5 ~ 6 年[1-2]。

· 药用部位

地上部分。

· 药用价值和功能主治

具有温肾助阳、祛风胜湿、通经活血的功效，用于风寒湿痹痛、类风湿性关节炎、小腹冷痛、月经不调。维吾尔族习用药材。

· 致危因子

本种的滥采滥挖现象严重，尤其是在花期采挖全株，降低了居群自然更新的能力，致使本种的资源量严重下降；本种的生境严苛，种子成活率极低，居群发育受限[3-4]。另外，受一些文学作品的夸张描述的影响，人们在好奇心的驱使下随意破坏本种植物，并将其制作成大量旅游商品，导致其资源量下降。

· 保护措施及商业栽培

本种已被列入《国家重点保护野生植物名录》，为 II 级保护物种；已被列入新疆维吾尔自治区保护植物名录。个别植物园有栽培。有栽培成功的报道[3]，但未见其商业栽培报道。

· 保护建议

依托现有的自然保护地，或在天然集中分布区域建立自然保护区，或在其他区域建立保护点或设立保护标志，加大执法力度，禁止野生资源的采挖，减少人类活动对野外居群的损害；开展科普教育，增强公众的生物多样性和环境保护意识；开展人工栽培，促进其商业化生产，以减少对野生资源的依赖。

参考文献

[1] 谭敦炎，朱建雯. 雪莲的生殖生态学研究 [J]. 新疆农业大学学报，1998，21（1）：1-5.

[2] 戴攀峰，谭敦炎. 雪莲的开花生物学特性及其生态适应意义 [J]. 植物生态学报，2011，35（1）：56-65.

[3] 岳立文. 雪莲人工栽培加工技术 [J]. 中草药栽培，2000（4）：27-28.

[4] 庄丽，李卫红，孟丽红. 新疆雪莲资源的利用、研发与保护 [J]. 干旱区资源与环境，2006，20（2）：195-202.

菊科 Asteraceae

039 水母雪兔子
Saussurea medusa Maxim.

药材名： 水母雪莲花
别　名： 甘青雪莲花、西称掐规素巴（藏药名）

| **保护地位** | 易危 VU A2c；B1b（i，v）c（i） | 重点保护名录 II 级 |

·形态特征

多年生草本。根茎细长，上部发出数个莲座状叶丛。茎直立，密被白色绵毛。叶密集，被稠密或稀疏的白色长绵毛，下部叶倒卵形、扇形、圆形或长圆形至菱形，连叶柄长达 10 cm，上半部边缘有粗齿 8～12；上部叶渐小，卵形或卵状披针形，向下反折；最上部叶线形或线状披针形，向下反折。头状花序多数，密集成半球形的总花序，苞叶线状披针形，两面被白色长绵毛。总苞片 3 层，外层长椭圆形，紫色，中层倒披针形，内层披针形。小花蓝紫色，长 10 mm。瘦果纺锤形，浅褐色，长 8～9 mm。冠毛白色，2 层，外层短，糙毛状，长 4 mm，内层长，羽毛状，长 12 mm。花果期 7～9 月。

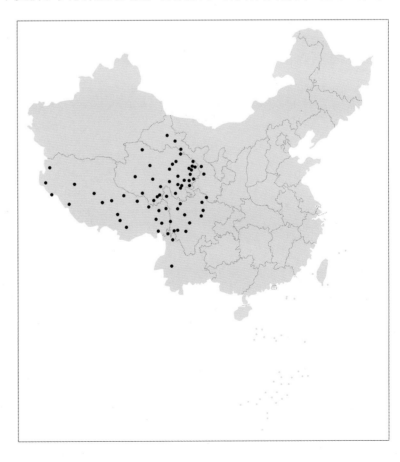

·分布

分布于我国甘肃、青海、四川、云南、西藏。

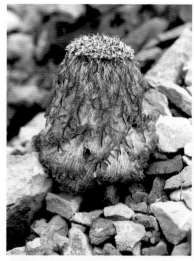

植株 / 陈又生提供

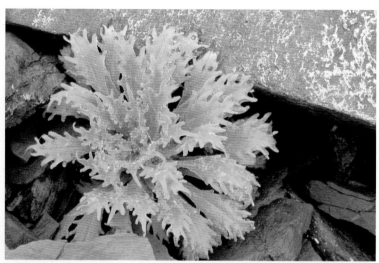

幼株 / 陈又生提供

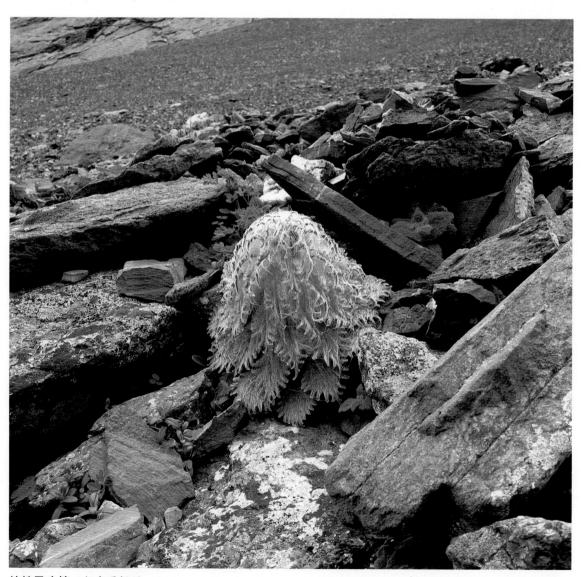

植株及生境 / 赵鑫磊提供

· 生境和居群

见于海拔 3 000 ~ 5 600 m 的多砾石山坡、高山流石滩。

· 药用部位

全草。

· 药用价值和功能主治

为藏药。具有温肾壮阳和调经止血的功效，用于阳痿、腰膝酸软、女子带下、月经不调、风湿痹痛、外伤出血。

· 致危因子

人为的无序采集，使本种的野生资源量下降；全球气候变暖引起雪线上升，使其适宜生境范围逐渐减少[1]。《中国生物多样性红色名录——高等植物卷》将其评估为数据缺乏（DD）。本书作者通过调查评估发现，其资源破坏情况较严重，故将其调整为易危（VU）。

· 保护措施及商业栽培

本种已被列入《国家重点保护野生植物名录》，为 Ⅱ 级保护物种。无植物园栽培记录。未见其商业栽培报道。

· 保护建议

依托现有的自然保护地，或在天然集中分布区域建立保护点或设立保护标志，限制无序采挖，以保护野生居群和生境；进一步开展分布区的资源调查；开展引种驯化和栽培研究，制定科学的采收方法，避免竭泽而渔的掠夺式采挖。

参考文献

[1] 李君山. 中国风毛菊属药用植物雪莲花类民族药的资源学研究 [D]. 北京：中国协和医科大学，1999.

蛇菰科 Balanophoraceae

蛇菰属 *Balanophora* J. R. Forst. et G. Forst.

寄生草本，肉质。根茎分枝或不分枝，表面具疣瘤、星芒状皮孔和方格状突起。叶和苞片均退化为鳞片状，宿存。肉穗花序仅具单性花或雌花、雄花同株（序），花茎直立，通常圆柱状；花序轴卵圆形、球形、穗状或圆柱状，常具色泽，雌花、雄花同株（序）时，雄花与雌花混生，但常见雄花位于花序轴基部。花小，雄花被 3 ~ 6 深裂，裂片通常卵形，覆瓦状排列，雄蕊 3 ~ 6，与花被裂片对生；雌花无花被，子房椭圆形，1 室，内有侧生的胚珠 1，花柱 1，细小。果实为坚果，小。种子球形，含有丰富的油质胚乳。

本属共 19 种，我国有 12 种（特有种 1 种），主要分布于我国长江流域及以南地区，海拔 600 ~ 2 500 m 的温带至亚热带常绿阔叶林中。本属植物为全寄生植物，寄主种类繁多，多为木本植物，分布于亚热带地区的植株多在中秋前后露出地面，生长季节性强，生长期短[1]。热带地区几乎全年均可见到（李海涛，个人通讯）。

我国的本属植物全部作药用，在云南地区常被称为"鹿仙草"，在民间的应用较为广泛，拉祜族传统用于治疗阳痿、慢性肝炎等；广西瑶族和黔南布依族在饮酒前服用蛇菰，因其具有解酒的作用；在泰国常用于治疗哮喘[1-2]。

我国民间一直将本属植物视为珍贵药材，故对其采挖较多；人为活动的干扰也导致其生境被破坏。因野外居群调查不够深入，所掌握的信息较少，本属植物在《中国生物多样性红色名录——高等植物卷》中均被评估为数据缺乏（DD）或无危（LC）。考虑到本属植物均为寄生、叶退化，资源量少，且在民间用药广泛，故本书将本属植物均列入保护关注（CC），以引起重视。

建议加强开展对本属植物的保护生物学研究，调查野生资源分布和野外居群动态，研究物种分布、物候期、寄主种类等生物学特性，为制定保护措施提供科学依据。

本属保护关注的药用物种分列如下。

B. abbreviata Blume 短穗蛇菰 DD/CC

B. dioica R. Br. ex Royle 粗穗蛇菰（鹿仙草） LC/CC

B. elongata Blume 长枝蛇菰 LC/CC

B. fargesii (Tiegh.) Harms 川藏蛇菰 DD/CC

B. fungosa J. R. Forst. et G. Forst. 蛇菰 LC/CC

B. harlandii Hook. f. 红冬蛇菰（葛菌） LC/CC

B. indica (Arn.) Griff. 印度蛇菰 LC/CC

B. involucrata Hook. f. 筒鞘蛇菰（红菌） LC/CC

B. laxiflora Hemsl. 疏花蛇菰 LC/CC

B. polyandra Griff. 多蕊蛇菰 LC/CC

B. subcupularis P. C. Tam 杯茎蛇菰 DD/CC

B. tobiracola Makino 鸟黐蛇菰（海桐蛇菰） LC/CC

参考文献

[1] 陈吉炎, 李聪, 王雪芹, 等. 蛇菰属药用植物的种类与研究进展 [J]. 时珍国医国药, 2010, 21（8）: 2032-2034.

[2] 陶汝俊, 徐湘婷. 蛇菰属植物化学成分和药理活性研究进展 [J]. 中国民族民间医药, 2017, 26（7）: 73-78.

蛇菰科 Balanophoraceae

040 红冬蛇菰

Balanophora harlandii Hook. f.

药材名： 葛蕈
别　名： 葛菌、葛藤菌、笔头蛇菰

保护地位 保护关注 CC

· **形态特征**

多年生草本。高 2.5 ~ 9 cm。根茎苍褐色，扁球形或近球形，直径 2.5 ~ 5 cm，分枝或不分枝，表面粗糙，密被小斑点，呈脑状折皱；花茎长 2 ~ 5.5 cm，淡红色；鳞苞片 5 ~ 10，红色或淡红色，长圆状卵形，长 1.3 ~ 2.5 cm，宽约 8 mm，聚生于花茎基部，呈总苞状。雌雄异株（序）；花序近球形或卵圆状椭圆形；雄花序轴有凹陷的蜂窠状洼穴；雄花直径 1.5 ~ 3 mm；花被裂片阔三角形；聚药雄蕊；花梗初时很短，后渐伸长，达 5 mm，自洼穴伸出；雌花的子房黄色，卵形，通常无柄，着生于附属体基部或花序轴表面上；附属体暗褐色，倒圆锥形或倒卵形，先端截形或中部凸起，无柄或有极短的柄，长 0.8 mm，宽 0.6 mm。花期 9 ~ 11 月。

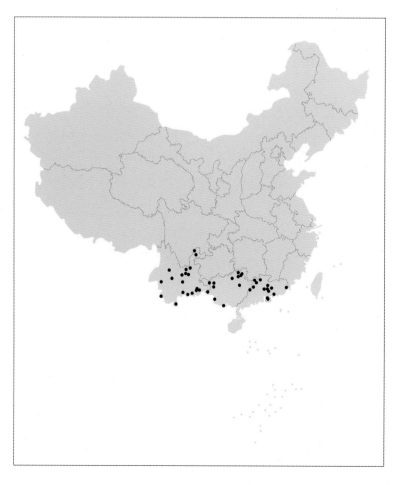

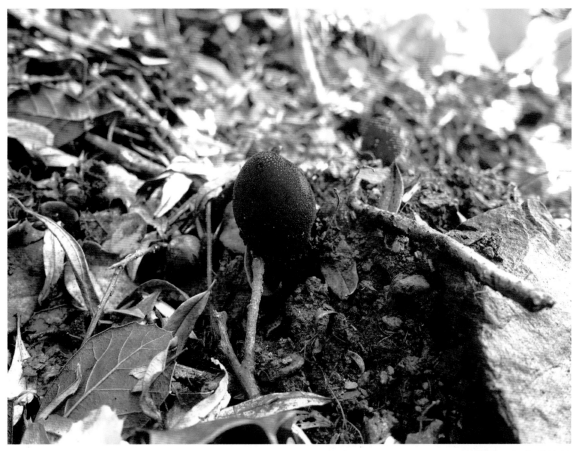

生境 / 赵鑫磊提供

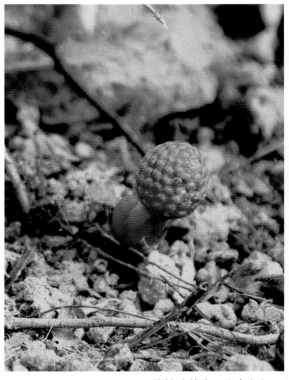

植株（雄）/ 陈虎彪提供

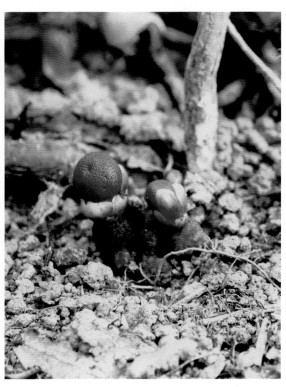

植株（雌）/ 陈虎彪提供

·分布

分布于我国广东、广西、云南。印度和泰国也有分布。

·生境和居群

见于海拔 600 ~ 2 100 m 的山坡林下较荫蔽和湿润的腐殖质土壤中。寄主不专一，多寄生在厚皮香属、栎属、杜鹃花属、木荷属、石楠属等木本植物的根部[1]。

·药用部位

全草。

·药用价值和功能主治

具有凉血止血、清热解毒的功效，用于咳嗽咯血、血崩、肠风下血、痔疮肿痛、梅毒、疔疮、小儿阴茎肿。

·致危因子

本种为寄生植物，资源量小，被民间视为名贵药材，用于保健滋补。其药材均来自野生，无序采挖会对野生资源造成破坏[2]。人类生产活动对其生境的破坏，干扰了其野生居群的自然更新[1]。《中国生物多样性红色名录——高等植物卷》将本种评估为无危（LC）。本书作者通过调查评估，将其调整为保护关注（CC）。

·保护措施及商业栽培

本种尚未被列入保护植物名录。少数植物园有栽培。未见其商业栽培报道。

·保护建议

将本种列入药用植物监测名单；深入开展分布区内的资源调查，掌握其资源利用状况，了解其生长发育规律及生物学特性；开展科普宣传，增强公众的生物多样性保护意识；研究栽培技术，为其商业栽培提供技术储备。

参考文献

[1] 罗秀芬，刘忠颖. 红冬蛇菰的野生环境及民间应用 [J]. 绿色科技，2019（13）：163-164.
[2] 陈吉炎，李聪，王雪芹，等. 蛇菰属药用植物的种类与研究进展 [J]. 时珍国医国药，2010，21（8）：2032-2034.

小檗科 Berberidaceae

鬼臼属（八角莲属）*Dysosma* Woodson

多年生草本。根茎粗短，横走，多须根；茎直立，单生，光滑，基部被大鳞片。叶通常2，大，盾状。花数朵簇生或组成伞形花序，下垂；萼片6，早落；花瓣6，暗紫红色；雄蕊6，花丝扁平，外倾，花药内向开裂，药隔宽而常延伸；雌蕊单生，花柱显著，柱头球形，子房1室，有多数胚珠。浆果，红色。种子多数，无肉质假种皮。

本属有7种，我国均有分布。常生于海拔300～3 500 m的亚热带常绿阔叶林带，除小八角莲（*D. difformis*）向南分布至越南北部外，其余均为中国特有。本属植物多数种类分布较广，居群间遗传分化大，由于存在距离隔离，种子流和花粉流都非常有限[1]。

我国的本属植物全部作药用，传统医学认为其具有清热解毒、化痰散结、祛瘀止痛的功效，用于咳嗽、咽喉肿痛、痈肿、疔疮、毒蛇咬伤、跌打损伤等。近年来，相关研究表明，本属植物的根及根茎普遍含有鬼臼毒素，其为合成多种抗癌药物的前体[2]。

本属植物是抗肿瘤中成药的主要原料，需求量大，自20世纪80—90年代以来，被大量采挖，导致其野外居群数量急剧减少，多数物种处于受威胁状态[3]。《中国生物多样性红色名录——高等植物卷》将六角莲（*D. pleiantha*）评估为近危（NT），其余物种均为受威胁等级。本属部分物种已被列入陕西省、浙江省、江西省、重庆市、广西壮族自治区、云南省保护植物名录。

本属植物均被列入《国家重点保护野生植物名录》，为Ⅱ级保护物种。建议加强管理，限制产区的采挖与收购；开展愈伤组织培养研究，获取提取物原料，减少对野生资源的破坏；开展栽培学研究，促进商业栽培；针对本属植物居群水平的遗传多样性较低、居群间遗传分化大的特点，在居群复壮中应促进基因流动，增加远交机会，以提高遗传多样性水平；广泛收集种质资源，对不同环境梯度下的居群进行独立的迁地保护。

本属受威胁的药用物种分列如下。

D. aurantiocaulis (Hand.-Mazz.) Hu 云南八角莲 EN B1ab（ⅰ，ⅲ，ⅴ）; D

D. difformis (Hemsl. et E. H. Wilson) T. H. Wang 小八角莲 VU A2c

D. majoensis (Gagnep.) M. Hiroe 贵州八角莲 VU A2c

D. pleiantha (Hance) Woodson 六角莲 NT B1ab（ⅲ）

D. delavayi (Franch.) Hu [异名：*D. veitchii* (Hemsl. et E. H. Wilson) L. K. Fu] 川八角莲 VU C1

D. versipellis (Hance) M. Cheng ex T. S. Ying　八角莲　VU C1

D. tsayuensis T. S. Ying　西藏八角莲　VU B1ab（ⅰ，ⅲ，ⅴ）; C1+2a（ⅰ）

参考文献

[1] 郭瑞. 八角莲属（鬼臼亚科，小檗科）的保护遗传学研究 [D]. 杭州：浙江大学，2015.

[2] 韩腾飞，董浩，程亮，等. 江边一碗水的药用研究概况 [J]. 中成药，2012，34（6）：1151–1154.

[3] 叶耀辉，黄慧莲，刘红. 珍稀濒危药用植物八角莲属的研究进展 [J]. 江西中医学院学报，2005，17（5）：55–57.

小檗科 Berberidaceae

041 六角莲

Dysosma pleiantha (Hance) Woodson

药材名：八角莲
别　名：独脚莲、山荷叶、江边一碗水

| 保护地位 | 近危 NT B1ab（ⅲ） | 重点保护名录 Ⅱ 级 |

·形态特征

多年生草本。植株高 20 ～ 60 cm。根茎粗壮，横走，具圆形结节，多须根。叶 2，对生，盾状，近圆形，直径 16 ～ 33 cm，5 ～ 9 浅裂，裂片宽三角状卵形，边缘具细刺齿；叶柄长 10 ～ 28 cm，无毛。花梗长 2 ～ 4 cm，无毛；花紫红色；萼片 6，椭圆状长圆形或卵状长圆形，长 1 ～ 2cm，宽约 8 mm，早落；花瓣 6 ～ 9，紫红色，倒卵状长圆形，长 3 ～ 4 cm，宽 1 ～ 1.3 cm；雄蕊 6，常镰状弯曲，药隔先端延伸；子房长圆形。浆果倒卵状长圆形或椭圆形，长约 3 cm，直径约 2 cm，熟时紫黑色。花期 3 ～ 6 月，果期 7 ～ 9 月。

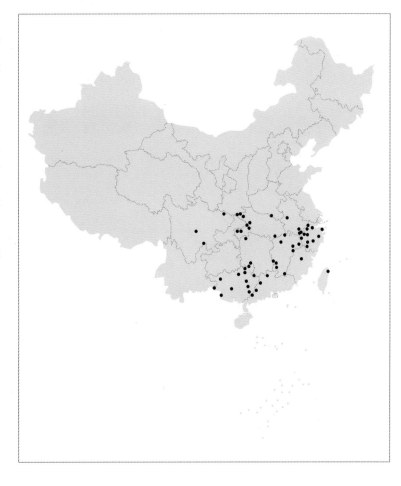

·分布

特有种。分布于我国河南、安徽、江西、浙江、台湾、福建、湖北、湖南、广东、广西、四川。

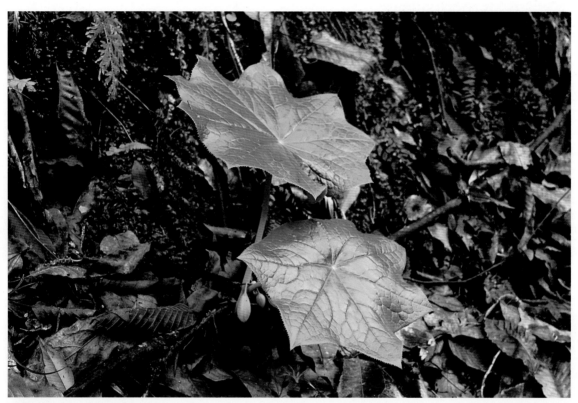

植株及生境 / 赵鑫磊提供

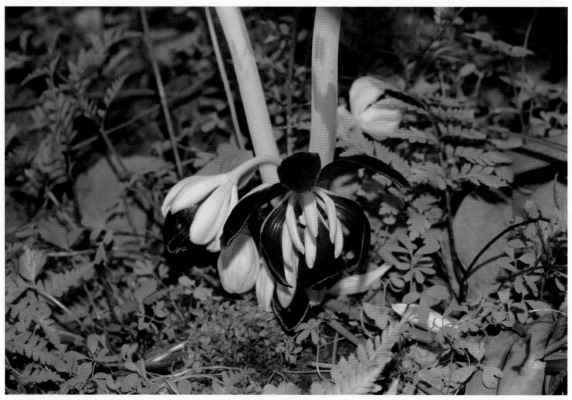

花及花序 / 刘军提供

·生境和居群

见于海拔 400 ～ 1 600 m 的常绿落叶混交林下、山谷溪旁或阴湿溪谷草丛中。植株通常为聚集分布，除近交产生种子外，也可克隆繁殖。较低的幼苗更新率和小居群遗传漂变导致了居群内遗传多样性水平低、居群间的遗传分化较大[1]。

·药用部位

根、根茎。

·药用价值和功能主治

具有清热解毒、化痰散结、祛瘀止痛的功效，用于咳嗽、咽喉肿痛、痈肿、疔疮、毒蛇咬伤、跌打损伤等。

·致危因子

本种为民间常用草药。近年来，因其根茎所含鬼臼毒素具有抗癌作用，其野生资源被大量采挖；本种对生境的要求比较严苛，原生林面积的减少限制了其居群发育；自然繁殖率低，生长缓慢，果实在未成熟之前常被虫鸟采食，影响了其居群的自然更新[1-2]。

·保护措施及商业栽培

本种已被列入《国家重点保护野生植物名录》，为 II 级保护物种；已被列入浙江省保护植物名录。部分植物园有栽培。有相关栽培研究[3]，但未见其商业栽培报道。

·保护建议

加强管理，限制采挖，保护野生资源，避免采挖对居群结构和生境的影响；采集不同居群的个体，开展迁地保护，保存其遗传多样性。

参考文献

[1] 刘海龙. 特有濒危植物六角莲的克隆结构与遗传多样性研究 [D]. 杭州：浙江大学，2007.

[2] 秦小波. 中国八角莲属植物的研究进展 [J]. 资源开发与市场，2012，28（11）：1018–1019.

[3] 沈瑛瑛. 药用植物八角莲和六角莲的组培–栽培及鬼臼毒素含量分析 [D]. 杭州：浙江大学，2010.

小檗科 Berberidaceae

042 八角莲

Dysosma versipellis (Hance) M. Cheng ex T. S. Ying

药材名： 八角莲

别　名： 独脚莲、山荷叶、江边一碗水

保护地位	易危 VU C1	重点保护名录 II 级

· 形态特征

多年生草本。高 40 ~ 150 cm。根茎粗壮，横生，多须根。叶互生，盾状，近圆形，直径达 30 cm，4 ~ 9 掌状浅裂，裂片阔三角形、卵形或卵状长圆形，长 2.5 ~ 4 cm，基部宽 5 cm，边缘具细齿，先端锐尖，背面被柔毛；下部叶柄长 12 ~ 25 cm，上部叶柄长 1 ~ 3 cm。花梗纤细、被柔毛；花深红色，5 ~ 8 簇生于离叶基部不远处；萼片 6，长圆状椭圆形，外面被短柔毛，内面无毛；花瓣 6，勺状倒卵形，长约 2.5 cm，宽约 8 mm；雄蕊 6，花丝短于花药；子房椭圆形，花柱短，柱头盾状。浆果椭圆形，长约 4 cm，直径约 3.5 cm。花期 3 ~ 6 月，果期 5 ~ 9 月。

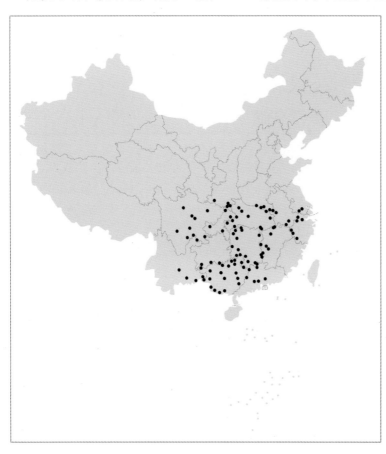

· 分布

特有种。分布于我国河南、陕西、安徽、江苏、江西、湖南、重庆、湖北、浙江、广东、广西、四川、贵州、云南。

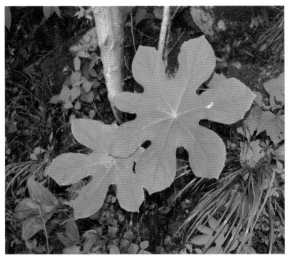

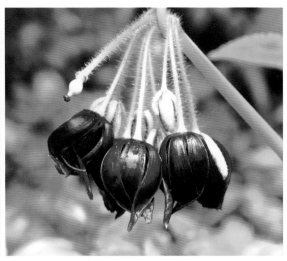

植株 / 赵鑫磊提供　　　　　　　　　　　　　　花及花序 / 于胜祥提供

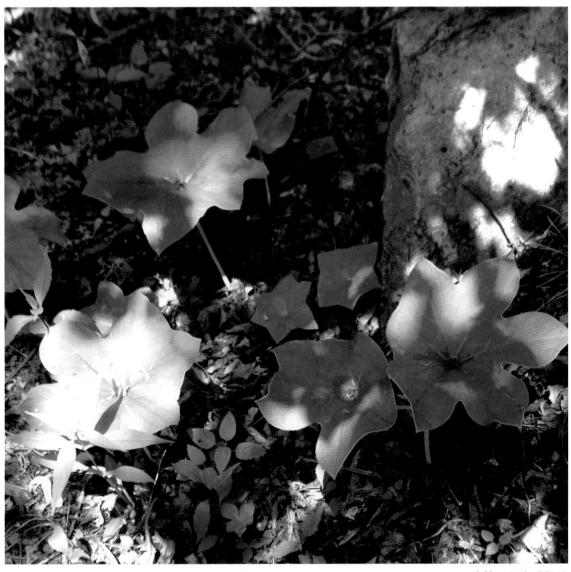

生境 / 赵鑫磊提供

· **生境和居群**

见于海拔300～2 400 m的林下,在山腰、沟谷、疏林、灌丛或竹林等次生植被中也可见到。居群植株呈片丛状散生分布,结实率极低。受过度采挖的影响,居群结构表现为成年个体少、幼年个体多,居群扩散缺乏足够的成年植株,居群更新缓慢[1]。

· **药用部位**

根、根茎。

· **药用价值和功能主治**

具有清热解毒、化痰散结、祛瘀止痛的功效,用于咳嗽、咽喉肿痛、痈肿、疔疮、毒蛇咬伤、跌打损伤等。

· **致危因子**

因本种具有药用及观赏价值,许多地区对其进行无序采挖,导致其居群数量不断减少;原生森林的垦殖、旅游开发和其他活动使其适宜的生存环境日益减少;从种子向幼苗的转化率极低,且具有较高的自交不亲和特性,遗传多样性水平低,进化潜力和适应性较弱[2-3]。

· **保护措施及商业栽培**

本种已被列入《国家重点保护野生植物名录》,为Ⅱ级保护物种;已被列入陕西省、浙江省、江西省、广西壮族自治区保护植物名录。南方多数植物园有栽培。尚无其商业栽培报道。

· **保护建议**

依托现有的自然保护地,或在天然集中分布区域建立保护点或设立保护标志,限制无序采挖,以保护野生居群和生境;采集不同居群的个体,开展迁地保护,保存其遗传多样性;开展栽培技术研究,促进商业栽培。

参考文献

[1] 李忠超,王武源. 濒危药用植物八角莲生态生物学特征 [J]. 热带亚热带植物学报,2006,14(3):190-195.

[2] QIU YX, ZHOU XW, FU CX, et al. A preliminary study of genetic variation in the endangered, Chinese endemic species *Dysosma versipellis* (Berberidaceae) [J]. Bot Bull Acad Sin, 2005, 46(1):61-69.

[3] 张燕,黎斌,李思锋,等. 八角莲的濒危成因剖析 [J]. 中国野生植物资源,2012,31(1):62-64.

小檗科 Berberidaceae

淫羊藿属 *Epimedium* L.

多年生草本，落叶或常绿。根茎硬且多须根，褐色。茎单生或丛生，光滑，基部被有褐色鳞片。叶常革质；单叶或一至三回羽状复叶，基生叶具长柄；小叶基部心形，两侧常不对称，边缘具刺毛状细齿。总状花序或圆锥花序顶生，具少数花至多数花；花两性，具蜜腺；萼片8，2轮，内轮花瓣状；花瓣4，通常有距或囊；雄蕊4，与花瓣对生；子房上位，1室，胚珠多数，花柱宿存，柱头膨大。蒴果背裂。种子具肉质假种皮。

本属有50种，我国有41种，其中，特有种40种，广泛分布于我国东北、华北及南方各地区，主要分布于四川、贵州、湖北和湖南等。大多数物种生长在陡度较大的林缘、灌草丛下、沟边，少数物种生长在林下、竹林下和草坡，有一定荫蔽度的地方，且多生长在石灰岩发育的黄壤、棕壤或腐殖质丰富的岩石缝[1]。

在我国，本属植物的药用种类有15种[2]。2015年版《中华人民共和国药典》一部收录5种，分别是淫羊藿（*E. brevicornu*）、三枝九叶草（箭叶淫羊藿，*E. sagittatum*）、柔毛淫羊藿（*E. pubescens*）、朝鲜淫羊藿（*E. koreanum*）、巫山淫羊藿（*E. wushanense*）。传统医学认为，本属药用植物通常具有补肾阳、强筋骨和祛风湿的功效，常用于骨质疏松、更年期综合征、乳房肿块、高血压、冠心病等疾病。

我国是淫羊藿属植物的主要分布区，其中多数种类在民间均作为淫羊藿药材使用。淫羊藿药材的原料长期依赖于野生资源，过度采收使其资源蕴藏量日益减少，部分地区的居群遭到严重破坏[3]。不加以区分的采收，使得广布物种的野生居群急剧减少，也极大地威胁了狭域分布物种的生存。在《中国生物多样性红色名录——高等植物卷》中，淫羊藿属植物受威胁的物种约占50%。

淫羊藿属植物尚未被列入国家级保护植物名录。朝鲜淫羊藿（*E. koreanum*）已被列入吉林省保护植物名录；浙江省将本区域内的所有种均列入保护植物名录。对淫羊藿属植物的保护应从源头抓起，如列入保护及采集管控目录或名单，严禁采挖狭域分布种；同时，加大人工栽培研究的力度，实现野生变家种，减少对野生资源的依赖。

本属受威胁及保护关注的药用物种分列如下。

E. acuminatum Franch. 粗毛淫羊藿 LC/CC

E. davidii Franch. 宝兴淫羊藿 NT C1

E. brevicornu Maxim. 淫羊藿 NT/VU B1ab (ⅲ)

E. elongatum Kom. 川西淫羊藿 NT A3c

E. fargesii Franch. 川鄂淫羊藿 EN A3c

E. hunanense (Hand.-Mazz.) Hand.-Mazz. 湖南淫羊藿 VU B1ab (ⅲ)

E. koreanum Nakai 朝鲜淫羊藿 NT B1ab (ⅲ)

E. leptorrhizum Stearn 黔岭淫羊藿 NT B1ab (ⅲ)

E. myrianthum Stearn 天平山淫羊藿 DD/CC

E. pubescens Maxim. 柔毛淫羊藿 LC/CC

E. sagittatum (Siebold et Zucc.) Maxim. 三枝九叶草（箭叶淫羊藿） NT B1abc (ⅲ, ⅴ)

E. simplicifolium T. S. Ying 单叶淫羊藿 CR B1ab (ⅰ, ⅱ, ⅲ, ⅴ); D

E. sutchuenense Franch. 四川淫羊藿 LC/CC

E. wushanense T. S. Ying 巫山淫羊藿 LC/VU A3c

参考文献

[1] 李作洲，徐艳琴，王瑛，等. 淫羊藿属药用植物的研究现状与展望 [J]. 中草药，2005（2）：289-295.

[2] 郭宝林，肖培根. 中药淫羊藿主要种类评述 [J]. 中国中药杂志，2003，28（4）：303-307.

[3] 徐艳琴，李作洲，张学军，等. 三种药用淫羊藿的地理分布与资源调查 [J]. 武汉植物学研究，2008，26（1）：91-98.

小檗科 Berberidaceae

043 淫羊藿
Epimedium brevicornu Maxim.

药材名： 淫羊藿（药典种）
别　名： 仙灵脾、放杖草、三枝九叶草

保护地位　易危 VU B1ab（ⅲ）

·形态特征

多年生草本。根茎木质化，暗棕褐色。二回三出复叶，具小叶 9；小叶纸质或厚纸质，卵形或阔卵形，基部深心形，顶生小叶基部裂片圆形，近等大，侧生小叶基部裂片稍偏斜，急尖或圆形，上面常有光泽，网脉显著，背面苍白色，光滑或疏生少数柔毛，基出脉 7。圆锥花序，花序轴及花梗被腺毛；花梗长 5 ~ 20 mm；花白色或淡黄色；萼片 2 轮，外萼片卵状三角形，暗绿色，内萼片披针形，白色或淡黄色；花瓣远较内萼片短，距呈圆锥状；雄蕊长 3 ~ 4 mm，伸出，花药长约 2 mm，瓣裂。蒴果长约 1 cm，宿存花柱喙状，长 2 ~ 3 mm。花期 5 ~ 6 月，果期 6 ~ 8 月。

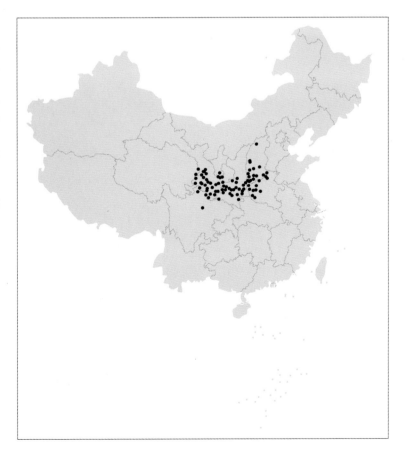

·分布

特有种。分布于我国河南、山西、陕西、宁夏、甘肃、青海、四川。

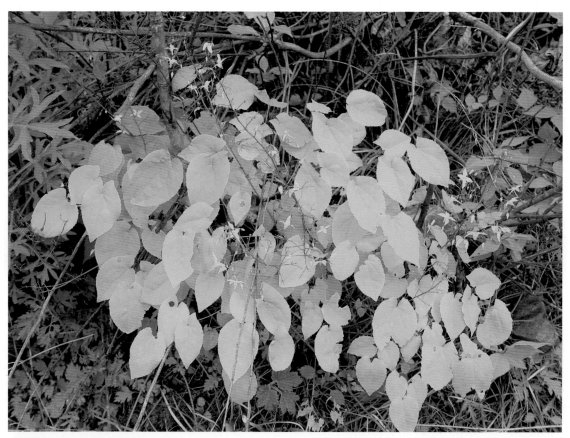

植株及生境 / 赵鑫磊提供

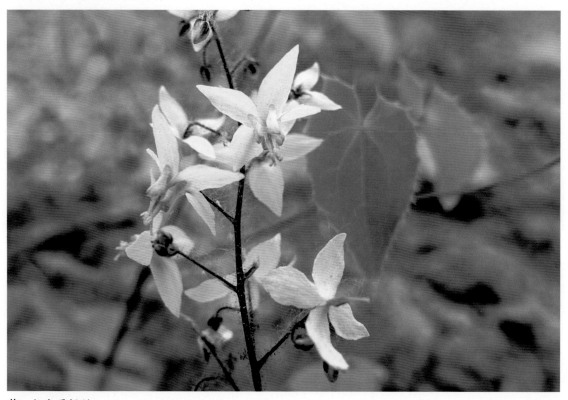

花 / 赵鑫磊提供

· **生境和居群**

见于海拔 650 ~ 3 500 m 的林下、沟边灌丛中或山坡上。生长地土壤肥沃、潮湿疏松，居群个体常依山脉和沟壑走向呈带状分布[1]。

· **药用部位**

叶。

· **药用价值和功能主治**

常用传统中药。具有补肾阳、强筋骨、祛风湿的功效，用于肾阳虚衰、阳痿遗精、筋骨痿软、风湿痹痛、麻木拘挛。

· **致危因子**

本种的药材来源以野生资源为主，随着国内外用药需求的不断增长，我国淫羊藿资源的现状急剧恶化，部分地区因过度采挖，其资源遭到严重破坏；在自然条件下其有性繁殖能力较弱，开花率和结实率都不超过 10%[2]。《中国生物多样性红色名录——高等植物卷》将其评估为近危（NT）。本书作者通过调查评估发现，其资源量总体下降，故将其调整为易危（VU）。

· **保护措施及商业栽培**

本种尚未被列入保护植物名录。部分植物园有栽培。有野生变家种的栽培试验研究[2]，未见其商业栽培报道。

· **保护建议**

将本种列入省级保护植物名录；依托现有的自然保护地，或在天然集中分布区域建立保护点或设立保护标志，以保护野生居群和生境；制定药材采收规范，建立轮采制度，通过封山育药，进行合理的分片采收，避免采挖根部，减少居群破坏；进行人工辅助自然更新，扩大居群数量和分布范围；建立迁地保护基地，开展野生变家种研究，以栽培资源替代野生资源。

参考文献

[1] 任桂芳. 岷县淫羊藿野生分布情况调查 [J]. 农业科技与信息，2016（28）：97.
[2] 潘丕克. 淫羊藿繁殖及栽培技术研究进展 [J]. 林业科技通讯，2016（4）：45-49.

小檗科 Berberidaceae

044 巫山淫羊藿
Epimedium wushanense T. S. Ying

药材名： 巫山淫羊藿（药典种）

别　名： 三枝九叶草、仙灵脾、牛角花

保护地位	易危 VU A3c

·形态特征

多年生常绿草本。根茎结节状，粗短，质地坚硬，多须根。一回三出复叶，具长柄，小叶 3；小叶具柄，叶片革质，披针形至狭披针形，边缘具刺齿，基部心形，顶生小叶基部具均等的圆形裂片，侧生小叶基部裂片偏斜，内边裂片小，圆形，外边裂片大，三角形，渐尖，上面无毛，背面被绵毛或秃净，叶缘具刺锯齿；花茎具对生叶 2。圆锥花序顶生；花淡黄色；萼片 2 轮，外萼片近圆形；花瓣成角状距，淡黄色，向内弯曲，基部浅杯状，有时基部带紫色；雄蕊长约 5 mm，花丝长约 1 mm，花药长约 4 mm，瓣裂，裂片外卷；雌蕊长约 5 mm，子房斜圆柱状，有长花柱，含胚珠 10 ~ 12。蒴果长约 1.5 cm，宿存花柱喙状。花期 4 ~ 5 月，果期 5 ~ 6 月。

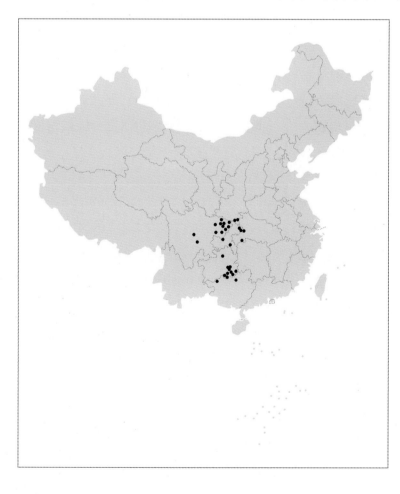

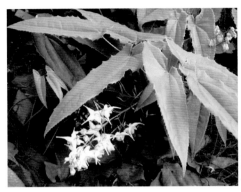
叶及花序 / 王瑛提供

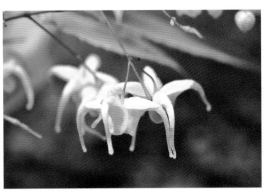
花 / 郭宝林提供

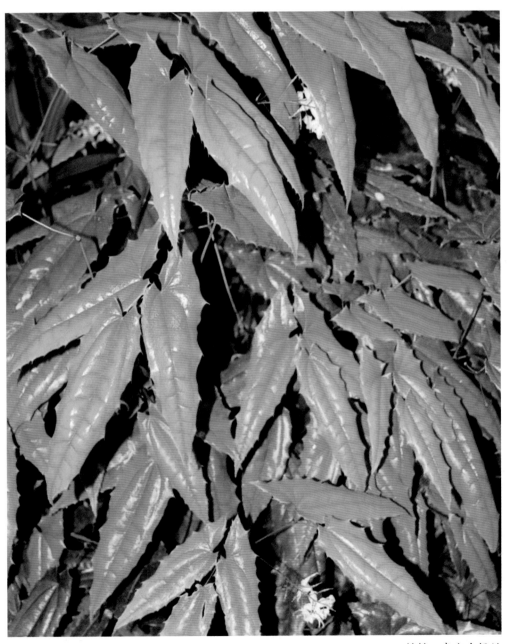
植株 / 李晓东提供

·分布

特有种。分布于我国四川、贵州、陕西、重庆、湖北、广西。

·生境和居群

见于海拔 300 ~ 1 700 m 的密林、荒地或石缝中。早期基于等位酶证据的研究表明，由于长江的地理隔离，湖北地区分布的巫山淫羊藿与同域分布的其他 2 种淫羊藿（柔毛淫羊藿 E. pubescens 和箭叶淫羊藿 E. sagittatum）相比，居群间的遗传分化更加明显，暗示该种的居群遗传多样性较高[1]。

·药用部位

叶。

·药用价值和功能主治

具有补肾阳、强筋骨、祛风湿的功效，用于肾阳虚衰、阳痿遗精、筋骨痿软、风湿痹痛、麻木拘挛。

·致危因子

本种的药材来源以野生资源为主，随着药材用量的增大，其野生资源遭到了严重的破坏[2]；种子存在明显的休眠现象，繁殖发芽率低，且生长缓慢[3]。

·保护措施及商业栽培

本种尚未被列入保护植物名录。少数植物园有栽培。有栽培研究的报道[4]，未见其商业栽培报道。《中国生物多样性红色名录——高等植物卷》将其评估为无危（LC）。本书作者通过调查评估发现，其资源量总体下降，故将其调整为易危（VU）。

·保护建议

同"淫羊藿"项。

参考文献

[1] Y. Q. XU, Z. Z. LI, Y. WANG, et al. Allozyme diversity and population genetic structure of three medicinal Epimedium species from Hubei[J]. Journal of Genetics and Genomics, 2007, 34(1): 56–71.

[2] 郭宝林，黄文华，孙娥，等. 淫羊藿药材和饮片市场调查 [J]. 中国中药杂志，2010，35（13）：1687–1690.

[3] 樊家乙，郭巧生，刘作易，等. 巫山淫羊藿种子休眠特性及破眠方法研究 [J]. 中国中药杂志，2010，35（24）：3242–3245.

[4] 魏德生，胡宝成，付小兵，等. 巫山淫羊藿保护抚育种植试验初报 [J]. 现代中药研究与实践，2010，24（5）：14–16.

小檗科 Berberidaceae

十大功劳属 *Mahonia* Nutt.

常绿灌木或小乔木。枝无刺。奇数羽状复叶，互生；小叶 3 ~ 41 对；小叶边缘具齿，少有全缘。花序顶生，由 3 ~ 18 个簇生的总状花序或圆锥花序组成，基部具芽鳞；花黄色；萼片 9，3 轮；花瓣 6，2 轮，基部具腺体 2 或无腺体；雄蕊 6，花药瓣裂；子房 1 室，含基生胚珠 1 ~ 7，花柱极短或无花柱，柱头盾状。浆果，深蓝色至黑色。

本属约有 60 种。我国约有 31 种，其中，特有种 27 种，广泛分布于我国长江流域以南，主要分布于四川、云南、广西和贵州。多生长在海拔 3800 m 以下的阴湿山谷和森林下层，为阴生植物。

在我国本属药用植物多达 22 种[1]。2015 年版《中华人民共和国药典》一部收录 2 种，分别是阔叶十大功劳（*M. bealei*）和细叶十大功劳（*M. fortunei*）。通常具有清热燥湿、泻火解毒的功效。其根茎、果实、树干中含有小檗碱，对多种革兰阳性菌及革兰阴性菌均具有抑菌作用，常用于肠炎、痢疾、角膜炎等疾病，主要用作制药工业原料。

本属植物的多数种类为狭域分布，且生长缓慢。早期因根和茎富含小檗碱而频遭砍伐，其野生居群的分布面积不断缩小且资源量下降。在采收药材时，许多狭域分布物种（如靖西十大功劳 *M. subimbricata*）被不加区分地砍伐，加之人类活动对生境的干扰，使这些物种受到严重威胁。因小檗碱人工合成的实现，对本属野生资源的破坏有所缓解，但一些狭域分布物种的受威胁现状仍需予以关注。在《中国生物多样性红色名录——高等植物卷》中，本属 1/3 以上的物种被评估为受威胁等级。靖西十大功劳（*M. subimbricata*）已被列入《国家重点保护野生植物名录》，为 II 级保护物种。

建议将本属其他受威胁的药用物种列入分布区内各省级保护植物名录；并依托现有的自然保护地，或在天然集中分布区域建立保护点或设立保护标志，限制无序采挖，以保护野生居群和生境；开展科普宣传，增强公众的生物多样性和生态环境保护意识。

本属受威胁及保护关注的药用物种分列如下。

M. bracteolata Takeda 鹤庆十大功劳 VU A2c; B1ab (i , iii , v)

M. bodinieri Gagnep. 小果十大功劳 LC/CC

M. decipiens C. K. Schneid. 鄂西十大功劳 VU A2c; B1ab (i , iii)

M. duclouxiana Gagnep. 长柱十大功劳 LC/CC

M. eurybracteata Fedde 宽苞十大功劳 LC/CC

M. fordii C. K. Schneid. 北江十大功劳 NT D

M. hancockiana Takeda 滇南十大功劳 VU D2

M. leptodonta Gagnep. 细齿十大功劳 VU A2c; B1ab（ⅰ,ⅲ）

M. monyulensis Ahrendt 门隅十大功劳 VU D2

M. retinervis P. K. Hsiao et Y. S. Wang 网脉十大功劳 VU A2c; B1ab（ⅰ,ⅲ,ⅴ）

M. shenii Chun 沈氏十大功劳 DD/CC

M. subimbricata Chun et F. Chun 靖西十大功劳 VU A2c; B1ab（ⅰ,ⅲ,ⅴ）

参考文献

[1] 刘安莉，何顺志. 中国十大功劳属药用植物资源种类与地理分布的研究 [J]. 现代中药研究与实践，2010，24（4）：20-24.

小檗科 Berberidaceae

045 靖西十大功劳
Mahonia subimbricata Chun et F. Chun

药材名： 十大功劳
别　名： 功劳木、小功劳

| 保护地位 | 易危 VU A2c; B1ab（i, iii, v）+ 2ab（i, iii, v） | 重点保护名录 II 级 |

· **形态特征**

灌木。高约 1.5 m。叶椭圆形至倒披针形，长 12 ~ 22 cm，宽 3 ~ 5 cm。具 8 ~ 13 对小叶，小叶邻接或覆瓦状接叠，先端急尖；小叶卵形至狭卵形，最下 1 对小叶远小于其他小叶，每边仅有锯齿 1 ~ 2，向先端小叶渐次增大，基部圆形或近心形，叶缘每边具粗锯齿 2 ~ 7；顶生小叶长圆状卵形，长 3 ~ 5 cm。总状花序 9 ~ 13，不分枝，簇生；花黄色；萼片卵形；花瓣狭椭圆形，与内萼片等长或稍短，基部腺体显著；雄蕊长约 2.5 mm，药隔延伸；子房长约 2 mm，无花柱，胚珠 1 ~ 2。浆果倒卵形，长约 8 mm，直径约 5 mm，黑色，被白粉。花期 9 ~ 11 月，果期 11 月至翌年 5 月。

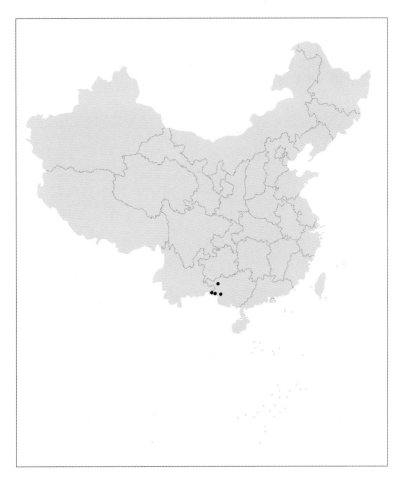

· **分布**

特有种。分布于我国广西。

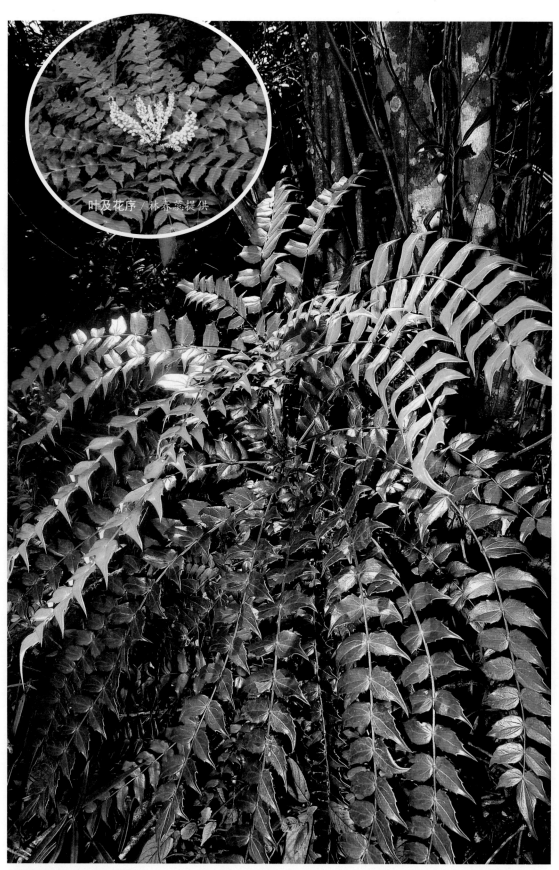

叶及花序 / 林春蕊提供

植株及生境 / 林春蕊提供

· **生境和居群**

见于海拔约 1 900 m 的山谷、灌丛中或常绿林中。分布面积狭小，植株散生[1]。

· **药用部位**

根、茎。

· **药用价值和功能主治**

具有清热解毒的功效，用于痢疾、肝炎、肺热咳嗽、肺痨、目赤、烫火伤。

· **致危因子**

本种的分布区狭窄。民间采集本种植物的根和茎作药用，或采集全株作庭院绿化用，采集时通常不区分物种和季节，导致其资源量持续减少，在野外已难以见到；居群数量少，其生境极为脆弱，人为扰动极易影响其居群更新。

· **保护措施及商业栽培**

本种已被列入《国家重点保护野生植物名录》，为 Ⅱ 级保护物种。个别植物园有栽培。未见其商业栽培报道。

· **保护建议**

依托现有的自然保护地，或在天然集中分布区域建立保护点或设立保护标志，以保护野生居群和生境；在破坏严重的区域进行封山抚育；开展引种驯化、迁地保护研究，保存其遗传多样性。

参考文献

[1] 刘安莉, 何顺志. 中国十大功劳属药用植物资源种类与地理分布的研究 [J]. 现代中药研究与实践, 2010, 24（4）: 20-24.

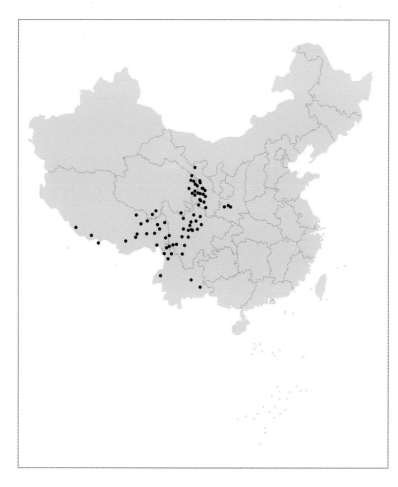

小檗科 Berberidaceae

046 桃儿七

Sinopodophyllum hexandrum (Royle) T. S. Ying

药材名：小叶莲（药典种）
别　名：鬼臼、鸡素苔、奥毛塞（藏药名）

| 保护地位 | 近危 NT A2c | 重点保护名录 II 级
CITES 附录 II 物种 |

·形态特征

多年生草本。植株高 20 ～ 50 cm。根茎粗壮，横走；茎直立，基部被褐色大鳞片。叶 2，具长柄，基部心形，3 ～ 5 深裂，几达中部，边缘具粗锯齿，背面被柔毛。花单生，先叶开放，两性；萼片 6；花瓣 6，倒卵形或倒卵状长圆形，长 2.5 ～ 3.5 cm，宽 1.5 ～ 1.8 cm，先端略呈波状；雄蕊 6，长约 1.5 cm，花药直立、线形、纵裂；雌蕊 1，长约 1.2 cm，子房 1 室，含多数胚珠。浆果卵圆形，长 4 ～ 7 cm，直径 2.5 ～ 4 cm，熟时橘红色；种子卵状三角形，多数，红褐色，无肉质假种皮。花期 5 ～ 6 月，果期 7 ～ 9 月。

·分布

分布于我国陕西、甘肃、青海、四川、云南、西藏。喜马拉雅山脉南麓各国也有分布。

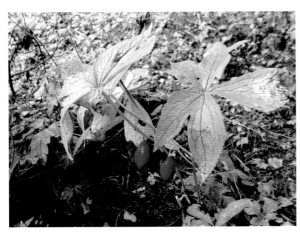

植株 / 赵鑫磊提供

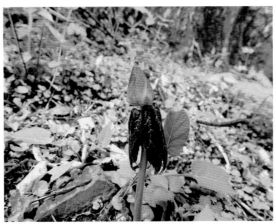

花蕾 / 赵鑫磊提供

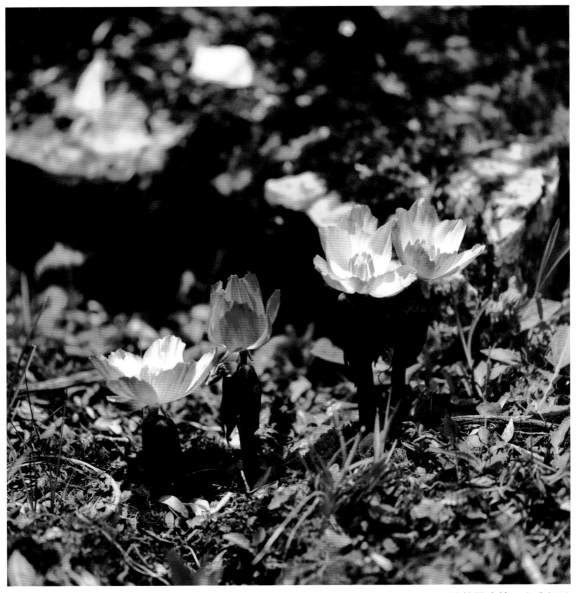

植株及生境 / 宋鼎提供

· **生境和居群**

中生性草本植物，见于海拔 2 200 ~
4 300 m 的林下、林缘湿地、灌丛中。在
大面积林间空地和灌丛下居群个体数量
较多；而林隙下的居群个体数量较少，
总体呈衰退趋势；居群在小尺度范围为
集群分布，而在大尺度范围为随机分
布 [1-2]。

· **药用部位**

根、根茎、果实。

· **药用价值和功能主治**

具有祛风除湿、活血止痛和祛痰止咳的
功效，用于风湿痹痛、跌打损伤、月经
不调、痛经、脘腹疼痛和咳嗽。藏医药
中主要以果实入药，用于血瘀经闭、难
产、死胎、胎盘不下。

· **致危因子**

本种多年来受过度采挖、放牧影响，加
之森林砍伐造成生境丧失，致使其资源
量下降；分布于较高海拔植株的种子易
受雪害的影响，而使萌发率降低；对于
自花授粉植物，居群间很少能通过传粉
的方式进行基因流动。《中国生物多样
性红色名录——高等植物卷》将其评估
为无危（LC）。本书作者通过调查评
估发现，其资源量总体下降，故将其调
整为近危（NT）。

· **保护措施及商业栽培**

本种已被列入《国家重点保护野生植
物名录》，为 II 级保护物种；已被列
入 CITES 附录 II。部分植物园有栽培。
其引种栽培技术较为成熟，已有相关
生物技术研究，如利用毛状根诱导桃
儿七中的抗癌有效成分、组织培养等，
取得了阶段性的成果 [3]，未见其商业
栽培报道。

· **保护建议**

加强原地保护，对保护区内的居群强化
管理；广泛收集种质资源，开展迁地保
护，保存其遗传多样性；基于成熟的栽
培技术，实现商业栽培，以家种代替野
生，从而减少对野生资源的破坏。

参考文献

[1] 赵纪峰，刘翔，王昌华，等. 珍稀濒危药用植物桃儿七的资源调查 [J]. 中国中药杂志，2011，
36（10）：1255-1260.

[2] 郭其强，高超，李慧娥，等. 药用濒危植物桃儿七种群生存状况及种实特性分析 [J]. 中国中
药杂志，2008，43（6）：1104-1110.

[3] 张文雪，黄慧莲，叶耀辉. 濒危藏药桃儿七资源短缺的解决途径研究进展 [J]. 江西中医药大学
学报，2010，22（6）：98-100.

紫草科 Boraginaceae

047 新疆紫草
Arnebia euchroma (Royle) I. M. Johnst.

药材名: 紫草 (药典种)
别　名: 软紫草、紫丹、紫根

保护地位	濒危 EN B1ab (ⅱ)	重点保护名录 Ⅱ 级 野生药材名录 Ⅲ 级

· **形态特征**

多年生草本。高达 40 cm。根粗壮，富含紫色素。茎直立，基部具叶基鞘，被开展的白色或淡黄色长硬毛。基生叶线形或线状披针形，长 7 ~ 20 cm，基部鞘状；茎生叶披针形或线状披针形，较小，基部无鞘。镰状聚伞花序生于茎上部叶腋，长 2 ~ 6 cm。花冠筒状钟形，深紫色，稀淡黄色带紫红色，无毛或稍被短毛，花冠筒直，长 1 ~ 1.4 cm，冠檐直径约 1 cm，裂片卵形，开展；雄蕊生于花冠筒中部或喉部；花柱达花冠筒喉部或中部，先端 2 浅裂。小坚果宽卵圆形，黑褐色，长约 3.5 mm，具粗网纹及少数疣状突起。花果期 6 ~ 8 月。

· **分布**

分布于我国新疆、西藏。印度、巴基斯坦、俄罗斯以及亚洲中部地区也有分布。

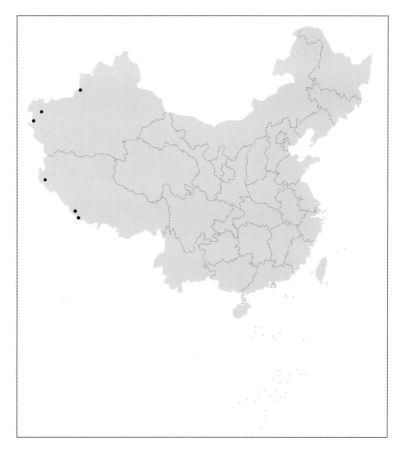

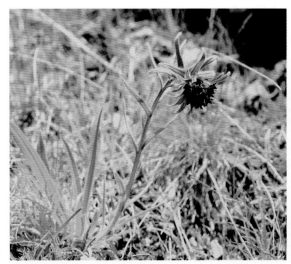

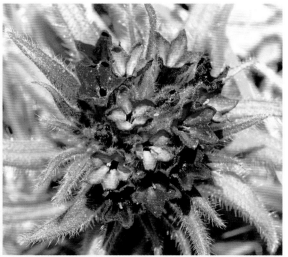

植株 / 杨宗宗提供　　　　　　　　**花** / 杨宗宗提供

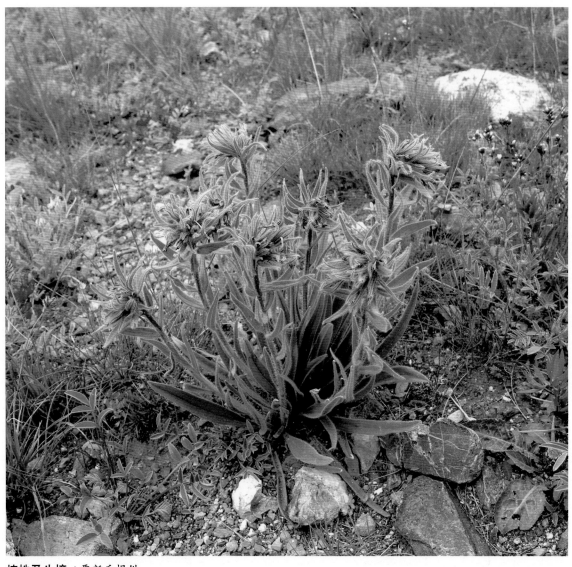

植株及生境 / 贾新岳提供

- **生境和居群**

见于海拔 2 100 ～ 4 200 m 的砾石山坡、洪积扇、草地及草甸。喜光照良好、凉爽湿润的气候，对土壤的要求不甚严格。虫媒传粉，具花柱异长现象。长花柱和短花柱 2 种类型的植株在居群中发生的频率接近 1∶1；物候期明显受海拔高度的影响，低海拔居群的萌动期、始花期、盛花期和末花期均较高海拔居群早，花期持续时间长，而果熟期和枯黄期较高海拔居群晚 [1]。随着海拔的增加，居群内个体的密度表现出先增加后减少的变化趋势，而居群的空间分布表现出聚集 - 随机的分布格局 [2]。

- **药用部位**

根。

- **药用价值和功能主治**

具有清热凉血、活血解毒、透疹消斑的功效，用于血热毒盛、斑疹紫黑、麻疹不透、疮疡、湿疹和水火烫伤等。

- **致危因子**

市场上商品紫草的主要基原为本种，均从野外采挖而来。近年来，随着药材需求量的不断增加，对本种的采挖日益增多，导致其野生资源量下降；过度放牧引起的草场退化，破坏了其居群生境 [3-4]。

- **保护措施及商业栽培**

本种已被列入《国家重点保护野生植物名录》，为 II 级保护物种；已被列入《国家重点保护野生药材物种名录》，为 III 级保护物种；也被列入新疆维吾尔自治区保护植物名录。无植物园栽培记录。未见其商业栽培报道，我国市场上药材紫草的原料主要来自野生，部分从中亚地区进口。

- **保护建议**

依托现有的自然保护地，或在天然集中分布区域建立自然保护区，或在其他区域建立保护点或设立保护标志，加强执法力度，禁止采挖，保护野生居群和生境；开展科普宣传，增强公众的生物多样性和生态环境保护意识；开展人工栽培研究，促进商业化栽培，以减少对野生资源的依赖。

参考文献

[1] 冯建菊. 新疆紫草繁殖生态学研究 [D]. 乌鲁木齐：新疆农业大学，2006.

[2] 杨晓绒，徐丽萍，恩特马克·布拉提白，等. 伊犁地区软紫草种群空间分布格局及根部性状分析 [J]. 江西农业大学学报，2020，42（4）：684-691.

[3] 冯建菊，谭敦炎. 不同生境条件下软紫草（*Arnebia euchroma*）结实特性的差异 [J]. 干旱区研究，2007，24（1）：37-42.

[4] 田佳鑫，高峰，詹志来，等. 紫草药材品种变迁与药用资源分析 [J]. 中国现代中药，2018，20（9）：1064-1067.

紫草科 Boraginaceae

048 黄花软紫草

Arnebia guttata Bunge

药材名： 紫草（药典种）
别　名： 内蒙古软紫草、假紫草

保护地位　易危 VU A2c

· 形态特征

多年生草本。高达 25 cm。根含紫色素。茎常 2 ～ 4，直立，多分枝，密被开展的长硬毛及短伏毛。叶匙状线形或线形，长 1.5 ～ 5.5 cm，两面密被具基盘的白色长硬毛；无柄。镰状聚伞花序长 3 ～ 10 cm；苞片线状披针形。花萼裂片线形，长约 1 cm，被长伏毛；花冠黄色，筒状钟形，被短柔毛，冠檐直径 0.7 ～ 1.2 cm，裂片宽卵形或半圆形，开展，常具紫色斑点；雄蕊生于花冠筒中部或喉部，花药长圆形，长约 1.8 mm；花柱丝状，稍伸出喉部或仅达花冠筒中部，先端 2 浅裂，柱头肾形。小坚果三角状卵圆形，长 2.5 ～ 3 mm，淡黄褐色，具疣状突起。花果期 6 ～ 10 月。

· 分布

分布于我国内蒙古、甘肃、宁夏、新疆、西藏。印度、俄罗斯、蒙古以及亚洲中部地区也有分布。

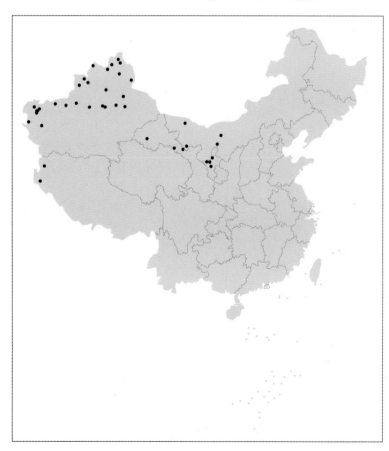

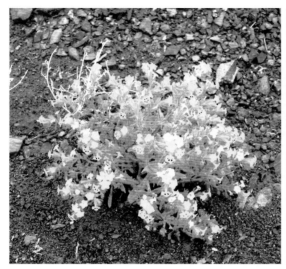

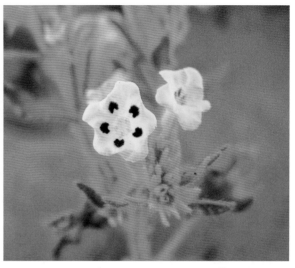

植株 / 齐耀东提供　　　　　　　　　　　　花 / 刘冰提供

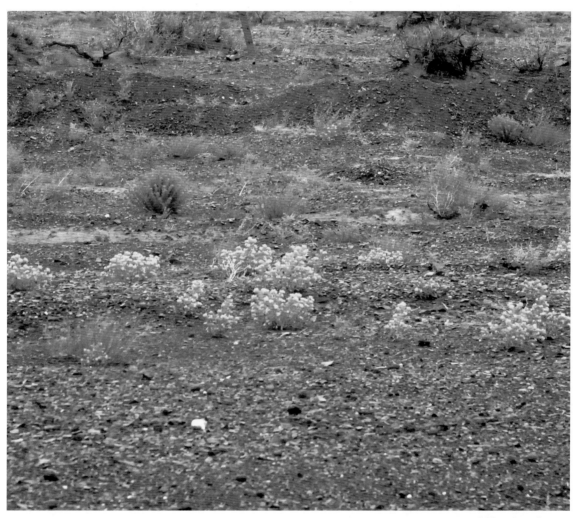

生境 / 齐耀东提供

·生境和居群

见于海拔 280 ~ 4 200 m 的戈壁、石质山坡和湖滨砾石地，属于荒漠植物。在新疆哈密和富蕴等地的戈壁上常呈集群式分布，在水量较少的农田、林间也偶见分布[1]。

·药用部位

根。

·药用价值和功能主治

同"新疆紫草"项。

·致危因子

本种的分布范围较大，在新疆东北部尚可见较大面积的分布，而在内蒙古地区已少见。根类药材的采挖，影响了居群更新；荒漠地区的生境较为脆弱，干旱少雨等气候变化易引起居群衰退。

·保护措施及商业栽培

本种尚未被列入保护植物名录。无植物园栽培记录。未见其商业栽培报道。

·保护建议

将本种列入省级保护植物名录；依托现有的自然保护地，或在天然集中分布区域建立保护点或设立保护标志，限制无序采挖，以保护野生居群和生境；广泛收集野生居群个体，开展迁地保护，保存其遗传多样性；开展引种驯化和人工栽培研究，促进商业栽培。

参考文献

[1] 文娥，刘文辉，宋海龙，等. 新疆哈密地区野生黄花软紫草的资源调查 [J]. 中国现代中药，2016，18（11）：1479-1483.

紫草科 紫草科 Boraginaceae

049 紫草
Lithospermum erythrorhizon Siebold et Zucc.

药材名： 硬紫草

别　名： 山紫草、紫丹、紫芙

保护地位	保护关注 CC	野生药材名录Ⅲ级

· **形态特征**

多年生草本。高达 90 cm。根富含紫色素。茎常 1 ~ 2，直立，被短糙伏毛，上部分枝。叶卵状披针形或宽披针形，长 2 ~ 8 cm，先端渐尖，基部渐窄，两面被毛，无柄。花序生于茎枝上部，长 2 ~ 6 cm。花萼裂片线形，长 4 ~ 9 mm，被短伏毛；花冠白色，长 7 ~ 9 mm，稍被毛，冠檐与花冠筒近等长，裂片宽卵形，长 2 ~ 3 mm，开展，全缘或微波状，喉部附属物半球形，无毛；雄蕊生于花冠筒中部，花丝长约 0.4 mm，花药长 1 ~ 1.2 mm；花柱长 2.2 ~ 2.5 mm。小坚果卵球形，乳白色，或带淡黄褐色，长约 3.5 mm，平滑，有光泽，腹面具纵沟。花果期 6 ~ 9 月。

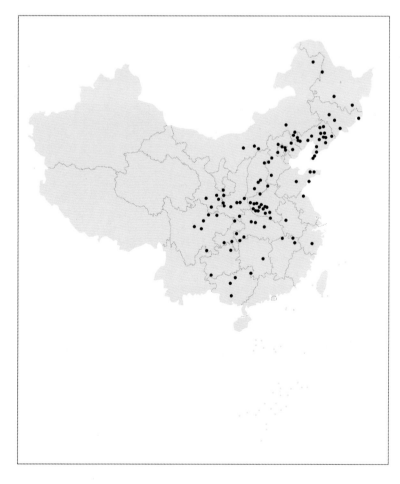

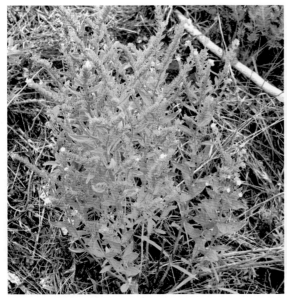

植株 / 辛晓伟提供

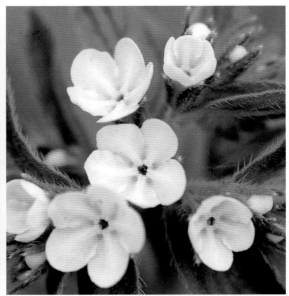

花 / 周繇提供

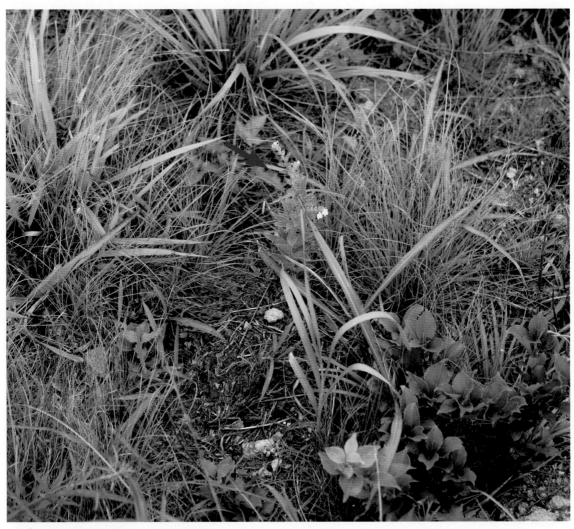

生境（箭头所示为植株） / 辛晓伟提供

·分布

主要分布于我国黑龙江、吉林、辽宁、内蒙古、宁夏、北京、河北、山东、山西、河南、安徽、江苏、浙江、江西、湖南、湖北、广西、贵州、四川、陕西、甘肃东南部。日本、朝鲜、俄罗斯也有分布。

·生境和居群

见于山地草丛和干燥的石质山坡、山谷及灌木林下，对土壤的要求不甚严格。

·药用部位

根。

·药用价值和功能主治

具有清热凉血、活血解毒、透疹消斑的功效，用于血热毒盛、斑疹紫黑、麻疹不透、疮疡、湿疹和烫火伤等。

·致危因子

本种在历史上一直为紫草药材的基原植物，有着悠久的应用历史，被收录于 2005 年以前的历版《中华人民共和国药典》中。由于长期采挖，其资源逐渐减少，已经无法形成大宗商品[1]。《中国生物多样性红色名录——高等植物卷》将其评估为无危（LC）。由于本种药材近年来出口至国际市场，其野生资源采挖现象依然存在，故本书将其调整为保护关注（CC），以引起重视。

·保护措施及商业栽培

本种已被列入《国家重点保护野生药材物种名录》，为Ⅲ级保护物种。个别植物园有栽培。内蒙古、辽宁有商业栽培报道[2]。

·保护建议

将本种列入药用植物监测名单，观察其资源动态；加大科普宣传力度，减少对紫草生境的破坏。

参考文献

[1] 田佳鑫，高峰，詹志来，等. 紫草药材品种变迁与药用资源分析 [J]. 中国现代中药，2018，20（9）：1064-1067.

[2] 葛峰，王晓东，王玉春. 药用紫草的研究进展 [J]. 中草药，2003，34（9）：附 6-10.

紫草科 Boraginaceae

050 滇紫草
Onosma paniculata Bureau et Franch.

药材名: 紫草

保护地位	易危 VU D2

·形态特征

二年生草本。高达 1 m。茎单一，密被短伏毛及开展、具基盘的硬毛。基生叶及下部茎生叶线状披针形或披针形，长 10 ~ 20 cm；中上部叶较小，基部稍抱茎，无柄。聚伞圆锥花序顶生，长达 30 cm。花萼长约 8 mm，果时稍增大；花冠筒状，蓝紫色或暗红色，长约 1.4 cm，冠檐裂片三角形，常反卷，密被短伏毛；雄蕊生于花冠筒中部稍下，花药靠合，花药筒长约 12 mm，内藏或先端稍伸出，花丝长 4 ~ 5 mm，被毛，花柱长约 1.5 cm，下部被毛；腺体高约 0.5 mm，被柔毛。小坚果长约 3 mm，具疣状突起。花果期 6 ~ 9 月。

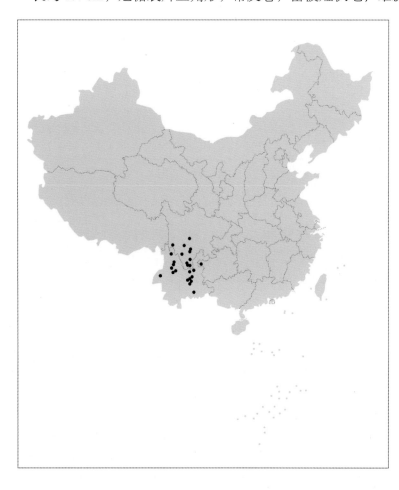

·分布

分布于我国四川、贵州、云南。不丹、印度也有分布。

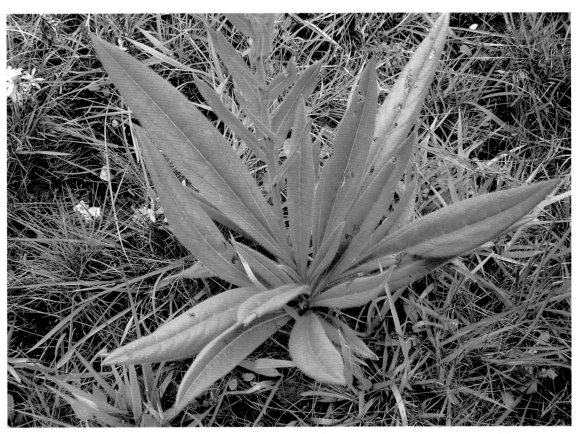

植株及生境 / 刘冰提供

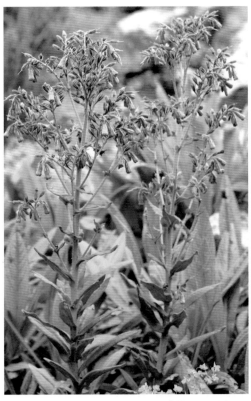

植株 / 宋鼎提供

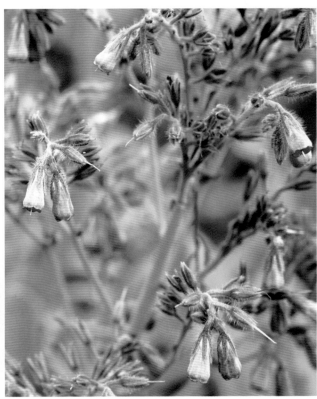

花 / 宋鼎提供

· **生境和居群**

见于海拔 2 000 ~ 3 200 m 的干燥山坡及松栎林林缘。

· **药用部位**

根。

· **药用价值和功能主治**

具有清热解毒、凉血活血的功效，用于麻疹肺炎、热病发斑、疮疡溃烂、湿疹、烫伤。本种在云南被视作紫草入药。

· **致危因子**

人为的无序采挖，引起本种资源量下降；农林生产活动带来的生境破坏，导致其居群分布面积缩小。

· **保护措施及商业栽培**

本种尚未被列入保护植物名录。无植物园栽培记录。有通过细胞与组织培养以获取紫草素的研究 [1-2]，未见其商业栽培报道。

· **保护建议**

将本种列入省级保护植物名录；依托现有的自然保护地，或在天然集中分布区域建立保护点或设立保护标志，限制无序采挖，以保护野生居群和生境；加强野生资源的调查及评估；开展野生变家种的研究，以减少对野生资源的破坏。

参考文献

[1] 葛锋，王晓东，王玉春. 药用紫草的研究进展 [J]. 中草药，2003，34（9）：6-10.

[2] 冯建菊，谭敦炎. 紫草类药材的生物学特性及人工繁殖研究现状 [C]// 第二届中国甘草学术研讨会暨第二届新疆植物资源开发、利用与保护学术研讨会论文摘要集，2004：95-96.

桔梗科 Campanulaceae

051 辐冠参

Pseudocodon convolvulaceus (Kurz) D. Y. Hong et H. Sun

异 名： *Codonopsis convolvulacea* Kurz
药材名： 鸡蛋参　　**别 名：** 金线吊葫芦、山鸡蛋、尼哇沃坚（藏药名）

保护地位　　保护关注 CC

· **形态特征**

多年生草本。块根近长圆形，长 2.5 ~ 5 cm，直径 1 ~ 1.5 cm，上端具短细环纹，下部则疏生横长皮孔。茎缠绕，长达 1 m。叶互生或有时对生，均匀分布于茎上或密集地聚生于茎中下部；叶片条形至宽大而为卵圆形，全缘或具波状钝齿。花单生于主茎及侧枝先端，淡蓝色或蓝紫色；花梗长 2 ~ 12 cm，无毛；花萼贴生至子房先端，裂片上位着生，筒部长 3 ~ 7 mm，裂片狭三角状披针形；花冠辐状而近于 5 全裂，裂片椭圆形，长 1 ~ 3.5 cm；花丝基部宽大，密被长柔毛。蒴果上位部分短圆锥状，裂瓣长约 4 mm，下位部分倒圆锥状，长 1 ~ 1.6 cm，直径约 8 mm，有脉棱。种子极多，棕黄色，有光泽。花果期 7 ~ 10 月。

· **分布**

分布于我国贵州、四川、云南和西藏。缅甸北部也有分布。

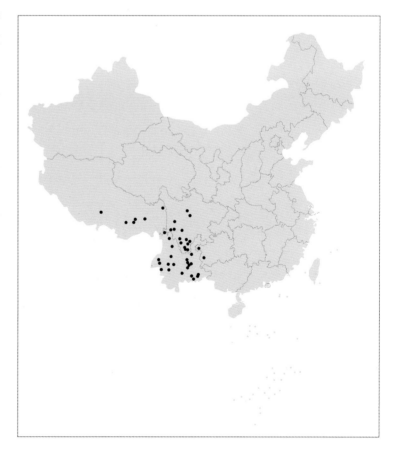

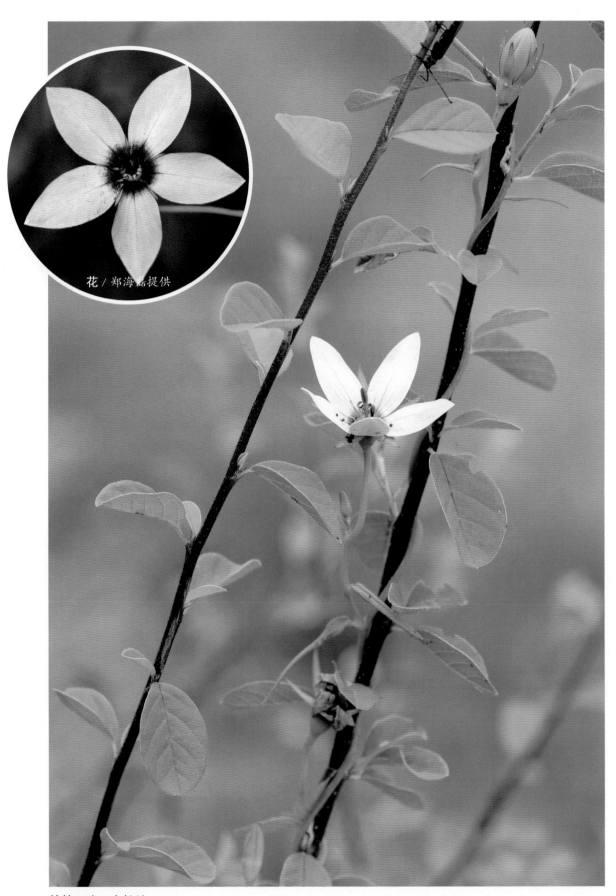

花 / 郑海嘉提供

· **生境和居群**

见于海拔 1 000 ～ 4 600 m 的森林、开阔林地、林缘、山地草坡及灌丛中。

· **药用部位**

根。

· **药用价值和功能主治**

为民间常用草药，也为藏药。具有补气养血和润肺生津的功效，用于贫血、自汗、乳汁稀少、肺虚咳嗽、神经衰弱、疝气。

· **致危因子**

近年来，高原生态环境的改变和野生个体的大量采挖，使本种的分布区面积及居群数量有所下降[1-2]。《中国生物多样性红色名录——高等植物卷》将其评估为数据缺乏（DD）。本书作者通过调查评估，将其调整为保护关注（CC）。

· **保护措施及商业栽培**

本种尚未被列入保护植物名录。个别植物园有栽培。仅有少量引种成功的案例[2]，未见其商业栽培报道。

· **保护建议**

将本种列入药用植物监测名单；采挖时应保护特殊的脆弱生境；开展科普宣传，增强公众的生物多样性和生态环境保护意识；积极开展栽培繁育研究，为商业化生产提供技术储备。

· **分类学附注**

本种在《中国植物志》（第七十三卷）中被认为具有 7 个变种，在 *Flora of China*（Vol.19）中则被认为具有 4 个亚种，但 *Flora of China* 的外方作者同时提出不同意见，认为部分种下等级应为独立的物种。最近，本种被转入新建立的辐冠参属（*Pseudocodon* D. Y. Hong et H. Sun）[3]，并被认为具有 2 个亚种[4]。考虑到药材具有相似性，应用时常不区分，并且种下分类处理尚未确定，故本书采用了广义的物种概念，即保护关注本种下的所有变种（或亚种）。

参考文献

[1] 张亚楠，毕丽伟，黄秀梅，等. 四倍体鸡蛋参的诱导与鉴定 [J]. 内蒙古中医药，2014，33（5）：55-57.

[2] 孙秀丽，袁芳，靳祖石，等. 药用植物鸡蛋参的研究进展 [J]. 现代农业科技，2019（15）：69-71.

[3] WANG Q，MA X T，HONG D Y. Phylogenetic analysis rereal three new genera of the Campanulaceae[J]. J. Syst. Evol.，2014，52（5）：541-550.

[4] HONG D Y. A Monograph of Codonopsis and allied genera（Campanulaceae）[M]. Beijing：Science Press et London：Academic Press. 2015.

石竹科 Caryophyllaceae

052 金铁锁

Psammosilene tunicoides W. C. Wu et C. Y. Wu

药材名： 金铁锁（药典种）
别　名： 独钉子、昆明沙参

| **保护地位** | 濒危 EN A2c+3c, B2（i, iv） | 重点保护名录 II 级 |

·形态特征

多年生草本。根长倒圆锥形，棕黄色，肉质。茎铺散，平卧，长达 35 cm，二叉状分枝，常带紫绿色，被柔毛。叶片卵形，长 1.5 ~ 2.5 cm，上面被疏柔毛，下面沿中脉被柔毛。三歧聚伞花序密被腺毛；花直径 3 ~ 5 mm；花梗短或近无；花萼筒状钟形，长 4 ~ 6 mm，密被腺毛，纵脉凸起，绿色，直达齿端，萼齿三角状卵形，先端钝或急尖，边缘膜质；花瓣紫红色，狭匙形，长 7 ~ 8 mm，全缘；雄蕊明显外露，长 7 ~ 9 mm，花丝无毛，花药黄色；子房狭倒卵形，长约 7 mm；花柱长约 3 mm。蒴果棒状，长约 7 mm。种子狭倒卵形，长约 3 mm，褐色。花期 6 ~ 9 月，果期 7 ~ 10 月。

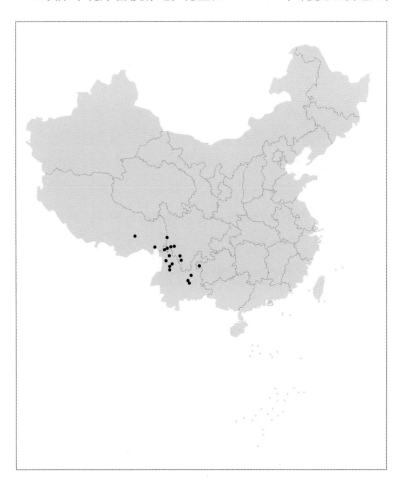

·分布

特有种。分布于我国云南、贵州西北部、四川西部及西藏东南部地区。

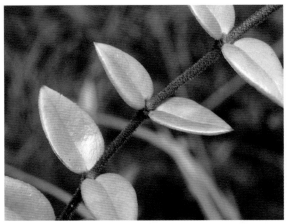

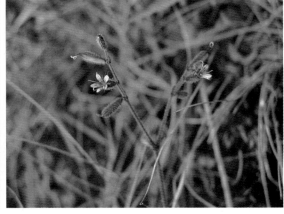

叶 / 于胜祥提供

花 / 刘冰提供

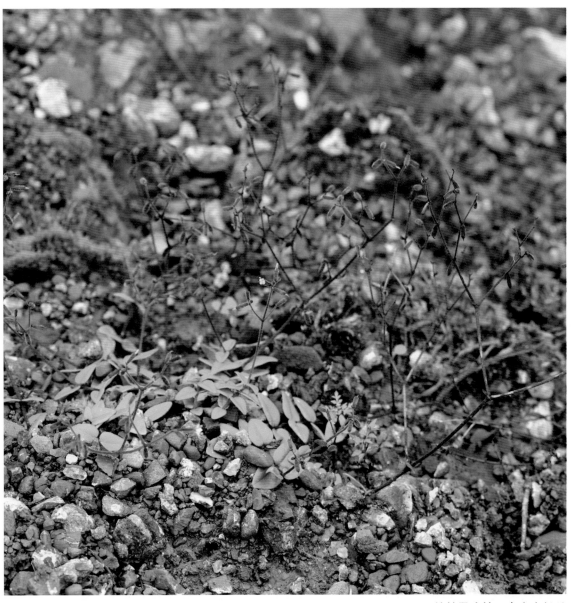

植株及生境 / 朱鑫鑫提供

· **生境和居群**

沿金沙江和雅鲁藏布江干热河谷分布。见于海拔 900 ~ 3 800 m 的山坡、干旱草地、石灰岩缝隙和森林等。分布区内多以灌木和草本植物伴生，灌木盖度为 10% 左右，草本层盖度为 75% 左右。居群个体数量常与海拔梯度相关，以云南宣威为例，自海拔 1 700 m 处，随着海拔高度的升高，本种的分布密度逐渐增大，其中在海拔 1 900 ~ 2 100 m 数量最多，海拔高于 2 100 m 后数量逐渐减少，于海拔 2 400 m 以上本种暂未被发现[1]。

· **药用部位**

根。

· **药用价值和功能主治**

具有散瘀定痛、止血和消痈排脓的功效，用于跌打损伤、风湿痛、胃痛、痈疽疮疖、创伤出血。为云南白药的主要原料之一。

· **致危因子**

市场需求量的迅速增加，导致本种的野生资源被严重滥采；分布区内的人类生产活动，如采石、垦荒、放牧等，使其生境受到不同程度的破坏，野生资源量显著减少，几近枯竭；有性繁殖结实率低，种子成熟后无休眠期，当年即萌发成幼苗，但幼苗越冬存活率低，自然更新能力差[1-2]。

· **保护措施及商业栽培**

本种已被列入《国家重点保护野生植物名录》，为 II 级保护物种。个别植物园有栽培。引种驯化和人工栽培技术的试验研究开始于 20 世纪 70 年代，近年来在云南、贵州等地已有小规模的人工种植[1-2]。

· **保护建议**

依托现有的自然保护地，或在天然集中分布区域建立自然保护区，或在其他区域建立保护点或设立保护标志，禁止采挖，以保护野生居群和生境；采集野生种质资源，开展迁地保护，保存其遗传多样性；加强人工栽培技术研究，促进商业栽培，减少对野生资源的依赖；对根、茎、叶进行综合开发利用，以保证其资源的可持续利用。

参考文献

[1] 朱常成，尹子丽. 濒危药用植物金铁锁的资源调查研究 [J]. 中国民族民间医药杂志，2017，26（13）：133-138.

[2] 张庆滢，刘小烛，毛常丽. 药用植物金铁锁的研究进展 [J]. 云南农业大学学报，2009，24（1）：139-143.

石竹科 Caryophyllaceae

053 银柴胡

Stellaria dichotoma L. var. *lanceolata* Bunge

药材名： 银柴胡（药典种）
别　名： 叉枝繁缕、披针叶繁缕、图们–章给拉嘎（蒙药名）

保护地位　易危 VU A2bcde；D1

· 形态特征

多年生草本。高 20 ~ 40 cm。主根直径 1 ~ 3 cm，外皮淡黄色，根头处有许多疣状茎部残基。茎直立而纤细，上部二叉状分枝，密被短毛或腺毛；节略膨大。单叶对生；无柄；叶片披针形，长 4 ~ 30 cm，宽 1.5 ~ 4 cm，全缘，上面疏被短毛或无毛，下面被短毛。花单生于叶腋，直径 3 mm；花梗长约 2 cm；萼片 5，披针形，绿色，边缘白色膜质；花瓣 5，较萼片短，白色，全缘，先端 2 深裂；雄蕊 10，2 轮，花丝基部合生，黄色；子房上位，花柱 3，细长。蒴果近球形，外被宿萼，成熟时先端 6 齿裂。种子通常 1，椭圆形，深棕色，种皮有多数小突起。花期 6 ~ 7 月，果期 8 ~ 9 月。

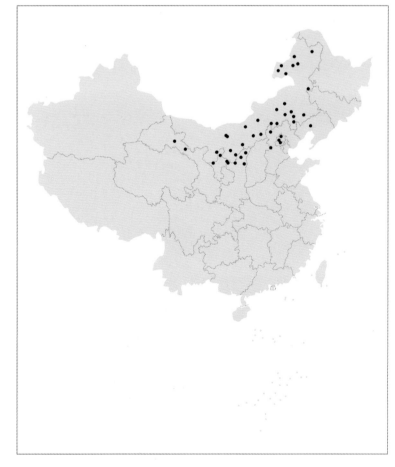

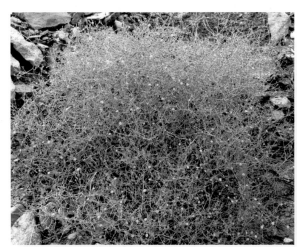

植株 / 王英华提供

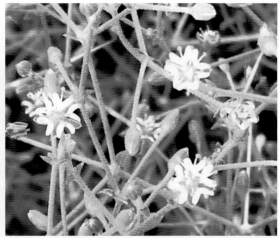

花 / 王英华提供

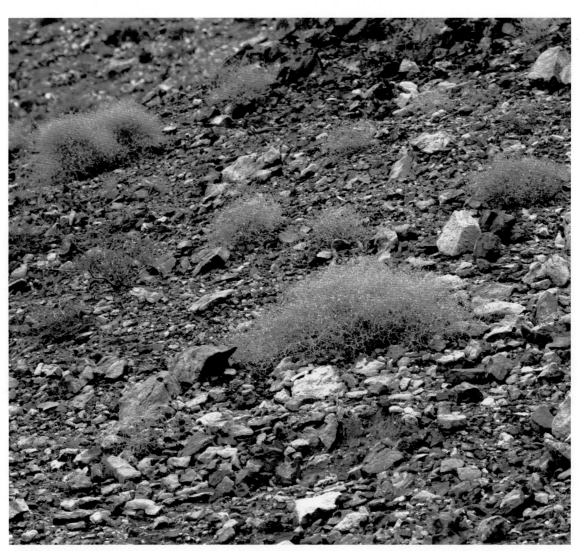

生境 / 王英华提供

·分布

分布于我国甘肃、辽宁、内蒙古、北京、河北、宁夏、陕西。蒙古、俄罗斯也有分布。

·生境和居群

见于海拔 1 300 ~ 3 100 m 的石缝间或固定沙丘。植株具抗旱、抗寒和耐贫瘠土壤的特性。生长区年平均气温为 7.7 ~ 8.8℃，最高气温可达 37.7℃，最低气温可达 -30.3℃，年日照时数约达 3 000 小时。在土壤有机质含量为 0.2% ~ 0.3%、全盐含量为 0.079% 的地方也可生长良好 [1]。

·药用部位

根。

·药用价值和功能主治

传统中药，也为蒙药。具有清虚热、除疳热的功效，用于阴虚发热、骨蒸劳热、小儿疳热。

·致危因子

21 世纪初，由于人们进行大量的无序采挖，本种在内蒙古、宁夏、陕西等地的野生资源受到很大的破坏 [2]；近年来，人类生产活动的干扰仍然没有停止，其生境仍遭受着侵蚀破坏（王英华，个人通讯）。《中国生物多样性红色名录——高等植物卷》将其评估为数据缺乏（DD）。本书作者通过调查评估发现，其资源破坏情况较严重，故将其调整为易危（VU）。

·保护措施及商业栽培

本种已被列入分布区范围内各省的内蒙古自治区保护植物名录。个别植物园有栽培。宁夏回族自治区、内蒙古自治区和陕西省均有商业性栽培。

·保护建议

将本种列入分布区范围内各省的省级保护植物名录；依托现有的自然保护地，或在天然集中分布区域建立保护点或设立保护标志，限制无序采挖，以保护野生居群和生境；制定资源管理制度，合理轮牧；开展科普宣传，增强公众的生态环境保护意识。

参考文献

[1] 马伟宝. 银柴胡传粉特性及农艺措施对种子产量和质量影响的研究 [D]. 银川：宁夏大学，2017.

[2] 杨小军，丁永辉. 银柴胡资源及其可持续利用的研究 [J]. 中药材，2004，27（1）：7-8.

卫矛科 Celastraceae

054 密花美登木

Maytenus confertiflora J. Y. Luo et X. X. Chen

药材名: 密花美登木
别　名: 亚棱侧

保护地位 保护关注 CC

· **形态特征**

灌木。高达 4 m；小枝有刺，刺先端稍下曲。叶纸质，阔椭圆形或倒卵形，长 11 ~ 24 cm，宽 3 ~ 9 cm，先端渐尖或有短尖头，基部楔形，边缘具浅波状圆齿，侧脉细、不明显。聚伞花序多数，聚生于叶腋，花多至 60；花序梗极短或近无，分枝及小花梗纤细，长 4 ~ 6 mm；苞片及小苞片边缘常呈流苏状。花直径约 1 cm；萼片淡红色，三角状卵形，边缘多少呈纤毛状；花瓣白色，线形或窄长方形；花盘扁宽，近圆形；雄蕊着生于花盘近外缘处，花丝长约 2.5 mm，基部扩大；子房小，花柱粗短，柱头 3 裂。蒴果三角球形，长 1 ~ 1.5 cm，果皮平滑。种子白色，干后棕红色，卵形或卵圆形；假种皮浅杯状，干后淡黄色。

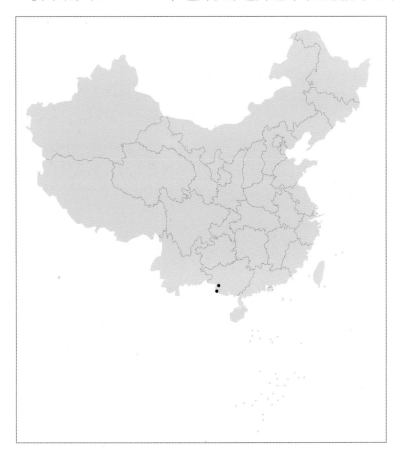

· **分布**

特有种。分布于我国广西西南部。

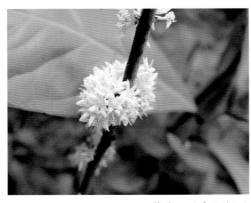
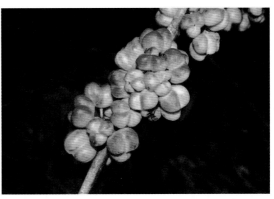

花序 / 林秦文提供　　　　　　　　　　果实 / 刘冰提供

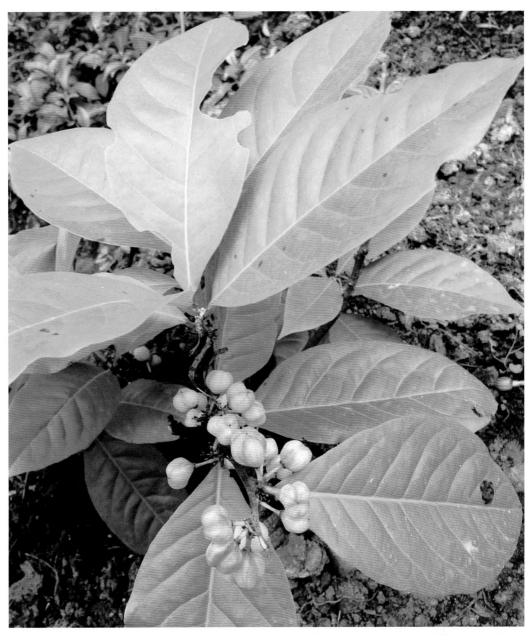

植株 / 周洪义提供

·生境和居群

见于喀斯特地区的山坡丛林中。喜阴湿环境，多生于林下，适宜生长在森林红壤、腐殖土中。

·药用部位

叶。

·药用价值和功能主治

具有祛瘀止痛和解毒消肿的功效，用于跌打损伤、腰痛，并有抗肿瘤作用。

·致危因子

自 20 世纪 70 年代发现本种具有抗癌疗效后，国内掀起了对其相关研究及开发的热潮[1]，导致本种被滥采滥挖，其野生资源遭到严重破坏。20 世纪 90 年代后期，这股热潮基本停息，其野生资源得到一定程度的恢复。《中国生物多样性红色名录——高等植物卷》将其评估为易危（VU）。本书作者通过调查评估，将其调整为保护关注（CC）。

·保护措施及商业栽培

本种尚未被列入保护植物名录。个别植物园有栽培。未见其商业栽培报道。

·保护建议

将本种列入药用植物监测名单；加强林地资源保护和管理，保护生境，防止乱砍滥伐；进一步加强野生资源调查，并监测其资源的动态变化。

·资源学附注

本属的近缘物种还有滇南美登木（*M. austroyunnanensis* S. J. Pei et Y. H. Li）、广西美登木（*M. guangxiensis* C. Y. Cheng et W. L. Sha），二者与密花美登木有着相同的药用价值，早期其资源也受到较大的破坏。在《中国生物多样性红色名录——高等植物卷》中，滇南美登木被评估为近危（NT），广西美登木被评估为易危（VU）。鉴于二者与密花美登木的资源现状相似，本书通过调查评估，调整上述 2 种为保护关注（CC）。其中，滇南美登木在云南西南部有少量种植[2]。

参考文献

[1] 唐辉，李锋，韦霄，等. 美登木属药用植物研究进展 [J]. 湖北农业科学，2009，48（9）：2275-2278.

[2] 杨涵雨，付开聪，陈静，等. 滇南美登木人工栽培技术初探 [J]. 农业与技术，2018，38（17）：26-28.

卫矛科 Celastraceae

055 雷公藤
Tripterygium wilfordii Hook. f.

药材名： 雷公藤
别　名： 山砒霜、黄腊藤、水莽草

保护地位	近危 NT A2c

· 形态特征

藤本灌木。小枝棕红色，具细棱4，被密毛及细密皮孔。叶椭圆形、倒卵状椭圆形、长椭圆形或卵形，长 4 ~ 7.5 cm，边缘有细锯齿，侧脉 4 ~ 7 对，达叶缘后稍上弯，叶片两面被毛，渐脱落；叶柄长 5 ~ 8 mm，密被锈色毛。圆锥聚伞花序长 5 ~ 7 cm，宽 3 ~ 4 cm，通常有 3 ~ 5 分枝，花序梗长 1 ~ 2 cm，小花梗长达 4 mm；花白色，直径 4 ~ 5 mm；萼片先端急尖；花瓣长卵形，边缘微蚀；花盘略 5 裂；雄蕊插生于花盘外缘；子房具 3 棱。翅果长圆状，长 1 ~ 1.5 cm，直径 1 ~ 1.2 cm，中央果体较宽大，中脉 5，长而显著，果翅较果体窄。种子细柱状，长达 10 mm。花期 5 ~ 10 月，果期 8 ~ 11 月。

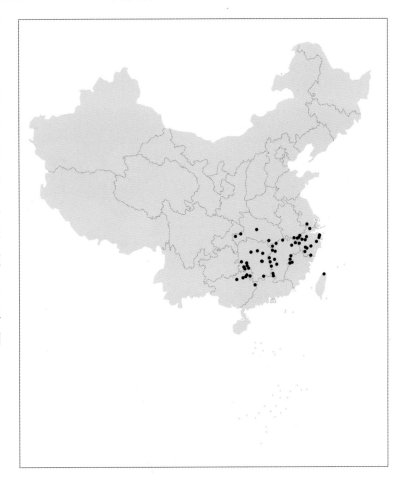

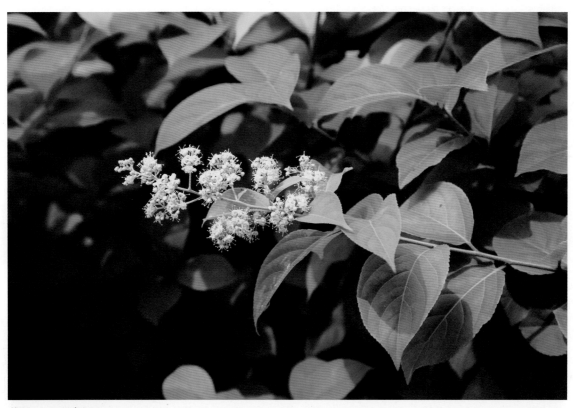

花枝 / 周重建提供

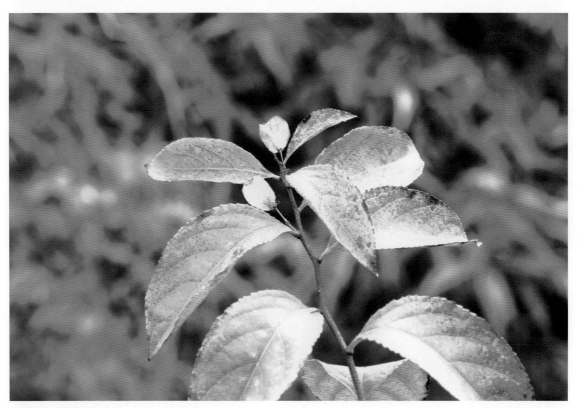

果枝 / 周重建提供

· 分布

分布于我国安徽、江苏、浙江、台湾、福建、江西、湖北、湖南、广西。朝鲜、日本也有分布。

· 生境和居群

见于海拔 300 ~ 500 m 山地和丘陵的灌丛中、疏林阴湿处，适生于排水良好、微酸性的土壤中，喜温暖湿润环境[1]。以散生为主，未见大面积群落[2]。

· 药用部位

根。

· 药用价值和功能主治

有毒。具有祛风除湿、活血通络、消肿止痛、杀虫解毒的功效，用于类风湿性关节炎、风湿性关节炎、肾小球肾炎、肾病综合征、红斑狼疮、口眼干燥综合征、白塞综合征、湿疹、银屑病、麻风病、疥疮、顽癣。

· 致危因子

由于本种具有良好的药效和广泛的应用，本种的需求量逐渐加大，同时本种被无序采挖，以致其资源量减少[3]。《中国生物多样性红色名录——高等植物卷》将其评估为无危（LC）。本书作者通过调查评估发现，其资源破坏程度较严重，故将其调整为近危（NT）。

· 保护措施及商业栽培

本种尚未被列入保护植物名录。部分植物园有栽培。浙江新昌、丽水和福建泰宁有商业性栽培[2]。

· 保护建议

将本种列入药用植物监测名单；加强管理，限制无序采挖；收集种质资源，开展迁地保护，保存其遗传多样性；扩大种植规模，减少对野生资源的依赖。

· 分类学附注

Flora of China（Vol. 11）将雷公藤（*T. wilfordii*）、昆明山海棠 [*T. hypoglaucum* (H. Lév.) Hutch.] 和东北雷公藤（*T. regelii* Sprague et Takeda）归并为 1 个物种，均视作雷公藤。本书采用《中国植物志》（第四十五卷第三分册）的观点，依然按 3 个独立物种处理。

· **资源学附注**

昆明山海棠（*T. hypoglaucum*）与雷公藤（*T. wilfordii*）有着相似的药用价值，且两种的分布区重叠，区别在于昆明山海棠的叶较大，长多为 10 ~ 16 cm；花序较长大，分枝多开扩，长通常为 8 cm 以上，宽 5 ~ 8 cm，翅果较大，长 1.2 ~ 2 cm，中央果体较短窄，中脉 3、明显，翅较果体宽阔。《中国生物多样性红色名录——高等植物卷》将其评估为无危（LC）。本书作者通过调查评估，将昆明山海棠调整为保护关注（CC）。

参考文献

[1] 黄宝祥，朱培林，聂樨，等. 雷公藤的栽培与应用 [J]. 江西林业科技，2012（5）：26-29.

[2] 斯金平，阮秀春，郭宝林，等. 雷公藤资源现状及可持续利用的研究 [J]. 中药材，2005，28（1）：10-11.

[3] 林光美，张敏，侯长红. 雷公藤研究进展 [J]. 中国农学通报，2009，25（23）：90-93.

旋花科 Convolvulaceae

056 丁公藤
Erycibe obtusifolia Benth.

药材名： 丁公藤（药典种）
别　名： 麻辣子、包公藤

保护地位 易危 VU B1ab（ⅲ）

· **形态特征**

高大木质藤本。长达 20 m。幼枝具棱，无毛。叶革质，椭圆形或倒卵形，长 6.5 ～ 9
（～ 12）cm，先端钝或圆，基部楔形，两面无毛，侧脉 4 ～ 6 对，在上面不明显，在
下面微凸起；叶柄长 0.8 ～ 1.2 cm，无毛。腋生花序具少花或多花，顶生花序总状，花
序轴被淡褐色短柔毛。花
梗长 4 ～ 6 mm；萼片近
圆形，长约 3 mm，被淡
褐色柔毛，杂有二叉分枝
毛；花冠白色，芳香，长
0.8 ～ 1 cm，小裂片长圆
形，全缘或浅波状；雄蕊
不等长，花药先端渐尖，
与花丝近等长。浆果红色
或黄色，卵状椭圆形，长
约 1.4 cm。

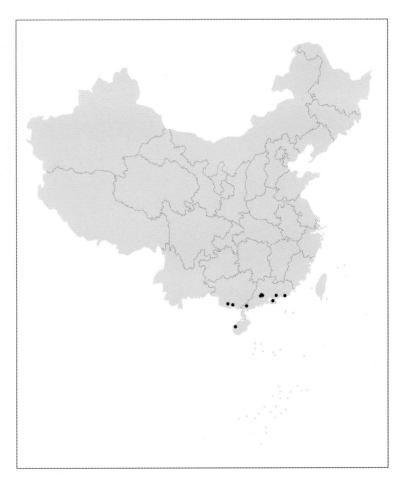

· **分布**

分布于我国广东、广西、
海南、香港。越南也有
分布。

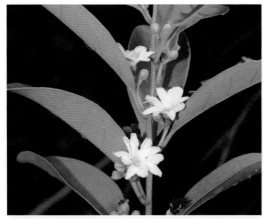

花枝 / 王瑞江提供

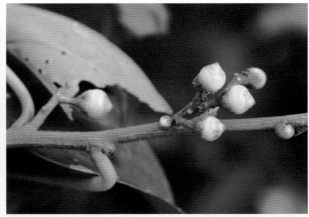

果枝 / 林秦文提供

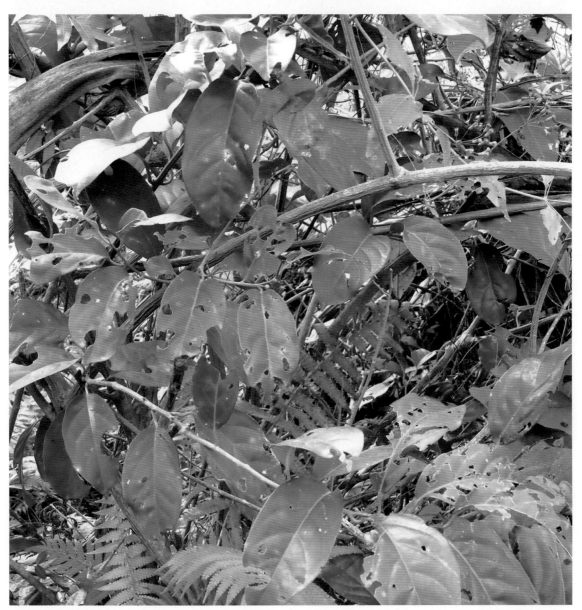

植株 / 林秦文提供

· **生境和居群**

见于海拔 100 ～ 1 200 m 的山谷湿润密林中或灌丛中，攀缘于树上。

· **药用部位**

藤茎。

· **药用价值和功能主治**

具有祛风除湿、消肿止痛的功效，用于风湿痹痛、半身不遂、跌仆肿痛。

· **致危因子**

本种是多种成方制剂的原料，市场需求量大。但丁公藤药材主要来源于野生资源，过度采挖已经导致其资源面临枯竭 [1-2]。

· **保护措施及商业栽培**

本种已被列入海南省保护植物名录。无植物园栽培记录。目前有少量栽培研究 [3]，未见其商业栽培报道。

· **保护建议**

将本种列入分布区范围内各省的省级保护植物名录；依托现有的自然保护地，或在天然集中分布区域建立保护点或设立保护标志，限制无序砍伐，以保护野生居群和生境；开展人工栽培技术研究，促进商业栽培，以减少对野生资源的依赖。

· **资源学附注**

2020 年版《中华人民共和国药典》一部收录光叶丁公藤（*E. schmidtii* Craib），与丁公藤（*E. obtusifolia*）同为药材丁公藤的基原。它与丁公藤的主要区别在于叶卵状椭圆形至长圆状椭圆形，先端急尖；花冠裂片边缘啮蚀状；浆果球形。主要分布于云南、广西、广东。光叶丁公藤的野生居群受到较大的破坏，如在广西地区，它已从原来的药材主流品种地位退居到次要位置 [1]。《中国生物多样性红色名录——高等植物卷》将其评估为无危（LC）。本书作者通过调查评估发现，其资源破坏程度较严重，故将其调整为易危（VU）B1ab (iii)。

参考文献

[1] 谭建宁，高振霞. 丁公藤的研究进展 [J]. 广西科学院学报，2008，24（1）：50-52.

[2] 刘卉，杨锦芬，詹若挺. 丁公藤研究概况与展望 [J]. 广东农业科学，2012，39（1）：36-39.

[3] 杨锦芬，刘卉，张月明，等. 丁公藤扦插繁殖与组织培养研究 [J]. 广东农业科学，2012，39（16）：30-32.

景天科 Crassulaceae

红景天属 *Rhodiola* L.

多年生草本。根颈肉质，被基生叶或鳞叶，先端常出土。花茎生于基生叶或鳞叶腋部。茎不分枝，多叶，叶互生，厚，无托叶，不裂。花序顶生，常为复出或简单的伞房状或二歧聚伞状，稀为螺状聚伞花序，或花单生，常有苞片，有花序梗及花梗。花单性，雌雄异株或两性；萼（3~）4~5（~6）裂；花瓣近分离，与萼片同数；雄蕊2轮，常为花瓣数的2倍，对瓣雄蕊贴生于花瓣下部，花药2室，基着，稀背着；腺状鳞片线形、长圆形、半圆形或近正方形；心皮基部合生，与花瓣同数，子房上位。蓇葖果有多数种子。

本属约有90种，多分布于北半球高海拔地区或冻原植被带。我国有55种，其中特有16种，主要分布于西南、西北、华中、华北及东北，尤以云南、四川及西藏高寒地区种类最多。在我国，本属植物多数生长于高寒山区的雪线以下、森林上限以上的风化很强的流石滩地带，生境脆弱[1]。本属植物的繁育体系表现为雌雄同花、雌雄异株或杂性花等多种类型，受到所处地理环境的影响，居群间的基因交流较少[2]。

本属药用植物约有16种。2015年版《中华人民共和国药典》一部药材部分收录大花红景天（*Rh. crenulata*），另有圣地红景天（*Rh. sacra*）见于成方制剂中。青藏高原地区的藏医药使用本属多个物种，称之为"索罗玛布"，据《晶珠本草》记载具有活血清肺、止咳退热、止痛的功效，用于肺炎、气管炎、体虚、全身乏力、胸闷、嘴唇和手心发紫等。现代研究表明，本属植物的提取物中化学成分丰富，具有抗疲劳、抗应激反应、抗衰老、预防肿瘤、防治心血管疾病与阿尔茨海默病等多方面的作用[2]。

除少数物种在局部地区有少量栽培外，本属的药用品种主要依赖于野生资源，过度采挖使其资源量下降较多。大多数物种所处生境脆弱，植株生长缓慢，花粉不容易被昆虫传播，一旦采挖破坏，则居群和生境的恢复十分困难。本属的一些狭域分布物种往往因采挖时不加以区分，生存受到威胁，故需引起关注。《中国生物多样性红色名录——高等植物卷》评估本属近50%的物种处于受威胁等级（极危CR、濒危EN、易危VU）。本属的部分物种已被列入吉林省、北京市、河北省、山西省、陕西省、新疆维吾尔自治区、西藏自治区的保护植物名录。

大花红景天（*Rh. crenulata*）、四裂红景天（*Rh. quadrifida*）、红景天（*Rh. rosea*）、库页红景天（*Rh. sachalinensis*）、圣地红景天（*Rh. sacra*）、唐古红景天（*Rh. tangutica*）、

粗茎红景天（*Rh. wallichiana*）已被列入《国家重点保护野生植物名录》，为 II 级保护物种。建议依托现有的自然保护地，或在天然集中分布区域建立自然保护区，或在其他区域建立保护点或设立保护标志，限制无序采挖，以保护野生居群和生境；开展科普宣传，增强公众的生物多样性和生态环境保护意识；加强栽培学与生物技术研究，通过人工快繁或愈伤组织培养措施，实现规模化生产，以满足市场需求，降低对野生资源的依赖。

本属受威胁及保护关注的药用物种分列如下。

Rh. crenulata (Hook. f. et Thomson) H. Ohba 大花红景天 EN B1ab（iii）

Rh. dumulosa (Franch.) S. H. Fu 小丛红景天 LC/CC

Rh. kirilowii (Regel) Maxim. 狭叶红景天 LC/CC

Rh. quadrifida (Pall.) Fisch. et C. A. Meyer 四裂红景天 LC/CC

Rh. rosea L. 红景天 VU B1ab（iii）

Rh. sachalinensis Boriss. 库页红景天 VU B1ab（i，iii）；D1

Rh. sacra (Prain ex Raym.-Hamet) S. H. Fu 圣地红景天 VU D1

Rh. tangutica (Maxim.) S. H. Fu [异名：*Rhodiola algida* (Ledeb.) Fisch. et C. A. Mey. var. *tangutica* (Maxim.) S. H. Fu] 唐古红景天 VU B1ab（i，iii）；D1

Rh. wallichiana (Hook.) S. H. Fu 粗茎红景天 LC/CC

参考文献

[1] 徐智玮，贾守宁，李亚伟，等. 红景天属药用植物资源调查及保护利用研究 [J]. 中国现代中药，2019，21（10）：1348-1353.

[2] 李雪彤，吴委林，权伍荣. 红景天属药用植物研究进展 [J]. 延边大学农学学报，2018，40（4）：83-90.

景天科 Crassulaceae

057 大花红景天

Rhodiola crenulata (Hook. f. et Thomson) H. Ohba

药材名： 红景天（药典种）
别　名： 宽瓣红景天、索罗玛布（藏药名）

保护地位	濒危 EN B1ab（ⅲ）	重点保护名录 Ⅱ 级

·形态特征

多年生草本。高达 20 cm。地上根颈短，干后黑色。不育枝直立，先端密生叶。叶椭圆状长圆形或近圆形，长 1.2 ~ 3 cm，全缘、波状或有圆齿，假柄短。花序伞房状，多花，有苞片。花大，有长梗，雌雄异株；雄花萼片 5，窄三角形或披针形；花瓣 5，红色，倒披针形，长 6 ~ 7.5 mm，有长爪；雄蕊 10，与花瓣等长，对瓣的着生基部上 2.5 mm；鳞片 5，近正方形或长方形，先端微缺；心皮 5，披针形，长 3 ~ 3.5 mm。雌花蓇葖 5，直立，干后红色。种子倒卵形，两端有翅。花期 6 ~ 7 月，果期 7 ~ 8 月。

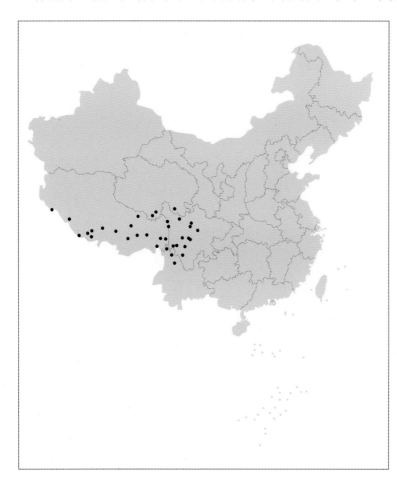

·分布

分布于我国青海、四川、西藏、云南。不丹、尼泊尔、印度也有分布。

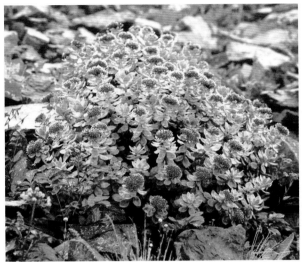
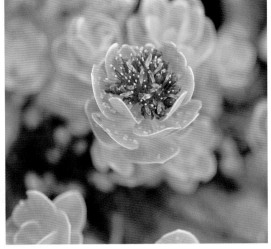

植株 / 周华明提供　　　　　　　　　　　花序 / 宋鼎提供

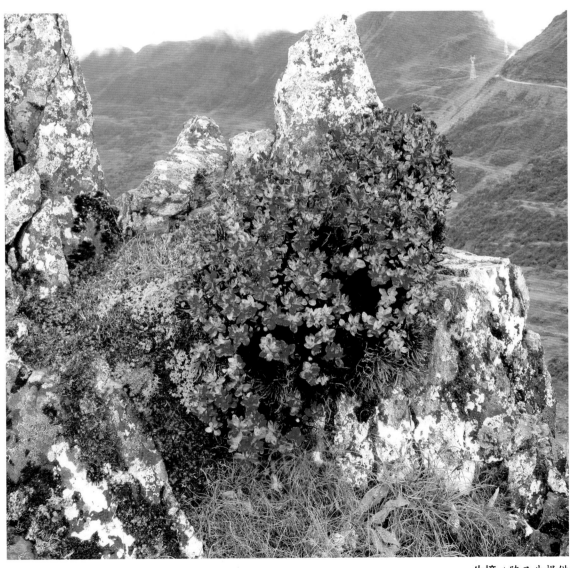

生境 / 陈又生提供

·生境和居群

见于海拔 2 800 ~ 5 600 m 的高山草甸、流石滩、灌丛或石缝中。适宜在日照充足、寒冷、冬季长、辐射强烈、海拔高、空气稀薄的区域生长。居群多呈片状或斑块状分布，丛生状，分枝较多，主根茎及根系均较大[1-2]。

·药用部位

根、根茎。

·药用价值和功能主治

藏药。具有益气活血、通脉平喘的功效，用于气虚血瘀、胸痹心痛、中风偏瘫、倦怠气喘。

·致危因子

随着本种作为抗心血管疾病药物的深度开发，其需求量急剧增加，人们对其野生资源进行掠夺式采挖，导致其蕴藏量已远不能满足市场所需[1]；其分布在高海拔生态环境极其脆弱的地域，植株生长极为缓慢。在自然生长条件下，从种子到药材收获至少需要 8 年以上，自然群落遭受破坏后极难恢复（兰小中，个人通讯）。

·保护措施及商业栽培

本种已被列入《国家重点保护野生植物名录》，为 II 级保护物种。无植物园栽培记录。已有人工试种，尚未见其进入商业流通。

·保护建议

依托现有的自然保护地，或在天然集中分布区域建立自然保护区，或在其他区域建立保护点或设立保护标志，对野生资源采挖进行有序管理，以保护野生居群和生境；加强人工栽培研究，促进商业栽培，以减少对野生资源的依赖。

参考文献

[1] 赵文吉，何正军，贾国夫，等. 四川阿坝产野生大花红景天不同器官中红景天苷含量的比较 [J]. 植物资源与环境学报，2013，22（4）：111-112，115.

[2] 白玛玉珍，刘正玉，贺继峰. 西藏野生大花红景天生境调查与分析研究 [J]. 现代农业科技，2015（9）：81-82.

景天科 Crassulaceae

058 红景天
Rhodiola rosea L.

药材名： 红景天
别　名： 玫瑰红景天

| **保护地位** | 易危 VU B1ab（ⅲ） | 重点保护名录 Ⅱ 级 |

·形态特征

多年生草本。根粗壮，直立。根颈短，先端被鳞片。花茎高 20 ～ 30 cm。叶疏生，长圆形至椭圆状倒披针形或长圆状宽卵形，长 7 ～ 35 mm，宽 5 ～ 18 mm，先端急尖或渐尖，全缘或上部有少数牙齿，基部稍抱茎。花序伞房状，密集多花；雌雄异株；萼片 4，披针状线形，长 1 mm；花瓣 4，黄绿色，线状倒披针形或长圆形，长 3 mm；雄蕊 8，较花瓣长；鳞片 4，长圆形，长 1 ～ 1.5 mm，宽 0.6 mm，上部稍狭，先端有齿状微缺；心皮 4，花柱外弯。蓇葖果披针形或线状披针形，直立，长 6 ～ 8 mm，喙长 1 mm。种子披针形，长 2 mm，一侧有狭翅。花期 4 ～ 6 月，果期 7 ～ 9 月。

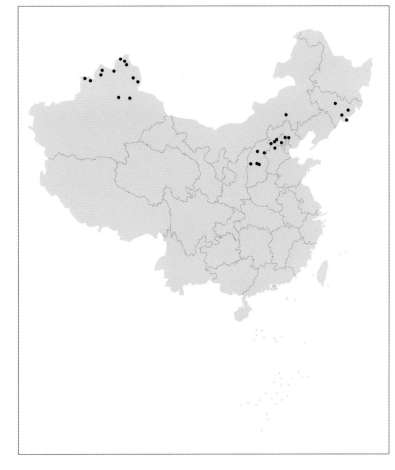

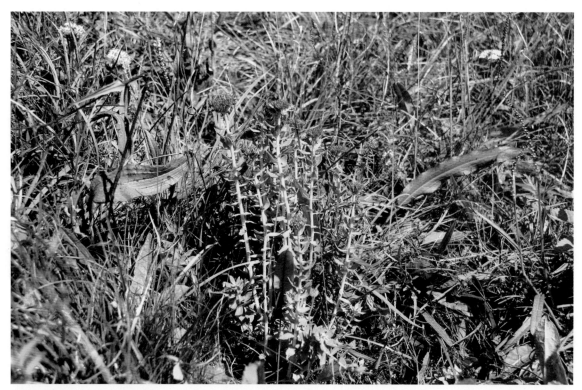

植株（果期）/ 王果平提供

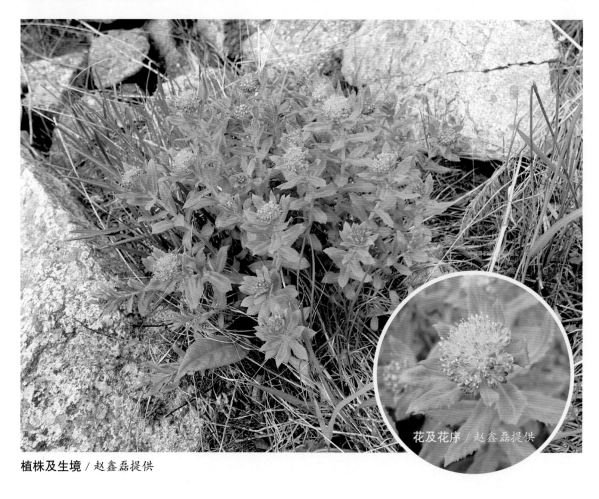

植株及生境 / 赵鑫磊提供

花及花序 / 赵鑫磊提供

·分布

分布于我国内蒙古、北京、河北、吉林、山西、新疆。日本、哈萨克斯坦、朝鲜、蒙古、俄罗斯以及北欧也有分布。

·生境和居群

见于海拔 1 800 ～ 3 500 m 的山坡或山顶草地，分布相对零散。天山山脉红景天居群的遗传多样性分析显示，该种的居群内遗传变异水平高于居群间遗传变异水平。居群间个体的基因交流存在一定的障碍[1]。

·药用部位

根、根茎。

·药用价值和功能主治

具有补气清肺、益智养心、收涩止血、散瘀消肿的功效，用于气虚体弱、病后畏寒、气短乏力、肺热咳嗽、咯血、白带、腹泻、跌打损伤等。

·致危因子

本种分布较广，但近年来随着其市场需求量增加，野生资源被大量采挖，其天然储量锐减；以根入药，采集时采挖整株，使居群难以恢复，也破坏环境；自身存在繁殖障碍，如可育花粉数量少，且表面光滑，不利于昆虫携带和授粉，花粉提前萌发或不萌发导致胚珠受精存在障碍等[1-3]。

·保护措施及商业栽培

本种已被列入《国家重点保护野生植物名录》，为 II 级保护物种；已被列入山西省、河北省、北京市、新疆维吾尔自治区保护植物名录。个别植物园有栽培。河北省已有试种，但尚未进入商业流通。国外有商业栽培报道。

·保护建议

依托现有的自然保护地，或在天然集中分布区域建立保护点或设立保护标志，限制无序采挖，以保护野生居群和生境；建立种质资源库，广泛收集野生资源，保存其遗传多样性；开展引种驯化和栽培学研究，实现规模化种植，以减少对野生资源的依赖。

参考文献

[1] 王强，阮晓，江浩，等. 红景天 Rhodiola rosea 不同地理居群遗传多样性分析 [J]. 中国中药杂志，2009，34（18）：2279-2284.

[2] 王强，阮晓，方兰，等. 资源植物红景天研究综述 [J]. 新疆农业大学学报，2002，25（4）：57-62.

[3] 王强，阮晓，李荷迪，等. 珍稀药用资源植物红景天研究现状、问题与对策 [J]. 自然资源学报，2007，22（6）：880-889.

景天科 Crassulaceae

059 圣地红景天

Rhodiola sacra (Prain ex Raym.-Hamet) S. H. Fu

药材名： 红景天

别　名： 全瓣红景天、圣景天、参嘎尔（藏药名）

保护地位	易危 VU D1	重点保护名录 II 级

· 形态特征

多年生草本。主根粗，分枝，根颈短，先端被披针状三角形鳞片。花茎少数，直立，高 8 ~ 16 cm，不分枝，稻秆色，老时被微乳头状突起；叶沿花茎全部着生，互生，倒卵形或倒卵状长圆形，长 8 ~ 11 mm，宽 4 ~ 6 mm，基部楔形，边缘 4 ~ 5 浅裂。伞房状花序，花少数，两性；萼片 5，狭披针状三角形；花瓣 5，白色，狭长圆形，长 1 ~ 1.1 cm，宽 1.2 ~ 2 mm，全缘或略呈啮齿状；雄蕊 10，长 1 cm，花丝淡黄色，花药紫色；鳞片 5，近正方形，长、宽均 0.5 mm；心皮 5，狭披针形。蓇葖果直立，长 6 mm；种子长圆状披针形，长 1 mm，褐色。花期 7 ~ 8 月，果期 9 月。

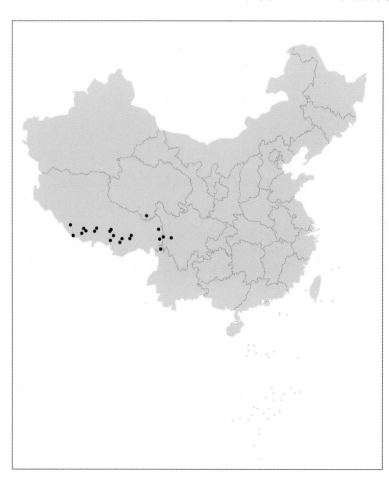

· 分布

分布于我国四川、云南、青海、西藏。尼泊尔也有分布。

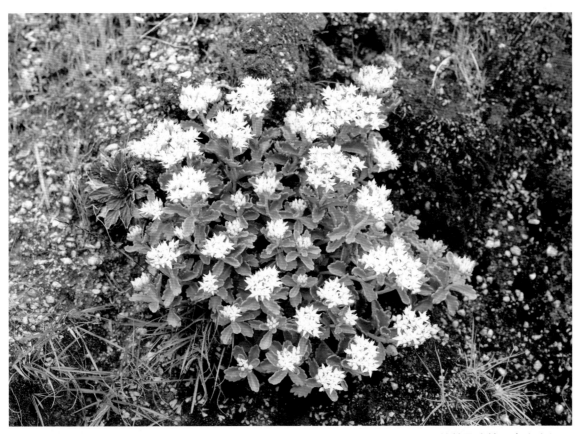

植株及生境 / 朱鑫鑫提供

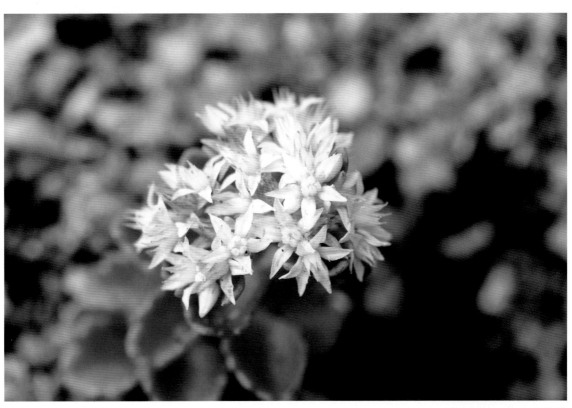

花及花序 / 朱鑫鑫提供

· 生境和居群

见于海拔 2 700 ~ 4 600 m 的高山灌丛草甸带、流石坡、沼泽边缘等生境。常见的伴生种有金露梅（*Potentilla* sp.）、樱草杜鹃（*Rhododendron primuliflorum*）、香柏（*Sabina pingii*）、锦鸡儿（*Caragana* sp.）等。多数居群极小，难以形成一定的资源量，在野外极难遇到分布有大量幼苗的居群[1]。

· 药用部位

根、根茎。

· 药用价值和功能主治

具有益气活血、通脉平喘的功效，用于气虚血瘀、胸痹心痛、中风偏瘫、倦怠气喘。

· 致危因子

无序采挖和过度放牧使本种的居群遭到破坏；本种的居群呈岛状分布，适宜生境面积小，斑块分布使居群间出现交流障碍；本种的生态系统属于冻原植被带的高寒草甸生态系统，非常脆弱；本种主要靠种子繁殖，虽然萌发率高，但其幼苗成活率低[1-2]。

· 保护措施及商业栽培

本种已被列入《国家重点保护野生植物名录》，为 II 级保护物种。个别植物园有栽培。有少数组织培养繁殖技术的报道[2]。未见其商业栽培报道。

· 保护建议

依托现有的自然保护地，或在天然集中分布区域建立保护点或设立保护标志，限制无序采挖，以保护野生居群和生境；加强科普宣传，增强公众的生物多样性和生态环境保护意识；开展引种驯化和人工种植研究，促进规模化种植，以减少对野生资源的过度依赖。

参考文献

[1] 黄健. 论圣地红景天的种群管理 [J]. 西藏科技，1995（1）：8-9.

[2] 周志疆，陈明亮，杨佩娟. 圣地红景天组织培养繁殖研究 [J]. 安徽农业科学，2018，46（35）：103-104，170.

葫芦科 Cucurbitaceae

060 曲莲
Hemsleya amabilis Diels

药材名：雪胆
别　名：小蛇莲、罗锅底、金龟莲

保护地位　　易危 VU A2c

· **形态特征**

多年生攀缘草本。根具膨大的扁卵球形块茎。茎和小枝纤细。鸟足状复叶具 5 ~ 9 小叶，叶柄长 2 ~ 4 cm；小叶披针形或窄披针形，中间小叶长 4 ~ 5 cm，宽 1 ~ 1.5 cm。雄花成二歧聚伞花序，长 5 ~ 15 cm；花萼裂片卵状三角形，长 4 ~ 5 mm，宽 2 mm；花冠辐状，浅黄色或浅黄绿色，直径 1 ~ 1.2 cm；花冠裂片宽倒卵形，平展，长 5 ~ 6 mm；花丝长 2 mm，伸出。雌花成总状花序或单生；花较大，直径 1.1 ~ 1.2（~ 1.5）cm。果实球形，直径 1.2 ~ 2 cm；果柄丝状，具关节，长 2 ~ 3 mm。种子颗粒状，暗褐色，宽卵球形，长 6 ~ 8 mm，无翅。花期 6 ~ 10 月，果期 8 ~ 11 月。

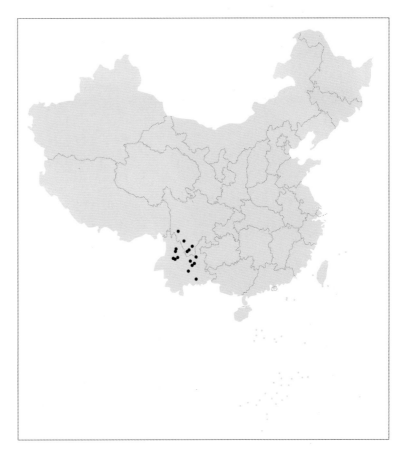

· **分布**

特有种。分布于我国四川、云南。

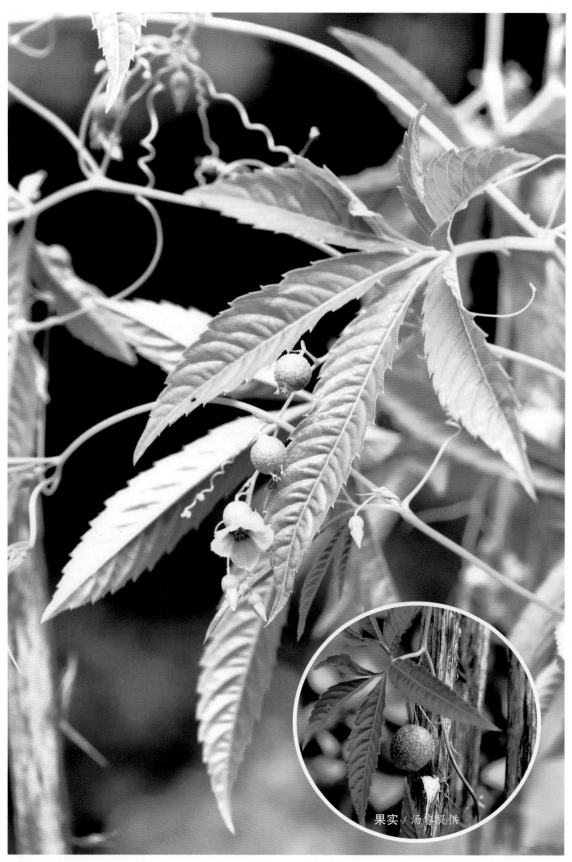

果实／汤睿提供

植株／汤睿提供

- **生境和居群**

  见于海拔 1 800 ~ 2 400 m 的杂木林下或灌丛中。

- **药用部位**

  块茎。

- **药用价值和功能主治**

  具有清热解毒、利湿消肿、止痛止血的功效，用于咽喉肿痛、牙痛、目赤肿痛、胃痛、菌痢、肠炎、肝炎、尿路感染、前列腺炎、痔疮、子宫颈炎、痈肿疔疮、外伤出血。

- **致危因子**

  雪胆为云南少数民族特色药材。随着雪胆粗提物或复方制剂被广泛用于临床，其药材需求量不断增加，以致其野生资源遭到过度采挖，部分区域的雪胆居群已受到严重威胁 [1-2]。

- **保护措施及商业栽培**

  本种尚未被列入保护植物名录。个别植物园有栽培。已开展较多栽培技术方面的相关研究 [1]，市场上可见其组培苗出售，但未见其商业栽培报道。

- **保护建议**

  将本种列入省级保护植物名录；有关本种野生资源量的信息较少，同属尚有多种植物也作为雪胆药材使用，需进一步开展资源调查和评估工作；依托现有的自然保护地，或在天然集中分布区域建立保护点或设立保护标志，限制无序采挖，以保护野生居群和生境；广泛收集种质资源，开展迁地保护和人工栽培研究，促进商业化生产的实现。

- **资源学附注**

  巨花雪胆（*H. gigantha* W. J. Chang）、罗锅底（*H. macrosperma* C. Y. Wu ex C. Y. Wu et C. L. Chen）、短柄雪胆 [*H. delavayi* (Gagnep.) C. Jeffrey ex C. Y. Wu et C. L. Chen] 3 个种与曲莲（*H. amabilis*）同作雪胆药材使用，并均被收录于地方药材标准。这 3 个种在《中国生物多样性红色名录——高等植物卷》中被评估为无危（LC），因它们与曲莲处于同一分布区内，采集时往往不加以区分，其居群可能存在受破坏的危险，故本书将其调整为保护关注（CC）。

参考文献

[1] 陈翠，杨少华，戚淑威，等. 云南特色药材雪胆栽培技术 [J]. 云南农业科技，2016（1）：41-43.

[2] 王志春，陈薇薇，郭小梅，等. 贵州产雪胆药材基源调查及品质研究 [C]//2018 贵州省植物科学与乡村绿色产业发展研讨会论文集，2018：61-69.

| 葫芦科 | Cucurbitaceae |

栝楼属 *Trichosanthes* L.

草质藤本，多分枝。单叶互生，具柄，全缘或 3 ~ 7（~ 9）裂；卷须常 2 ~ 5 歧。雌雄异株或同株。雄花常成总状花序，常具苞片；萼筒筒状，伸长，5 裂；花冠 5 裂，先端具流苏；雄蕊 3，着生于花被筒内，花丝短，分离，花药外向，靠合，药室对折，药隔不伸长。雌花单生，稀总状花序；花萼与花冠同雄花；子房下位，1 室，柱头 3，全缘或 2 裂。果实肉质，球形、卵形或纺锤形，不开裂。种子多数，褐色，长圆形、椭圆形或卵形，压扁。

本属有 100 种，分布于东南亚，由此向南经马来西亚至澳大利亚北部，向北经中国至朝鲜、日本。我国有 33 种，分布于全国各地，以华南和西南地区最多 [1]。常见于海拔 200 ~ 2 000 m 的常绿阔叶林、灌丛、山坡草地和村旁。

我国约有 25 种可供药用，2015 年版《中华人民共和国药典》一部收录 2 种，即栝楼（*T. kirilowii*）和中华栝楼（双边栝楼，*T. rosthornii*）。本属植物多以根、果实、果皮和种子入药，根称为"天花粉"，果实称"瓜蒌"，果皮称"瓜蒌皮"，种子称为"瓜蒌子"。本属植物不同药用部位的功效不尽相同，通常具有润肺止咳、清热化痰之功效，用于咳嗽痰多、胸痹胁痛、大便燥结等，其中，天花粉所含有的天花粉蛋白具有终止妊娠、抗癌、抗人类免疫缺陷病毒的作用 [2-3]。

本属植物多为阳性物种，常见于人类易于到达的地方。近二三十年以来，随着农林耕种面积和基础建设规模的扩大，大片森林和灌丛的土地性质改变加剧，致使本属植物的生境受到侵蚀与破坏，居群发育受到较大影响，部分物种面临濒危的境地。根据《中国生物多样性红色名录——高等植物卷》的评估，本属植物中近危（NT）以上等级的占 1/3。

本属植物未被列入保护植物名录。对于受威胁物种，应依托现有的自然保护地，或在天然集中分布区域建立自然保护区，或在其他区域建立保护点或设立保护标志，禁止采挖，保护原生境，减少人为干扰；为实现资源的可持续利用，应选择合适的地区建立迁地保护基地，广泛收集不同种质，保存其遗传多样性。除少量采集野生资源作为民间药材使用外，药品生产原料基本来源于人工栽培栝楼（*T. kirilowii*）和中华栝楼（*T. rosthornii*），目前，在山东、河南和河北等有大规模的商业栽培，本属其他一些物种也有栽培。

本属受威胁及保护关注的药用物种分列如下。

T. hylonoma Hand.-Mazz. 湘桂栝楼　NT C2b

T. kerrii Craib 长果栝楼 VU A2c; D1

T. mianyangensis C. H. Yueh et R. G. Liao 绵阳栝楼 VU A2c; D1

T. parviflora C. Y. Wu ex S. K. Chen 小花栝楼 VU A2c

T. rosthornii Harms 中华栝楼 LC/CC

T. rosthornii var. *multicirrata* (C. Y. Cheng et C. H. Yueh) S. K. Chen 多卷须栝楼 LC/CC

T. rugatisemina C. Y. Cheng et C. H. Yueh 皱籽栝楼 NT D1+2

T. sericeifolia C. Y. Cheng et C. H. Yueh 丝毛栝楼 LC/CC

T. smilacifolia C. Y. Wu ex C. H. Yueh et C. Y. Cheng 菝葜叶栝楼 VU A2c

T. tetragonosperma C. Y. Cheng et C. H. Yueh 方籽栝楼 CR B1ab（ⅰ,ⅲ）; D

T. truncata C. B. Clarke 截叶栝楼 EN B1ab（ⅰ,ⅲ）; C1

T. wallichiana (Ser.) Wight 薄叶栝楼 VU A2c

参考文献

[1] 周涛, 黄璐琦, 江维克. 栝楼属（葫芦科）植物的系统演化与地理分布 [J]. 植物科学学报, 2015, 33（3）: 414-423.

[2] 黄璐琦, 杨滨, 乐崇熙. 栝楼属药用植物资源调查 [J]. 中国中药杂志, 1995, 20（4）: 195-196, 252.

[3] 龙凤来, 胡普辉, 黄时伟. 栝楼属植物研究进展 [J]. 陕西林业科技, 2008（2）: 58-62.

葫芦科 Cucurbitaceae

061 长果栝楼
Trichosanthes kerrii Craib

药材名: 毛苦瓜

保护地位　易危 VU A2c；D1

· **形态特征**

攀缘草本。茎、叶、花、果实均密被褐色长柔毛。卷须 2 ~ 3 歧。叶卵状心形，长 10 ~ 20 cm，不裂，先端渐尖或尾尖，基部弯缺、三角形，深 1 ~ 2 cm，基出掌状脉 5，纸质，两面密被长柔毛。雌雄异株；雄总状花序长 2.5 cm，均密被红褐色长柔毛；小苞片线形；萼筒长 2 ~ 3.5 cm，裂片倒披针形；花冠白色或淡黄色，裂片近倒心形，长约 1.2 cm，被红棕色毛，流苏长约 3 mm。雌花花梗长 2.5 ~ 3.5 cm，密被红棕色柔毛；花萼裂片窄三角形，长约 1 cm；花冠似雄花；子房密被长柔毛。果实长圆形或长圆状椭圆形，长 8 ~ 10 cm，成熟后先端及基部残留有毛，橙黄色。种子近卵形，（10 ~ 13）mm×（7 ~ 8）mm，边缘具波状圆齿。

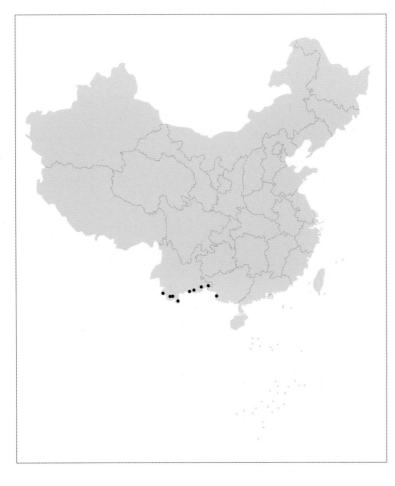

· **分布**

分布于我国广西西南部及云南南部。印度、老挝、越南和泰国也有分布。

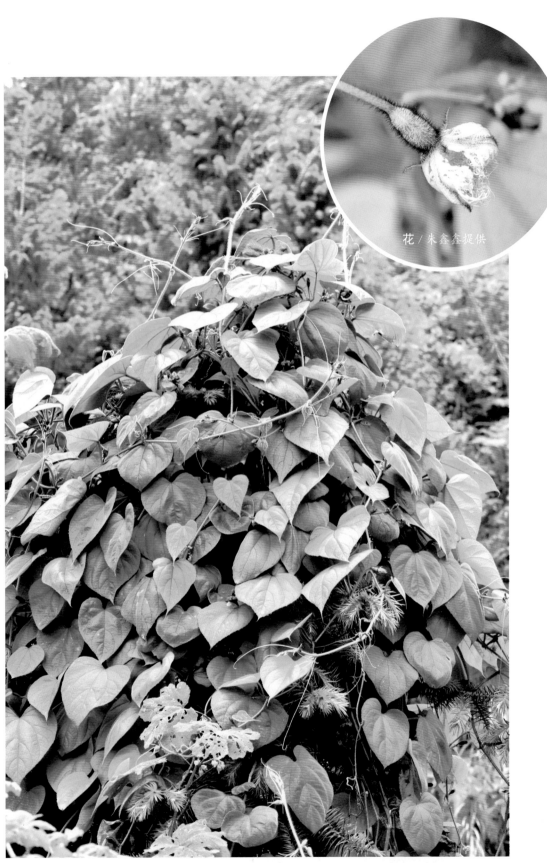

花 / 朱鑫鑫提供

植株及生境 / 朱鑫鑫提供

· **生境和居群**

见于海拔 700 ~ 1 900 m 的峡谷密林或溪旁潮湿的疏林中。居群成熟个体数量少。

· **药用部位**

果实。

· **药用价值和功能主治**

具有润肺止咳、杀虫止痒的功效，用于咳嗽、疥癣。

· **致危因子**

本种分布狭窄，民间采挖现象较为严重，引起本种的野生居群个体减少；近些年人为活动的增加，导致本种的生境退化或丧失。

· **保护措施及商业栽培**

本种尚未被列入保护植物名录。个别植物园有栽培。未见其商业栽培报道。

· **保护建议**

将本种列入省级保护植物名录；依托现有的自然保护地，或在天然集中分布区域建立保护点或设立保护标志，限制无序采挖，以保护野生居群和生境；加强科普宣传，增强公众的生物多样性和生态环境保护意识；加强种质资源的收集和迁地保护，避免其遗传多样性的流失。

葫芦科 Cucurbitaceae

062 截叶栝楼
Trichosanthes truncata C. B. Clarke

药材名： 瓜蒌
别　名： 大瓜蒌、大子栝楼

保护地位 濒危 EN B1ab（i，iii）；C1

· **形态特征**

攀缘藤本。块根肥大。叶卵形、窄卵形或宽卵形，不裂至 2 或 3 深裂，长 7 ~ 12 cm，宽 5 ~ 9 cm，疏生细齿，基部平截，有时浅心形，叶革质，无毛，基出脉 3 ~ 5；卷须 2 ~ 3 歧。雌雄异株；雄总状花序长 7 ~ 20 cm，具花 15 ~ 20；花序梗先端被微柔毛；苞片革质，具柄，近圆形或长圆形，长 2 ~ 3 cm，全缘或具波状圆齿；萼筒窄漏斗状，长 2.5 cm，裂片线状披针形，全缘；花冠白色，裂片扇形，长 2.5 cm，具长流苏；花药柱圆柱形，花丝分离。雌花单生；萼筒筒状，花冠同雄花，也被柔毛。果实椭圆形，长 12 ~ 18 cm，直径 5 ~ 10 cm，光滑。种子多数，卵形或长圆状椭圆形，长 1.8 ~ 2.3 cm。花期 4 ~ 5 月，果期 7 ~ 8 月。

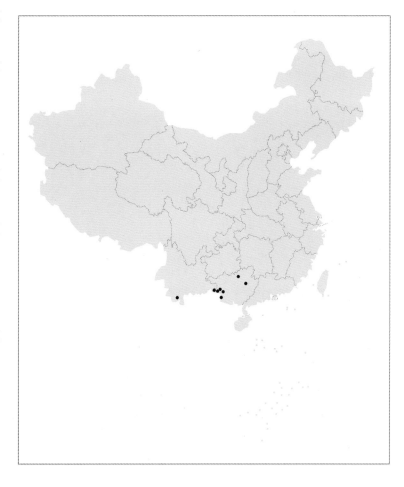

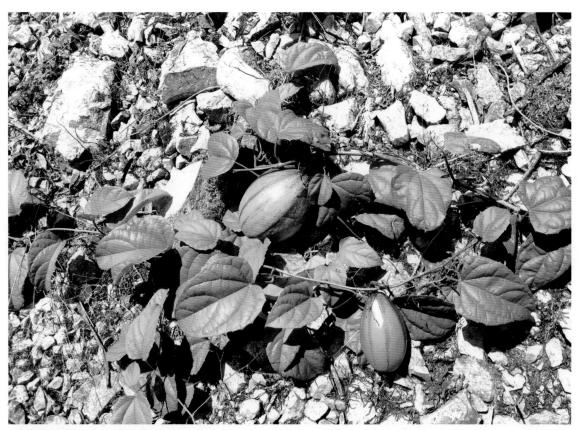

植株及生境 / 农东新提供

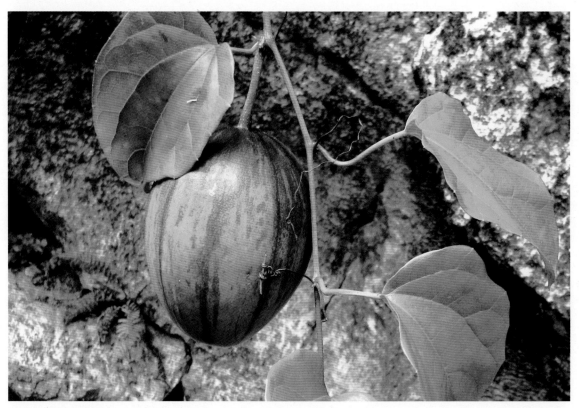

果实 / 许为斌提供

·分布

分布于我国广西及云南南部。印度、不丹、孟加拉国、泰国和越南也有分布。

·生境和居群

见于海拔 300 ~ 1 000 m 的山地密林或灌丛中。

·药用部位

果实。

·药用价值和功能主治

具有润肺、化痰、滑肠的功效，用于燥咳痰黏、肠燥便秘、痈肿、乳少。除作为瓜蒌的地方习用品入药使用外，其种子及幼苗还可食用，民间多采食[1]。

·致危因子

人们的过量采集影响了本种野生居群的更新；本种的主要生境为次生林林下，易成为农林耕种及基础建设的场所，由此引起的生境丧失及退化也影响了居群的持续更新能力。

·保护措施及商业栽培

本种尚未被列入保护植物名录。个别植物园有栽培，作为爬藤观赏植物。有少量栽培研究报道，广西靖西地区有引种驯化[1]，未见其商业栽培报道。

·保护建议

将本种列入国家级保护植物名录；依托现有的自然保护地，或在天然集中分布区域建立自然保护区，或在其他区域建立保护点或设立保护标志，禁止采挖，保护本种的原生境，减少人为干扰；加强科普宣传，增强公众的生物多样性和生态环境保护意识；加强种质资源的迁地保护，避免其遗传多样性的流失；开展种植研究，促进商业栽培，以减少对野生资源的依赖。

参考文献

[1] 朱昌叁，陈荣，黎素平，等. 截叶栝楼种子检验及种子萌发特性的研究 [J]. 江苏农业科学，2014（11）：270-272.

锁阳科 Cynomoriaceae

063 锁阳
Cynomorium songaricum Rupr.

药材名： 锁阳（药典种）
别　名： 不老药、锈铁棒、乌兰高要（蒙药名）

| 保护地位 | 易危 VU A2c；B1ab（ⅰ，ⅲ）；C1 | 重点保护名录Ⅱ级 |

·形态特征

多年生肉质草本。寄生，全株红棕色，高 15 ~ 100 cm，大部分埋于沙中。茎圆柱形，肉质，具螺旋状排列的脱落性鳞片叶，鳞片叶卵状三角形。花杂性，极小，由多数雄花、雌花与两性花密集形成顶生的肉穗花序，花序中散生鳞片叶；花被片通常 4 ~ 6，少数 1 ~ 3 或 7 ~ 8；雄花具雄蕊 1 和蜜腺 1；雌花具雌蕊 1，子房下位，1 室，内具一顶生悬垂的胚珠；两性花具雄蕊 1 和雌蕊 1。果实为小坚果状，多数，近球形或椭圆形，果皮白色。种子近球形，深红色。花期 5 ~ 7 月，果期 6 ~ 7 月。

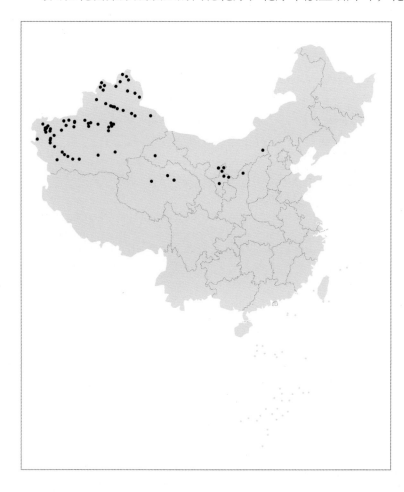

·分布

分布于我国甘肃、内蒙古、宁夏、青海、陕西、新疆。蒙古、阿富汗、伊朗也有分布。

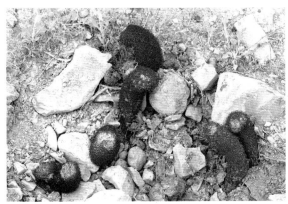

生境 / 周重建提供

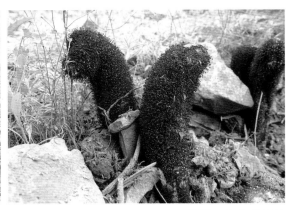

植株 / 赵鑫磊提供

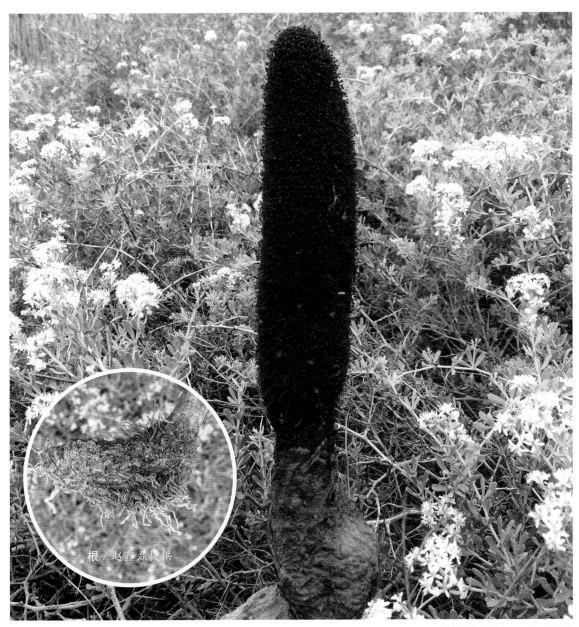

根 / 赵鑫磊提供

植株及生境 / 赵鑫磊提供

· 生境和居群

多寄生在蒺藜科白刺属植物（*Nitraria* spp.）和柽柳科红砂属植物（*Reaumuria* spp.）的根上。其生境及分布与寄主相似，多生于海拔 500 ～ 2 000 m 的半荒漠或荒漠、干旱且缺乏有机质的盐碱地带，具有抗旱、耐盐碱、抗寒的特性。

· 药用部位

茎。

· 药用价值和功能主治

传统中药和蒙药。具有补肾阳、益精血、润肠通便的功效，用于肾阳不足、精血亏虚、腰膝痿软、阳痿滑精、肠燥便秘。

· 致危因子

在本种分布区内长期存在采挖野生植株的现象，近年来，随着产品的研发，对其野生资源的采挖日益加剧；寄主植物因可作燃料等用途被大量砍伐，导致其生境受到破坏[1]；种子萌发所需条件苛刻，种子萌发率低，这也影响了居群更新[2]。

· 保护措施及商业栽培

本种已被列入《国家重点保护野生植物名录》，为 II 级保护物种；已被列入内蒙古自治区、青海省、新疆维吾尔自治区保护植物名录。无植物园栽培记录。目前，其栽培技术较为成熟[3-4]，未见其商业栽培报道。

· 保护建议

依托现有的自然保护地，或在天然集中分布区域建立保护点或设立保护标志，限制无序采挖，以保护野生居群与寄主植物及其生境；开展寄主的野生抚育，促进野生居群的恢复；积极发展规模化栽培，以减少对野生资源的依赖。

参考文献

[1] 李振华，郭静霞，崔占虎，等. 锁阳的研究进展与资源保护 [J]. 中国现代中药，2014，16（10）：861−869.

[2] 陈贵林，安天悦，靳尚武，等. 锁阳种子特性及活力的研究 [J]. 种子，2011，30（1）：21−23.

[3] 陈圆华，谢志兵，董静洲. 锁阳综合研究概况 [J]. 经济林研究，2005，23（4）：114−117.

[4] 郝媛媛，岳利军，康建军，等. "沙漠人参"肉苁蓉和锁阳研究进展 [J]. 草业学报，2012，21（2）：286−293.

杜仲科 Eucommiaceae

064 杜仲
Eucommia ulmoides Oliv.

药材名： 杜仲（药典种）
别　名： 胶木、扯丝皮、丝棉皮

保护地位	保护关注 CC	野生药材名录 II 级

· **形态特征**

落叶乔木。高达 20 m，胸径达 1 m。植株具丝状胶质，幼枝被黄褐色毛，后脱落，老枝皮孔显著。单叶互生，椭圆形、卵形或长圆形，长 6～15 cm，宽 3.5～6.5 cm，边缘具锯齿。花单性，雌雄异株，无花被，先叶开放，或与新叶同出。雄花簇生，花梗长约 3 mm，具小苞片；雄蕊 5～10，线形，花药 4 室，纵裂；雌花单生于小枝下部，苞片倒卵形，花梗长 8 mm；子房无毛，1 室，柱头 2 裂、反折，胚珠 2，倒生。翅果扁平，长椭圆形，长 3～3.5 cm，宽 1～1.3 cm，先端 2 裂，周围具薄翅。种子 1，扁平，线形，长 1.4～1.5 cm，宽 3 mm。花期 4 月，果期 10 月。

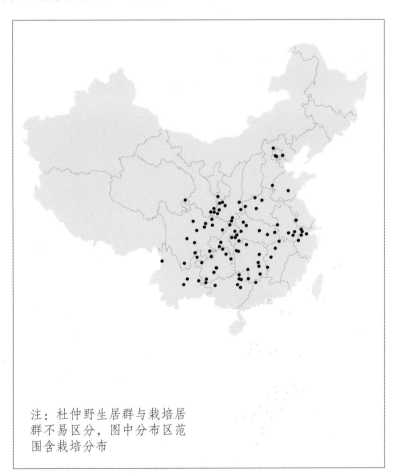

注：杜仲野生居群与栽培居群不易区分，图中分布区范围含栽培分布

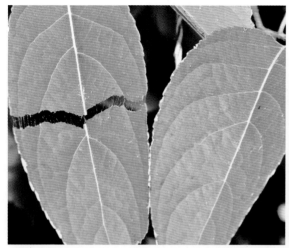

叶 / 徐永福提供

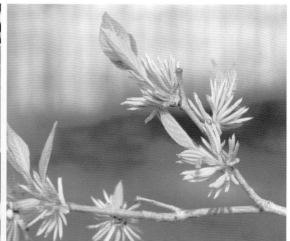

雄花 / 于胜祥提供

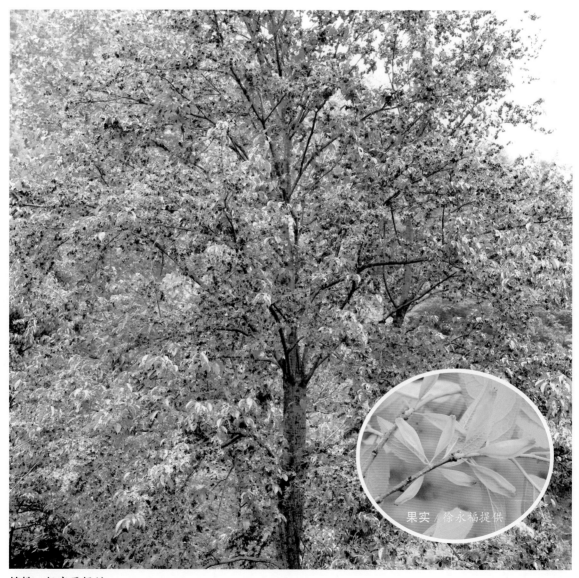

植株 / 杨宇昌提供

果实 / 徐永福提供

·分布

特有种。分布于我国陕西、甘肃、河南、湖北、四川、云南、贵州、湖南及浙江。原产地及中心分布地带在秦岭以南的华中地区，多为山区 [1]。

·生境和居群

为单型科、单型属植物。生长于海拔100 ~ 2 000 m的混交林、疏林、灌丛、低山、山脊和谷地。对土壤的选择并不严格，在瘠薄的红土或岩石峭壁均能生长。各地广泛栽培，在局部地区成为归化植物。其栽培居群也存在着较高的遗传多样性 [2]。

·药用部位

树皮。

·药用价值和功能主治

常用传统中药。具有补肝肾、强筋骨、安胎的功效，用于肝肾不足、腰膝酸痛、筋骨无力、头晕目眩、妊娠漏血、胎动不安。除树皮作药用外，其木材、树胶、叶等还可用作工业原料、食品原料、功能饲料等 [2]。

·致危因子

目前，市场上的原料均来自栽培杜仲。杜仲野生居群、归化居群界限模糊。《中国生物多样性红色名录——高等植物卷》将其评估为易危（VU）。因目前本种栽培广泛，不利用野生资源，故本书将其调整为保护关注（CC）。

·保护措施及商业栽培

本种已被列入《国家重点保护野生药材物种名录》，为Ⅱ级保护物种。多数植物园有栽培，广泛用于园林绿化。国内外均广泛栽培。

·保护建议

将本种列入药用植物监测名单。确认其野生资源分布对于研究杜仲的遗传背景、演化方向、分类地位和生物多样性保护都具有重要的意义。开展杜仲野生资源调查，厘清其野生居群和归化居群的界限，并采取有效的保护措施。

参考文献

[1] 王瑷琦，佟长辉，邵爱娟，等. 杜仲保护生物学研究概况 [J]. 中国中医药信息杂志，2003，10（2）：39-41.

[2] 李洪果，贾宏炎，李武志，等. 基于 SSR 标记的杜仲群体遗传多样性及遗传结构 [J]. 中南林业科技大学学报，2018，38（5）：79-85，120.

大戟科 Euphorbiaceae

065 月腺大戟
Euphorbia ebracteolata Hayata

药材名： 狼毒（药典种）
别　名： 白狼毒

保护地位	保护关注 CC

· **形态特征**

多年生草本。高 30 ~ 50 cm。根肥厚，肉质，具黄色乳汁，纺锤形至圆锥形，外皮黄褐色。茎直立，单一，具黄色乳汁，疏生白色柔毛，尤以节间较多。叶互生，长圆状披针形，长 4 ~ 11 cm，宽 1 ~ 2.5 cm，上面无毛，背面疏生白长毛，全缘。总花序多歧聚伞状，顶生，伞梗呈伞状，每伞梗又生出小伞梗 3 或再抽第三回小伞梗；杯状聚伞花序，总苞全缘，腺体圆心形，先端钝圆不凹入，无突起，暗褐色。蒴果三角状扁球形，光滑。种子圆卵形，棕褐色。花期 4 ~ 6 月，果期 5 ~ 7 月。

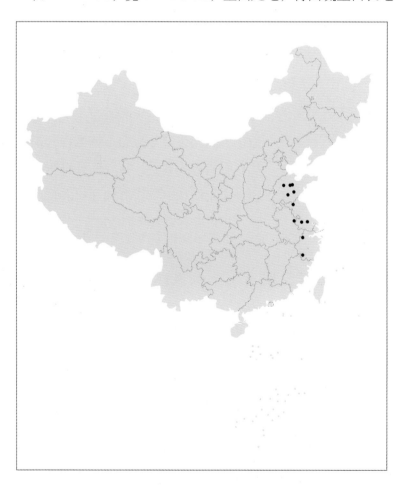

· **分布**

分布于我国安徽、江苏、浙江、山东。日本也有分布。

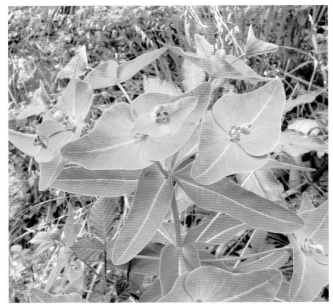

花序 / 赵鑫磊提供

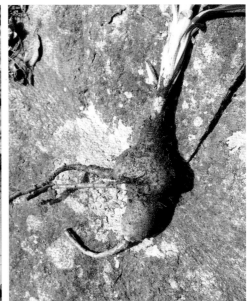

根 / 赵鑫磊提供

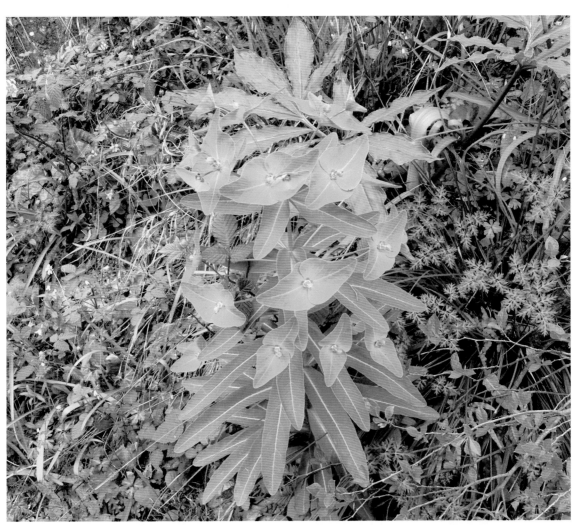

植株及生境 / 赵鑫磊提供

· **生境和居群**

见于海拔 200 ~ 1 000 m 的山坡、草地或林下。

· **药用部位**

根。

· **药用价值和功能主治**

有毒。具有散结、杀虫的功效，外用于淋巴结结核、皮癣；还可灭蛆。与狼毒大戟（*E. fischeriana*）同为药材狼毒的基原植物，同时也是民间的土农药[1]。

· **致危因子**

本种尚有一定的资源量[2]，用途较为广泛，由于野外采挖较多，故面临资源流失的风险；低海拔居群常受人类活动干扰，生境易受破坏（彭华胜，个人通讯）。《中国生物多样性红色名录——高等植物卷》未做评估，本书根据调查评估，将其列为保护关注（CC）。

· **保护措施及商业栽培**

本种尚未被列入保护植物名录。个别植物园有栽培。未见其商业栽培报道。

· **保护建议**

将本种列入药用植物监测名单；加强野生资源采集管理；开展科普宣传，增强民众的生态环境保护意识。

· **分类学附注**

本种未被 *Flora of China* 收录，在安徽等地区的植物志中有收录，被《中国植物志》（第四十四卷第三分册）归并入甘肃大戟（*E. kansuensis* Prokhanov）。本种的分类学研究尚需深入。因本种作为药材狼毒的基原之一沿用已久，故本书采用了 2020 年版《中华人民共和国药典》一部的分类处理。

参考文献

[1] 颜秉强，张永清. 月腺大戟研究进展 [J]. 山东中医药大学学报，2008（5）：432-435.

[2] 孟娜，魏胜华. 安徽产大戟属野生植物资源研究进展 [J]. 广东农业科学，2011（4）：47.

大戟科 Euphorbiaceae

066 甘遂

Euphorbia kansui T. N. Liou ex S. B. Ho

药材名： 甘遂（药典种）
别　名： 肿手花、猫儿眼

保护地位　　近危 NT D1

·形态特征

多年生草本。根圆柱状，末端念珠状膨大。茎高达 30 cm。叶互生，线状披针形、线形或线状椭圆形，长 2 ～ 7 cm，全缘。总苞叶 3 ～ 6，倒卵状椭圆形，长 1 ～ 2.5 cm；苞片 2，三角状卵形，长 4 ～ 6 mm。花序单生于二歧分枝先端，具短梗；总苞杯状，直径约 3 mm，边缘 4 裂，裂片半圆形，边缘及内侧具白色柔毛，腺体 4，新月形，两角不明显。雄花多数，伸出总苞。雌花 1，子房柄长 3 ～ 6 mm；花柱 2/3 以下合生。蒴果三棱状球形，长 3.5 ～ 4.5 mm；花柱宿存，易脱落。种子球形，种阜盾状，无柄。花期 4 ～ 6 月，果期 6 ～ 8 月。

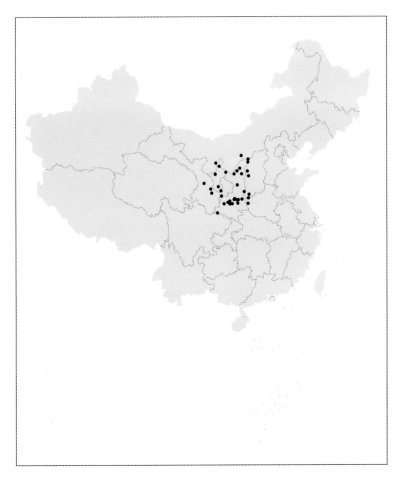

·分布

特有种。分布于我国内蒙古、甘肃、河南、宁夏、山西、陕西。

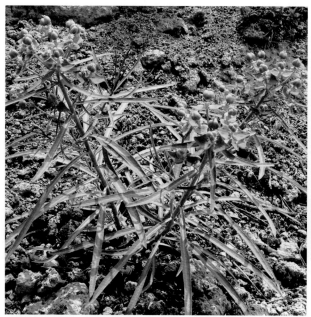

植株（果期）/ 赵鑫磊提供

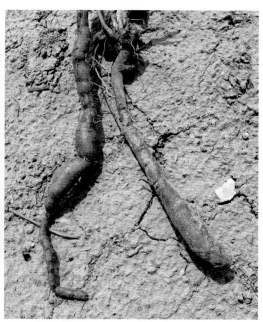

根 / 赵鑫磊提供

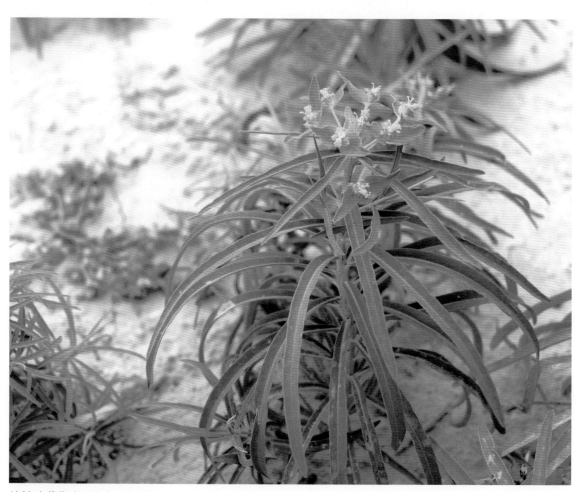

植株（花期）/ 林余霖提供

· 生境和居群

见于海拔 300 ～ 600 m 的向阳山坡、沟底、路旁或地埂，多生于黄绵土、砂壤土或黏壤土中。

· 药用部位

块根。

· 药用价值和功能主治

传统中药，有毒。具有泻水逐饮、消肿散结的功效，用于水肿胀满、胸腹积水、痰饮积聚、气逆咳喘、二便不利、风痰癫痫、痈肿疮毒。

· 致危因子

有学者自 20 世纪 50 年代开始进行本种的野生变家种试验，但由于本种生长缓慢，成药周期长，目前，其药材来源仍以野生为主[1-2]。过度采挖对本种野生居群的生长造成了一定影响，其资源量有下降趋势。《中国生物多样性红色名录——高等植物卷》将本种评估为无危（LC）。本书作者通过调查评估，将其调整为近危（NT）。

· 保护措施及商业栽培

本种已被列入陕西省保护植物名录。个别植物园有栽培。山西运城有少量商业栽培。

· 保护建议

将本种列入药用植物监测名单；加强管理，有序采挖，保证野生居群自然复壮；加强种质资源的收集、保存，开展扩繁研究和规范化种植，以促进商业栽培。

参考文献

[1] 权宜淑. 中药甘遂的本草调查 [J]. 西北药学杂志，1994，9（6）：255-257.

[2] 卢有媛，郭盛，严辉，等. 甘遂生态适宜性区划研究 [J]. 中国现代中药，2018，20（12）：1471-1475，1482.

豆科 Fabaceae

067 黄耆
Astragalus membranaceus Fisch. ex Bunge

药材名： 黄芪（药典种）
别　名： 绵芪、北芪

保护地位 易危 VU A2c

·形态特征

多年生草本。根肥厚，木质化。茎直立，高达 1 m，有细棱，被白色柔毛。羽状复叶长 5 ~ 10 cm，有小叶 13 ~ 27；托叶离生，卵形或披针形；小叶椭圆形或长圆状卵形，长 0.7 ~ 3 cm，宽 0.3 ~ 1.2 cm，先端钝或微凹，基部圆，上面几无毛，下面被平伏短柔毛。

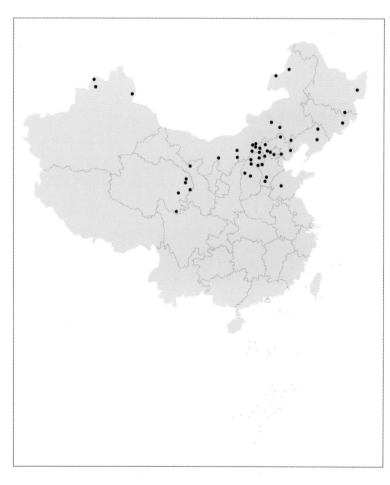

总状花序有花 10 ~ 20；花序梗果期显著伸长；苞片线状披针形；花萼钟状，长 5 ~ 7 mm，外面被白色或黑色柔毛，萼齿短，三角形或钻形；花冠黄色，旗瓣倒卵形，长 1.2 ~ 2 cm，翼瓣较旗瓣稍短，瓣片长圆形，宽约 3 mm，龙骨瓣与翼瓣近等长；子房有柄，被细柔毛。荚果膜质，长 2 ~ 3 cm，被白色或黑色细柔毛；果柄超出花萼外。种子 3 ~ 8。花期 6 ~ 8 月，果期 7 ~ 9 月。

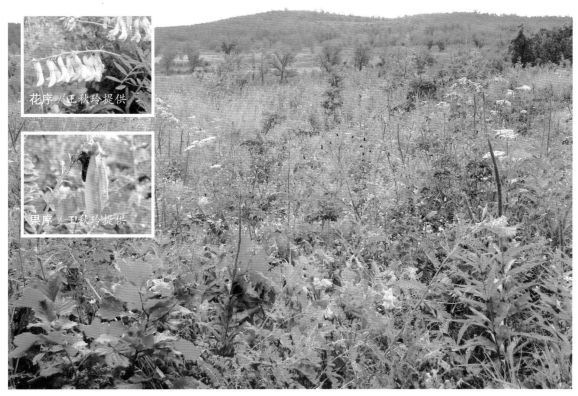

花序 / 王秋玲提供

果序 / 王秋玲提供

膜荚黄耆（变种）生境 / 王秋玲提供

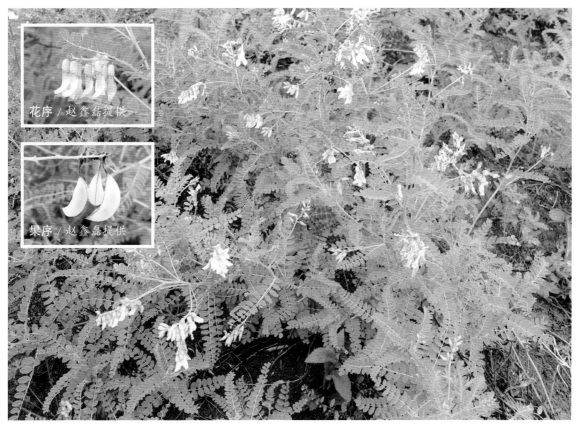

花序 / 赵鑫磊提供

果序 / 赵鑫磊提供

蒙古黄耆（变种）植株 / 赵鑫磊提供

·分布

分布于我国东北、华北、西北地区。哈萨克斯坦、蒙古、俄罗斯（远东和西伯利亚地区）也有分布。

·生境和居群

见于海拔 800 ～ 1 300 m 的向阳山坡或灌丛边缘，喜排水良好、土层深厚的砂壤土。黄耆的 2 个变种均为自交不亲和的异花授粉植物。针对东北、华北地区的22个居群的遗传多样性分析显示，种内具有较高程度的遗传多样性，且遗传变异主要发生在居群内[1]。

·药用部位

根。

·药用价值和功能主治

常用传统中药。具有补气升阳、固表止汗、利水消肿、生津养血、行滞通痹、托毒排脓、敛疮生肌的功效，用于气虚乏力、食少便溏、中气下陷、久泻脱肛、便血崩漏、表虚自汗、气虚水肿、内热消渴、血虚萎黄、半身不遂、痹痛麻木、痈疽难溃、久溃不敛。

·致危因子

长期的无序采挖、生境破碎化以及过度放牧，导致本种野生资源日趋减少，仅零星散布于林间、沟谷、灌丛中[2]。

·保护措施及商业栽培

本种已被列入新疆、青海、内蒙古、北京、河北省级保护植物名录。北方药用植物园多有栽培。目前，本种在甘肃、内蒙古、山西、宁夏、陕西等地区有大面积的商业栽培，其产量能够满足市场需求。

·保护建议

将本种列入分布区范围内各省的省级保护植物名录；依托现有的自然保护地，或在天然集中分布区域建立保护点或设立保护标志，以保护野生居群和生境；开展科普宣传，增强公众生态环境保护意识。

·分类学附注

本种的 2 个变种膜荚黄耆（*A. membranaceus* Bunge var. *membranaceus*）和蒙古黄耆 [*A. membranaceus* var. *mongholicus* (Bunge) P. K. Hsiao] 在 *Flora of China*（Vol.10）中未被承认，*Flora of China* 对上述 2 变种与本种进行了归并处理，并认为 *A. membranaceus* 是晚出同名（later homonym），而选择了 *A. mongholicus* 作为本种的

学名。由于 *A. membranaceus* 在我国沿用已久，应用广泛，并且 2 个变种的形态与本种存在明显差异，故本书未接受 *Flora of China* 的处理，依然承认《中国植物志》和 2020 年版《中华人民共和国药典》一部对 2 个变种的处理。

·资源学附注

本种的 2 个变种膜荚黄耆（*A. membranaceus* var. *membranaceus*）和蒙古黄耆（*A. membranaceus* var. *mongholicus*）的区别在于后者植株较矮小，小叶亦较小，长 0.5 ~ 1 cm，宽 0.3 ~ 0.5 cm，荚果无毛。《中国生物多样性红色名录——高等植物卷》以 *Flora of China* 为底本对 *A. mongholicus* 进行的评估，涵盖了这 2 个变种实体，因此它们的评估等级与致危因子相同，即膜荚黄耆（*A. membranaceus* var. *membranaceus*）和蒙古黄耆（*A. membranaceus* var. *mongholicus*）均为易危（VU）A2c。

参考文献

[1] 刘亚令，耿雅萍，解潇冬，等. 基于 SSR 分子标记的药用黄芪遗传多样性与遗传结构分析 [J]. 草地学报，2019，27（5）：1154-1162.

[2] 刘建泉，杨建红，朱高. 濒危植物膜荚黄芪种群生活史分析 [J]. 草业科学，2011，28（2）：180-184.

豆科 Fabaceae

068 降香
Dalbergia odorifera T. Chen

药材名： 降香（药典种）
别　名： 降香檀、黄花梨、花梨木

保护地位	极危 CR B1ab（i, ⅲ, ⅴ）	重点保护名录 Ⅱ级 CITES 附录 Ⅱ 物种

· 形态特征

乔木。除幼嫩部分、花序及子房略被短柔毛外，全株无毛。小枝有小而密集的皮孔。羽状复叶长 12 ~ 25 cm；小叶 4 ~ 5 对，近革质，卵形或椭圆形。圆锥花序腋生，分枝呈伞房花序状；花长约 5 mm，初时密集于花序分枝先端，后渐疏离；花梗长约 1 mm；花冠乳白色或淡黄色，各瓣近等长，均具长约 1 mm 的瓣柄，旗瓣倒心形，龙骨瓣半月形，背弯拱；雄蕊 9，单体；子房狭椭圆形，具长柄。荚果舌状长圆形，长 4.5 ~ 8 cm，宽 1.5 ~ 1.8 cm，基部略被毛，先端钝或急尖，基部骤然收窄，与纤细的果颈相接，果颈长 5 ~ 10 mm，果瓣革质，对种子的部分明显凸起，有种子 1 (~ 2)。

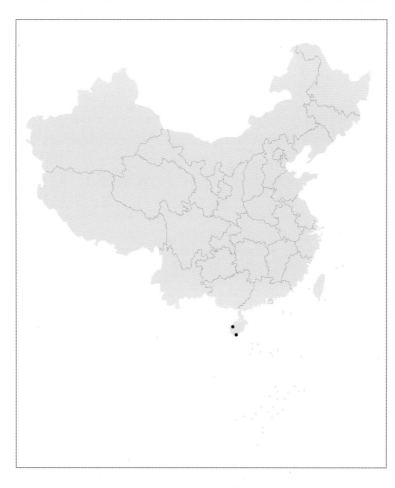

· 分布

特有种。分布于我国海南。广东、广西、福建、云南等地有引种栽培。

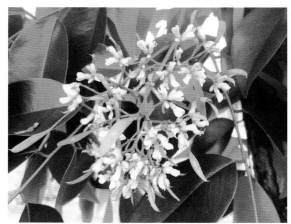

花序 / 孟慧提供

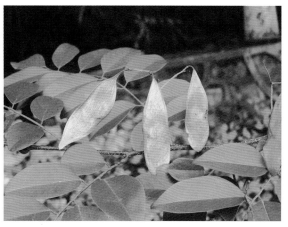

果实 / 刘冰提供

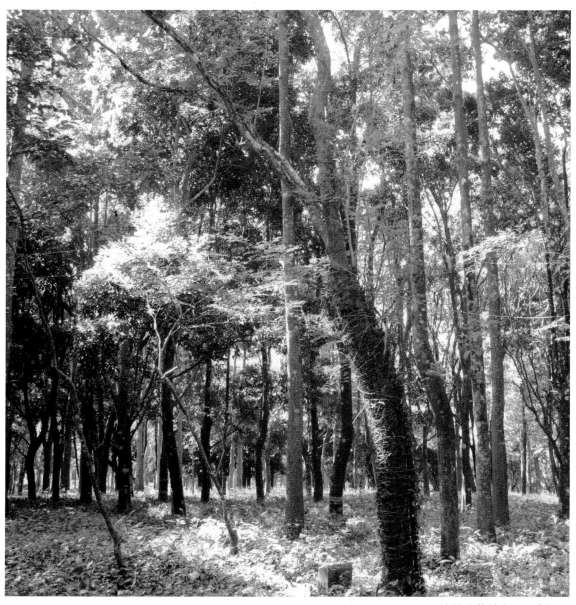

植株（栽培）/ 孟慧提供

· 生境和居群

见于海拔 100 ~ 500 m 的山坡疏林中、林缘或路旁旷地上，为阳性树种。在郁闭度大的密林中，幼苗生长势弱。萌生能力较强，现存林木多为萌生小径木[1]。

· 药用部位

树干和根的心材。

· 药用价值和功能主治

具有化瘀止血、理气止痛的功效，用于吐血、衄血、外伤出血、肝郁胁痛、胸痹刺痛、跌仆伤痛、呕吐腹痛。可作为家具用材、香料和药材等。

· 致危因子

由于多年的无序采伐，目前，本种野生居群急剧减少，资源枯竭；森林砍伐和经济林面积不断扩大引起的生境恶化，也是导致其分布区域缩小的重要原因[2-3]。

· 保护措施及商业栽培

本种已被列入《国家重点保护野生植物名录》，为 II 级保护物种；已被列入 CITES 附录 II。热带地区个别植物园有栽培。海南、广东等地有较大量的人工栽培，但降香心材需要经历多年才能结脂，因此栽培品尚未形成商品供应。

· 保护建议

依托现有的自然保护地，或在天然集中分布区域建立自然保护区，或在其他区域建立保护点或设立保护标志，严禁采伐，以保护野生居群和生境；开展自然分布区内的回归和抚育，恢复野外居群数量；收集种质资源，开展迁地保护，保存本种的遗传多样性；加强木材结脂技术的研究，促进栽培林木向可用商品转化。

参考文献

[1] 罗文扬, 罗萍, 武丽琼, 等. 降香黄檀及其可持续发展对策探讨 [J]. 热带农业科学, 2009, 29（1）: 44-46.

[2] 孟慧, 陈波, 杨云. SRAP 技术分析海南降香檀遗传多样性 [J]. 热带农业科学, 2018, 38（12）: 37-42.

[3] 杨冬华, 陈福, 宋希强, 等. 海南岛降香黄檀区系组成与群落特征分析 [J]. 热带农业科学, 2012, 32（12）: 110-115.

豆科 Fabaceae

069 甘草
Glycyrrhiza uralensis Fisch. ex DC.

药材名： 甘草（药典种）
别　名： 甜草、蜜草、国老

保护地位	近危 NT A2c	重点保护名录 Ⅱ 级 野生药材名录 Ⅱ 级

·形态特征

多年生草本。高 0.3 ~ 1.2 m，全株被腺点和短柔毛。根与根茎粗壮，外皮红褐色，里面淡黄色。羽状复叶长 5 ~ 20 cm；小叶 5 ~ 17 对，卵形、长卵形或近圆形，长 1.5 ~ 5 cm，基部圆，先端钝，全缘或微波状。总状花序腋生；花萼钟状，长 0.7 ~ 1.4 cm，基部一侧膨大，萼齿 5，上方 2 枚大部分联合；花冠紫色、白色或黄色，长 1 ~ 2.4 cm；子房密被刺毛状腺体。荚果线形，弯曲成镰刀状或环状，外面有瘤状突起和刺毛状腺体，密集成球状。种子 3 ~ 11，圆形或肾形。花期 6 ~ 8 月，果期 7 ~ 10 月。

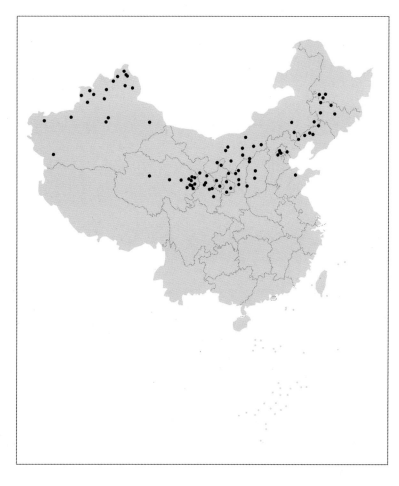

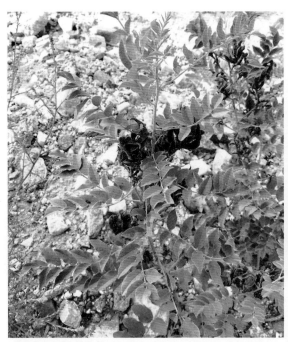

植株 / 赵鑫磊提供

果序 / 王秋玲提供

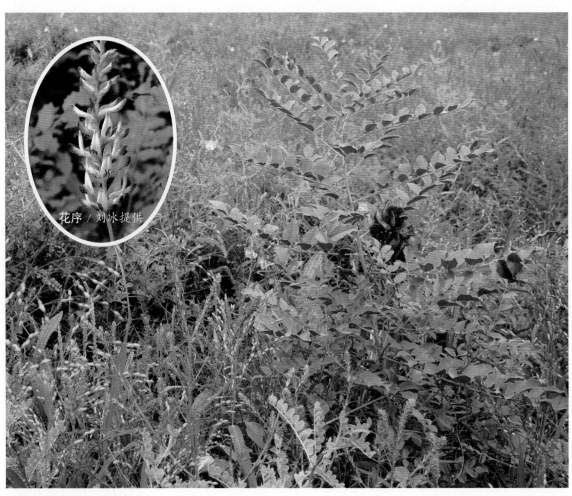

花序 / 刘冰提供

植株及生境 / 王秋玲提供

· **分布**

分布于我国黑龙江、吉林、辽宁、河北、北京、山东、山西、内蒙古、陕西、甘肃、宁夏、青海、新疆。中亚地区及巴基斯坦、蒙古、俄罗斯（西伯利亚地区）也有分布。

· **生境和居群**

见于海拔 400 ~ 2 700 m 的干旱、半干旱的荒漠草原、沙漠边缘和黄土丘陵地带。分布广泛，东北、西北少数地区尚有成片的野生甘草居群，其余地区多为零星分布[1-2]。研究显示，生境片段化使甘草居群的基因流减小，44.78％的居群经历了近期遗传瓶颈效应，整个遗传结构主要受到遗传漂变的影响。分布于中国的甘草可分为 3 个区域亚群——华北东北组、内蒙古西部组、新疆组，其中，新疆区域的居群遗传多样性最高，而东北、华北地区最低；内蒙古西部组居群分化最小，居群间基因流水平较高[3]。

· **药用部位**

根、根茎。

· **药用价值和功能主治**

常用传统中药。具有补脾益气、清热解毒、祛痰止咳、缓急止痛、调和诸药的功效，用于脾胃虚弱、倦怠乏力、心悸气短、咳嗽痰多、脘腹及四肢挛急疼痛、痈肿疮毒、缓解药物的毒性和烈性。

· **致危因子**

自 20 世纪 80 年代人为的掠夺性采挖，使本种资源大幅减少，其自然生境遭到严重破坏，至今未得到恢复；毁草种地、过度放牧等，导致本种居群适宜生境减少、破碎和退化[2]。近年来采取的相关保护措施，如退耕还草、栽培替代野生等对本种的资源恢复及保护起到了积极作用，但大多数分布区内的野生居群远未恢复到破坏前水平。《中国生物多样性红色名录——高等植物卷》将本种评估为无危（LC）。本书作者通过调查评估发现，其总体资源量下降，故将其调整为近危（NT）。

· **保护措施及商业栽培**

本种已被列入《国家重点保护野生植物名录》，为 Ⅱ 级保护物种；已被列入《国家重点保护野生药材物种名录》，为 Ⅱ 级保护物种。北方部分植物园有栽培。目前，在内蒙古、甘肃、新疆等地均有大规模的商业栽培，但野生资源遭到采挖的现象依然存在。

· **保护建议**

持续推进环境与资源保护工作，采取轮牧和退耕还草等措施；广泛收集种质资源，开展迁地保护，保存本种的遗传多样性；加强科普宣传，增强公众生态环境保护意识。

· 资源学附注

2020 年版《中华人民共和国药典》一部尚收录有光果甘草（*G. glabra* L.）和胀果甘草（*G. inflata* Batalin），同作药材甘草使用。这 2 种植物在我国主要分布于新疆，后者在甘肃和内蒙古也有分布。光果甘草在国外广布于中亚至北非和东南欧地区，胀果甘草在国外分布于中亚地区和蒙古。20 世纪人为的无序采挖使上述 2 种植物与本种遭到相同的破坏，其已被列入《国家重点保护野生药材物种名录》，为二级保护物种。《中国生物多样性红色名录——高等植物卷》将光果甘草和胀果甘草评估为无危（LC）。本书作者通过调查评估发现，二者总体资源量下降，故将其调整为近危（NT）A2c，其致危因子和保护建议同甘草。

参考文献

[1] 黄明进，王文全，魏胜利. 我国甘草药用植物资源调查及质量评价研究 [J]. 中国中药杂志，2010，35（8）：947−952.

[2] 杨路路，陈建军，杨天顺，等. 我国西北地区药用植物甘草（*Glycyrrhiza uralensis*）野生资源的地理分布与调查 [J]. 中国野生植物资源，2013，32（5）：27−31.

[3] 杨路路. 我国三种药用甘草遗传多样性和居群遗传结构评价及核心种质的构建 [D]. 北京：中国科学院大学，2016.

豆科 Fabaceae

070 多序岩黄耆

Hedysarum polybotrys Hand.-Mazz.

药材名： 红芪（药典种）
别　名： 岩黄芪、黑芪

保护地位	近危 NT

·形态特征

多年生草本。直根粗壮，直径 1 ～ 2 cm，外皮暗红褐色。茎直立，丛生；枝条坚硬、无毛，稍曲折。叶长 5 ～ 9 cm，小叶 11 ～ 19，具短柄；小叶卵状披针形或卵状长圆形，长 18 ～ 24 mm，上面无毛，下面被贴伏柔毛。总状花序腋生；花多数，长 12 ～ 14 mm；苞片钻状披针形，被柔毛，常早落；花萼斜宽钟状，长 4 ～ 5 mm，被短柔毛，萼齿三角状钻形，上萼齿长约 1 mm，下萼齿长为上萼齿的 1 倍；花冠淡黄色，长 11 ～ 12 mm，旗瓣倒长卵形，翼瓣线形，等于或稍长于旗瓣，龙骨瓣比旗瓣长 2 ～ 3 mm；子房线形，被短柔毛。荚果 2 ～ 4 节，被短柔毛，节荚近圆形或宽卵形，具明显的网纹和狭翅。花期 7 ～ 8 月，果期 8 ～ 9 月。

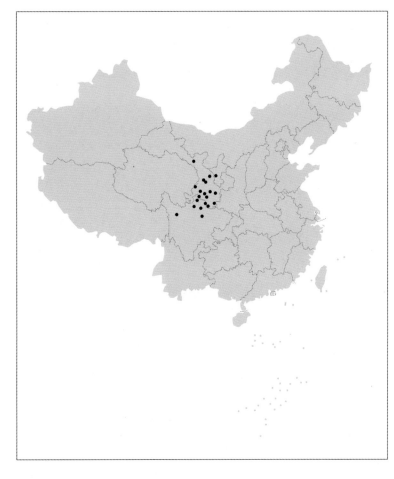

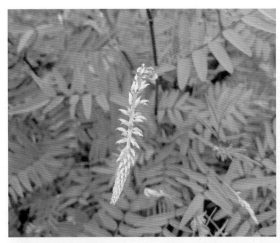

花序 / 郭增祥提供

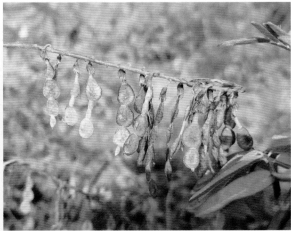

果序 / 晋玲提供

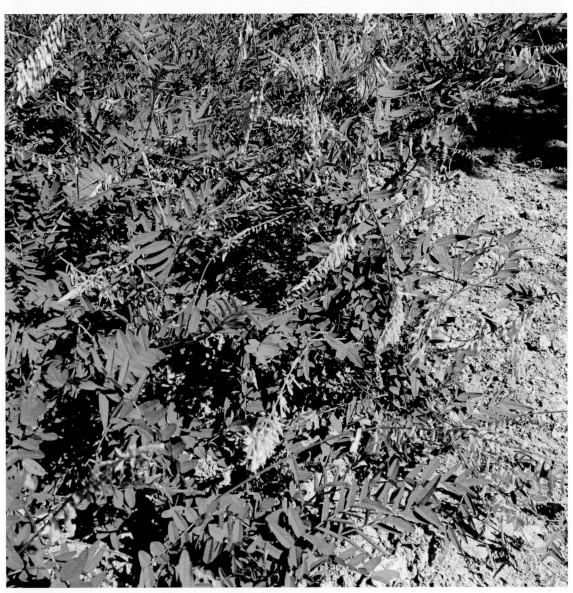

植株 / 晋玲提供

· 分布

特有种。分布于我国甘肃南部和中西部、宁夏中南部、四川西北部。

· 生境和居群

见于海拔 1 200 ～ 3 200 m 的山地石质山坡和灌丛、林缘等。本种野生居群具有丰富的遗传多样性，遗传分化主要发生在居群内，遗传距离与地理距离之间存在显著的相关性[1]。

· 药用部位

根。

· 药用价值和功能主治

具有补气升阳、固表止汗、利水消肿、生津养血、行滞通痹、托毒排脓、敛疮生肌的功效，用于气虚乏力、食少便溏、中气下陷、久泻脱肛、便血崩漏、表虚自汗、气虚水肿、内热消渴、血虚萎黄、半身不遂、痹痛麻木、痈疽难溃、久溃不敛。

· 致危因子

20 世纪 70 年代，由于对药材红芪的需求量增加，人们滥采滥挖，导致其野生居群受到影响。20 世纪 80 年代初，甘肃陇南地区广为驯化栽培本种，缓解了其野生资源受破坏的状况。但随着人口增长、垦荒和放牧等人为因素导致的生境恶化，其野生居群范围缩小。《中国生物多样性红色名录——高等植物卷》将本种评估为无危（LC）。本书作者通过调查评估发现，其资源量有所下降，故将其调整为近危（NT）。

· 保护措施及商业栽培

本种尚未被列入保护植物名录。个别植物园有栽培。甘肃陇南和定西有规模化种植，栽培品能够满足市场需求。

· 保护建议

将本种列入药用植物监测名单；保护原生境，加强管理，限制开荒及放牧，减少对其自然生境的影响，使野生居群得到自然恢复；广泛收集种质资源，开展迁地保护，保存其遗传多样性。

参考文献

[1] 强正泽，王燕，李旭，等. 基于 ISSR 的野生红芪种质遗传多样性与遗传结构研究 [J]. 中草药，2018，49（10）：2432-2439.

豆科 Fabaceae

071 越南槐
Sophora tonkinensis Gagnep.

药材名： 山豆根（药典种）
别　名： 广豆根、柔枝槐

| 保护地位 | 易危 VU B1ab（i, iii, v） | 重点保护名录 II 级 |

· 形态特征

灌木。有时呈攀缘状，高达 1.3 m，全株被柔毛。根粗壮。羽状复叶长 10～15 cm；托叶极小或近于消失；小叶 5～9 对，对生或近互生，椭圆形、长圆形或卵状长圆形，长 15～25 mm，叶轴下部的叶明显渐小，顶生小叶大，革质或近革质。总状花序顶生；苞片小，钻状；花长 10～12 mm；花萼杯状，萼齿小；花冠黄色，旗瓣近圆形，长 6 mm，宽 5 mm，先端凹缺，基部圆形或微凹，具短柄，翼瓣比旗瓣稍长，基部具 1 三角形尖耳，龙骨瓣最大，呈斜倒卵形或半月形，长 9 mm，宽 4 mm，基部具一斜展的三角形耳。荚果串珠状，稍扭曲，长 3～5 cm，有种子 1～3。种子卵形，黑色。花期 5～7 月，果期 8～12 月。

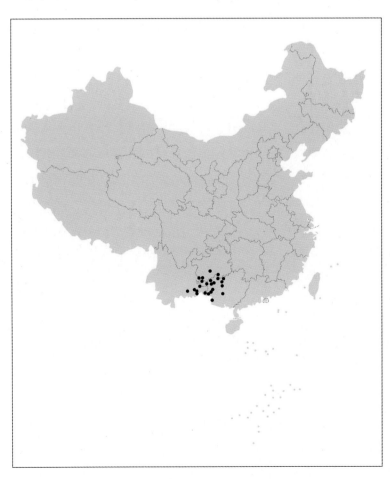

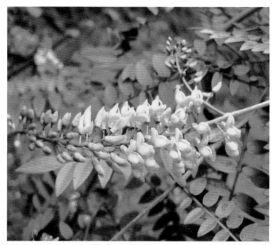
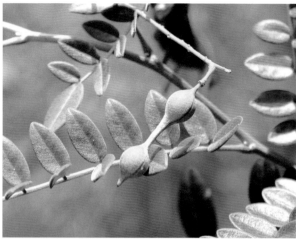

花序 / 彭玉德提供　　　　　　　　　　　　　　果实 / 徐永福提供

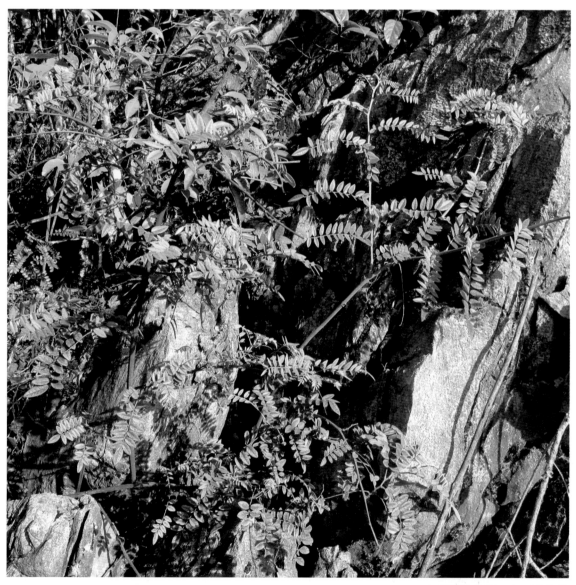

植株及生境 / 佘丽莹提供

·分布

分布于我国广西、贵州、云南。越南也有分布。

·生境和居群

见于海拔 1 000 ~ 2 000 m 的阳坡林下、石山灌丛以及碳酸岩和砂页岩山坡上。野生居群零星分布，原生居群已不易见到，偶见老株周围散生有 5 ~ 10 株幼苗[1]。

·药用部位

根、根茎。

·药用价值和功能主治

常用传统中药。具有清热解毒、消肿利咽的功效，用于火毒蕴结、乳蛾喉痹、咽喉肿痛、齿龈肿痛、口舌生疮。

·致危因子

本种分布范围较狭窄，资源量有限，长期采挖导致其野生资源枯竭，已难以满足市场需求；生境破碎化影响了居群更新；本种开花植株数量虽然较多，但花果期容易受到虫害，自然繁殖率低，生长缓慢[1]。

·保护措施及商业栽培

本种已被列入《国家重点保护野生植物名录》，为Ⅱ级保护物种。少数植物园有栽培。目前，其人工繁育技术已经成熟[1-2]，在广西有商业栽培，但栽培品尚不能完全满足市场需求。

·保护建议

依托现有的自然保护地，或在天然集中分布区域建立保护点或设立保护标志，限制无序采挖，以保护野生居群和生境；开展科普宣传，增强公众生态环境保护意识；扩大人工栽培规模，减少对野生资源的依赖。

参考文献

[1] 周雅琴，谭小明，吴庆华，等. 广西广豆根药材基原植物资源调查研究 [J]. 广西科学，2010，17（3）：259-262.
[2] 任立云，黄光影，林姣艳，等. 广西越南槐害虫、天敌种类及发生情况调查 [J]. 中国农学通报，2014，30（28）：76-80.

豆科 Fabaceae

072 密花豆
Spatholobus suberectus Dunn

药材名： 鸡血藤（药典种）
别　名： 九层风、三叶鸡血藤

保护地位　　濒危 EN B1ab（ⅰ，ⅲ，ⅴ）

· 形态特征

木质藤本。小叶纸质或近革质，不同形，顶生小叶两侧对称，宽椭圆形、宽倒卵形或近圆形，长 9 ~ 19 cm，先端骤缩成短钝尖头，侧生小叶两侧不对称，与顶生小叶等大或稍窄；小托叶钻状，长 3 ~ 6 mm。圆锥花序腋生或生于小枝先端，长达 50 cm，密被短柔毛。花萼长 3.5 ~ 4 mm，萼齿远比萼筒短，内面的毛长而呈银灰色；花冠白色，旗瓣扁圆形，长 4 ~ 4.5 mm，先端微凹，基部具爪；翼瓣长 3.5 ~ 4 mm，稍长于龙骨瓣，二者均具爪及耳；花药球形；子房无柄，被糙伏毛。荚果刀状，长 8 ~ 11 cm，密被棕色短绒毛。种子扁长圆形，长约 2 cm，种皮紫褐色，光亮。花期 6 月，果期 11 ~ 12 月。

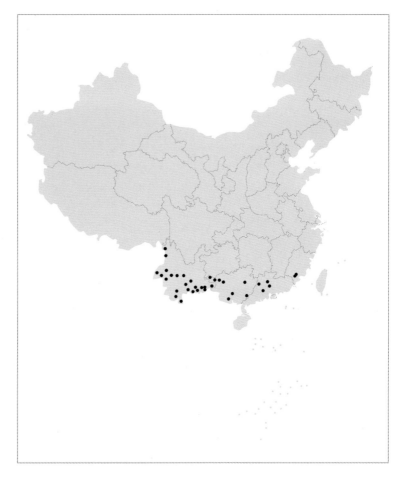

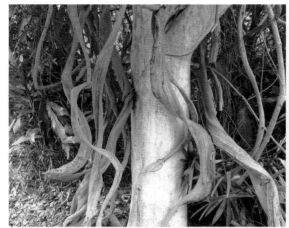

藤茎 / 赵鑫磊提供

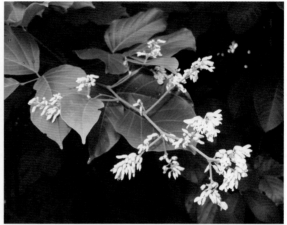

花序 / 彭玉德提供

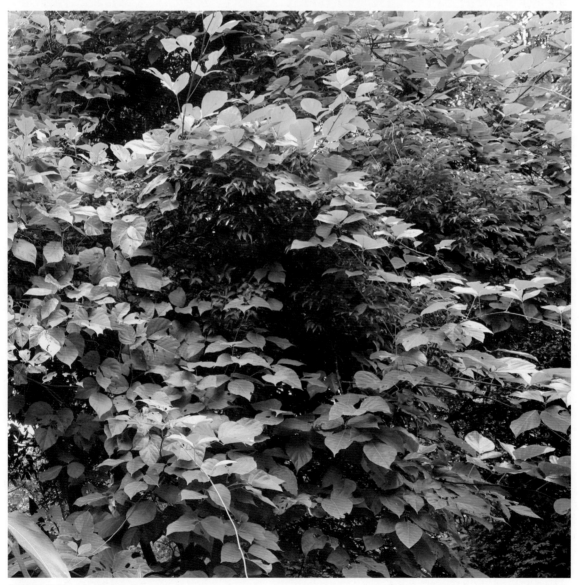

植株及生境 / 赵鑫磊提供

· 分布

特有种。分布于我国福建、广东、广西、云南。

· 生境和居群

见于海拔 800 ~ 1 700 m 的亚热带常绿阔叶林或次生毛竹林中下层郁闭度较大处。生长地多为水源充足的山沟两侧山坡地，山地坡度大。生境完好处野生居群的个体数量较多，藤茎粗壮，植株下部叶片较少生长，主要密集生长于植株上部；生境破碎或水源缺乏的地方，野生居群数量较少，植株长势弱，藤茎细[1]。

· 药用部位

藤茎。

· 药用价值和功能主治

常用传统中药。具有活血补血、调经止痛、舒筋活络的功效，用于月经不调、痛经、经闭、风湿痹痛、麻木瘫痪、血虚萎黄。

· 致危因子

本种是多种中成药的原料。由于本种市场需求量大，其野生资源遭到无序砍伐，资源量大为减少；近年来，经济林面积的不断扩大使其生境遭到破坏，居群发育受到很大限制[1-2]。《中国生物多样性红色名录——高等植物卷》将本种评估为易危（VU）。本书作者通过调查评估发现，其资源破坏情况严重，故将其调整为濒危（EN）。

· 保护措施及商业栽培

本种尚未被列入保护植物名录。少数植物园有栽培。其栽培技术比较成熟[2]，广东、广西有商业栽培，但栽培品尚不能完全满足市场需求。

· 保护建议

将本种列入国家级保护植物名录；依托现有的自然保护地，或在天然集中分布区域建立自然保护区，或在其他区域建立保护点或设立保护标志，加强管理，禁止破坏野生居群和生境；扩大种植规模，以减少对野生资源的依赖。

参考文献

[1] 李苗苗. 鸡血藤野生资源调查及其品质与自然生态因子相关性研究 [D]. 广州：广州中医药大学，2017.

[2] 彭开锋，张鹏，凌勇根，等. 鸡血藤野生变家种技术研究进展 [J]. 现代农业科技，2016（19）：76，78.

龙胆科 Gentianaceae

獐牙菜属 *Swertia* L.

一年生或多年生草本。根草质、木质或肉质，常有明显的主根。无茎或有茎，茎粗壮或纤细，稀为花葶。叶对生，稀互生或轮生，在多年生的种类中，营养枝的叶常呈莲座状。复聚伞花序、聚伞花序或为单花；花 4 或 5 基数，或在少数种类中二者兼有，辐状；花萼深裂至近基部，萼筒甚短，通常长 1 mm；花冠深裂至近基部，花冠筒甚短，长至 3 mm，裂片基部或中部具腺窝或腺斑；雄蕊着生于花冠筒基部，与裂片互生，花丝多为线形，少有下部极度扩大，联合成短筒或否；子房 1 室，花柱短，柱头 2 裂。蒴果常包被于宿存的花被中，由先端向基部 2 瓣裂，果瓣近革质。种子多而小，稀少而大，表面平滑、有褶皱状突起或有翅。

本属约有 150 种，主要分布于亚洲、非洲，少数分布于北美洲和欧洲。我国有 75 种，以西南地区最为集中。四川和云南的相关调查表明，本属植物在海拔 200 ～ 4 600 m 处均有分布，但多数种类集中分布于海拔 3 000 m 以下的中低海拔山区，高山地区分布较少 [1-2]。本属多年生种类具根茎或肉质根，基生叶发达，茎不分枝或仅花序有少许分枝，花较大，数量较少；一年生种类有木质化的主根，基生叶不发达，常在花期枯萎，茎和复聚伞花序具多分枝，花较小而数量较多。

在我国，本属药用植物种类多达 40 余种，民间药用历史悠久，大多具有清热利胆、退黄、除湿、平肝风、疏肝健胃的功效。现代药理研究表明，本属植物具有强心、降血糖、促进血液循环、抑制睾丸甾酮还原酶等作用。

本属植物的分类鉴定较为困难，特别是在青藏高原和西南地区，同名异药、同药异名的现象十分普遍 [3]，采集药材时，对同属植物常不加以区分，虽然本属植物分布广泛，种类丰富，但是随着开发利用，其野生资源日益减少 [4]。因过度采集与不合理的土地利用，本属少数物种（如蒙自獐牙菜 *S. leducii*）的居群和生境均受到严重威胁。川西獐牙菜（*S. mussotii*）、抱茎獐牙菜（*S. franchetiana*）已被列入青海省保护植物名录。

建议将本属受威胁的药用物种列入国家级或省级保护植物名录；依托现有的自然保护地，或在天然集中分布区域建立自然保护区，或在其他区域建立保护点或设立保护标志，禁止无序采挖，以保护野生居群和生境；开展科普宣传，增强公众生物多样性和生态环境的保护意识；加强栽培学研究，实现商业栽培，满足市场需求，减少对野生资源的依赖。

本属受威胁及保护关注的药用物种分列如下。

S. ciliata (D. Don ex G. Don) B. L. Burtt 普兰獐牙菜 LC/CC

S. cincta Burkill 西南獐牙菜 LC/CC

S. davidii Franch. 川东獐牙菜（鱼胆草） LC/CC

S. franchetiana Harry Sm. 抱茎獐牙菜 LC/CC

S. leducii Franch. 蒙自獐牙菜 VU/EN A2ac; B1ab（ⅰ，ⅲ，ⅴ）

S. mussotii Franch. 川西獐牙菜 LC/CC

S. patens Burkill 斜茎獐牙菜（金沙青叶胆） DD/CC

S. punicea Hemsl. 紫红獐牙菜 LC/CC

参考文献

[1] 方清茂，李江陵，肖小河. 四川省獐牙菜属药用植物资源 [J]. 中国中药杂志，1997，22（3）：7-9.

[2] 张兰胜，夏从龙，刘光明. 云南省獐牙菜属药用植物资源调查 [J]. 中国中药杂志，2009，34（6）：674-676.

[3] 钟国跃，阳勇，冯婷婷，等. 常用藏药"蒂达"（藏茵陈）基原物种药用合理性及资源利用价值评价 [J]. 中国中药杂志，2012，37（17）：2639-2645.

[4] 刘黄刚，张铁军，王莉丽，等. 獐牙菜属药用植物亲缘关系及其资源评价 [J]. 中草药，2011，42（8）：1646-1650.

龙胆科 Gentianaceae

073 蒙自獐牙菜
Swertia leducii Franch.

异　名： *Swertia mileensis* T. N. Ho et W. L. Shi
药材名： 青叶胆（药典种）　　**别　名：** 肝炎草、苦胆草

保护地位　　濒危 EN A2ac; B1ab（i, iii, v）

·形态特征

一年生草本。直立，高 15 ~ 45 cm。茎四棱形，具窄翅，下部常紫色，直径 2 ~ 4 mm，从基部起呈塔形分枝。叶无柄，狭矩圆形、披针形至线形，长 4 ~ 40 mm，具 3 脉。圆锥状聚伞花序多花，侧枝生单花；花梗细，长 0.4 ~ 3 cm，果时略伸长，基部具 1 对苞片；花 4 基数，直径约 1 cm；花萼绿色，叶状，稍短于花冠，裂片线状披针形，长 6 ~ 10 mm；花冠淡蓝色，裂片矩圆形或卵状披针形，长 7 ~ 12 mm，先端具短柔毛状流苏，下部具腺窝 2，腺窝杯状；花丝扁平，花药蓝色；子房卵状矩圆形，花柱明显，柱头小。蒴果椭圆状卵形或长椭圆形，长达 1 cm。种子棕褐色，卵球形。花果期 9 ~ 11 月。

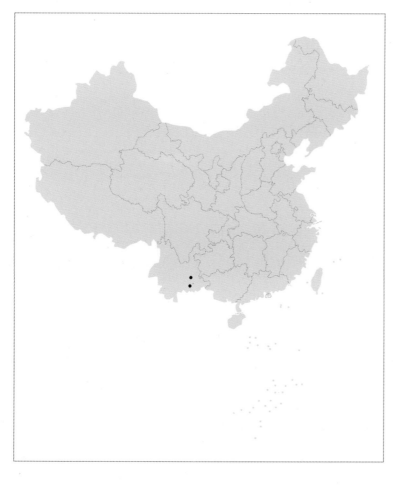

·分布

特有种。分布于我国云南南部。

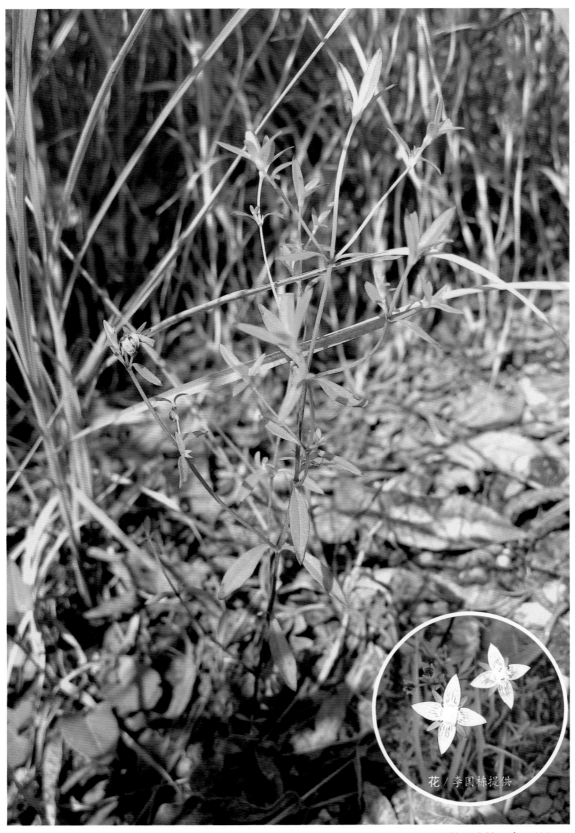

花 / 李国栋提供

植株及生境 / 李国栋提供

· 生境和居群

见于海拔 1 300 ～ 1 700 m 的砂壤土或石灰岩阳坡的稀疏小灌丛或茅草丛间，每年 8 月底至 9 月初开始繁殖生长，花果期约 120 天，种子有休眠。其本种居群分布区域已渐片段化 [1-2]。

· 药用部位

全草。

· 药用价值和功能主治

具有清热解毒、利湿退黄的功效，用于湿热黄疸、热淋涩痛、湿热泻痢、赤白带下、流行性感冒、疟疾发热、急性胃肠炎、急性咽喉炎和急性扁桃体炎；外用于急性结膜炎和过敏性皮炎。

· 致危因子

由于本种具有较好的治疗肝炎、清黄疸的作用，其市场需求量逐年增大，采挖严重，以致原本就稀少的资源面临枯竭，野生居群已极为少见；分布区内的道路建设、开荒、沙场开发等导致本种生境破碎和丧失 [1, 3]。《中国生物多样性红色名录——高等植物卷》将本种评估为易危（VU）。本书作者通过调查评估发现，其资源破坏情况严重，故将其调整为濒危（EN）。

· 保护措施及商业栽培

本种尚未被列入保护植物名录。无植物园栽培记录。未见其商业栽培报道。

· 保护建议

将本种列入国家级保护植物名录；依托现有的自然保护地，或在天然集中分布区域建立自然保护区，或在其他区域建立保护点或设立保护标志，禁止采挖，以保护野生居群和生境；开展引种驯化和栽培学研究，形成规模化种植，以减少对野生资源的依赖。

· 分类学附注

早期相关文献多以 *S. mileensis* T. N. Ho et W. L. Shi 记载青叶胆，*Flora of China*（Vol.16）认为它与蒙自獐牙菜（*S. leducii*）为同种植物，故进行了归并处理。本书采纳 *Flora of China* 的观点，接受 *S. leducii* 为拉丁学名，*S. mileensis* 为异名。

参考文献

[1] 黄衡宇，王美蓉，杨玖钧，等. 青叶胆不同居群植株形态变异式样研究 [J]. 中国民族民间医药，
2015（1）：36-38.

[2] 李鹏，龙华，张爱丽，等. 青叶胆开花动态及有性生殖特征的解剖学研究 [J]. 西北植物学报，
2016，36（6）：1146-1154.

[3] 王美蓉，黄衡宇. 青叶胆不同交配方式种子的萌发研究 [J]. 中国民族民间医药，2015（2）：
10-11，14.

苦苣苔科 Gesneriaceae

074 崀岗报春苣苔

Primulina longgangensis (W. T. Wang) Yan Liu & Yin Z. Wang

异　名: *Chirita longgangensis* W. T. Wang

药材名: 红药　　　**别　名:** 崀岗唇柱苣苔

保护地位　易危 VU B2ac (ii , v)

· 形态特征

多年生草本。除根茎外,全株被短柔毛。根茎长,圆柱形,直径 4 ~ 7 mm。叶 3 ~ 4,轮生,密集生于根茎先端,长圆状线形,长 9 ~ 16 cm,宽 1.5 ~ 2.9 cm,全缘。聚伞花序腋生,2 ~ 3 回分枝;苞片对生,披针形,长 1.2 ~ 2 cm。花萼 5 裂至基部,裂片狭披针状线形或钻形;花冠白色,有紫纹,长约 3.4 cm,外面无毛,内面在雄蕊之下被短柔毛,花冠筒长约 2 cm,口部直径 1 cm,上唇 2 裂,下唇 3 裂至中部,裂片圆卵形;雄蕊花丝长约 14 mm,在近中部膝状弯曲,花药长约 3 mm,两端被白色髯毛,退化雄蕊 3;花盘环形;子房线形,长约 17 mm,被白色短腺毛,花柱被短柔毛,柱头 2 裂至中部。花期 10 月。

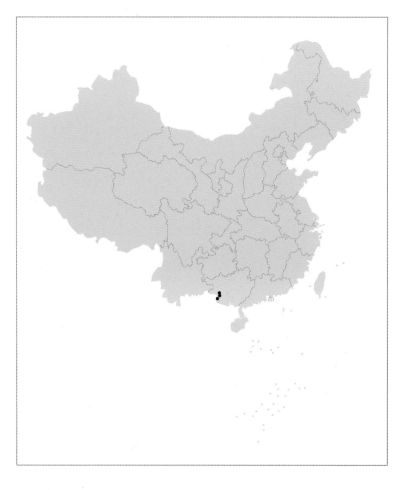

· 分布

特有种。分布于我国广西西南部。

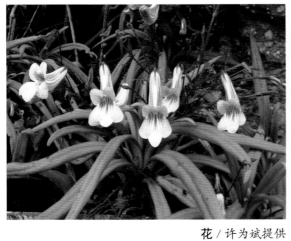

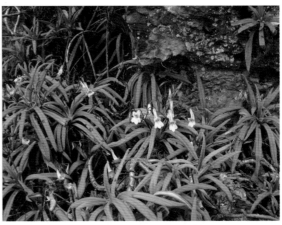

花 / 许为斌提供

植株（花期）/ 许为斌提供

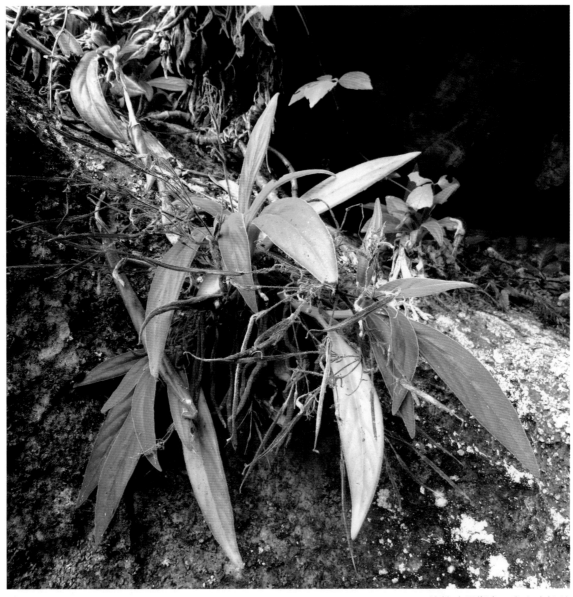

植株（果期）/ 许为斌提供

- **生境和居群**

  见于海拔 200 ~ 300 m 的石灰岩山林边石上或阴处石缝中。

- **药用部位**

  根茎。

- **药用价值和功能主治**

  具有活血化瘀、消肿止痛的功效，用于跌打损伤、风湿关节痛。

- **致危因子**

  本种分布区范围狭窄，居群数量少，过度采挖使居群数量进一步下降；对生长环境要求苛刻，适生的温度、湿度和土壤酸碱度范围比较小；种子细小，繁殖困难。

- **保护措施及商业栽培**

  本种尚未被列入保护植物名录。无植物园栽培记录。已开展扦插栽培，成活率较高[1-2]，但规模小，栽培品不足以供应市场。

- **保护建议**

  将本种列入省级保护植物名录；依托现有的自然保护地，或在天然集中分布区域建立保护点或设立保护标志，限制无序采挖，以保护野生居群和生境；利用生物技术开展种苗扩繁，扩大种植规模，促进商业栽培，以满足市场需求。

参考文献

[1] 潘春柳，彭玉德，吕惠珍. 广西特有药用植物弄岗唇柱苣苔叶插繁殖研究 [J]. 北方园艺，2011（1）：205-207.

[2] 张占江，李翠，韦莹，等. 珍稀濒危药用植物弄岗唇柱苣苔离体保存研究 [J]. 北方园艺，2014（4）：136-138.

八角科 Illiciaceae

075 地枫皮
Illicium difengpi B. N. Chang

药材名： 地枫皮（药典种）
别　名： 钻地枫、追地风、枫榔

| **保护地位** | 濒危 EN B1ab（i, iii, v） | 重点保护名录 II 级 |

· 形态特征

灌木。植株高 1 ~ 3 m，全株具八角的芳香气味。根皮红褐色。嫩枝褐色。树皮有纵向皱纹，质松脆，易折断。叶常 3 ~ 5 聚生或在枝的近先端簇生，革质或厚革质，倒披针形或长椭圆形，长 10 ~ 14 cm，边缘稍外卷，两面密布褐色细小油点。花紫红色或红色，腋生或近顶生，单朵或 2 ~ 4 簇生；花被片（11 ~）15 ~ 17（~ 20），最大 1 片宽椭圆形或近圆形，长 15 mm，宽 10 mm，肉质；雄蕊 20 ~ 23；心皮常 13。聚合果直径 2.5 ~ 3 cm，蓇葖果 9 ~ 11，长 12 ~ 16 mm，宽 9 ~ 10 mm，厚 3 mm，先端常有向内弯曲的尖头。花期 4 ~ 5 月，果期 8 ~ 10 月。

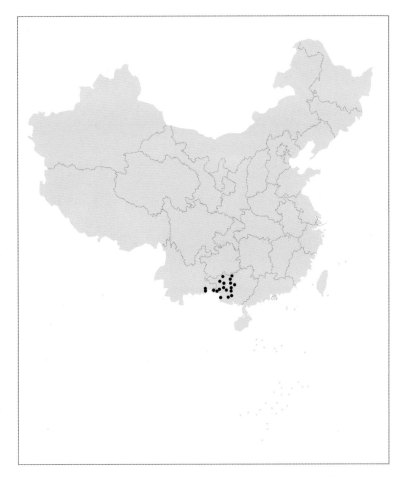

· 分布

特有种。分布于我国广西、云南。

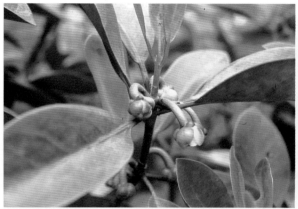

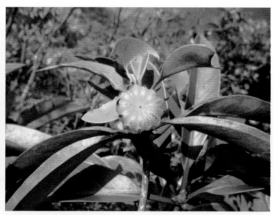

花 / 罗毅波提供

果实 / 许为斌提供

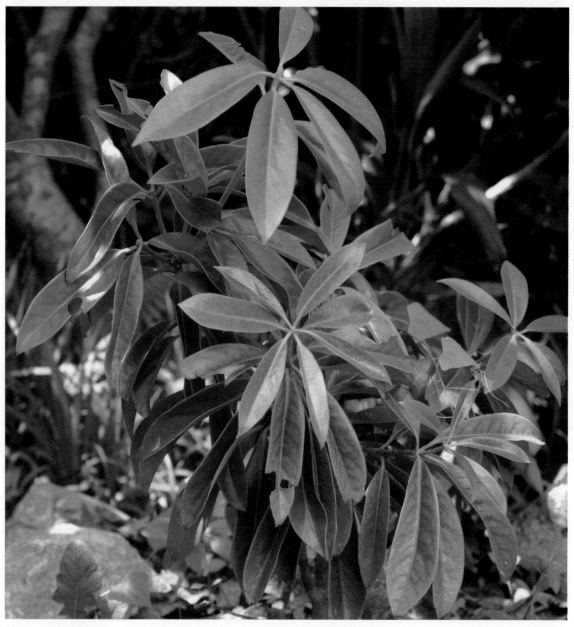

植株 / 林余霖提供

· 生境和居群

见于海拔 500 ~ 1 200 m 的石灰岩山顶的裸露岩石上或丛林中。在海拔 500 ~ 800 m 处较常见，主要生境为以灌木与藤状灌木种类为主的喀斯特次生林[1-2]。

· 药用部位

树皮。

· 药用价值和功能主治

传统中药。具有祛风除湿、行气止痛的功效，用于风湿痹痛、劳伤腰痛。

· 致危因子

多年的无序采集，尤其是剥皮式采集方式，导致本种野生居群数量下降；生境的破坏和丧失，使本种的自然分布范围逐渐缩小，居群受到较大威胁[1-2]。

· 保护措施及商业栽培

本种已被列入《国家重点保护野生植物名录》，为 Ⅱ 级保护植物。本种在个别植物园有栽培；有商业栽培，但尚不能满足市场需求。

· 保护建议

依托现有自然保护地，或在天然集中分布区域建立自然保护区，或在其他区域建立保护点或设立保护标志，强化管理，限制采集，保护野生居群和生境；加强人工栽培或野生抚育技术研究，实现规模化生产，以满足市场需求，减少对野生资源的依赖。

参考文献

[1] 唐辉，史艳财，孔德鑫，等. 岩溶特有植物地枫皮的种质资源调查及地理分布 [J]. 广东农业科学，2011，38（12）：113-117.

[2] 孟小暇，王满莲，梁惠凌. 喀斯特地区药用植物地枫皮的研究进展 [J]. 广西科学院学报，2019，35（1）：13-19.

唇形科 Lamiaceae

076 独一味
Phlomoides rotata (Benth. ex Hook. f.) Mathiesen

异　名： *Lamiophlomis rotata* (Benth. ex Hook. f.) Kudô

药材名： 独一味（药典种）　**别　名：** 达巴（藏药名）、怕拉奴奴（藏药名）、吉布孜（藏药名）

保护地位　近危 NT B1ab（ⅲ, ⅳ）

· 形态特征

多年生矮小莲座状草本。根粗壮发达，高 2.5 ~ 10 cm。无茎。叶片、花序和花被柔毛。叶片常 4，辐状两两相对，菱状圆形、扇形至三角形，长 6 ~ 13 cm，宽 7 ~ 12 cm，边缘具圆齿，侧脉 3 ~ 5 对；下部叶柄伸长，长可达 8 cm，上部叶柄变短。轮伞花序密集排列成具短葶的头状或短穗状花序，长 3.5 ~ 7 cm；苞片披针形、倒披针形或线形，全缘，具缘毛；小苞片针刺状；花萼管状，长约 10 mm，萼齿 5，短三角形，先端具长约 2 mm 的刺尖，内面被丛毛；花冠长约 1.2 cm，花冠筒管状，冠檐二唇形，上唇近圆形，边缘具齿牙，3 裂，裂片椭圆形，侧裂片较小。花期 6 ~ 7 月，果期 8 ~ 9 月。

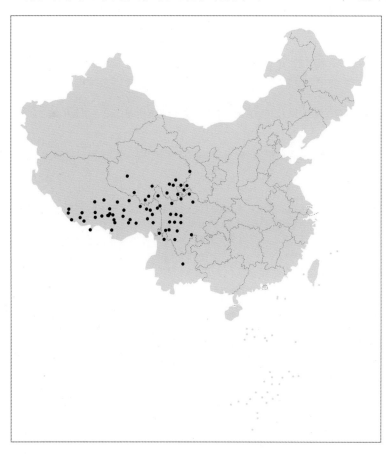

· 分布

分布于我国甘肃、青海、四川、西藏、云南。不丹、印度、尼泊尔也有分布。

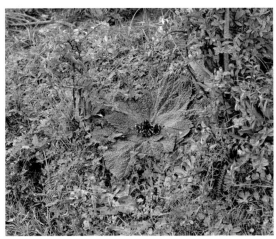

植株 / 林余霖提供

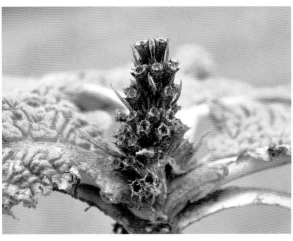

果序 / 林余霖提供

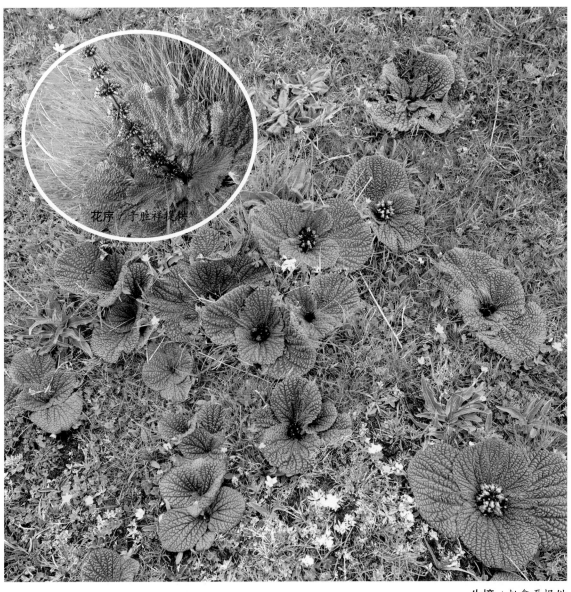

花序 / 于胜祥提供

生境 / 赵鑫磊提供

· 生境和居群

见于海拔 2 700 ～ 5 100 m 的石质高山草甸、河滩地或高度风化的碎石滩上。分布较广，居群数量较大。在亚高山和高山区域分布于上部平缓地带、高山河谷阶地的向阳坡面与山前平台上[1]。植株的更新与根茎芽生长密切相关，植株的大小与根茎芽数目呈正相关[2]。

· 药用部位

地上部分。

· 药用价值和功能主治

藏药、蒙药等民族药。具有活血止血、祛风止痛的功效，用于跌仆损伤、外伤出血、风湿痹痛、黄水病。

· 致危因子

挖掘式采收方式影响居群更新，破坏草地生态，对环境造成不良影响。采挖地下部分后，恢复周期为 4 ～ 5 年。在采挖过度的地方，本种植株极其矮小。在青海和甘肃等很多主产区，采集不到 4 年又开始新一轮的采集，导致野生居群不同程度地退化，生境遭到破坏[1, 3]。《中国生物多样性红色名录——高等植物卷》将本种评估为无危（LC）。本书作者通过调查，发现本种的资源量总体呈下降趋势，故将本种调整为近危（NT）。

· 保护措施及商业栽培

本种尚未被列入保护野生植物名录。由于采挖地下部分破坏草地，2010 年版《中华人民共和国药典》一部将本种的药用部位从全草改为植株地上部分，以保护高寒草地的野生居群和生态环境。无植物园栽培记录。已有一定商业栽培，但采挖野生资源现象依然严重。

· 保护建议

将本种列入药用植物监测名单；采用可持续利用的采收方式，在采集时只割取地上部分，不伤害植物根部，采取轮采轮封措施，防止过度采挖；扩大种植规模，减少对野生资源的依赖。

· 分类学附注

《中国植物志》（第六十五卷第二分册）、*Flora of China*（Vol.17）和 2020 年版《中华人民共和国药典》一部均将 *L. rotata* 作独一味的拉丁学名。根据分子系统学和分类学研究[4]，本种已被转隶至 *Phlomoides* 属，本书根据这一研究结果，将 *P. rotata* 作独一味的拉丁学名，而将 *L. rotata* 作异名。

参考文献

[1] 孙辉，蒋舜媛，冯成强，等. 独一味 *Lamiophlomis rotata* 野生资源现状与存在的问题 [J]. 中国中药杂志，2012，37（22）：3500-3505.

[2] 钟世红，古锐，陈航，等. 藏药独一味种群结构及更新规律初步研究 [J]. 现代中药研究与实践，2011，25（5）：34-36.

[3] 吴俏燕，何应学，陈海鹰，等. 乱采滥挖野生药用植物对甘南草原生态环境的破坏 [J]. 草业科学，2011，28（12）：22-25.

[4] C. MATHIESENL，A.-C. SCHEEN，C. LINDQVIST. Phylogeny and biogeography of the lamioid genus *Phlomis* (Lamiaceae)[J]. Kew Bulletin，2011，66（1）：83-99.

唇形科 Lamiaceae

077 扭连钱

Marmoritis complanata (Dunn) A. L. Budantzev

异 名： *Phyllophyton complanatum* (Dunn) Kudô
药材名： 扭连钱　　**别 名：** 榜参布柔（藏药名）

保护地位　　保护关注 CC

·形态特征

多年生草本。植株高 13 ~ 25 cm，全株被柔毛。茎多数，常在基部分枝。茎上部叶密集，呈覆瓦状排列，下部叶疏而小或无；叶片宽卵状圆形、圆形或近肾形，长 1.5 ~ 2.5 cm，边缘具圆齿及缘毛。聚伞花序通常具 3 花；苞叶与茎叶同形；小苞片线状钻形；花萼管状，向上略膨大，略呈二唇形，长 0.9 ~ 1.2 cm，内面在中部具 1 毛环，齿 5；花冠淡红色，长 1.5 ~ 2.3 cm，花冠筒管状，向上膨大，冠檐二唇形，倒扭，上唇 2 裂，下唇 3 裂；雄蕊 4，二强，后对（倒扭后变前对）伸出花冠；子房 4 裂，无毛；花柱细长，微伸出花冠；花盘杯状。小坚果长圆状卵形，光滑，基部具 1 小果脐。花期 6 ~ 7 月，果期 7 ~ 9 月。

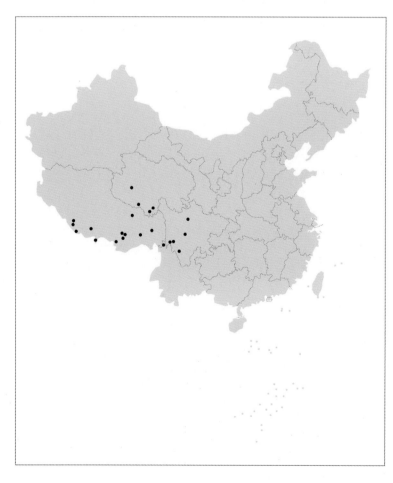

·分布

特有种。分布于我国青海、四川、西藏、云南。

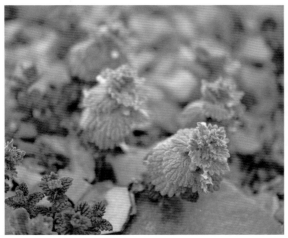

植株 / 宋鼎提供

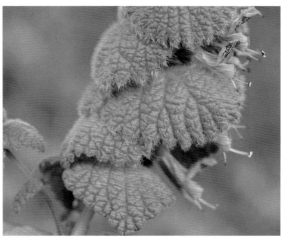

叶及花 / 宋鼎提供

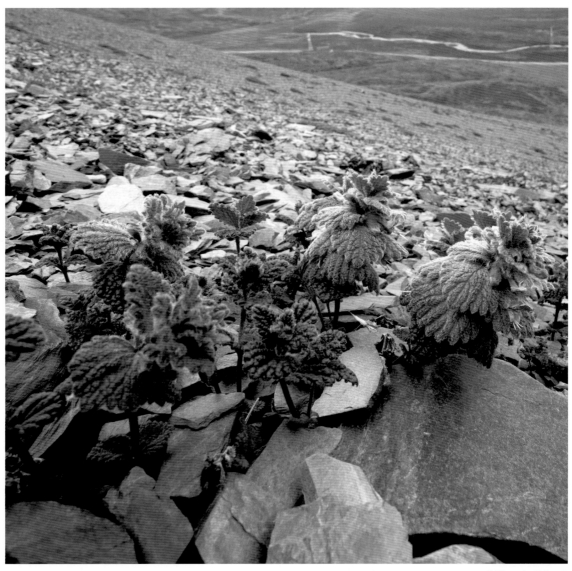

生境 / 宋鼎提供

- **生境和居群**

见于海拔 4 300 ~ 5 000 m 的高山上高度风化的乱石滩石隙间、阳坡裸露荒地。种子浅型生理性休眠[1]。

- **药用部位**

全草。

- **药用价值和功能主治**

藏药。具有清热解毒、止咳的功效，用于流行性感冒、肝炎、肺炎、肺脓肿、肺结核、肺热咳嗽、传染病引起的发热。

- **致危因子**

本种为高海拔冰缘带分布植物，其生境脆弱，易受全球气候变化与人为干扰影响，过度采挖会导致野生居群数量下降。《中国生物多样性红色名录——高等植物卷》将本种评估为无危（LC）。本书作者通过调查，将本种列为保护关注（CC）。

- **保护措施及商业栽培**

本种尚未被列入保护野生植物名录。无植物园栽培记录。未见商业栽培报道。

- **保护建议**

将本种列入药用植物监测名单；加强脆弱生态区域管理，控制无序采挖和过度放牧；开展科普宣传，提高公众的生物多样性和生态环境保护的意识。

- **分类学附注**

在我国较早的文献中，本种的拉丁学名多被记载为 *P. complanatum* (Dunn) Kudô。*Flora of China*（Vol.17）承认扭连钱属 *Marmoritis*，并将本种转至该属下。本书采用 *Flora of China* 的处理，接受 *M. complanata* 为本种的拉丁学名，*P. complanatum* 为本种的异名。

- **资源学附注**

同作藏药"榜参布柔"基原的还有同科的绵参 *Eriophyton wallichii* Benth.，绵参被《中国生物多样性红色名录——高等植物卷》评估为无危（LC）。因绵参与本种的分布、生境相似，人们对二者常不加区分进行采集。根据本书作者调查，本书将绵参列为保护关注（CC）。

参考文献

[1] 彭德力. 横断山区高山冰缘带植物繁殖特征和适应策略——以性系统和"绒毛植物"绵参为例 [D]. 北京：中国科学院大学，2015：82-83.

木通科 Lardizabalaceae

078 大血藤

Sargentodoxa cuneata (Oliv.) Rehder et E. H. Wilson

药材名: 大血藤(药典种)
别　名: 血藤、红藤、红皮藤

| 保护地位 | 近危 NT B1ab(ⅰ, ⅲ, ⅴ) |

·形态特征

落叶木质藤本。植株长超过 10 m。藤茎直径达 9 cm,内含棕红色物质;芽鳞片多数。当年枝条暗红色,老树皮时有纵裂。三出复叶,侧生小叶基部不对称;叶柄长 3 ~ 12 cm;小叶革质,顶生小叶近菱状倒卵圆形,长 4 ~ 12.5 cm,宽 3 ~ 9 cm,先端急尖,全缘,有短柄;侧生小叶斜卵形,比顶生小叶略大,无小叶柄。总状花序长 6 ~ 12 cm,雄花与雌花同序或异序。雄花花梗细,长 2 ~ 5 cm;萼片 6,花瓣状,长圆形,长 0.5 ~ 1 cm,宽 0.2 ~ 0.4 cm;花瓣 6,圆形,直径约 1 mm,蜜腺状;雄蕊长 3 ~ 4 mm,花丝短,离生,药隔先端凸出。雌花萼片 4 ~ 9,花瓣 5 ~ 7,心皮多数,离生,螺旋状排列,每心皮胚珠 1。多数小浆果合成聚合果,成熟时黑蓝色;种子卵球形,黑色,光亮,平滑;种脐显著。花期 4 ~ 6 月,果期 7 ~ 9 月。

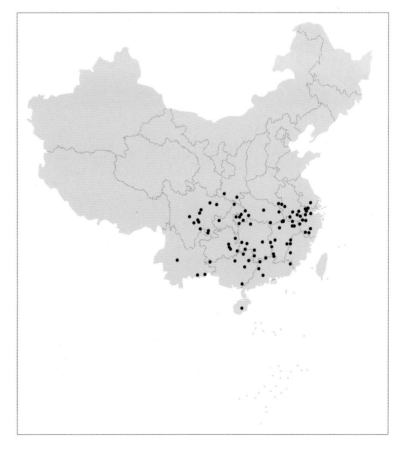

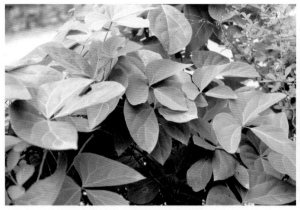

叶 / 于胜祥提供

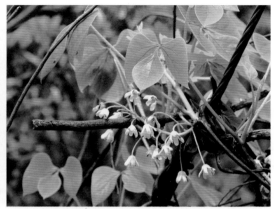

花序 / 刘军提供

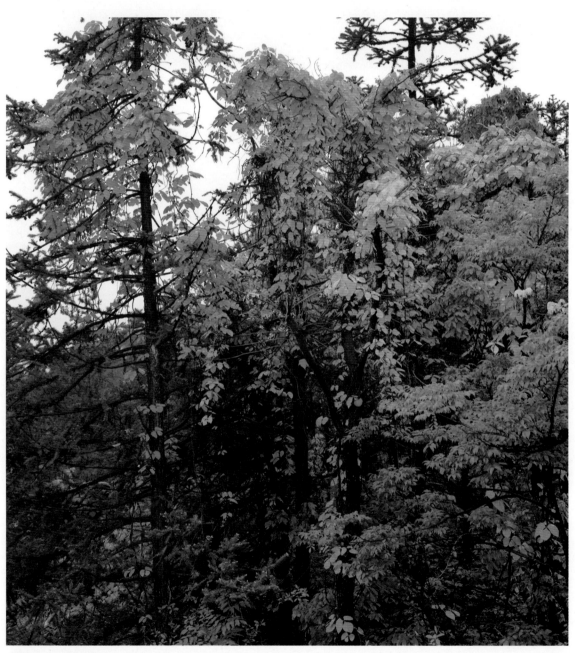

生境 / 于胜祥提供

·分布

分布于我国河南、陕西、安徽、江苏、江西、重庆、湖北、湖南、浙江、福建、广东、广西、贵州、海南、四川、云南，以湖南、湖北、重庆和陕西为中心。老挝、越南也有分布。

·生境和居群

单型科、单型属植物。见于海拔 400 ~ 2 000 m 的疏林、林缘、山坡灌丛、山沟甚至裸岩上。典型生境为山坡郁闭度较高的灌丛或矮树林，缠绕在树干上。居群数量多，植株散生，且多为幼小个体，极少见到开花结实的成熟个体。

·药用部位

藤茎。

·药用价值和功能主治

传统中药。具有清热解毒、活血、祛风止痛的功效，用于肠痈腹痛、热毒疮疡、经闭、痛经、跌仆肿痛、风湿痹痛。在民间因茎皮富含纤维，是山民捆绑器物的优良绳索。

·致危因子

本种在历史上曾资源丰富，但从 20 世纪七八十年代起，由于药材需求量大而被大量砍伐，使野生居群受到影响[1]。在湖南、陕西等核心分布区，已少见大型成熟个体[2]（任毅，个人通讯）。《中国生物多样性红色名录——高等植物卷》将本种评估为无危（LC）。本书作者通过调查，发现本种的资源量总体呈下降趋势，故将本种调整为近危（NT）。

·保护措施及商业栽培

本种已被列入陕西省保护野生植物名录。部分植物园栽培本种作观赏爬藤植物。未见商业栽培报道。

·保护建议

将本种列入药用植物监测名单；加强管理，减少人为干扰，保护野生居群和生境；广泛收集种质资源，开展迁地保护，保存遗传多样性；加强人工栽培技术研究，促进商业栽培，以满足市场需求，减少对野生资源的依赖。

·资源学附注

本种易与密花豆（*Spatholobus suberectus*，濒危 EN）混淆。二者除药材名称相似外，植物形态也相似，都为藤本，三出复叶。但二者药材性状差别较大。鸡血藤药材切面木部红棕色或棕色，皮部有呈红棕色至黑棕色的树脂状分泌物，与木部相间排列呈 3 ~ 8 个偏心性半圆形环；而大血藤药材断面皮部红棕色，并向内嵌入木部，木部黄白色，呈放射状排列[3]。

参考文献

[1] 倪士峰，傅承新，吴平. 大血藤化学成分及药学研究进展 [J]. 中国野生植物资源，2004，23（4）：8-10.

[2] 王华峰，郭诚. 大血藤的野外初步调查结果及保护对策 [J]. 生物多样性与自然保护通讯，2007（3-4）：29-31.

[3] 陈瑞生，陈相银，张露露. 大血藤与鸡血藤的鉴别 [J]. 首都医药，2013，20（9）：45.

木通科 Lardizabalaceae

079 野木瓜
Stauntonia chinensis DC.

药材名： 野木瓜（药典种）
别　名： 七叶莲、牛藤

保护地位 易危 VU A2c；B1ab（i，ii，iii）+2ab（i，ii，iii）

· **形态特征**

常绿木质藤本。幼茎绿色，具线纹，老茎皮厚，粗糙，浅灰褐色，纵裂。掌状复叶具小叶 5 ~ 7；叶柄长 5 ~ 10 cm；小叶革质，长圆形、椭圆形或长圆状披针形，长 6 ~ 9（~ 11.5）cm，宽 2 ~ 4 cm，边缘略增厚，上面深绿色，有光泽，下面浅绿色，嫩时常密布斑点。花雌雄同株，伞房式总状花序具花 3 ~ 4；总花梗基部为大型的芽鳞片所包托。雄花萼片 6，花瓣状，2 轮，淡黄色或乳白色，内面紫红色，外轮披针形，长约 18 mm，内轮线状披针形，长约 16 mm；无花瓣或有 6 极小的蜜腺状花瓣；雄蕊 6，花丝合生成管状，药隔凸出尖角状附属体与药室近等长。雌花萼片与雄花萼片相似，但稍大而肥厚；心皮 3，每心皮胚珠多数。浆果或肉质蓇葖果，不开裂，长圆形，长 7 ~ 10 cm，直径 3 ~ 5 cm；种子多数，近三角形，压扁，种皮深褐色至近黑色，有光泽。花期 3 ~ 4 月，果期 9 ~ 10 月。

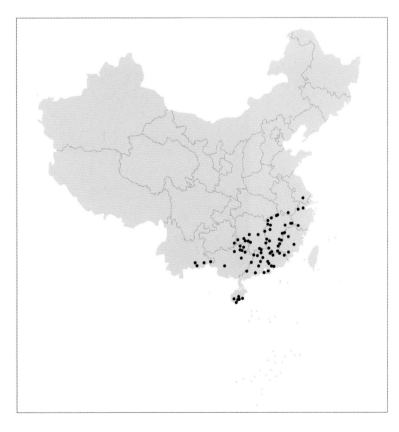

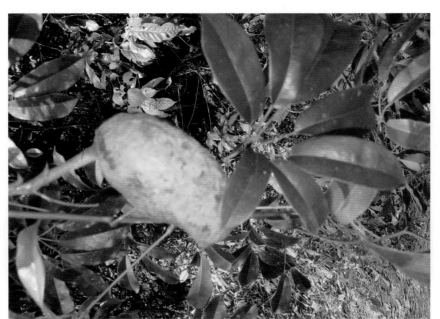

果枝/罗开文提供

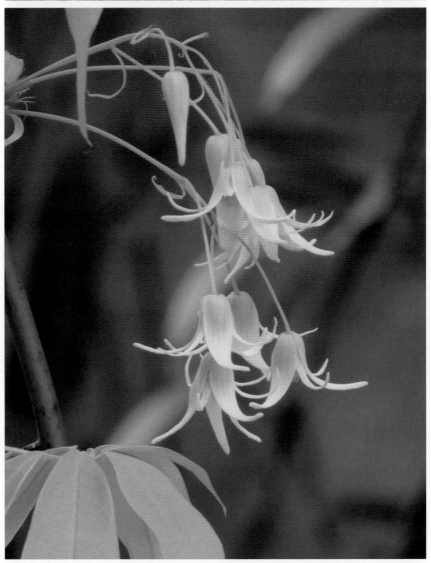

花及花序/黄俞淞提供

·分布

特有种。分布于我国安徽、江苏、湖南、江西、浙江、福建、广西、广东、海南、香港、云南。

·生境和居群

见于海拔 500 ~ 1 300 m 的亚热带山地林缘、疏林灌丛和沟谷溪边。林下土壤湿润，水热条件优越。为野木瓜属中分布范围较广的物种[1-2]。

·药用部位

带叶茎枝、根。

·药用价值和功能主治

具有祛风止痛、舒筋活络的功效，用于风湿痹痛、腰腿疼痛、头痛、牙痛、痛经和跌仆伤痛。

·致危因子

20 世纪七八十年代，在分布区内大型、成熟的植株时常可见，形成数米高灌丛。后医药部门对其根、茎收购量大，群众对其采收往往又是毁灭性的，加上人为大量采伐森林和开垦低海拔沟谷林地，使其资源逐年减少和适宜生境逐渐丧失。目前在野外偶尔能见到一些小型植株，只有在山高林密、难以进入的偏僻山区才可能找到开花结果的成熟植株（覃海宁，个人观察）。《中国生物多样性红色名录——高等植物卷》将本种评估为无危（LC）。本书作者通过调查，发现本种的野生资源破坏较严重，因此将其调整为易危（VU）。

·保护措施及商业栽培

本种尚未被列入保护野生植物名录。部分植物园栽培本种作观赏植物。未见商业栽培报道。

·保护建议

将本种列入省级保护野生植物名录；依托现有自然保护地，或在天然集中分布区域建立保护点或设立保护标志，限制无序砍伐，保护野生居群和生境，保护及恢复亚热带低海拔原生沟谷及灌丛生境，为本种及同类植物提供生存环境；开展种植研究，促进商业栽培，减少对野生资源的依赖。

·资源学附注

本种与同属植物尾叶那藤 [*S. obovatifoliola* Hayata subsp. *urophylla* (Hand.-Mazz.) H. N. Qin] 不仅功能主治基本相同、地理分布区域相似，而且植物形态近似，容易混淆，非花期难以区分。后者与前者的区别在于叶纸质，幼嫩时下面无斑点，干燥时上面无光泽；雄花无退化花瓣，而本种在多数情况下有退化花瓣。尾叶那藤在《中国生物多样性红色名录——高等植物卷》中被评估为无危（LC），因其与本种用途相似，在民族药和地方药材标准中被收录，人们在采集时对尾叶那藤和本种常常不加以区分，尾叶那藤野生资源存在受破坏的情况，故本书将尾叶那藤调整为近危［NT A2c；B1ab（i，ii，iii）+2ab（i，ii，iii）］。

参考文献

[1] 单章建，慕泽泾，覃海宁. 江西省木通科药用植物种类鉴别及分布研究 [J]. 中国医药科学，2018，8（19）：53-57，64.

[2] 吴连花，徐文芬，何顺志. 我国木通科药用植物的种类与分布 [J]. 安徽农业科学，2010，38（26）：14325-14328.

桑寄生科 Loranthaceae

080 广寄生

Taxillus chinensis (DC.) Danser

药材名： 桑寄生（药典种）
别　名： 桃树寄生、寄生茶

保护地位　保护关注 CC

·形态特征

半寄生灌木。嫩枝、叶密被锈色星状毛，稍后绒毛脱落，枝、叶变无毛；小枝灰褐色，具细小皮孔。叶对生或近对生，厚纸质，卵形至长卵形，长（2.5 ～）3 ～ 6 cm，先端圆钝，基部楔形或阔楔形。伞形花序 1 ～ 2 腋生或生于小枝已落叶腋部，具花 1 ～ 4，通常 2，花序和花被星状毛；花梗长 6 ～ 7 mm；苞片鳞片状；花褐色，花托椭圆形或卵球形；副萼环状；花冠花蕾时管状，稍弯，下半部膨胀，顶部卵球形，裂片 4，反折；花盘环状。果实椭圆状或近球形，果皮密生小瘤体，具疏毛，成熟果实浅黄色，长 8 ～ 10 mm，果皮变平滑。花果期 4 月至翌年 1 月。

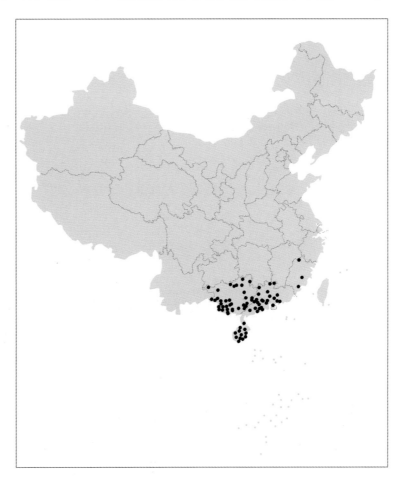

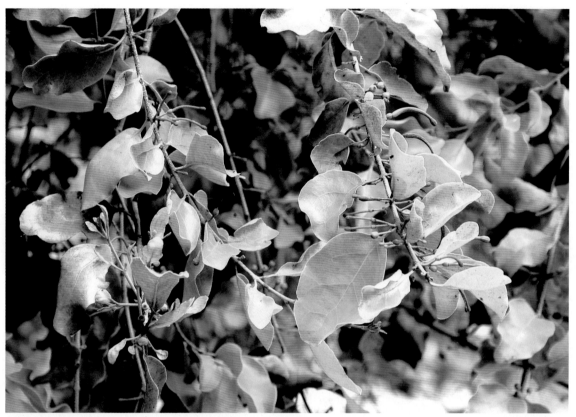

植株 / 陈虎彪提供

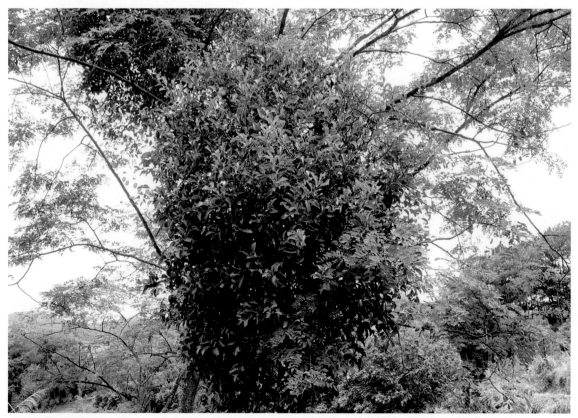

生境 / 赵鑫磊提供

·分布

分布于我国福建、广东、广西、海南。印度尼西亚、马来西亚、菲律宾、泰国、柬埔寨、老挝、越南也有分布。

·生境和居群

见于海拔 100 ~ 400 m 的平原或低山常绿阔叶林中。寄主植物来源复杂，寄生于桑、桃、龙眼、荔枝等 36 科 150 多种植物上[1]。主要通过鸟媒传播。

·药用部位

枝叶。

·药用价值和功能主治

具有祛风湿、补肝肾、强筋骨、安胎元的功效，用于风湿痹痛、腰膝酸软、筋骨无力、崩漏经多、妊娠漏血、胎动不安、头晕目眩。

·致危因子

本种药材均来源于野生，由于人们采药时常砍伐寄主植物，不仅使本种的野生资源受到威胁，对森林生态环境及居群生境也产生影响。《中国生物多样性红色名录——高等植物卷》未评估本种。本书作者通过调查评估，将本种列为保护关注（CC）。

·保护措施及商业栽培

本种尚未被列入植物保护名录。个别植物园有栽培。已开展了种子萌发研究，并有繁殖技术报道[2-3]，但未见商业栽培报道。

·保护建议

将本种列入药用植物监测名单；加强对桑寄生科药用植物以及民族药资源的调查，为制定保护策略提供科学依据；加强对本种生物学特性和栽培技术的研究，促进商业栽培，减少对野生资源的依赖。

参考文献

[1] 朱开昕, 卢栋, 裴河欢, 等. 桑寄生在广西的分布及其寄主状况调查 [J]. 广西中医药, 2010, 33（2）: 59-61.

[2] 李永华, 阮金兰, 陈士林, 等. 广寄生种子结构及其萌发实验研究 [J]. 世界科学技术——中医药现代化, 2010, 12（6）: 920-923.

[3] 韦树根, 潘丽梅, 何丽丽, 等. 桑寄生繁殖技术研究 [J]. 广西科学院学报, 2019, 35（1）: 51-55.

木兰科 Magnoliaceae

081 厚朴

Houpoëa officinalis (Rehder et E. H. Wilson) N. H. Xia & C. Y. Wu

异　名： *Magnolia officinalis* Rehder et E. H. Wilson、*Magnolia officinalis* subsp. *biloba* (Rehder et E. H. Wilson) W. C. Cheng et Y. W. Law

药材名： 厚朴（药典种）　　**别　名：** 厚皮、川厚朴、紫油厚朴

保护地位	保护关注 CC	重点保护名录 II 级 野生药材名录 II 级

·形态特征

落叶乔木。植株高达 20 m。树皮厚，褐色，不开裂。小枝粗壮，淡黄色或灰黄色，幼时被绢毛。叶大，近革质，7～9 聚生于枝端，长圆状倒卵形，长 22～45 cm，全缘而微波状，下面被灰色柔毛，有白粉；叶柄粗壮，托叶痕长为叶柄的 2/3。花白色，直径 10～15 cm，芳香；花梗粗短，被长柔毛，距花被片下 1 cm 处具苞片脱落痕；花被片 9～12（～17），厚肉质，外轮 3 淡绿色，长圆状倒卵形，长 8～10 cm，内 2 轮白色，倒卵状匙形，长 8～8.5 cm，基部具爪，最内轮长 7～8.5 cm，花盛开时中、内轮直立；雄蕊约 72，花药内向开裂，花丝红色；雌蕊群椭圆状卵圆形。聚合果长圆状卵圆形，长 9～15 cm；蓇葖果具喙；种子三角状倒卵形，长约 1 cm。花期 5～6 月，果期 8～10 月。

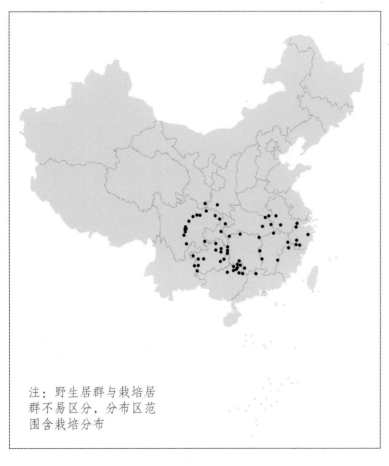

注：野生居群与栽培居群不易区分，分布区范围含栽培分布

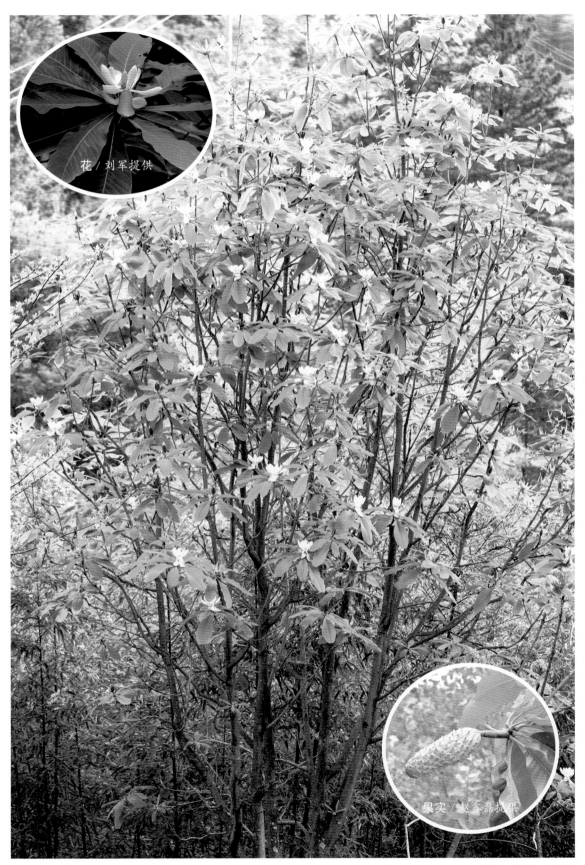

花 / 刘军提供

果实 / 赵鑫磊提供

植株 / 蒋天沐提供

·分布

特有种。分布于我国甘肃、河南、安徽、陕西、浙江、江西、湖北、湖南、重庆、四川、福建、广东、广西、贵州。

·生境和居群

见于海拔 300 ~ 1 500 m 的山地林中。

·药用部位

茎皮、根皮、枝皮、花。

·药用价值和功能主治

常用传统中药。皮具有燥湿消痰、下气除满的功效，用于湿滞伤中、脘痞吐泻、食积气滞、腹胀便秘、痰饮喘咳。花具有芳香化湿、理气宽中的功效，用于脾胃湿阻气滞、胸脘痞闷胀满、纳谷不香。

·致危因子

目前本种虽已被广泛栽培，但依然存在少量野生资源被砍伐的现象。作为建群种，本种的数量和格局的变化，会影响生态系统的稳定性[1]；种子的休眠特性、授粉率低和鸟类与啮齿类动物的取食，均会降低其野生居群更新能力[2]。《中国生物多样性红色名录——高等植物卷》将本种评估为无危（LC）。尽管本种的栽培资源可满足市场需求，但其野生资源动态依然需要被关注，故本书将本种列为保护关注（CC）。

·保护措施及商业栽培

本种已被列入《国家重点保护野生植物名录》，为Ⅱ级保护植物；已被列入《国家重点保护野生药材物种名录》，为Ⅱ级保护植物；已被列入贵州省保护野生植物名录。多数植物园有栽培。目前具有较成熟的栽培技术，湖北、四川、湖南等有较大规模商业栽培。

·保护建议

保护野生居群，禁止砍伐野生居群；制订相应的保护计划，避免遗传多样性丢失与生态系统失衡；开展科普宣传，提高公众的生态环境保护的意识。

·分类学附注

Flora of China（Vol.7）承认厚朴属 *Houpoëa*，记载本种的拉丁学名为 *H. officinalis*，并将 2020 年版《中华人民共和国药典》一部收载的凹叶厚朴（亚种）*M. officinalis* subsp. *biloba* 并入本种。因不影响厚朴药材的使用，本书接受这一处理。

参考文献

[1] 胡凤莲. 陕西安康厚朴种质资源调查及保护对策 [J]. 广东农业科学，2012，39（8）：171-172.

[2] 谭美. 厚朴受干扰种群遗传多样性恢复与初步评价 [D]. 北京：中国林业科学研究院，2018：11-12.

防己科 Menispermaceae

082 天仙藤
Fibraurea recisa Pierre

药材名： 黄藤（药典种）
别　名： 黄藤、黄连藤、大黄藤

保护地位　近危 NT B2ab（ⅲ, ⅴ）

· **形态特征**

木质大藤本。植株长超过 10 m。茎褐色，具深沟状裂纹，小枝及叶柄具纵纹。叶稍盾状着生，革质，长圆状卵形、宽卵形或宽卵圆形，长 10 ~ 25 cm，无毛，基出掌状脉 3 ~ 5，侧脉 3 对；叶柄长 5 ~ 14 cm。圆锥花序生于无叶老枝或老茎上；雄花序长达 30 cm，花梗长 2 ~ 3 mm，外轮花被片长约 0.3 mm，内轮花被片长 0.6 ~ 1 mm，最内轮花被片椭圆形，内凹，长约 2.5 mm；雄蕊 3，花丝宽厚，长 2 mm，药室近肾形。核果长圆状椭圆形，稀倒卵形，长 1.8 ~ 3 cm，黄色。花期春、夏季，果期秋季。

· **分布**

分布于我国广东、广西、云南。越南、老挝、柬埔寨也有分布。

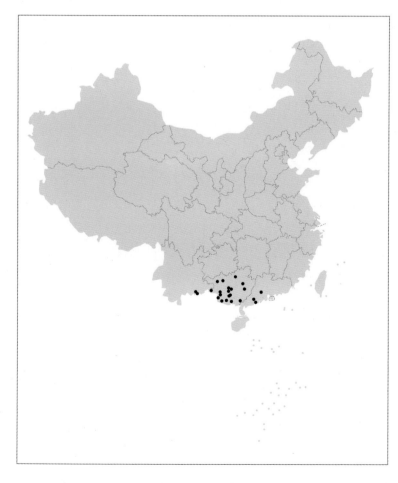

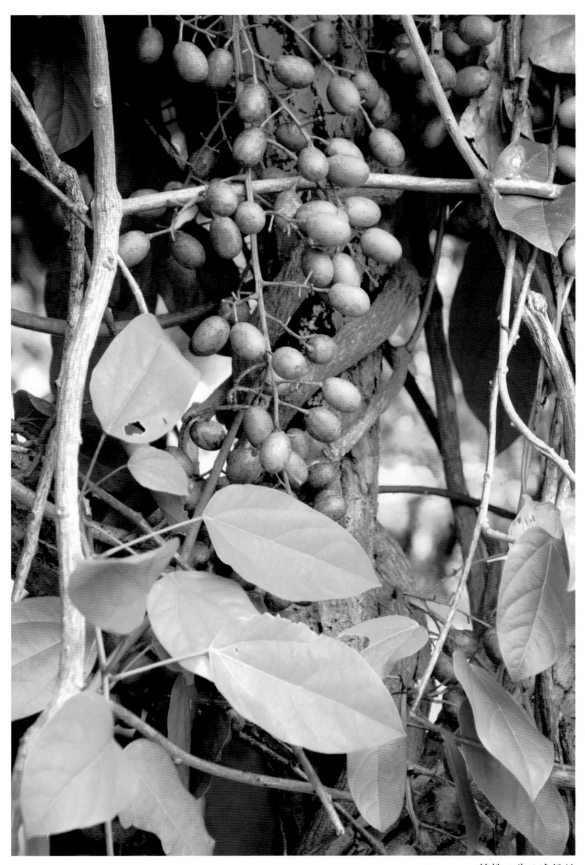

植株 / 黄云峰提供

· **生境和居群**

见于海拔 180 ~ 1 000 m 的林下山谷、溪旁、丘陵或台地。喜温暖、湿润及荫蔽的环境。

· **药用部位**

藤茎。

· **药用价值和功能主治**

具有清热解毒、泻火通便的功效，用于热毒内盛、便秘、泻痢、咽喉肿痛、目赤红肿、痈肿疮毒。

· **致危因子**

本种为大型木质藤本，生长年限较长，人们砍藤采药导致其野生居群数量下降；本种在我国分布范围狭窄，大面积林地开发破坏了其生长环境[1-2]。《中国生物多样性红色名录——高等植物卷》将本种评估为无危（LC）。本书作者通过调查，发现本种的资源量总体呈下降趋势，故将本种调整为近危（NT）。

· **保护措施及商业栽培**

本种尚未被列入保护野生植物名录。部分植物园有栽培。云南有本种栽培技术的相关研究，并有繁育基地[3]。未见商业栽培报道。

· **保护建议**

将本种列入药用植物监测名单；加强管理，限制无序砍伐，保护野生居群和生境；广泛收集种质资源，建立迁地保护基地；扩大栽培面积，满足市场需求。

参考文献

[1] 高丽，符德欢，戚育芳，等. 云南药用植物大黄藤的资源现状及保护意见 [J]. 药品评价，2005，2（1）：7-22.

[2] 赵永丰，苏智良，孟梦，等. 云南省大黄藤资源培育的研究 [J]. 西部林业科学，2008，37（2）：78-81.

[3] 杨涛，金航，张金渝，等. 黄藤规范化栽培技术 [J]. 云南农业科技，2012（1）：33-35.

防己科 Menispermaceae

千金藤属 *Stephania* Lour.

多年生藤本。枝有直线纹。叶盾状着生，叶脉掌状。伞形聚伞花序，或有时密集成头状；花被片对称。雄花萼片 2 轮，很少 1 轮，每轮 3 ~ 4，分离或偶有基部合生；花瓣 1 轮，3 ~ 4，与内轮萼片互生，很少 2 轮或无花瓣；雄蕊常 4，合生成盾状聚药，花药横裂。雌花花被对称，萼片和花瓣各 1 轮，每轮 3 ~ 4，或不对称，萼片 1（或 2），花瓣 2（或 3），无退化雄蕊；心皮 1，近卵形。核果近球形，两侧稍扁，红色或橙红色；种子马蹄形，胚乳非嚼烂状，子叶非叶状。

本属 60 种，分布于亚洲和非洲的热带和亚热带地区，少数产于大洋洲。我国分布 37 种，30 种特有，主要分布于长江流域及其以南各省区，以云南和广西种类最多。

本属中约有 28 种可药用，2020 年版《中华人民共和国药典》一部收录 1 种，即粉防己（*S. tetrandra*）。本属中部分物种具有硕大的块根，俗称"山乌龟"，多数在民间作药用，主要有解热、镇痛、抗菌、消炎、止血等功效。本属植物块根中含有生物活性很强的生物碱，至今已发现 150 多种生物碱，被用来开发具有镇痛作用的 L- 四氢巴马汀和具有镇痛、镇静作用的荷包牡丹碱（痛可宁）等 [1]。

本属植物块根需生长七八年以上方可药用。由于资源短缺，本属经常未到生长年限就遭到采挖，居群破坏严重；此外，本属植物块根常被制作成盆景。市场需求量增大，造成野生资源被无序采挖，大多数种类居群及个体数量急剧减少，难以见到带有大块根的成熟植株。20 世纪 80 年代曾有报道，在云南和广西主产区，常可见百余斤野生"山乌龟" [2]，但目前几乎绝迹。在《中国生物多样性红色名录——高等植物卷》中，本属中的一半物种被评估为受威胁等级。

本属物种未被列入国家级保护野生植物名录；有数种已被列入广西、海南及云南的省级保护野生植物名录。部分植物园有栽培。

建议将本属部分受威胁物种列入国家级保护野生植物名录，或将整属列入省级保护野生植物名录，对其野生资源进行保护。同时采用生物技术加快种质资源的快繁，开展商业栽培，减少对野生资源的破坏与依赖。

本属受威胁及保护关注药用物种分列如下。

S. delavayi Diels 一文钱 VU A2c

S. dicentrinifera H. S. Lo et M. Yang 荷包地不容 VU D2

S. dielsiana Y. C. Wu 血散薯 VU B1ab (ⅲ)

S. elegans Hook. f. et Thomson 雅丽千金藤 VU B1ab (ⅲ)

S. epigaea H. S. Lo 地不容 LC/CC

S. hainanensis H. S. Lo et Y. Tsoong 海南地不容 EN B2ab (ⅱ)

S. kuinanensis H. S. Lo et M. Yang 桂南地不容 EN D

S. kwangsiensis H. S. Lo 广西地不容 EN A2c

S. mashanica H. S. Lo et B. N. Chang 马山地不容 EN A2c

S. merrillii Diels（异名：*S. sasakii* Hayata ex Yamamoto） 台湾千金藤 VU D2

S. micrantha H. S. Lo et M. Yang 小花地不容 VU A2c

S. sinica Diels 汝兰 LC/CC

S. succifera H. S. Lo et Y. Tsoong 小叶地不容 CR B1ab (ⅰ, ⅲ, ⅴ)

S. sutchuenensis H. S. Lo 四川千金藤 EN D

S. tetrandra S. Moore 粉防己 LC/VU C2a (ⅰ); D

S. viridiflavens H. S. Lo & M. Yang 黄叶地不容 LC/CC

S. yunnanensis H. S. Lo 云南地不容 EN B1ab (ⅰ, ⅲ, ⅴ); D

参考文献

[1] 马云淑，方波，张壮丽. 云南含克班宁的千金藤属植物资源调查研究 [J]. 云南中医学院学报，2005，28（1）：18-21.

[2] 朱兆仪，冯毓秀，何丽一，等. 中国防己科千金藤属药用植物资源利用研究 [J]. 药学学报，1983，18（6）：460-467.

防己科 Menispermaceae

083 血散薯
Stephania dielsiana Y. C. Wu

药材名：血散薯
别　名：山乌龟、金不换

保护地位　易危 VU B1ab（ⅲ）

· **形态特征**

草质藤本。植株长达3m；枝、叶含红色汁液。块根大，露出地面，褐色，皮孔凸起。枝稍粗肥，常紫红色。叶三角状圆形，长5～15cm，先端具凸尖，基部微圆或近平截，无毛，掌状脉8～10，向上及平伸5～6，网脉纤细，紫色；叶柄与叶片近等长或稍长。复伞形聚伞花序腋生或生于短枝；雄花序1～3回伞状分枝，小聚伞花序具梗，常数个集生；雌花序近头状，小聚伞花序近无梗。雄花萼片6，倒卵形或倒披针形，均具紫色条纹，花瓣3，肉质，贝壳状，紫色或带橙黄色；雌花萼片1，花瓣2，均较雄花小。核果红色，倒扁卵球形，长约7mm；果核背部两侧各具2列钩状小刺，每列18～20。花期夏季。

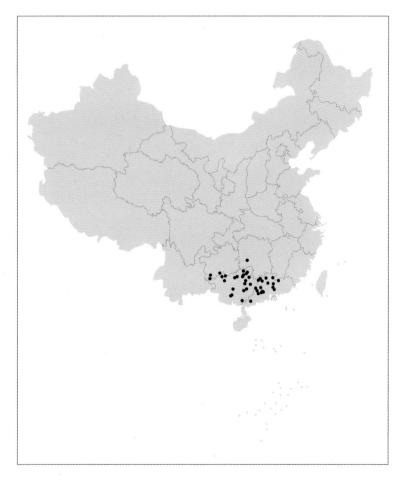

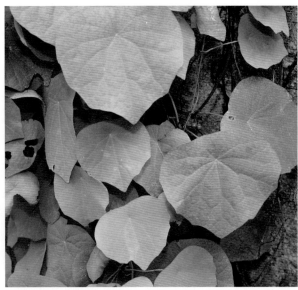

植株 / 黄云峰提供

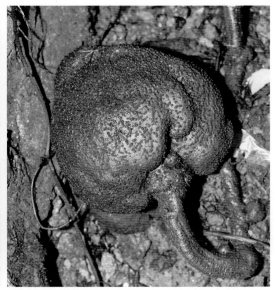

块根 / 黄云峰提供

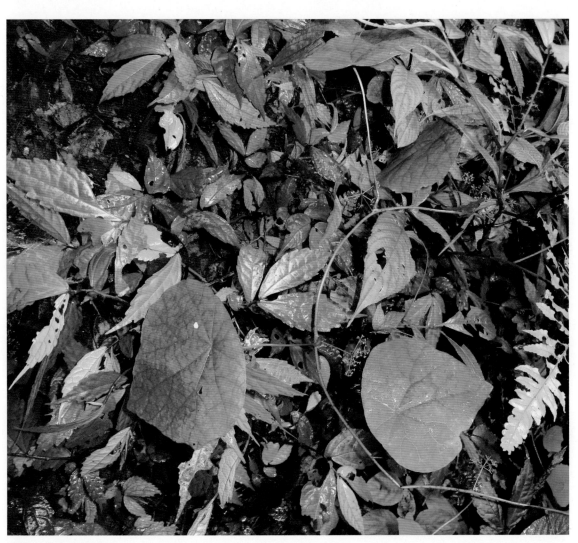

生境 / 林春蕊提供

·分布

特有种。分布于我国广东、广西、贵州南部、湖南南部。

·生境和居群

见于海拔 400 ~ 1 000 m 的林中、林缘或溪边多石砾处。

·药用部位

块根。

·药用价值和功能主治

具有清热解毒、散瘀止痛的功效，用于上呼吸道感染、咽炎、疮痈、胃痛、胃肠炎、牙痛、神经痛、跌仆损伤。

·致危因子

药用部位为块根，采收时需整株挖起，致使本种野生居群遭到破坏，资源量急剧减少[1]；人类活动破坏了本种生境，也干扰了其居群更新。

·保护措施及商业栽培

本种尚未被列入保护野生植物名录。个别植物园有栽培。广西壮族自治区药用植物园已经研发出组织快繁技术[2]。未见商业栽培报道。

·保护建议

将本种列入省级保护野生植物名录；依托现有自然保护地，或在天然集中分布区域建立保护点或设立保护标志，限制无序采挖，保护野生居群和生境；开展引种驯化、栽培学研究，促进商业栽培，减少对野生资源的依赖。

参考文献

[1] 颜桢灵，李国萍，骆海玉，等. 血散薯内生真菌的分离鉴定及其抗菌活性研究 [J]. 河南农业科学，2019，48（10）：84-92.

[2] 广西壮族自治区药用植物园. 一种血散薯的组织培养繁殖方法：中国，201510749212.4 [P]. 2016-01-06.

防己科 Menispermaceae

084 小叶地不容
Stephania succifera H. S. Lo et Y. Tsoong

药材名： 金不换
别　名： 山乌龟、金线吊乌龟

保护地位	极危 CR B1ab（i, iii, v）

· **形态特征**

落叶藤本。植株长 2 ~ 5 m，全株无毛；枝、叶含红色液汁。块根球状，硕大，浮露地面，外皮粗糙。叶纸质，近圆形至三角状圆形，长 5 ~ 9 cm，先端具小凸尖，基部截平或微凹，两面密生微小乳突；掌状脉约 10。雄花序为复伞形聚伞花序，生于短枝上，花序梗长 6 ~ 8 cm，伞梗长 0.5 ~ 2 cm，末端稍弯拱，有几个线形小苞片；雄花萼片 6，排成 2 轮，背面有小乳突；花瓣 3，紫色，贝壳状，基部两侧内折，比萼片稍短；聚药雄蕊长 0.5 mm，花药 6。雌花序和雌花未见。核果果核倒卵圆形，长约 6 mm，背部有 4 列短而扁的钩刺状突起，每列约 20。花期 3 月。

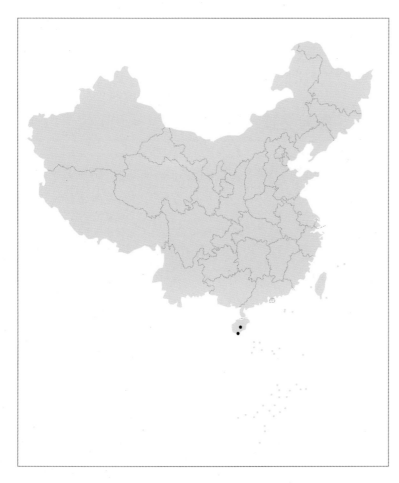

· **分布**

特有种。分布于我国海南。

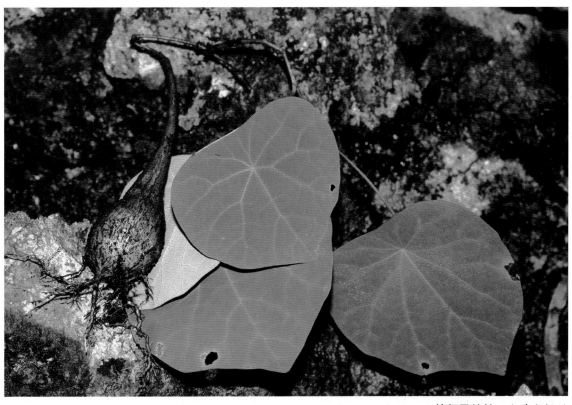

块根及植株 / 郑希龙提供

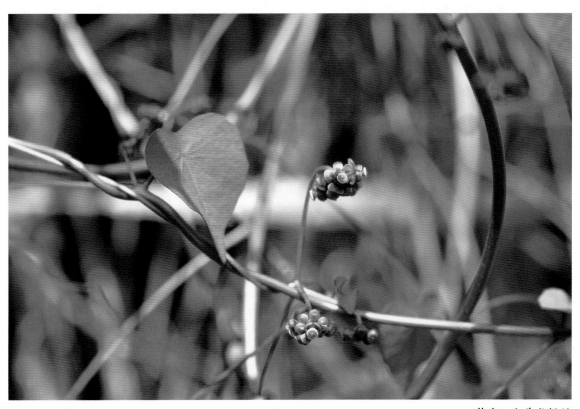

花序 / 郑希龙提供

· **生境和居群**

见于海拔 1 000 m 左右的林下多石砾处。居群内成熟个体少，生境明显退化。

· **药用部位**

块根。

· **药用价值和功能主治**

具有镇静止痛、清热解毒的功效，用于内外伤痛、疟疾、痢疾、吐泻、胃痛、牙痛、口疮、咽喉肿痛，外用于蛇咬伤、疮毒、跌仆损伤。

· **致危因子**

盆景观赏、药用采挖及人类活动引起的生境恶化，导致本种居群及个体数量急剧减少；雌雄异株、种子小、种壳坚硬的特点导致本种在自然条件下萌发困难、繁殖能力差[1-2]。

· **保护措施及商业栽培**

本种已被列入海南省保护野生植物名录。个别植物园有栽培。目前已有扦插繁殖、块根繁殖、组织培养等方面的栽培学研究[1, 3]。未见商业栽培报道。

· **保护建议**

将本种列入国家级保护野生植物名录；依托现有自然保护地，或在天然集中分布区域建立自然保护区，或在其他区域建立保护点或设立保护标志，严禁采挖，保护野生居群和生境；在原生境中进行人工干预，扩大野生居群数量，避免野生居群灭绝；收集种质资源，开展迁地保护，保存遗传多样性；利用已有的人工栽培种源，扩大种苗繁育，促进商业栽培。

参考文献

[1] 陈迪峰，秦燕妮，吴凤桃，等. 小叶地不容离体培养与植株再生 [J]. 植物生理学通讯，2008，44（4）：753.

[2] 池源. 药用植物山乌龟的组织培养研究 [D]. 重庆：西南大学，2009：22.

[3] 冯家平，刘俊. 浅谈金不换的培育技术 [J]. 热带林业，2012，40（4）：25-27.

防己科 Menispermaceae

085 粉防己
Stephania tetrandra S. Moore

药材名： 防己（药典种）
别　名： 汉防己

保护地位　易危 VU A2cd；B1ab（ⅰ, ⅱ, ⅲ, ⅳ, ⅴ）

· **形态特征**

草质藤本。植株高 1 ~ 3 m。主根肉质，柱状。叶纸质，阔三角形，有时三角状近圆形，长 4 ~ 7 cm，宽 5 ~ 8.5 cm，先端有凸尖，基部微凹或近截平，两面或仅下面被贴伏短柔毛；掌状脉 9 ~ 10，较纤细，网脉甚密，很明显。花序头状，着生于叶腋，在长而下垂的枝条上呈总状排列，苞片小或很小。雄花萼片 4，有时 5，通常倒卵状椭圆形，连爪长约 0.8 mm，被缘毛；花瓣 5，肉质，长 0.6 mm，边缘内折；聚药雄蕊长约 0.8 mm。雌花萼片和花瓣与雄花相似。核果成熟时近球形，红色；果核直径约 5.5 mm，背部鸡冠状隆起，两侧各有约 15 小横肋状雕纹。花期夏季，果期秋季。

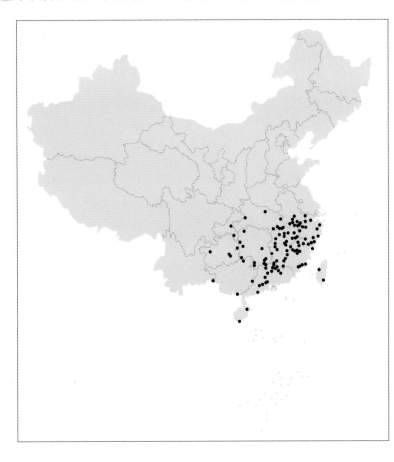

· **分布**

特有种。分布于我国安徽、江西、湖北、重庆、贵州、湖南、浙江、福建、台湾、广东、广西、海南。

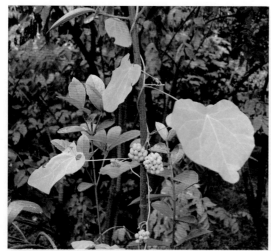

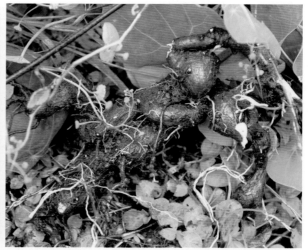

果枝 / 吴棣飞提供　　　　　　　　　　　　　　根 / 于胜祥提供

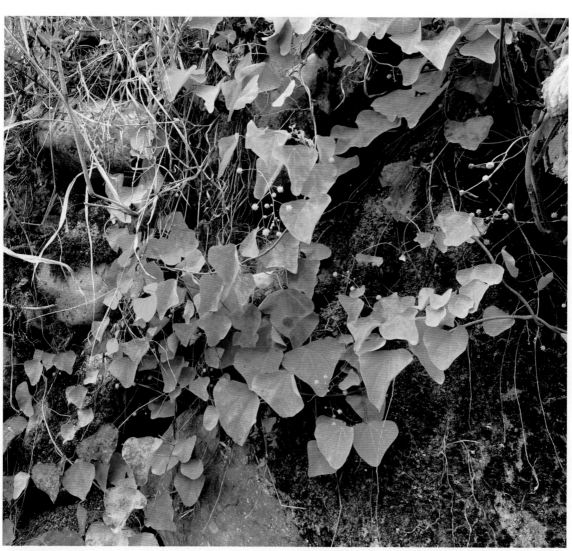

植株及生境 / 赵鑫磊提供

·生境和居群

见于海拔 700 m 以下的山地灌丛中、疏林下或林缘。生境多为岩壁、沟壑等潮湿、阴暗处，土质多为疏松的砂壤土[1]。

·药用部位

块根。

·药用价值和功能主治

传统中药。具有利水消肿、祛风止痛的功效，用于风湿痹痛、水肿脚气、小便不利、湿疹疮毒等。

·致危因子

本种药材需求量较大，药用部位块根生长缓慢，一般生长 7 ~ 8 年才可入药。目前本种的人工种植技术难度较大，其药材仍然主要依赖野生资源，野生资源一旦遭到破坏，其恢复需要较长的时间，以致于主产区内资源量严重下降[1-2]。《中国生物多样性红色名录——高等植物卷》将本种评估为无危（LC）。本书作者通过调查评估发现，其资源破坏严重，故将其调整为易危（VU）。

·保护措施及商业栽培

本种尚未被列入保护野生植物名录。个别植物园有栽培。江西有少量商业栽培报道，但尚不能满足市场需求。

·保护建议

将本种列入省级保护野生植物名录；依托现有自然保护地，或在天然集中分布区域建立保护点或设立保护标志，控制采挖量，促进野生资源恢复；加强科普宣传，提高公众对于生物多样性和生态环境保护的意识；扩大种植规模，促进商业栽培，减少对野生资源的破坏。

参考文献

[1] 吕未，沈湛云，刘春生，等. 皖赣两省野生粉防己资源调查报告 [J]. 中华中医药杂志，2010，25（6）：909-911.

[2] 左坚. 皖南及周边地区粉防己药材资源调查及质量差异研究 [D]. 济南：山东中医药大学，2011.

防己科 Menispermaceae

086 青牛胆
Tinospora sagittata (Oliv.) Gagnep.

异　名： *Tinospora capillipes* Gagnep.
药材名： 金果榄（药典种）　　**别　名：** 九牛胆、金牛胆、九牛子

保护地位　　濒危 EN A2c

·形态特征

多年生藤本。具连珠状块根，膨大部分常呈不规则球形。枝纤细，常被柔毛。叶披针状箭形或有时披针状戟形，纸质至薄革质，长 7 ～ 20 cm，宽 2.4 ～ 5 cm，基部弯缺常很深，并向后伸，通常仅在脉上被短硬毛；掌状脉 5。花序腋生，常数个或多个簇生，聚伞花序或分枝呈疏花的圆锥状花序，长 2 ～ 10 cm，花梗丝状。雄花小苞片 2，紧贴花萼；萼片 6，常大小不等；花瓣 6，肉质，常具爪，瓣片近圆形或阔倒卵形，长 1.4 ～ 2 mm，基部边缘常反折；雄蕊 6，离生。雌花萼片与雄花萼片相似；花瓣楔形，长约 0.4 mm，先端全缘；退化雄蕊 6；心皮 3，花柱残迹近顶生。核果红色，近球形，果核常具雕纹；种子新月形，胚乳嚼烂状，子叶叶状。花期 4 月，果期秋季。

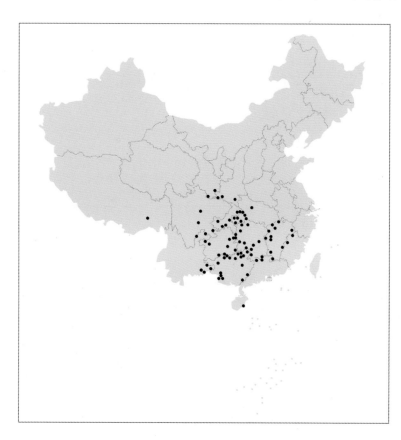

·分布

分布于我国甘肃、陕西、重庆、湖北、湖南、江西、福建、广东、广西、海南、四川、贵州、云南、西藏。越南北部也有分布。

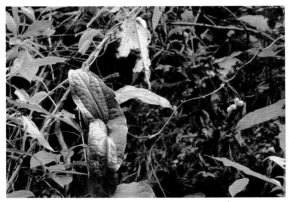

果枝 / 刘浩提供

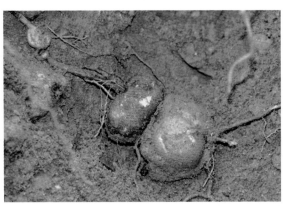

块根 / 刘浩提供

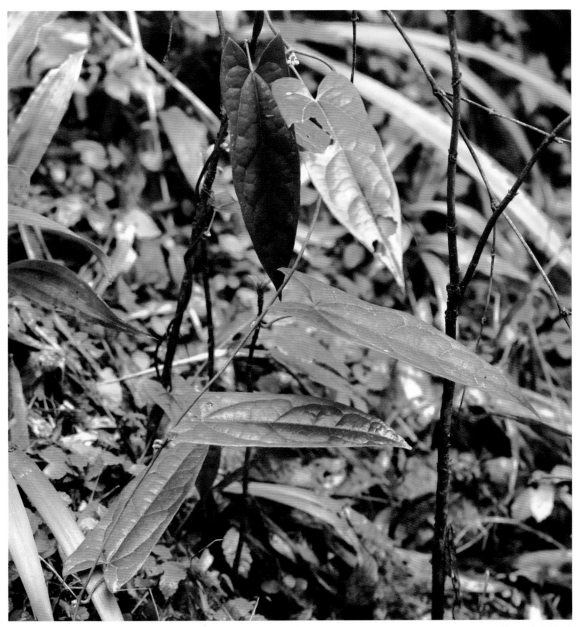

植株 / 刘浩提供

· 生境和居群

零星见于海拔 400 ～ 2 000 m 的山谷溪边疏林下或石缝间。其生境通常林冠郁闭度大，林下阴湿，土壤有机质含量高[1]。

· 药用部位

块根。

· 药用价值和功能主治

具有清热解毒、利咽、止痛的功效，用于咽喉肿痛、痈疽疔毒、泄泻、痢疾、脘腹疼痛等。

· 致危因子

本种虽分布较广，但因长期被无序采挖，其资源量严重下降，甚至已近枯竭；森林群落被砍伐破坏、经济林不断扩大，使本种生境逐渐丧失，严重影响其居群更新与维持[1-2]。

· 保护措施及商业栽培

本种尚未被列入保护野生植物名录。少数植物园有栽培。未见商业栽培报道。

· 保护建议

将本种列入国家级保护野生植物名录；依托现有自然保护地，或在天然集中分布区域建立自然保护区，或在其他区域建立保护点或设立保护标志，加强执法力度，禁止采挖本种，保护其野生居群和生境；开展人工栽培研究，促进商业栽培，减少对野生资源的依赖。

· 分类学附注

2020 年版《中华人民共和国药典》一部将金果榄（*T. capillipes*）与青牛胆（*T. sagittata*）同作药材金果榄的基原。《中国植物志》（第三十卷第一分册）和 *Flora of China*（Vol.7）均将前者处理为后者的异名。因不影响金果榄药材的使用，本书采用了上述 2 部植物学专著的处理方法。

参考文献

[1] 史琪荣，谭策铭，周元川，等. 中药金果榄资源与生态研究初报 [J]. 中药材，2006，29（2）：108−109.

[2] 邓平，吴敏，肖相元. 青牛胆属药用植物的研究进展 [J]. 南方林业科学，2015，43（2）：28−31.

087 白蜡树

Fraxinus chinensis Roxb. subsp. *chinensis*

药材名： 秦皮（药典种）
别　名： 中国蜡、虫蜡

保护地位　保护关注 CC

·形态特征

落叶大乔木。植株高达 19 m。树皮深灰色，老时纵裂；营养枝常呈棘刺状。叶对生，奇数羽状复叶，长 7 ~ 15 cm；叶柄长 3 cm，基部不增厚；叶轴具狭翅，小叶着生处具关节，至少在节上被短柔毛；小叶 7 ~ 9，革质，披针形至卵状披针形，长 1.7 ~ 5 cm，宽 0.6 ~ 1.8 cm，叶缘具锐锯齿，上面无毛，下面沿中脉基部被短柔毛；小叶柄长 3 ~ 4 mm，被细柔毛。圆锥花序顶生或腋生；花杂性，长约 1.5 cm；两性花花萼钟状，小，萼齿 4 或呈不规则裂片状，或无；花冠 4 裂至基部或无；雄蕊 2，着生于花冠基部，花丝较长，花药长 1.5 ~ 2 mm；子房 2 室，具长花柱，柱头多少 2 裂。单翅果，前端伸长成翅，长 4 ~ 5 cm，宽 5 ~ 8 mm。花期 2 ~ 3 月，果期 9 月。

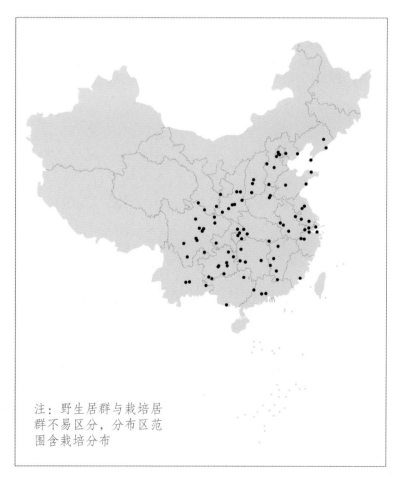

注：野生居群与栽培居群不易区分，分布区范围含栽培分布

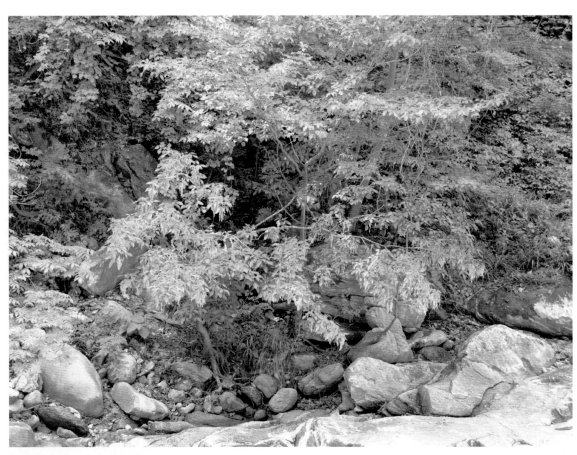

植株及生境 / 林余霖提供

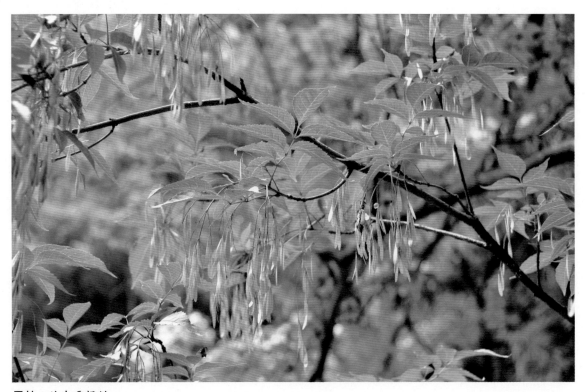

果枝 / 林余霖提供

· **分布**

分布于我国辽宁、内蒙古、河北、河南、山东、山西、陕西、甘肃、安徽、江苏、江西、湖北、湖南、浙江、福建、广东、广西、云南、贵州；在北方仅为栽培，在西南和华中地区多为野生。日本、韩国、俄罗斯和越南也有分布。

· **生境和居群**

见于海拔 800 ~ 2 300 m 的山坡、河岸、路旁或混交林中。

· **药用部位**

树皮。

· **药用价值和功能主治**

本种是中药秦皮的基原之一。具有清热燥湿、收涩止痢、止带、明目的功效，用于湿热泻痢、赤白带下、目赤肿痛、目生翳膜。

· **致危因子**

本种分布范围广，繁殖能力强，但长期采集对其野生居群及资源造成影响，尤其是森林植被锐减，导致其野生居群数量下降。本种在我国栽培历史悠久，在一些分布区内野生居群与栽培居群的界限已经非常模糊。《中国生物多样性红色名录——高等植物卷》将本种评估为无危（LC）。现因考虑到本种分布范围广，且人工种植较多，部分野生居群与栽培居群不易区别，故本书将本种列为保护关注（CC）。

· **保护措施及商业栽培**

本种尚未被列入保护野生植物名录。多数植物园有栽培。关于本种繁殖技术的报道较多[1-2]。有大量商业栽培。

· **保护建议**

将本种列入药用植物监测名单；限制砍伐，保护代表性遗传资源及其生境；对野生居群与栽培居群界限模糊的地区进行深入调查。

参考文献

[1] 宋良红，陈俊通，李小康，等. 河南白蜡树属植物的研究 [J]. 中国农学通报，2015，31（22）：32-38.

[2] 徐士印，叶景丰. 白蜡树属树木国内外繁殖研究进展 [J]. 防护林科技，2014（2）：44-45.

列当科 Orobanchaceae

088 丁座草
Boschniakia himalaica Hook. f. et Thomson

药材名: 枇杷芋
别　名: 千斤坠、达麦永朵（藏药名）

保护地位 易危 VU A2c

·形态特征

寄生肉质草本。植物高 15 ~ 45 cm。根茎球形或近球形，直径 2 ~ 5 cm。茎单生，具鳞片状叶。叶宽三角形、三角状卵形或卵形，长 1 ~ 2 cm。总状花序长 8 ~ 20 cm；苞片 1，三角状卵形；小苞片 2 或无；花梗长 0.6 ~ 1 cm；花萼杯状，5 裂，花后裂片脱落，筒部宿存；花冠长 1.5 ~ 2.5 cm，黄褐色或淡紫色，筒部稍膨大，上唇盔状，下唇极短，3 裂，常反折；雄蕊 4，二强，花药 2 室；子房 1 室，侧膜胎座 2 或 3，柱头盘状，2 ~ 3 浅裂。蒴果近球形或卵状长圆形，长 1.5 ~ 2.2 cm，2 或 3 瓣开裂，常具宿存的花柱基部而使先端呈喙状；种子小，多数，种皮具网状或蜂窝状纹。花期 4 ~ 6 月，果期 6 ~ 9 月。

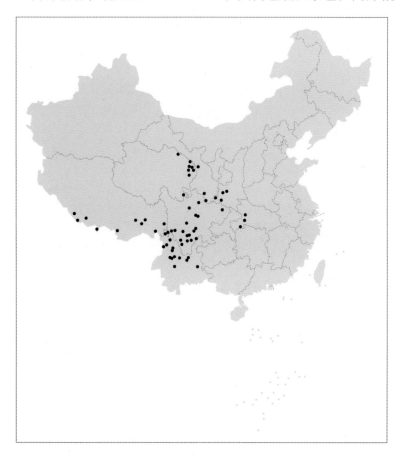

·分布

分布于我国陕西、甘肃、青海、湖北、四川、云南、西藏。不丹、印度、尼泊尔也有分布。

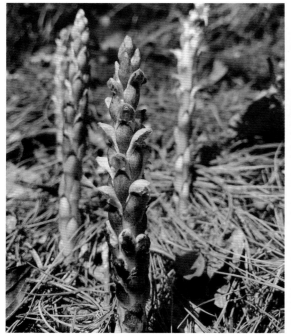

植株及生境（针叶林）/ 韩周东提供

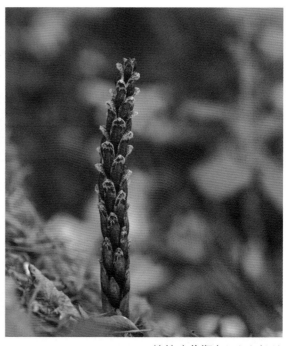

植株（花期）/ 曲上提供

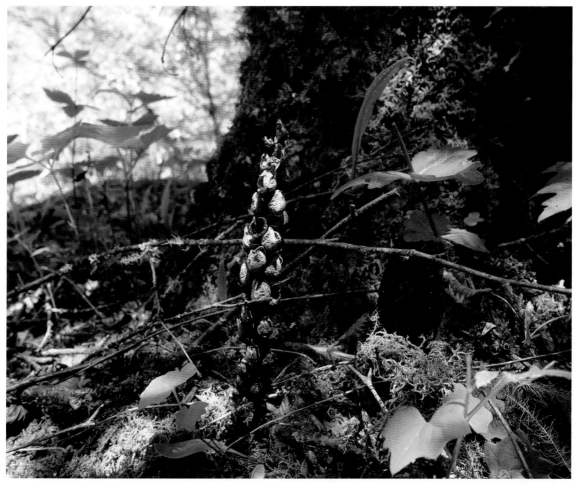

植株及生境（阔叶林）/ 赵鑫磊提供

· **生境和居群**

见于海拔 2 500 ～ 4 400 m 的高山林下或灌丛中。常寄生于杜鹃花属植物的根上[1]。

· **药用部位**

根茎。

· **药用价值和功能主治**

西南地区的民族药。具有温肾除湿、理气活血、杀虫解毒的功效，用于肾虚、腰膝酸痛、风湿痹痛、脘腹胀痛、疝气、跌仆损伤、月经不调、劳伤咳嗽、血吸虫病、疮痈溃疡、咽喉肿痛、腮腺炎。

· **致危因子**

无序采挖导致本种野生资源量下降；生境破坏使其居群面积缩小；寄主杜鹃花属植物因具有观赏价值而遭到采挖，数量减少，对本种野生居群造成威胁[1]。《中国生物多样性红色名录——高等植物卷》将本种评估为无危（LC）。本书作者通过调查，发现本种野生资源破坏较严重，因此将其调整为易危（VU）。

· **保护措施及商业栽培**

本种尚未被列入保护野生植物名录。无植物园栽培记录。未见商业栽培报道。

· **保护建议**

将本种列入省级保护野生植物名录；依托现有自然保护地，或在天然集中分布区域建立保护点或设立保护标志，限制无序采挖，保护野生居群和生境；保护寄主生境，促进杜鹃属植物（寄主）天然更新，保持群落生态平衡；开展寄生机制和人工繁育研究，促进商业栽培，减少对野生资源的依赖。

参考文献

[1] 王有兵，罗燕彬，代万，等. 丁座草寄生环境及寄生关系的初步研究 [J]. 林业调查规划，2015，40（5）：157-160.

列当科 Orobanchaceae

089 草苁蓉

Boschniakia rossica (Cham. et Schltdl.) B. Fedtsch.

药材名： 草苁蓉

别　名： 不老草、宝日 - 高要（蒙药名）

保护地位	濒危 EN A2c; B2ab（ⅱ, ⅲ）	重点保护名录 Ⅱ 级

·形态特征

肉质草本。根茎横走，圆柱形，通常具 2 ～ 3 直立的茎。叶密集生于茎近基部，三角形或宽卵状三角形。花序穗状，圆柱形；苞片 1，宽卵形或近圆形；花萼杯状，先端不整齐 3 ～ 5 齿裂，裂片狭三角形或披针形；花冠宽钟状，暗紫色或暗紫红色，筒部膨大成囊状，上唇直立，近盔状，下唇极短，3 裂；雄蕊 4；雌蕊由 2 合生心皮组成，子房近球形，胎座 2。蒴果近球形，2 瓣开裂；种子椭圆状球形，种皮具网状纹。花期 5 ～ 7 月，果期 7 ～ 9 月。

·分布

分布于我国黑龙江、吉林、辽宁、内蒙古。日本、朝鲜、俄罗斯，以及北美地区也有分布。

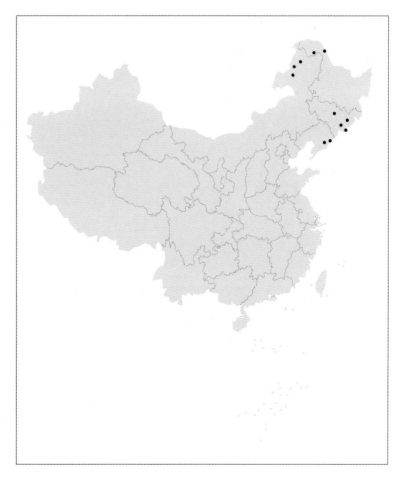

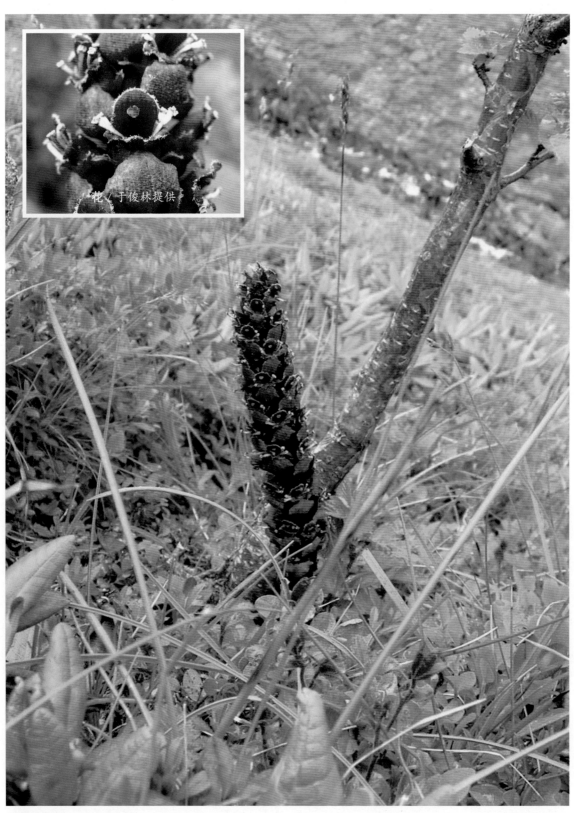

花 / 于俊林提供

植株及生境 / 于俊林提供

·生境和居群

见于海拔 1 300 ～ 2 000 m 的山坡、林下或河边。寄主为桤木属植物东北桤木（*Alnus mandshurica*）和辽东桤木（*A. hirsuta*），常寄生于 20 ～ 30 年树龄的植株的根上。适宜栽培于疏松、排水较好、阴湿、湿度为 25% ～ 50% 的土壤中[1]。研究显示，将种子直播于 5 年生人工桤木林内，加以人工干预，可提高寄生率[2]。

·药用部位

全草。

·药用价值和功能主治

蒙药，常用来代替肉苁蓉。具有补肾壮阳、润肠通便、止血的功效，用于肾虚阳痿、遗精、腰膝冷痛、小便遗沥、尿血、宫冷不孕、带下、崩漏、肠燥便秘。

·致危因子

民间认为本种具有保健作用，可作为一些成方制剂的原料，因此近些年遭到无序采挖，尤其是种子未成熟前的掠夺式采挖，对居群发育影响较大[1]；寄主桤木属植物因森林砍伐而逐渐变少，导致野生居群不断丧失，如在长白山分布区，目前仅在海拔 2 000 m 左右的天池附近苔原带有一定分布；全球气候变化也使其适宜分布区范围缩小[3]。《中国生物多样性红色名录——高等植物卷》将本种评估为易危（VU）。本书作者通过调查，发现本种资源破坏严重，因此将其调整为濒危（EN）。

·保护措施及商业栽培

本种已被列入《国家重点保护野生植物名录》，为 II 级保护植物；已被列入吉林省、内蒙古自治区、河北省保护野生植物名录。无植物园栽培记录。未见商业栽培报道。

·保护建议

依托现有自然保护地，或在天然集中分布区域建立自然保护区，或在其他区域建立保护点或设立保护标志，保护野生居群和寄主桤木属植物居群及生境；开展驯化栽培研究，将野生变为家种，促进商业栽培，减少对野生资源的依赖。

参考文献

[1] 陈庆红, 张睿, 冯秀春, 等. 长白山区草苁蓉研究现状与濒危机理 [J]. 现代农业科技, 2015（14）: 80-81.

[2] 金凤新, 刘光. 草苁蓉的人工繁育 [J]. 林业机械与木工设备, 2007（1）: 41-42.

[3] 吴建国. 气候变化对 5 种植物分布的潜在影响 [J]. 热带亚热带植物学报, 2010, 18（5）: 511-522.

列当科 Orobanchacea

肉苁蓉属 *Cistanche* Hoffmanns. ex Link

多年生寄生草本。茎肉质，圆柱状。叶肉质，鳞片状，螺旋状排列。穗状花序顶生，多花；苞片 1，小苞片 2，稀无；花萼筒状或钟状，先端 5 浅裂；花冠筒状钟形，先端 5 裂，裂片几等大；雄蕊 4，二强，着生于花冠筒上，花药 2 室，均发育，等大，常被柔毛；子房上位，1 室，侧膜胎座 4（稀 2 或 6），花柱细长，柱头近球形。蒴果 2 瓣裂，常具宿存柱头；种子多数，极细小，近球形，表面网状。

本属约 20 种，分布于欧亚温暖、干燥的地区，自欧洲的伊比利亚半岛，经非洲北部、亚洲的阿拉伯半岛、伊朗、阿富汗、巴基斯坦、印度北部，到我国西北部、中亚地区、俄罗斯和蒙古均有分布。我国有 4 种，分布于内蒙古、宁夏、甘肃、青海以及新疆等地。本属物种为典型的荒漠寄生型植物。肉苁蓉寄生于藜科梭梭属（*Haloxylon*）植物的根部；管花肉苁蓉寄生于柽柳属（*Tamarix*）植物的根部；盐生肉苁蓉（*C. salsa*）和沙苁蓉（*C. sinensis*）的寄主不专一，涉及多个科属的旱生植物。寄主植物具有很好的防沙固沙、改善生态环境的作用。

在我国，本属植物全部可药用。2020 年版《中华人民共和国药典》一部收录 2 种，即肉苁蓉（*C. deserticola*）和管花肉苁蓉（*C. tubulosa*）。中医学认为，本属植物有补肾阳、益精血、润肠通便的功效，常用于阳痿、不孕、腰膝酸软、筋骨无力、肠燥便秘等。另外，本属植物中含有苯乙醇苷类化合物和松果菊苷，二者均有显著的抗氧化、抗衰老、益智以及神经保护作用，药品开发潜力较大 [1-2]。

长期滥采滥挖的直接损害，环境恶化引起的寄主数量下降，导致本属野生居群数量日渐减少，资源渐至枯竭。研究表明，生境片段化带来居群的片段化，导致本属植物居群的遗传多样性水平下降 [3]。《中国生物多样性红色名录——高等植物卷》将本属中的 2 种评估为受威胁等级，本书作者通过调查发现，虽然近年来保护措施产生效果，人工栽培取得成功，但肉苁蓉属野生居群数量的下降趋势仍未得到有效遏制，故本书将本属全部物种评估为受威胁等级（极危 CR、濒危 EN、易危 VU）。

本属部分物种已被列入《国家重点保护野生植物名录》《国家重点保护野生药材物种名录》和 CITES 附录Ⅱ；内蒙古和新疆将本属全部物种列入保护野生植物名录。

近年来，随着生物多样性保护政策的落实及肉苁蓉人工栽培技术的快速发展，本属植物野生资源的压力得到一定缓解，但本属植物野生资源（尤其是荒漠肉苁蓉）的恢复仍然是一个漫长的过程，应加强对本属植物野生资源的保护。建议扩大常用的肉苁蓉（*C. deserticola*）和管花肉苁蓉（*C. tubulosa*）的栽培面积，以满足市场需求，并与治理沙漠相结合，以达到保护物种和恢复生态环境的目的。

本属受威胁药用物种分列如下。

C. deserticola Ma　肉苁蓉　EN A2acd

C. salsa (C. A. Mey.) Beck　盐生肉苁蓉　EN A2c

C. sinensis Beck　沙苁蓉　VU A2c

C. tubulosa (Schenk) Wight　管花肉苁蓉　VU A2c

· 分类学附注

另有兰州肉苁蓉（*C. lanzhouensis* Z. Y. Zhang）的分类学位置尚存疑（张志耘，个人通讯），故本书未列入。

参考文献

[1] 宋志宏，雷丽，屠鹏飞. 肉苁蓉属植物的药理活性研究进展 [J]. 中草药，2003，34（9）：113.

[2] 王晓琴，黄慧，李彩峰，等. 列当属、肉苁蓉属与草苁蓉属药用植物亲缘学初探 [J]. 中国中药杂志，2018，43（23）：4608-4621.

[3] 张飘. 我国肉苁蓉属内亲缘关系及遗传多样性分析 [D]. 北京：北京协和医学院，2018：79-80.

列当科 Orobanchaceae

090 肉苁蓉
Cistanche deserticola Ma

药材名： 肉苁蓉（药典种）
别　名： 大芸、荒漠肉苁蓉

| **保护地位** | 濒危 EN A2acd | 重点保护名录Ⅱ级
野生药材名录Ⅲ级
CITES 附录Ⅱ物种 |

·形态特征

多年生寄生草本。茎肉质，圆柱状，常不分枝，少有自基部分 2 ～ 3 枝。茎下部叶紧密，上部叶较稀疏，宽卵形或三角状宽卵形，在茎上螺旋状排列。穗状花序生于茎顶，长 15 ～ 50 cm，具多数花；苞片 1；小苞片 2，稀无；花萼钟状，5 浅裂；花冠淡黄色，裂片淡黄色、淡紫色或边缘淡紫色，干后棕褐色，筒状钟形，长 3 ～ 4 cm，裂片 5，近半圆形；花丝基部被皱曲长柔毛，花药基部具骤尖头，被皱曲长柔毛；子房基部有蜜腺，花柱先端内折。蒴果卵球形，长 1.5 ～ 2.7 cm，先端具宿存花柱；种子长 0.6 ～ 1 mm。花期 5 ～ 6 月，果期 6 ～ 8 月。

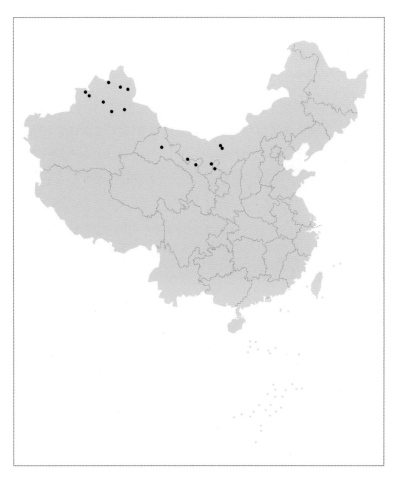

·分布

分布于我国内蒙古、宁夏、甘肃及新疆。蒙古也有分布。

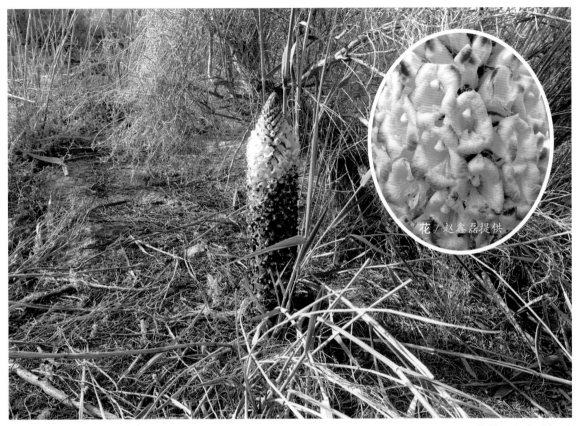

花 / 赵鑫磊提供

植株 / 赵鑫磊提供

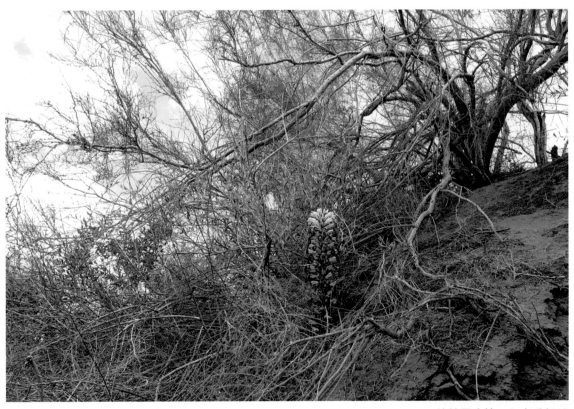

植株及生境 / 赵鑫磊提供

·生境和居群

荒漠寄生植物。见于海拔 200 ～ 1 150 m 的荒漠沙丘。寄主为梭梭（*Haloxylon ammodendron*）和白梭梭（*H. persicum*）。

·药用部位

肉质茎。

·药用价值和功能主治

常用传统中药，在西北地区有"沙漠人参"之称。具有补肾阳、益精血、润肠通便的功效，用于阳痿不孕、腰膝酸软、筋骨无力、肠燥便秘等。

·致危因子

野生居群遭到无序采挖；因过度放牧、砍伐薪柴导致寄主植物数量下降，影响了肉苁蓉居群自然更新；自然繁殖能力较弱，限制了居群发育[1-2]。

·保护措施及商业栽培

本种已被列入《国家重点保护野生植物名录》，为Ⅱ级保护植物；已被列入《国家重点保护野生药材物种名录》，为Ⅲ级保护植物；已被列入 CITES 附录Ⅱ；已被列入内蒙古自治区保护野生植物名录。无植物园栽培记录。目前有一定规模的商业栽培[1]，但尚不能完全满足市场需求。

·保护建议

依托现有自然保护地，或在天然集中分布区域建立自然保护区，或在其他区域建立保护点或设立保护标志，限制采挖，保护野生居群和生境；加强自然生境的管理，禁止过度放牧和滥伐薪柴，保护寄主居群；扩大种植面积，减少对野生资源的依赖。

参考文献

[1] 屠鹏飞，姜勇，郭玉海，等. 发展肉苁蓉生态产业推进西部荒漠地区生态文明 [J]. 中国现代中药，2015，17（4）：297-301.

[2] 屠鹏飞，何燕萍，楼之岑. 肉苁蓉类药源调查与资源保护 [J]. 中草药，1994（4）：205-208，224.

列当科 Orobanchaceae

091 管花肉苁蓉
Cistanche tubulosa (Schenk) Wight

异　名： *Cistanche mongolica* Beck
药材名： 肉苁蓉（药典种）　　　　**别　名：** 硬苁蓉

| **保护地位** | 易危 VU A2c | 重点保护名录 II 级 |

·形态特征

多年生寄生草本。植株高 60 ～ 100 cm，地上部分高 30 ～ 35 cm。叶三角形，生于茎上部的叶渐狭为三角状披针形或披针形。穗状花序长 12 ～ 18 cm，直径 5 ～ 6 cm；苞片长圆状披针形或卵状披针形，边缘被柔毛，两面无毛；小苞片 2，线状披针形或匙形；花萼筒状，长 1.5 ～ 1.8 cm，先端 5 裂，裂片与花冠筒部一样，乳白色；花冠筒状漏斗形，长 4 cm，先端 5 裂，裂片在花蕾时带紫色，干后变棕褐色；雄蕊 4，花药卵形，长 4 ～ 6 mm，密被黄白色长柔毛；子房长卵形。蒴果长圆形，长 1 ～ 1.2 cm；种子干后变黑褐色，外面网状。花期 5 ～ 6 月，果期 7 ～ 8 月。

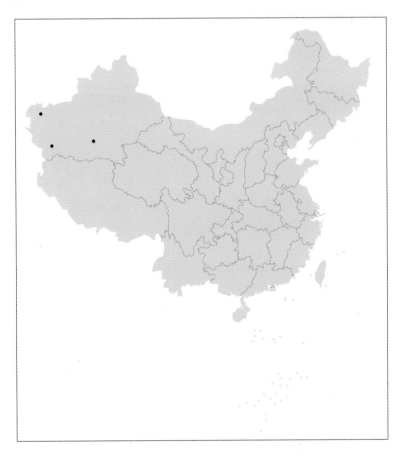

·分布

分布于我国新疆南部。巴基斯坦、印度及中亚、西亚地区也有分布。

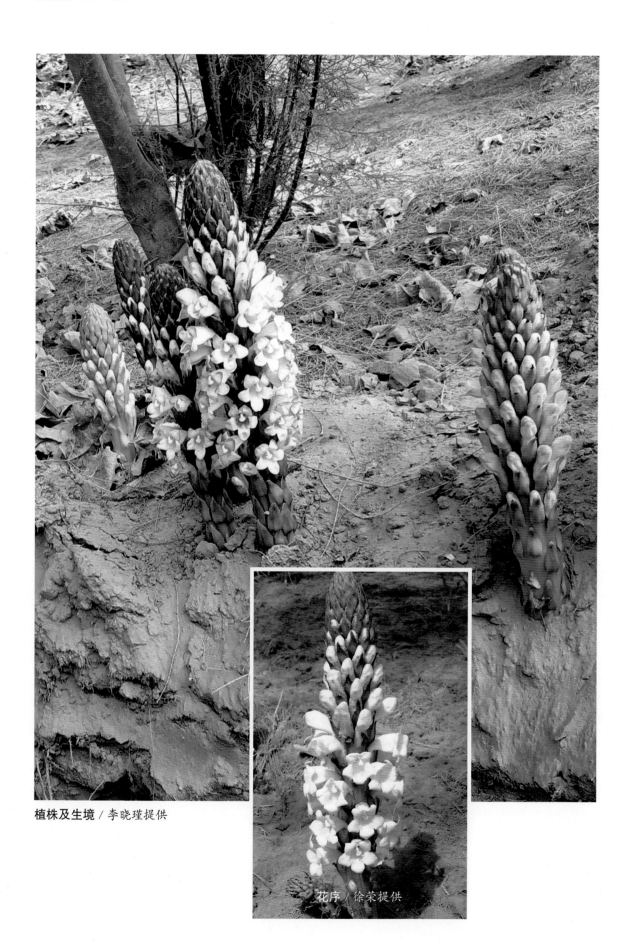

植株及生境 / 李晓瑾提供

花序 / 徐荣提供

· **生境和居群**

荒漠寄生植物。见于海拔 800 ~ 1 400 m 的砾石质戈壁滩、沙丘边缘及沙漠地区柽柳丛中。寄生于柽柳根部。寄主生于通透性强、渗水性良好的砂质碱性土壤[1]。

· **药用部位**

肉质茎。

· **药用价值和功能主治**

同"肉苁蓉"项。

· **致危因子**

本种分布范围较窄。20 世纪后期，由于肉苁蓉（C. deserticola）资源短缺，人们用本种代替肉苁蓉，此做法虽然缓解了肉苁蓉资源短缺问题却使本种野生居群遭到无序采挖，其资源量逐渐下降。

近年来，本种人工栽培快速发展[2]，但野生居群遭受破坏的现状尚未完全改善。

· **保护措施及商业栽培**

本种已被列入《国家重点保护野生植物名录》，为 Ⅱ 级保护植物，已被列入新疆维吾尔自治区保护野生植物名录。个别植物园有栽培。新疆和田地区有较大规模商业栽培。

· **保护建议**

依托现有自然保护地，或在天然集中分布区域建立保护点或设立保护标志，限制无序采挖和过度放牧，减少对寄主植物的破坏，保护野生居群和生境；开展科普宣传，改变对野生药材过度追求的观念，提高公众的生物多样性保护意识；结合沙漠治理适当扩大栽培面积，达到保护物种与改善生态环境的双重目的。

· **分类学附注**

Flora of China（Vol.18）认为我国新疆分布的物种为 *C. mongolica*，而过去广泛使用的 *C. tubulosa* 系错误鉴定。此观点在我国尚未被广泛采纳，本书依然沿用《中国植物志》和 2020 年版《中华人民共和国药典》一部的观点，本种拉丁学名采用 *C. tubulosa*。

参考文献

[1] 巴哈尔古丽·阿尤甫，徐业勇，郭泉水，等. 管花肉苁蓉资源、贸易与人工培植的调查与分析 [J]. 中国野生植物资源，2013，32（2）：47-50.

[2] 屠鹏飞，姜勇，郭玉海，等. 发展肉苁蓉生态产业推进西部荒漠地区生态文明 [J]. 中国现代中药，2015，17（4）：297-301.

芍药科 Paeoniaceae

芍药属 *Paeonia* L.

多年生草本、亚灌木。根肥大。茎基部具宿存鳞片。叶互生，三出或羽状复叶。花较大，单花或数朵，顶生或腋生；萼片 3 ~ 5，宽卵形；花瓣 5 ~ 13，颜色多样；雄蕊多数，离心发育，花丝狭线形，花药纵裂；心皮常 2 ~ 3，稀 4 ~ 6 或更多，离生，花柱有或无，柱头内弯，具羽冠，胚珠多数，沿心皮腹缝线排成 2 列。蓇葖果沿腹缝线开裂，果皮革质；种子多数，黑色或暗棕色，胚乳丰富。

本属 30 种，分布于非洲北部、亚欧大陆温带地区、美洲西北部。我国有 18 种，10 种特有，主要分布于西南和西北地区，少数分布于东北、华北及长江两岸各省。我国本属包括牡丹组（*Paeonia* Sect. *Moutan* DC.）10 种，芍药组（*Paeonia* Sect. *Paeonia*）8 种。后者与前者的区别在于，后者为多年生草本，花盘不甚明显、仅包住心皮基部。

我国本属植物多为药用，兼具园艺观赏价值。2020 年版《中华人民共和国药典》一部收录 3 种。其中，中药赤芍为芍药（*P. lactiflora*）或川赤芍（*P. veitchii*）的干燥根；白芍为芍药（*P. lactiflora*）的去皮干燥根。2020 年版《中华人民共和国药典》一部记载牡丹皮来源于牡丹（*P. suffruticosa*），实为凤丹（*P. ostii*，详见本文的分类学附注）。

本属物种因其花卉美丽且具有较高的药用价值，常常遭到采挖，是本属植物致危的主要原因。本属中分布极其狭域的凤丹，其野生个体已极度稀少，目前仅见于安徽巢湖[1]。在《中国生物多样性红色名录——高等植物卷》中，芍药组近危（NT）以上物种 4 种，占总种数的 50%；牡丹组 10 种中，除了栽培起源的牡丹（*P. suffruticosa*）外，9 个野生种中 8 个为受威胁等级。

本属牡丹组已被列入《国家重点保护野生植物名录》，为 II 级保护，其中，药用的紫斑牡丹为 I 级保护植物；吉林、内蒙古、新疆、北京、河北、浙江将本属部分物种列入保护野生植物名录。

依托现有自然保护地，或在天然集中分布区域建立自然保护区，或在其他区域建立保护点或设立保护标志，对一些破坏较严重的物种加大原地保护力度；广泛收集种质资源，开展迁地保护，对本属植物实施全面保护。

本属受威胁及保护关注药用物种分列如下。

P. anomala L. subsp. *anomala*（异名：*P. sinjiangensis* K. Y. Pan） 新疆芍药 VU A2c

P. veitchii Lynch［异名：*P. anomala* L. subsp. *veitchii* (Lynch) D. Y. Hong et K. Y. Pan］川赤芍 LC/ CC

P. decomposita Hand.-Mazz.（异名：*P. szechuanica* W. P. Fang） 四川牡丹 EN A2c; B1ab（ⅰ,ⅲ）

P. intermedia C. A. Meyer 块根芍药 VU A2c

P. lactiflora Pall. 芍药 VU A2c

P. obovata Maxim. 草芍药 CC

P. ostii T. Hong et J. X. Zhang 凤丹 VU/CR D2

P. rockii (S. G. Haw & Lauener) T. Hong & J. J. Li ex D. Y. Hong 紫斑牡丹 VU/EN B2ab (ⅱ)

参考文献

[1] 洪德元，周世良，何兴金，等. 野生牡丹的生存状况和保护 [J]. 生物多样性，2017，25（7）：781-793.

芍药科 Paeoniaceae

092 川赤芍
Paeonia veitchii Lynch

异 名： *Paeonia anomala* L. subsp. *veitchii* (Lynch) D. Y. Hong et K. Y. Pan

药材名： 赤芍（药典种）   **别 名：** 条芍药

| 保护地位 | 保护关注 CC |

·形态特征

多年生草本。植株高 30 ~ 80（~ 100）cm。根圆柱形，直径 1.5 ~ 2 cm。叶为二回三出复叶，宽卵形，长 7.5 ~ 20 cm；小叶羽状分裂，裂片窄披针形至披针形，宽 4 ~ 16 mm，先端渐尖，全缘，表面深绿色，沿叶脉疏生短柔毛，背面淡绿色；叶柄长 3 ~ 9 cm。花 2 ~ 4，生于茎先端及叶腋，直径 4.2 ~ 10 cm；苞片 2 ~ 3，分裂或不裂，披针形，大小不等；萼片 4，宽卵形，长 1.7 cm，宽 1 ~ 1.4 cm；花瓣 6 ~ 9，倒卵形，长 3 ~ 4 cm，宽 1.5 ~ 3 cm，紫红色或粉红色；花丝长 5 ~ 10 mm；花盘肉质，仅包裹心皮基部；心皮 2 ~ 3（~ 5），密被黄色绒毛。蓇葖果长 1 ~ 2cm，密被黄色绒毛。花期 5 ~ 6 月，果期 7 月。

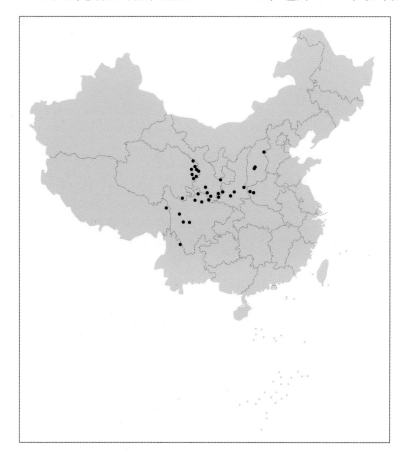

·分布

特有种。分布于我国山西、河南、陕西、宁夏、甘肃、青海、四川、云南、西藏。

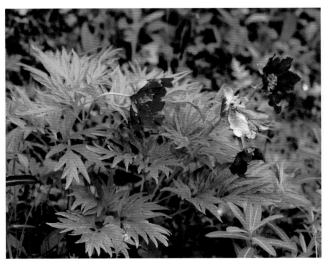

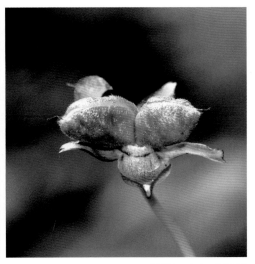

植株 / 周重建提供　　　　　　　　　　　　　　　果实 / 朱仁斌提供

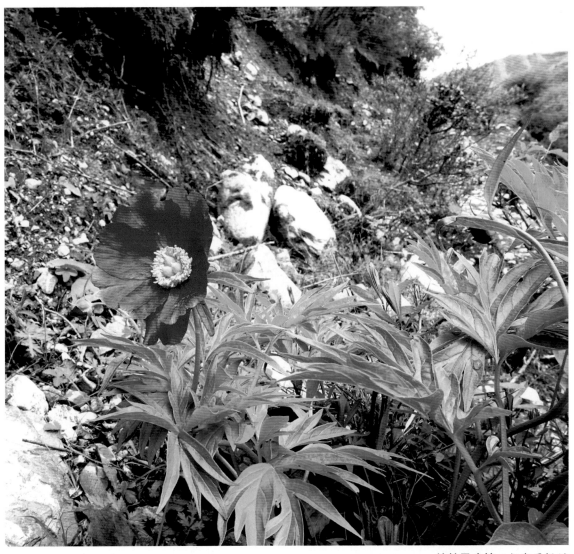

植株及生境 / 赵鑫磊提供

·生境和居群

在四川，见于海拔 2 550 ~ 3 700 m 的山坡林下、草丛中或路旁；在其他地区，见于海拔 1 800 ~ 2 800 m 的山坡疏林中。分布较广，长期的地理隔离及对不同生境的适应性导致居群间产生了变异，表现出较高的表型多样性[1]。

·药用部位

根。

·药用价值和功能主治

本种是赤芍的基原之一，是常用传统中药。具有清热凉血、散瘀止痛的功效，用于热入营血、温毒发斑、吐血衄血、目赤肿痛、肝郁胁痛、经闭痛经、癥瘕腹痛、跌仆损伤、痈肿疮疡。传统上认为野生川赤芍与野生芍药（*P. lactiflora*）

的根同作赤芍入药。

·致危因子

无序采挖影响居群更新；人类活动造成的生境破坏，限制了野生居群发育。《中国生物多样性红色名录——高等植物卷》将本种评估为无危（LC）。本书作者通过调查，将本种列为保护关注（CC）。

·保护措施及商业栽培

本种尚未被列入保护野生植物名录。个别植物园栽培作观赏植物。有少量栽培研究报道[2]。未见商业栽培报道。

·保护建议

将本种列入药用植物监测名单；加强管理，限制无序采挖，保护野生居群和生境；广泛收集种质资源，开展迁地保护，保存遗传多样性。

·分类学附注

本种在 2020 年版《中华人民共和国药典》一部中的拉丁学名为 *P. veitchii* Lynch，在 *Flora of China*（Vol.6）中本种被转隶为新疆芍药（*P. anomala* L.）的亚种，即 *P. anomala* subsp. *veitchii* (Lynch) D. Y. Hong et K. Y. Pan。最近洪德元院士认为这两个类群的形态差别较大，应恢复川赤芍的种级地位[3]，本书接受洪德元院士的最新观点，保留了《中华人民共和国药典》的处理方式。

参考文献

[1] 杨勇，朱炜，薛阁，等. 四川西部川赤芍野生居群的表型多样性分析 [J]. 植物资源与环境学报，2017，26（3）：11-18.

[2] 马卫平. 小陇山林区川赤芍栽培育苗技术 [J]. 现代园艺，2019（2）：50.

[3] HONG D Y. Peonies of the World, Phylogeny and Evolution[M]. Kew, Kew Publishing & St. Louis, Missouri Botanical Garden. 2021：226-228.

芍药科 Paeoniaceae

093 芍药
Paeonia lactiflora Pall.

药材名： 赤芍、白芍（药典种）
别　名： 京赤芍、红芍药

| 保护地位 | 易危 VU A2c |

·形态特征

多年生草本。植株高 40 ～ 70 cm。根粗壮，分枝黑褐色。下部茎生叶为二回三出复叶，上部茎生叶为三出复叶；小叶狭卵形、椭圆形或披针形，边缘具白色骨质细齿，两面无毛，背面沿叶脉疏被短柔毛。花数朵，生于茎顶和叶腋，有时仅先端 1 朵开放，而近先端叶腋处有发育不好的花芽，直径 8 ～ 11.5 cm；苞片 4 ～ 5，披针形，大小不等；萼片 4，宽卵形或近圆形，长 1 ～ 1.5 cm，宽 1 ～ 1.7 cm；花瓣 9 ～ 13，倒卵形，长 3.5 ～ 6 cm，宽 1.5 ～ 4.5 cm，白色至粉色，有时基部具深紫色斑块；花丝长 0.7 ～ 1.2 cm，黄色；花盘浅杯状，包裹心皮基部，先端裂片钝圆；心皮 4 ～ 5，无毛。蓇葖果长 2.5 ～ 3 cm，直径 1.2 ～ 1.5 cm，先端具喙。花期 5 ～ 6 月，果期 8 月。

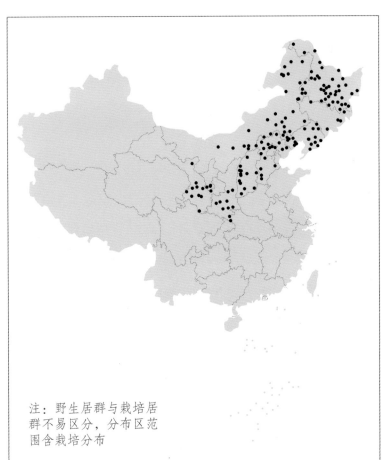

注：野生居群与栽培居群不易区分，分布区范围含栽培分布

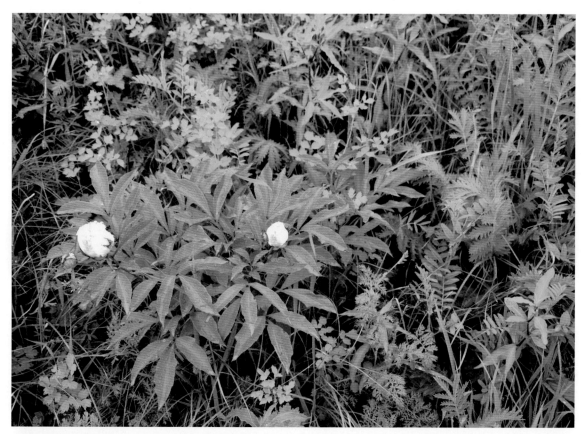

生境 / 张重岭提供

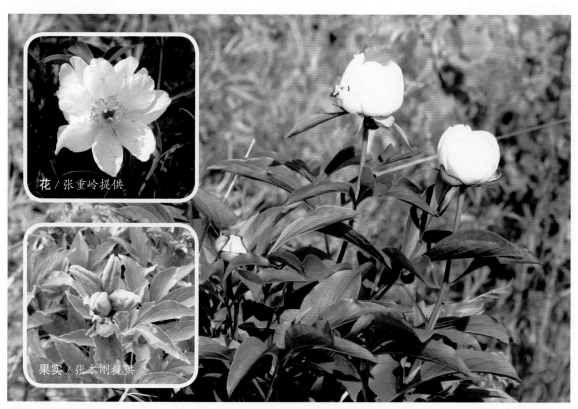

花 / 张重岭提供

果实 / 张本刚提供

植株 / 张重岭提供

· **分布**

分布于我国黑龙江、吉林、辽宁、内蒙古、河北、山西、陕西、宁夏、甘肃。朝鲜、日本、蒙古，以及西伯利亚地区也有分布。

· **生境和居群**

在东北地区，见于海拔 480 ~ 700 m 的山坡草地或林下，在其他地区，见于海拔 1 000 ~ 2 300 m 的山坡草地。芍药繁殖以异交为主，少有近交，昆虫（蜂类）为其主要的传粉媒介，其种子为重力传播，结实率低。针对内蒙古、山西、河北的天然居群遗传多样性的分析结果显示，本种的居群内遗传多样性水平低[1]。

· **药用部位**

根。

· **药用价值和功能主治**

常用传统中药。赤芍具有清热凉血、散瘀止痛的功效，用于热入营血、温毒发斑、吐血衄血、目赤肿痛、肝郁胁痛、经闭痛经、癥瘕腹痛、跌仆损伤、痈肿疮疡。白芍（根去皮后加工品）具有养血调经、敛阴止汗、柔肝止痛、平抑肝阳的功效，用于血虚萎黄、月经不调、自汗、盗汗、胁痛、腹痛、四肢挛痛、头痛眩晕。

· **致危因子**

目前本种的人工栽培技术成熟，但野生资源仍然被无序采挖。赤芍药材主要来源于我国北方的芍药野生居群，生长周期较长，更新能力较弱，经过多年无序采挖，资源量已明显下降。清末至民国期间，赤芍道地产区（内蒙古赤峰市）的野生资源被大肆采挖，现该地已很难见到野生居群。目前赤芍的主产区向赤峰以北地区迁移，赤芍的资源量也呈一定的下降趋势 [2-4]。

· **保护措施及商业栽培**

本种已被列入河北省、内蒙古自治区保护野生植物名录。多数植物园栽培本种作观赏植物。浙江、安徽和四川等地的栽培品是白芍药材的主要来源，这些地区商业栽培历史悠久；北方地区的野生芍药居群是药材赤芍的主要来源，目前本种在北方地区已有商业栽培。

· **保护建议**

将本种列入分布区范围内各省的省级保护野生植物名录；中药赤芍仍然主要来源于野生，应依托现有自然保护地，或在天然集中分布区域建立保护点或设立保护标志，保护野生居群和生境；开展野生抚育，将轮采和封禁相结合，减少对野生资源和生态环境的破坏。

参考文献

[1] 刘伟. 芍药（*Paeonia lactiflora* Pallas）天然居群遗传结构分析 [D]. 北京：中国科学院大学，2008.

[2] 杨昌林. 赤芍商品药材调查及品质评价研究 [D]. 四川：成都中医药大学，2011.

[3] 宋超，刘燕，殷俊峰. 中国野生芍药研究现状 [J]. 安徽农业科学，2009，37（30）：15080-15081，15083.

[4] 黄学文，朱乐，贾楠，等. 呼伦贝尔野生芍药和栽培芍药的繁殖生物学特性 [J]. 农业与技术，2018，38（15）：36-38.

芍药科 Paeoniaceae

芍药科 Paeoniaceae

094 凤丹

Paeonia ostii T. Hong et J. X. Zhang

药材名： 牡丹皮（药典种）
别　名： 牡丹、木芍药、杨山牡丹

保护地位	极危 CR D2	重点保护名录 Ⅱ 级

· 形态特征

落叶灌木。一年生枝黄绿色，老枝褐灰色。一至二回羽状复叶；小叶多 11 ~ 15，窄卵形或卵状披针形，长 5 ~ 15 cm，宽 2 ~ 5 cm，基部楔形或圆形，两面无毛，顶生小叶通常 3 裂，侧生小叶多全缘，少 2 裂。花大，单生枝顶，单瓣，极少重瓣；苞片 3，卵圆形；萼片 3，宽卵圆形；花瓣多 9 ~ 11，白色或下部带粉色至粉红色，倒卵形，长 5 ~ 6.5 cm，宽 3.5 ~ 5 cm；雄蕊多数，花药黄色，花丝紫红色；心皮 5，密被黄白色绒毛，柱头紫红色。蓇葖果近圆柱形；种子黑色，有光泽。花期 4 月中旬至 5 月上旬，果期 8 ~ 9 月。

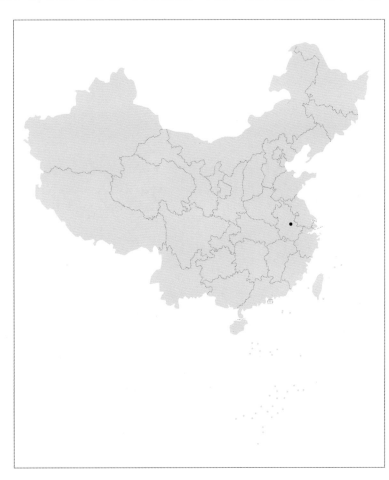

· 分布

分布于我国安徽巢湖银屏山[1]。

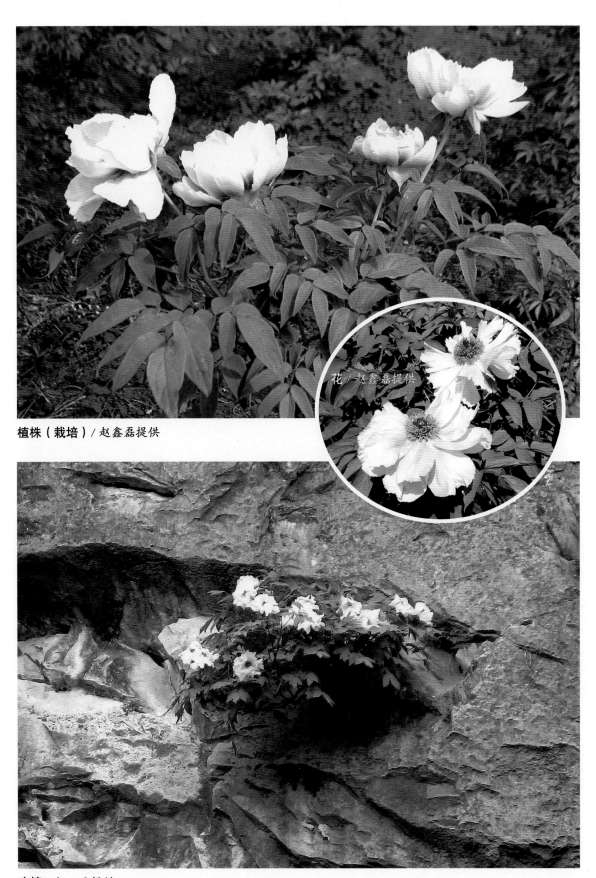

植株（栽培） / 赵鑫磊提供

花 / 赵鑫磊提供

生境 / 胡一民提供

· 生境和居群

见于落叶阔叶林或山坡灌丛。目前野生植株仅有 1 株，生于悬崖缝隙中。

· 药用部位

根皮。

· 药用价值和功能主治

常用传统中药。具有清热凉血、活血化瘀的功效，用于热入营血、温毒发斑、吐血衄血、夜热早凉、无汗骨蒸、经闭痛经、跌仆伤痛、痈肿疮毒。

· 致危因子

研究认为，宋代以前，江淮丘陵地区甚至包括河南、陕西等地的野生凤丹及近缘类群资源丰富，但由于人们长期无节制地采收根皮，又为满足观赏需求而无序引种，明代之后，野生凤丹已少见，牡丹皮的栽培品已经基本取代了野生品[2-3]。洪德元等经过长期研究认为，目前可以确认的唯一一株野生凤丹位于安徽巢湖银屏山的悬崖绝壁上[1]。《中国生物多样性红色名录——高等植物卷》未评估本种。洪德元等[2]将本种评估为极危（CR），本书接受这一观点。目前凤丹人工栽培技术成熟，牡丹皮药材商品资源全部来源于栽培。

· 保护措施及商业栽培

多数植物园栽培作观赏植物。安徽芜湖丫山和铜陵凤凰山、亳州以及山东菏泽是牡丹皮药材的主要产地，栽培历史悠久。

· 保护建议

按照《国家重点保护野生植物名录》芍药属牡丹组全组保护的处理方式，本种已被列为 II 级保护植物，鉴于本书的评估结果为极危 CR，建议将其提升为 I 级保护植物；在现有的唯一分布区域建立保护点或设立保护标志，保护生境；开展凤丹组织培养研究和技术攻关，通过野生种源扩繁和回归，挽救唯一一株野生凤丹及其居群[1]。

· 分类学附注

凤丹长期被认为是牡丹（*P. suffruticosa*）的一个变异类型（种下等级），在实际生产中凤丹一直是牡丹皮药材的基原。由于其未作为独立的物种，《中华人民共和国药典》一部一直以 *P. suffruticosa* 指代凤丹。然而 *P. suffruticosa* 作为一个起源复杂的栽培种，涵盖了许多非药用的类型[4]。近年来，凤丹（*P. ostii*）作为一个独立物种的观点逐渐被接受，牡丹皮的基原也得以明确。本书接受了 *Flora of China*（Vol.6）的处理，接受牡丹皮基原的拉丁学名为 *P. ostii*，而未接受 2020 年版《中华人民共和国药典》一部的拉丁学名 *P. suffruticosa*。

·**资源学附注**

　　牡丹皮药材商品中，凤丹为主流品种，观赏牡丹亦有商品[5]，目前用于制作精油的紫斑牡丹（*P. rockii*）的根皮在市场上也占有一定份额。1960年以前，野生紫斑牡丹在其分布区内非常常见，但由于人们采挖其根皮药用以及大量移植作观赏，使其野生居群遭到严重破坏[1]。《中国生物多样性红色名录——高等植物卷》将紫斑牡丹评估为易危（VU），洪德元等[1]将其评估为濒危（EN A2c），本书接受洪德元等的观点。

参考文献

[1] 洪德元，周世良，何兴金，等. 野生牡丹的生存状况和保护 [J]. 生物多样性，2017，25（7）：781-793.

[2] 彭华胜，王德群，彭代银，等. 药用牡丹基原的考证和调查 [J]. 中国中药杂志，2017，42（9）：1632-1636.

[3] 刘晓龙，汪荣斌，刘学医，等. 安徽凤丹的品种考证 [J]. 中药材，2009，32（8）：1316-1318.

[4] ZHOU SL，ZOU XH，ZHOU ZQ，et al. Multiple species of wild tree peonies gave rise to the 'king of flowers' *Paeonia suffruticosa* Andrews[J]. Proceedings of the Royal Society B-Biological Sciences, 2014，281（1797）：20141687.

[5] 郭宝林，巴桑德吉，肖培根，等. 中药牡丹皮原植物及药材的质量研究 [J]. 中国中药杂志，2002，27（9）：654-657.

罂粟科 Papaveraceae

紫堇属 *Corydalis* DC.

一年生、二年生或多年生草本，或亚灌木状。主根圆柱状或芜菁状增粗，有时空心或分解成马尾状，若为簇生须根，则须根纺锤状、棒状增粗或纤维状。根茎短或横走，稀块茎状。基生叶少数或多数，稀1；茎生叶1至多数，稀无叶，1至多回羽状分裂、掌状分裂或三出。总状花序顶生、腋生或对叶生，稀伞房状、穗状或圆锥状，稀单花腋生；苞片分裂或全缘；萼片2，膜质；花冠两侧对称，花瓣4，2轮，紫色、蓝色、黄色或玫瑰色，稀白色，上花瓣基部具距，稀无距，下花瓣具爪，基部有时呈囊状或具小囊，两侧内花瓣同形，先端黏合，具爪，有时具囊，稀呈距状；雄蕊6，合成2束，蜜腺伸入距内，稀无蜜腺；子房1室，心皮2，柱头先端常具乳突。蒴果线形或圆柱形；种子2至多数，肾形或近圆形，黑色或褐色，平滑，有光泽。

本属约465种，广布于除北极外的北温带地区，南至北非—印度沙漠区的边缘，个别种分布至东非的草原地区。我国有357种（262种特有），全国各地均有分布，以西南地区种类最为丰富。自东北至西南的森林地区，尤其是亚高山针叶林带最为集中，并向草原、荒漠，特别是高山草甸和流石滩延伸。

我国约有78种可药用。2020年版《中华人民共和国药典》一部收录3种，即地丁草（*C. bungeana*）、夏天无（*C. decumbens*）、延胡索（*C. yanhusuo*）。本属植物多以全草或块茎入药，具有活血止痛、清热解毒、散结消肿、祛风除湿等功效。在藏医药中约有50种入药，用于肝炎、胆囊炎、胃肠炎、流行性感冒、发热及跌仆损伤等。现代研究表明，本属植物及其提取物具有抗心律失常、抗菌、保肝等多种药理活性[1]。

本属药用种类丰富，功效大多相似，由于分类鉴定较困难，人们在采挖时常不加区分，导致一些狭域分布的物种受到威胁。青藏高原生态环境脆弱，无序采挖常使物种居群和生境受到破坏。人类活动频繁和土地无序开发利用，导致低海拔地区分布物种居群呈缩减趋势。据《中国生物多样性红色名录——高等植物卷》评估，本属近危（NT）以上等级植物有27种。

石生黄堇（岩黄连 *C. saxicola*）已被列入《国家重点保护野生植物名录》，为Ⅱ级保护植物。北京、河北、浙江、广西、西藏将本属部分物种列入省级保护野生植物名录。延胡索（元胡）、夏天无在浙江、陕西和江西均有商业栽培。

依托现有自然保护地，或在天然集中分布区域建立保护点或设立保护标志，限制无序采挖，保护野生居群和生境；开展科普宣传，提高公众对生物多样性和生态环境的保护意识。

本属受威胁及保护关注药用物种分列如下。

C. decumbens (Thunb.) Pers. 夏天无　DD/CC

C. hendersonii Hemsl. 尼泊尔黄堇（矮紫堇）　LC/CC

C. humosa Migo　土元胡　VU D2

C. impatiens (Pall.) Fisch. 赛北紫堇　LC/CC

C. mucronifera Maxim. 尖突黄堇　LC/CC

C. scaberula Maxim. 粗糙黄堇　LC/CC

C. saxicola Bunting　石生黄堇（岩黄连）　LC/VU

C. turtschaninovii Besser　齿瓣延胡索　LC/CC

C. yanhusuo (Y. H. Chou et C. C. Hsu) W. T. Wang ex Z. Y. Su et C. Y. Wu　延胡索　VU B1ab（ i，ⅲ，v）

参考文献

[1] 宋盼红，付深振，费烨，等. 紫堇属植物化学成分及药理作用研究 [C]// 中华中医药学会. 中华中医药学会中药化学分会第九届学术年会论文集（第一册），2014：407-413.

罂粟科 Papaveraceae

095 延胡索

Corydalis yanhusuo (Y. H. Chou et C. C. Hsu) W. T. Wang ex Z. Y. Su et C. Y. Wu

药材名：延胡索（药典种）
别　名：玄胡、元胡

保护地位　易危 VU B1ab（ i, iii, v）

· **形态特征**

多年生草本。植株高达 30 cm。块茎球形。茎直立，常分枝，基部以上具鳞片 1（～ 2），茎生叶 3 ～ 4，鳞片及下部茎生叶常具腋生块茎。叶二回三出或近三回三出，小叶 3 裂或 3 深裂，裂片披针形，长 2 ～ 2.5 cm，全缘。总状花序具 5 ～ 15 花；苞片披针形或窄卵圆形，全缘，有时下部苞片稍分裂，长约 8 mm；花梗长约 1 cm；花冠紫红色，外花瓣宽，具齿，先端微凹，具短尖，上花瓣长 1.5 ～ 2.2 cm，瓣片与距常上弯，距圆筒形，长 1.1 ～ 1.3 cm，蜜腺贯穿距长的 1/2，下花瓣具短爪，内花瓣长 8 ～ 9 mm，爪长于瓣片；柱头近圆形，具 8 乳突。蒴果线形，长 2 ～ 2.8 cm；种子 1 列。

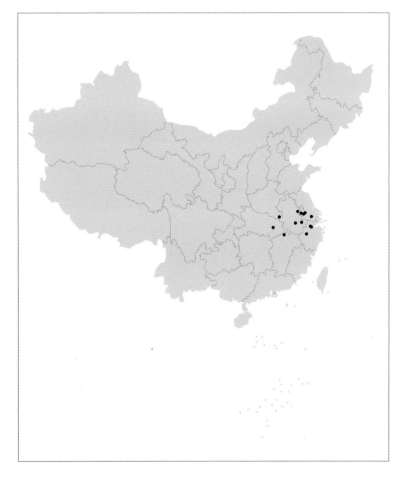

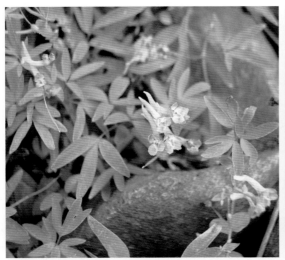

植株 / 赵鑫磊提供

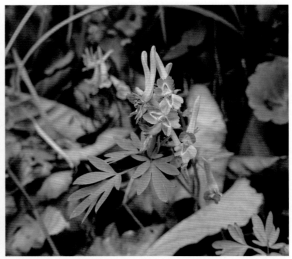

花序 / 赵鑫磊提供

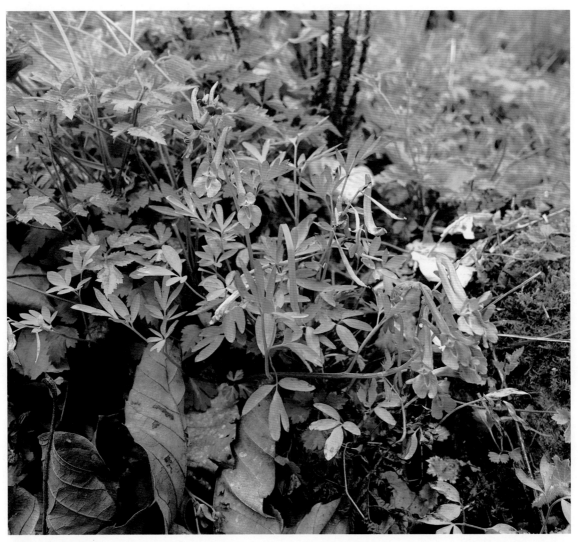

生境 / 赵鑫磊提供

·分布

特有种。分布于我国浙江、江苏、安徽、河南、江西、湖北。

·生境和居群

早春植物。见于海拔 200 ~ 800 m 的丘陵山区半阴坡。生于落叶乔木林下湿润的、夹土的石丛中，或同样土质的落叶小乔木林中。居群呈星散分布，居群内个体常成片[1]。

·药用部位

块茎。

·药用价值和功能主治

常用传统中药。具有活血、行气、止痛的功效，用于胸胁疼痛、脘腹疼痛、胸痹心痛、经闭痛经、产后瘀阻、跌仆肿痛。

·致危因子

分布区位于我国东部经济发达地区，该地区人类社会活动频繁，导致适宜生境破碎甚至丧失，影响了居群的发育。调查表明，江苏南部的野生居群已灭绝，江苏茅山以及江西庐山的野生居群也处于衰退状态[1-2]。

·保护措施及商业栽培

本种已被列入浙江省保护野生植物名录。部分植物园有栽培。本种药材为著名的"浙八味"之一。有大规模商业栽培，药材主要来源于栽培。

·保护建议

将本种列入分布区范围内各省的省级保护野生植物名录；依托现有自然保护地，或在天然集中分布区域建立保护点或设立保护标志，限制无序采挖，保护野生居群和生境。由于长期采用无性繁殖栽培方式，本种丧失了种子繁殖的能力，导致栽培品种种质单一。故应广泛收集野生种质，建立种质库，以保存遗传多样性和改良品种。

参考文献

[1] 许翔鸿，余国奠，王峥涛．野生延胡索种质资源现状及其质量评价 [J]．中国中药杂志，2004，29（5）：399-401.

[2] 姚振生，陈京，徐攀，等．浙江省磐安县大盘山野生延胡索资源调查 [C]// 中国生态学学会中药资源生态专业委员会第 4 次全国学术研讨会暨中华中医药学会中药鉴定分会第 11 次全国学术研讨会论文集，2012：28-30.

罂粟科 Papaveraceae

096 紫金龙

Dactylicapnos scandens (D. Don) Hutch.

药材名： 紫金龙
别　名： 串枝莲、川山七、碗豆七

保护地位　保护关注 CC

· **形态特征**

多年生草质藤本。根粗壮，木质，圆柱形，多分枝，干时外皮呈茶褐色，木栓质，有斜向沟纹。叶为三回三出复叶，三角形或卵形，二或三回小叶成卷须；小叶卵形，下面被白粉。总状花序具（2～）7～10（～14）花；萼片卵状披针形；花瓣黄色或白色，先端粉红色或淡紫红色，外2长1.7～2 cm，先端两侧叉开，基部囊状心形，囊内具1钩状蜜腺，内2先端具圆突，爪长0.9～1.3 cm，具鸡冠状突起；雄蕊长1～1.5 cm。蒴果卵圆形或长圆状窄卵圆形，长1～2.5 cm，紫红色，浆果状；种子圆形或肾形。花期7～10月，果期9～12月。

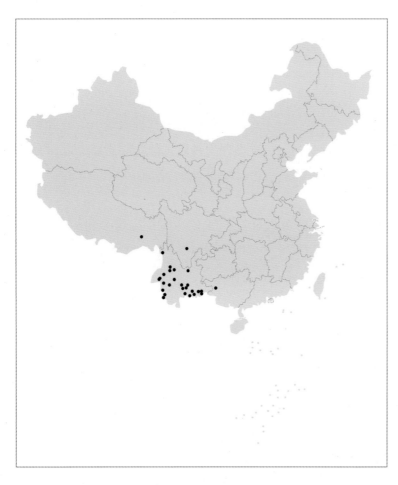

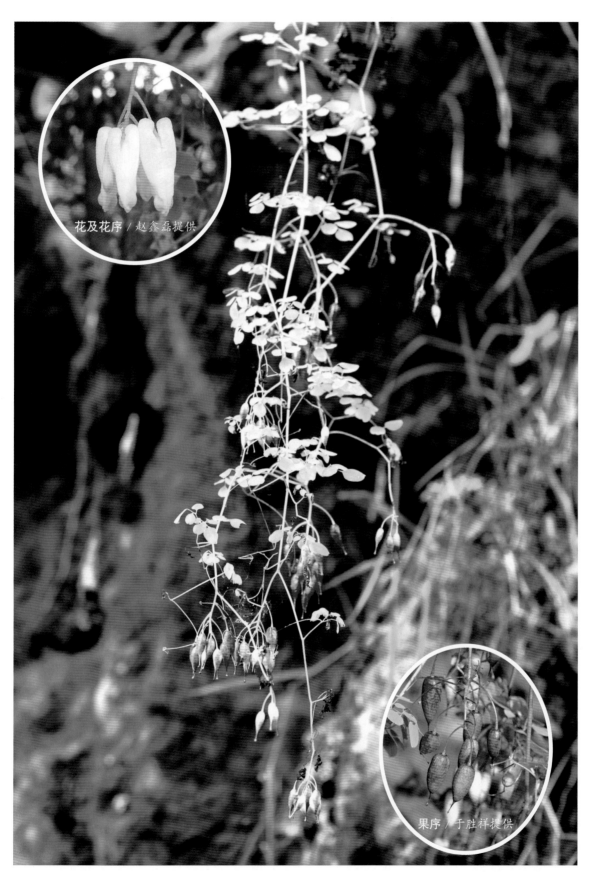

花及花序 / 赵鑫磊提供

果序 / 于胜祥提供

植株 / 朱鑫鑫提供

·分布

分布于我国四川西南部、云南、西藏东南部、广西西部。不丹、尼泊尔、印度阿萨姆、缅甸中部，以及中南半岛东部也有分布。

·生境和居群

见于海拔 1 100～3 000 m 的林下、山坡、石缝或水沟边、低凹草地或沟谷。

·药用部位

根。

·药用价值和功能主治

具有镇痛、止血、降血压的功效，用于神经性头痛、牙痛、胃痛、风湿关节痛等各种痛证，跌仆损伤，外伤出血，产后出血不止，崩漏下血，高血压。

·致危因子

西南地区民族药。近些年由于市场对本种药材的需求量渐增，野生资源受到一定影响[1-2]。《中国生物多样性红色名录——高等植物卷》将本种评估为无危（LC）。本书作者通过调查，将本种列为保护关注（CC）。

·保护措施及商业栽培

本种尚未被列入保护野生植物名录。个别植物园有栽培。未见商业栽培报道。

·保护建议

将本种列入药用植物监测名单；开展科普宣传，提高公众对于生物多样性保护的意识；开展栽培学研究，促进商业栽培，减少对野生资源的依赖。

参考文献

[1] 郭乔仪，张凤梅，王洪丽，等. 紫金龙野生驯化栽培技术 [J]. 农村实用技术，2016（6）：32-33.

[2] 罗会英，杨子祥，杨宇，等. 不同消毒剂处理对紫金龙种子萌发的影响 [J]. 中国野生植物资源，2018，37（2）：21-25.

毛茛科 Ranunculaceae

乌头属 *Aconitum* L.

　　一年生至多年生草本。多年生直根，或由 2 至数个块根形成，或为一年生直根。茎直立或缠绕。叶为单叶，互生，有时均基生，掌状分裂，少为不裂。花序总状；花梗上有 2 小苞片；花两侧对称；萼片 5，花瓣状，紫色、蓝色或黄色，上萼片 1，船形、盔形或圆筒形，侧萼片 2，近圆形，下萼片 2，较小，近长圆形；花瓣 2，有爪，瓣片通常有唇和距，在距顶部或偶尔沿瓣片外缘生分泌组织；雄蕊多数，花药椭圆状球形，花丝有 1 纵脉，下部有翅；心皮 3 ~ 5 或 6 ~ 13，花柱短，胚珠多数成 2 列生于子房室的腹缝线上。蓇葖果有脉网，宿存花柱短；种子四面体形，只沿棱生翅或同时在表面生横膜翅。

　　本属约有 400 种，广布于北半球温带地区，亚洲分布的种类最多，其次为欧洲和北美洲。我国约有 211 种（166 种特有），除海南外，我国各省区均有分布，其中青藏高原及其邻近地区本属物种最为丰富，川滇藏交界的横断山脉与金沙江河谷地区是我国本属植物多样性中心和分化中心。本属植物多生于海拔 400 ~ 5 000 m 的草地、林间空地、林缘或林下，喜湿润、富含腐殖质的土壤，个别物种也可生于环境恶劣的陡峭崖壁上 [1-2]。以种子或块根繁殖，并具休眠特性 [3]。

　　本属约有 90 余种可药用，2020 年版《中华人民共和国药典》一部收录 2 种，即乌头（*A. carmichaelii*）和北乌头（*A. kusnezoffii*）。本属植物主要活性成分为二萜类生物碱，二萜类生物碱具有麻醉镇痛、调节免疫、抗炎、杀虫等活性，但其对神经系统和循环系统有一定毒性 [3]。本属植物在民族医药（特别是藏药）中应用广泛 [2]。

　　本属部分药用种类遭到过度采挖，资源量逐渐减少；基础建设、旅游景区开发、矿山开采、荒地开垦、人工造林等对本属植物生境造成极大影响，受威胁种类呈递增趋势，本属植物分布范围不断缩小。调查表明，四川西部地区乌头的分布种类和数目急剧下降 [1-2]。

　　吉林、内蒙古、河北、山西、陕西、云南已将本属部分物种列入省级保护野生植物名录。乌头（*A. carmichaelii*）已有大规模商业栽培，能够满足市场需求。

　　建议将本属受威胁药用物种列入国家级或省级保护野生植物名录。依托现有自然保护地，或在天然集中分布区域建立自然保护区，或在其他区域建立保护点或设立保护标志，限制无序采挖，保护野生居群和生境；开展科普宣传，提高公众对于生物多样性和生态环境保护的意识；加强栽培学研究，实现商业栽培，满足市场需求，降低对野生资源的依赖。

本属受威胁及保护关注药用物种分列如下。

A. austroyunnanense W. T. Wang 滇南草乌 DD/CC

A. brachypodum Diels 短柄乌头 EN A2c; D

A. brachypodum Diels var. *laxiflorum* H. R. Fletcher et Lauener 展毛短柄乌头 LC/CC

A. carmichaelii Debeaux 乌头 LC/CC

A. coreanum (H. Lév.) Rapaics 黄花乌头 LC/CC

A. episcopale H. Lév. 西南乌头 LC/CC

A. flavum Hand.-Mazz. 伏毛铁棒锤 LC/NT

A. hemsleyanum E. Pritzel 瓜叶乌头 LC/CC

A. kongboense Lauener 工布乌头 LC/CC

A. kusnezoffii Rchb. 北乌头 LC/CC

A. nagarum Stapf var. *lasiandrum* W. T. Wang 宣威乌头 DD/CC

A. naviculare (Brühl) Stapf 船盔乌头 LC/CC

A. pendulum Busch 铁棒锤 LC/NT B1b(i,iii)

A. polyschistum Hand.-Mazz. 多裂乌头 LC/CC

A. pulchellum Hand.-Mazz. 美丽乌头 LC/CC

A. sinomontanum Nakai 高乌头 LC/CC

A. sungpanense Hand.-Mazz. 松潘乌头 DD/CC

A. tanguticum (Maxim.) Stapf 甘青乌头 LC/CC

A. tatsienense Finet et Gagnep. 康定乌头 VU B2ab（ⅰ,ⅲ）

A. vilmorinianum Kom. 黄草乌 LC/CC

参考文献

[1] 周丽霞. 乌头属部分植物的资源调查及引种栽培研究 [D]. 北京：北京林业大学，2008：1-24.

[2] 马景锐，薛辉，徐磊，等. 西藏乌头属植物多样性研究及其应用 [J]. 广东农业科学，2015，42（20）：26-33.

[3] 李谦，过立农，郑健，等. 乌头属药用植物的研究进展 [J]. 药物分析杂志，2016，36（7）：1129-1149.

毛茛科 Ranunculaceae

097 乌头
Aconitum carmichaelii Debeaux

药材名： 川乌、附子（药典种）
别　名： 鹅儿花、五毒

保护地位 保护关注 CC

·形态特征

多年生草本。植株高达 1.5 m。块根倒圆锥形，长 2 ～ 4 cm。叶五角形，长 6 ～ 11 cm，宽 9 ～ 15cm，基部浅心形，3 裂达近基部；中裂片宽菱形，近羽状分裂，2 回裂片 2 对，斜三角形，具 1 ～ 3 牙齿；侧全裂片不等 2 深裂，上面疏被短伏毛，下面通常仅沿脉疏被短柔毛；叶柄长 1 ～ 2.5 cm，疏被短柔毛。总状花序顶生，长 6 ～ 10（～ 25）cm；花序轴及花梗多少密被反曲而紧贴的短柔毛；萼片蓝紫色，被短柔毛，上萼片高盔形；花瓣无毛，瓣片长约 1 cm，通常拳卷；雄蕊无毛或疏被短毛，花丝有 2 小齿或全缘；心皮 3 ～ 5，子房被短柔毛。蓇葖果长 1.5 ～ 1.8 cm；种子长约 3 mm，三棱形，只在 2 面有膜翅。9 ～ 10 月开花。

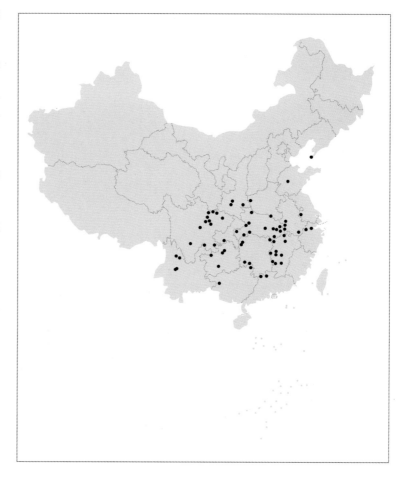

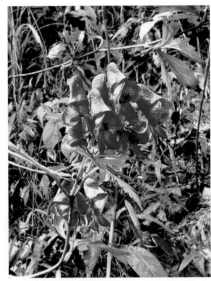

花序 / 赵鑫磊提供

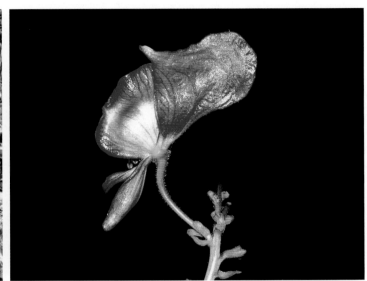

花 / 赵鑫磊提供

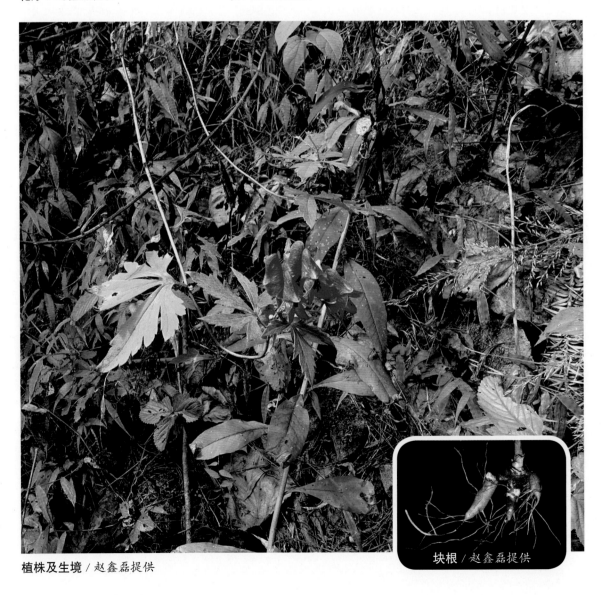

植株及生境 / 赵鑫磊提供

块根 / 赵鑫磊提供

·分布

分布于我国辽宁、山东、河南、陕西、安徽、江苏、浙江、江西、重庆、湖北、湖南、广西、广东、四川、贵州、云南。越南北部也有分布。

·生境和居群

见于海拔 100 ~ 2 200 m 的灌丛、草坡或山地林缘。在四川西部、陕西南部及湖北西部见于海拔 850 ~ 2 150 m 处，在湖南及江西见于海拔 700 ~ 900 m 处，在沿海诸省见于海拔 100 ~ 500 m 处。群落类型主要以亚高山灌丛、亚高山林缘为主，灌木、草本植物盖度大[1]。

·药用部位

块根（川乌）、子根（附子）。

·药用价值和功能主治

常用传统中药，有毒。川乌具有祛风除湿、温经止痛的功效，用于风寒湿痹、关节疼痛、心腹冷痛、寒疝作痛、麻醉止痛。附子具有回阳救逆、补火助阳、散寒止痛的功效，用于亡阳虚脱、肢冷脉微、心阳不足、胸痹心痛、虚寒吐泻、脘腹冷痛、肾阳虚衰、阳痿宫冷、阴寒水肿、阳虚外感、寒湿痹痛。

·致危因子

本种药材均来自栽培。野生乌头因产量低且毒性大、加工过程复杂而很少被采挖。本种致危因子主要是生境破坏和丧失。如在四川，受退耕还林政策影响，山区大量种植杉树等经济林木，导致大量次生灌丛被毁，适宜生境减少，居群分布面积缩小，个体数量下降[1]。《中国生物多样性红色名录——高等植物卷》将本种评估为无危（LC）。本书作者通过调查，将本种列为保护关注（CC）。

·保护措施及商业栽培

本种尚未被列入保护野生植物名录。部分植物园有栽培。栽培技术成熟，四川、陕西、云南已有大规模商业栽培。

·保护建议

将本种列入药用植物监测名单；保护野生居群，减少土地利用对其生境的破坏；广泛收集种质资源，开展迁地保护，保存遗传多样性。

参考文献

[1] 周先建，夏燕莉，张美，等. 四川省野生乌头资源调查研究 [J]. 资源开发与市场，2011，27（5）：448-449，416.

毛茛科 Ranunculaceae

098 铁棒锤
Aconitum pendulum Busch

药材名： 雪上一枝蒿

别　名： 铁牛七、雪上一支蒿、榜阿那保（藏药名）

保护地位	近危 NT B1b（i, ii）

· 形态特征

多年生草本。块根倒圆锥形。茎高达 1m，上部疏被短柔毛，中上部通常密生叶。茎中部叶具短柄，宽卵形，长 3.4 ~ 5.5 cm，宽 4.5 ~ 5.5 cm，两面无毛。总状花序顶生，有 8 ~ 35 花；花序轴和花梗密被伸展的黄色短柔毛；下部苞片叶状或 3 裂，上部苞片线形；小苞片生于花梗上部，披针状线形或近钻形，长 4 ~ 5 mm，疏被短柔毛；萼片黄色，常带绿色，有时蓝色，被短柔毛，上萼片船状镰形或镰形，具爪，下缘长 1.6 ~ 2 cm，侧萼片圆倒卵形，长 1.2 ~ 1.6 cm，下萼片斜长圆形；花瓣无毛或被疏毛，长约 8 mm，唇长 1.5 ~ 4 mm，距长不到 1 mm，向后弯曲。蓇葖果长 1 ~ 1.5 cm；种子倒卵状三棱形，沿棱具不明显的窄翅。7 ~ 9 月开花。

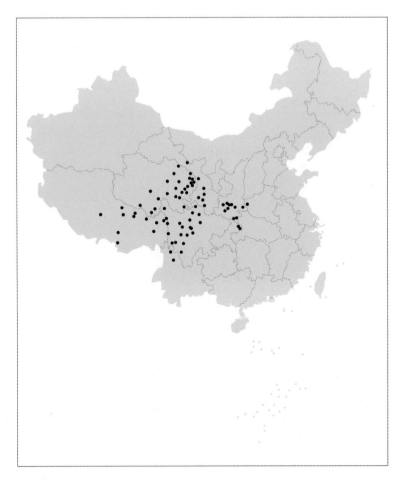

第四章
双子叶植物 **357**

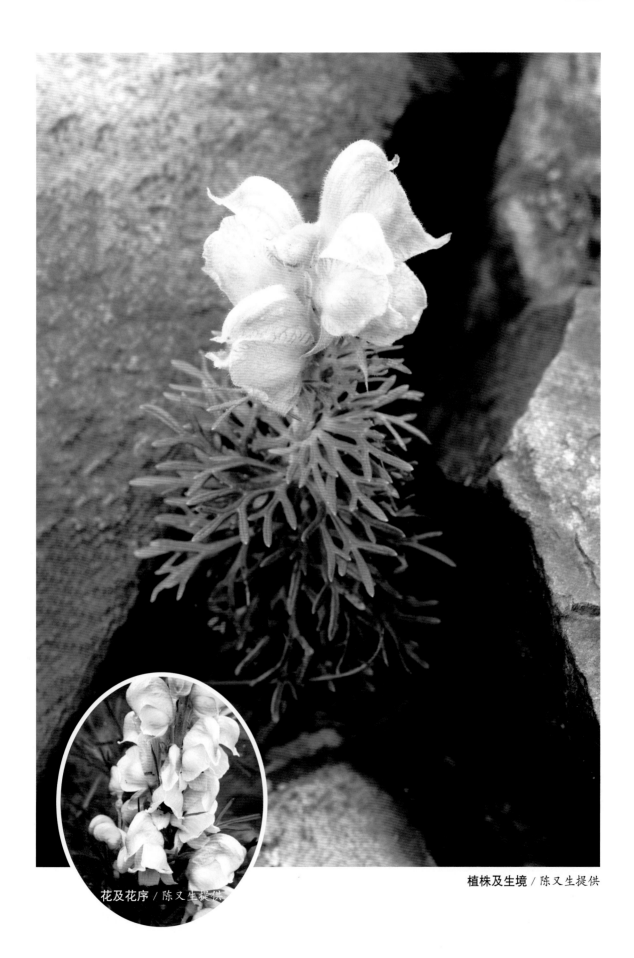

花及花序 / 陈又生提供

植株及生境 / 陈又生提供

·分布

特有种。分布于我国西藏、云南西北部、四川西部、青海、甘肃南部、陕西南部、河南西部。

·生境和居群

见于海拔 2 800 ~ 4 500 m 的山地草坡或林缘，多生于阳坡。居群内常数至数十株不等散生或丛生。

·药用部位

块根。

·药用价值和功能主治

藏药，有毒。具有祛风止痛、散瘀止血、消肿拔毒的功效，用于风湿关节痛、牙痛、痛经、瘰疬、疮疡肿毒。

·致危因子

本种因市场需求量较大而被无序采挖，其野生居群渐受威胁[1]；垦荒、放牧等破坏本种生境，也影响其居群发育。《中国生物多样性红色名录——高等植物卷》将本种评估为无危（LC）。本书作者通过调查，发现本种总体资源量呈下降趋势，故将本种调整为近危（NT）。

·保护措施及商业栽培

本种尚未被列入保护野生植物名录。无植物园栽培记录。本种的栽培技术研究已经取得进展[2-3]。甘肃有少量商业栽培报道。

·保护建议

将本种列入药用植物监测名单；提高公众的生物多样性和生态环境保护意识，防止野生资源被过度采挖；建立种质圃和育苗基地，扩大商业栽培，满足市场需求，减少对野生资源的依赖。

参考文献

[1] 颜永刚，薛泉，吴玲，等. 铁棒锤的研究进展 [C]// 陕西中医学院. 第十二次中药鉴定学术会议暨中药资源保护与产业化发展国际学术交流会论文集，2013：103-105.

[2] 林丽，魏学明，马伟丽，等. 甘肃栽培铁棒锤与野生铁棒锤生药学研究 [J]. 甘肃中医学院学报，2009，26（5）：16-18.

[3] 杜占泉. 铁棒锤大田秋播人工栽培技术 [J]. 甘肃农业科技，2010（2）：61-62.

毛茛科 Ranunculaceae

黄连属 *Coptis* Salisb.

多年生草本。根茎黄色。叶基生，有长柄，单叶，掌状全裂或为三出复叶。花葶 1 ~ 2，直立；聚伞花序或只单花；花小，辐射对称；萼片 5，花瓣状；花瓣 5 ~ 12，基部下延成爪；雄蕊多数，花药宽椭圆形，花丝丝状；心皮 5 ~ 14，基部有明显的柄，花柱微弯。蓇葖果具柄，在花托先端呈伞状排列；种子椭圆状球形，褐色，有光泽。

本属 15 种，分布于北温带，多数分布于亚洲东部。我国有 6 种，分布于西南、中南、华东地区和台湾，多生于海拔 500 ~ 2 600 m 的山地林下阴湿处[1]。

在我国，本属植物几乎全部可入药。2020 年版《中华人民共和国药典》一部收录 3 种，即黄连（*C. chinensis*）、三角叶黄连（*C. deltoidea*）和云南黄连（*C. teeta*），分别被称为"味连""雅连""云连"。本属药材具有清热燥湿、泻火解毒的功效，用于湿热痞满、呕吐吞酸、泻痢、黄疸、高热神昏、心火亢盛、心烦不寐、心悸不宁、血热吐衄、目赤、牙痛、消渴、痈肿疔疮，外用于湿疹、湿疮、耳道流脓。不同的加工炮制品，其功效也略有差异。本属植物的主要成分为小檗碱，小檗碱具有抗菌、降脂、降血糖等作用。

本属植物除黄连外，其余物种天然分布区均较狭窄，资源量少。长期过度采挖和生境破坏造成全部种类居群数量下降，导致本属物种有濒临灭绝的危险[1]。《中国生物多样性红色名录——高等植物卷》记载我国原产 6 种黄连，除分布于台湾的五叶黄连外，其余物种均为受威胁物种。本属多种植物在我国有较长的引种栽培历史[2]。目前我国大部分地区流通的黄连药材多为栽培的味连（黄连 *C. chinensis*）[3]，但其他种野生资源被采挖的现象依然严重。

2020 年版《中华人民共和国药典》一部收录的 3 种已被列入《国家重点保护野生药材物种名录》；本属所有种已被列入《国家重点保护野生植物名录》，为 Ⅱ 级保护植物；黄连（*C. chinensis*）已被列入陕西省和河南省保护野生植物名录；短萼黄连（*C. chinensis* var. *brevisepala*）已被列入浙江省、江西省、广西壮族自治区保护野生植物名录；五裂黄连（*C. quinquesecta*）已被列入云南省保护野生植物名录。

加强保护生物学研究，开展物种就地与迁地保护，严格执法，禁止无序采挖本属植物；加强栽培学研究，培育高产优质品种，建立规范化种植基地，减少对野生资源的依赖。

本属受威胁药用物种分列如下。

C. chinensis Franch. 黄连 VU A2c

C. chinensis var. *brevisepala* W. T. Wang et P. K. Hsiao 短萼黄连 EN/VU A2c

C. deltoidea C. Y. Chen et P. K. Hsiao 三角叶黄连 CR A2c; D1+2

C. omeiensis (Chen) C. Y. Cheng 峨眉黄连 EN A2c; B1ab（ⅱ）

C. quinquesecta W. T. Wang 五裂黄连 CR A2c; B1ab（ⅱ）

C. teeta Wall. 云南黄连 EN A2c

参考文献

[1] 熊飞宇，马云桐，严铸云，等. 国产黄连属植物的保护生物学研究现状 [J]. 中药与临床，
2011，2（1）：11-14，27.

[2] 徐锦堂. 黄连生态栽培技术研究与推广应用及前景展望 [J]. 中国医学科学院学报，2004，26（6）：
601-603.

[3] 柳鑫，黄河，黄璐琦，等. 黄连药材原植物资源和市场品种调查 [J]. 中国药师，2014，17（10）：
1691-1695.

毛茛科 Ranunculaceae

099 黄连
Coptis chinensis Franch.

药材名：黄连（药典种）
别　名：味连、鸡爪连、川连

保护地位	易危 VU A2c	重点保护名录 II 级 野生药材名录 II 级

·形态特征

多年生草本。根茎常分枝，密生多数须根。叶有长柄；叶片稍带革质，卵状三角形，3全裂；中央全裂片卵状菱形，长 3 ~ 8 cm，宽 2 ~ 4 cm，具长 0.8 ~ 1.8 cm 的细柄，3或 5 对羽状深裂，边缘生具细刺尖的锐锯齿；侧全裂片具长 1.5 ~ 5 mm 的柄，斜卵形，比中央全裂片短，不等 2深裂；叶柄长 5 ~ 12 cm，无毛。花葶 1 ~ 2，高12 ~ 25 cm；二歧或多歧聚伞花序有 3 ~ 8 花；苞片披针形，羽状 3 或 5 深裂；萼片黄绿色，长椭圆状卵形；花瓣线形或线状披针形，长 5 ~ 6.5 mm，先端渐尖，中央有蜜槽；雄蕊约 20，外轮雄蕊比花瓣稍短或近等长；心皮8 ~ 12，花柱微外弯。蓇葖果长 6 ~ 8 mm；种子长椭圆形，长约 2 mm，褐色。2 ~ 3 月开花，4 ~ 6月结果。

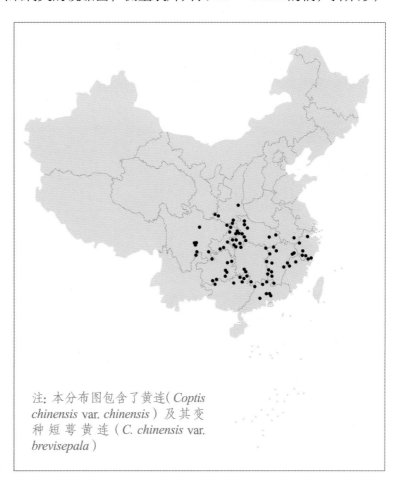

注：本分布图包含了黄连（*Coptis chinensis* var. *chinensis*）及其变种短萼黄连（*C. chinensis* var. *brevisepala*）

· **分布**

特有种。分布于我国安徽、陕西、湖北、重庆、湖南、浙江、福建、广东、广西、四川、贵州。

· **生境和居群**

见于海拔 500 ~ 2 000 m 的亚热带中高

山山林或山谷阴处。生长区内年平均气温 13 ~ 17 ℃，年平均降水量 1 000 ~ 1 500 mm[1]。野生居群成岛屿状分布，传粉方式多为自花传粉，自然条件下种子萌发率低，可营养繁殖，居群内的遗传多样性低[2]。

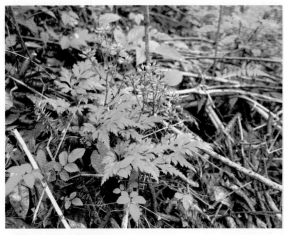

植株 / 赵鑫磊提供

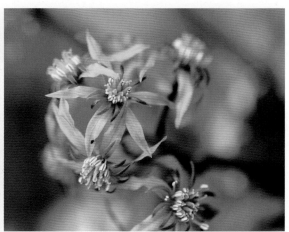

花 / 刘翔提供

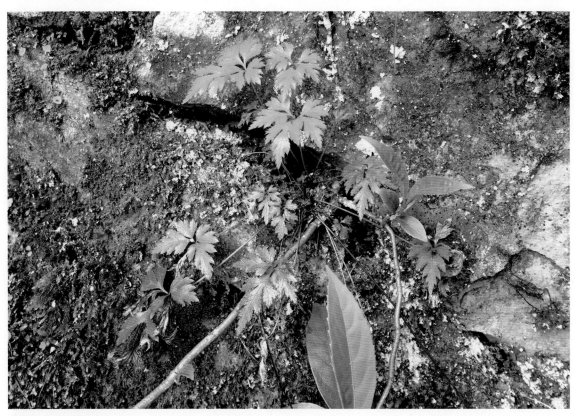

生境 / 赵鑫磊提供

· **药用部位**

根茎。

· **药用价值和功能主治**

常用传统中药。具有清热燥湿、泻火解毒的功效，用于湿热痞满、呕吐吞酸、泻痢、黄疸、高热神昏、心火亢盛、心烦不寐、心悸不宁、血热吐衄、目赤、牙痛、消渴、痈肿疔疮，外用于湿疹、湿疮、耳道流脓。炮制品姜黄连具有清胃、和胃、止呕的功效，用于寒热互结、湿热中阻、痞满呕吐。

· **致危因子**

受长期过度采挖及生境破坏等因素的影响，目前本种野生资源存量少。调查表明，大巴山至武陵山北缘尚有少量黄连原变种（*Coptis chinensis* var. *chinensis*）野生居群[3]。自花传粉和种子萌发率低等因素导致居群内的遗传多样性低，限制了居群发育[2]。

· **保护措施及商业栽培**

本种已被列入《国家重点保护野生植物名录》，为Ⅱ级保护植物；已被列入《国家重点保护野生药材物种名录》，为Ⅱ级保护植物；已被列入陕西省保护野生植物名录。部分植物园有栽培。重庆石柱和湖北利川有大规模商业栽培，四川、陕西等地有少量商业栽培。

· **保护建议**

依托现有自然保护地，或在天然集中分布区域建立保护点或设立保护标志，限制无序采挖，保护野生居群和生境；广泛收集野生种质资源，开展迁地保护，保存遗传多样性。

· **资源学附注**

历史上，本种的原变种黄连（*C. chinensis* Franch. var. *chinensis*）和变种短萼黄连（*C. chinensis* var. *brevisepala* W. T. Wang et P. K. Hsiao）均可药用。目前，黄连的药材来源为黄连（*C. chinensis* Franch. var. *chinensis*），短萼黄连在民间有少量使用。本书中的黄连（*C. chinensis*）涵盖上述两者。

参考文献

[1] 熊飞宇，马云桐，严铸云，等. 国产黄连属植物的保护生物学研究现状 [J]. 中药与临床，2011，2（1）：11-14，27.

[2] 张春平，何平，胡世俊，等. 黄连遗传多样性的 ISSR 分析 [J]. 中草药，2009，40（10）：1630-1634.

[3] 柳鑫，黄河，黄璐琦，等. 黄连药材原植物资源和市场品种调查 [J]. 中国药师，2014，17（10）：1691-1695.

毛茛科 Ranunculaceae

100 三角叶黄连
Coptis deltoidea C. Y. Chen et P. K. Hsiao

药材名: 黄连(药典种)
别　名: 雅连、峨嵋连

保护地位	极危 CR A2c; D1+2	重点保护名录Ⅱ级 野生药材名录Ⅱ级

·形态特征

多年生草本。根茎不分枝或少分枝,节间明显,密生多数细根,具横走的匍匐茎。叶 3 ~ 11,卵形,3 全裂,裂片均具明显的柄;中央全裂片三角状卵形,长 3 ~ 12 cm,宽 3 ~ 10 cm,先端急尖或渐尖,4 ~ 6 对羽状深裂,全裂片上的羽状深裂片彼此邻接或近邻接,裂片近三角形;侧全裂片斜卵状三角形,长 3 ~ 8 cm,不等 2 裂。花葶 1 ~ 2,比叶稍长;多歧聚伞花序具花 4 ~ 8;苞片线状披针形,3 深裂或栉状羽状深裂;萼片黄绿色,狭卵形;花瓣约 10,近披针形,长 3 ~ 6 mm,宽约 1 mm,先端渐尖,中部微变宽,具蜜槽;雄蕊约 20,长约为花瓣长的 1/2;心皮 9 ~ 12。蓇葖果长圆状卵形。3 ~ 4 月开花,4 ~ 6 月结果。

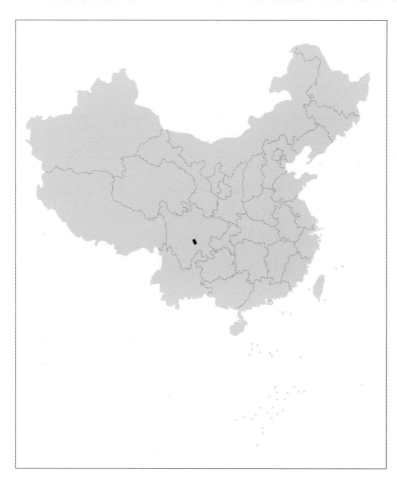

·分布

特有种。分布于我国四川(峨眉山、洪雅)。

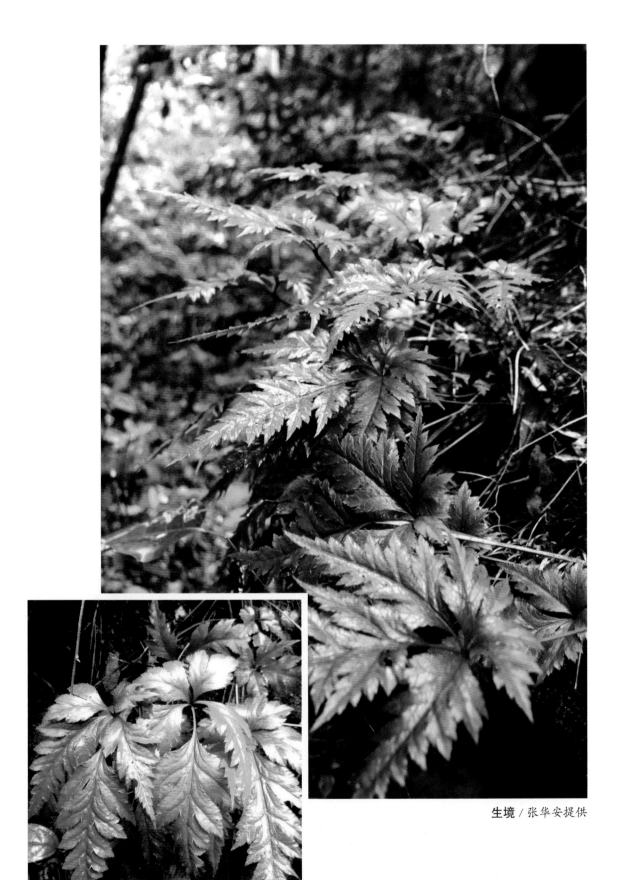

生境 / 张华安提供

植株 / 张华安提供

·生境和居群

见于海拔 1 300 ~ 2 600 m 的山麓坡地中。多生于箭竹林内、常绿阔叶林或常绿落叶阔叶林混交林下，喜林间散射光照。生长区内多阴雨云雾天气，光照少，昼夜温差大，土壤主要为山地棕色森林土，其次为山地黄壤和黄棕壤[1]。

·药用部位

根茎。

·药用价值和功能主治

同"黄连"项。

·致危因子

本种分布范围狭窄，资源蕴藏量低。因长期被掠夺性采挖，本种野生资源已难以被找到。峨眉山上尚存的野生居群可能是多年前人工栽培的逃逸居群[2]（李策宏，个人通讯）；本种花粉少，种子发芽率低，长期靠侧生匍匐茎进行无性繁殖，加之动物啃食芽苞，居群更新缓慢[1, 3]。《中国生物多样性红色名录——高等植物卷》将本种评估为易危（VU）。本书作者通过调查发现，本种野生居群分布极窄，个体数量少，故将其调整为极危（CR）。

·保护措施及商业栽培

本种已被列入《国家重点保护野生植物名录》，为Ⅱ级保护植物；已被列入《国家重点保护野生药材物种名录》，为Ⅱ级保护植物。无植物园栽培记录。21 世纪以前主要是以栽培三角叶黄连供应药材市场，后因其单产低、栽培困难，多改为以栽培黄连（味连）（C. chinensis）供应药材市场。目前三角叶黄连仅在四川洪雅和雅安等地有极零星栽培[2]。

·保护建议

依托现有自然保护地，或在天然集中分布区域建立自然保护区，或在其他区域建立保护点或设立保护标志，加强执法力度，严禁采挖本种；开展保护生物学研究，调查野生居群的数量及分布范围；加强科普宣传，提高公众对于生物多样性和生态环境保护的意识；利用道地产区优势，建立保护性生产基地，扩大资源总量，促进商业栽培。

参考文献

[1] 熊飞宇，马云桐，严铸云，等. 濒危植物三角叶黄连的资源调查与保护 [J]. 中国中药杂志，2011，36（8）：968-972.

[2] 柳鑫，黄河，黄璐琦，等. 黄连药材原植物资源和市场品种调查 [J]. 中国药师，2014，17（10）：1691-1695.

[3] 宋良科，何海洋，谢娟. 四川道地药材雅连种质资源的调查与生物学特性研究 [C]// 中国中西医结合学会中药专业委员会. 2007 年中华中医药学会第八届中药鉴定学术研讨会暨 2007 年中国中西医结合学会中药专业委员会全国中药学术研讨会论文集，2007：202-204.

毛茛科 Ranunculaceae

101 云南黄连
Coptis teeta Wall.

药材名： 黄连（药典种）
别　名： 云连

| **保护地位** | 濒危 EN A2c | 重点保护名录Ⅱ级
野生药材名录Ⅱ级 |

· 形态特征

多年生草本。根茎黄色，节间密，生多数须根。叶卵状三角形，3全裂；中裂片卵状菱形，宽 3 ~ 6 cm，基部有长达 1.4 cm 的细柄，先端长渐尖，3 ~ 6 对羽状深裂，彼此的距离稀疏，相距最宽可达 1.5 cm，边缘具带细刺尖的锐锯齿；侧裂片无柄或具长 1 ~ 6 mm 的细柄，斜卵形，比中裂片短，长 3.3 ~ 7 cm；叶柄长 8 ~ 19 cm，无毛。花葶 1 ~ 2，在果期高 15 ~ 25 cm；多歧聚伞花序具 3 ~ 5 花；苞片椭圆形，3深裂或羽状深裂；萼片黄绿色，椭圆形；花瓣椭圆形，长 5.4 ~ 5.9 mm，宽 0.8 ~ 1 mm，先端圆或钝，中部以下变狭成细长的爪，中央有蜜槽；心皮 11 ~ 14，花柱外弯。蓇葖果长 7 ~ 9 mm。

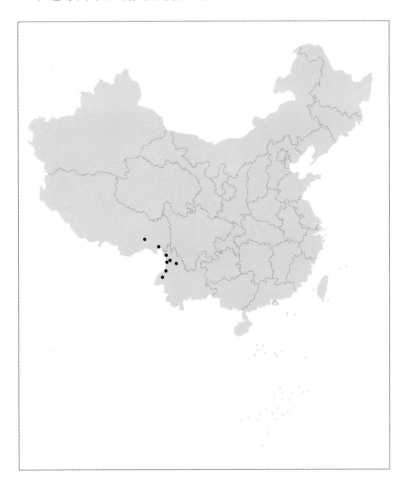

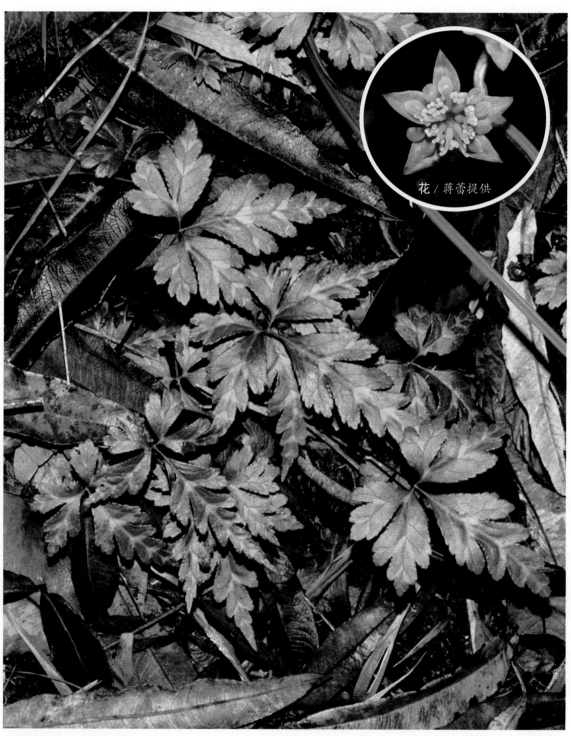

花 / 蒋蕾提供

植株及生境 / 蒋蕾提供

·分布

分布于我国云南西北部（贡山、腾冲等）、西藏东南部。缅甸也有分布。

·生境和居群

见于海拔 1 500 ~ 2 300 m 常绿阔叶林中，最高达 3 200 m 的铁杉针阔叶混交林下陡峭山坡阴湿处。生长区内温凉多雨、空气湿度大，土壤为黄棕壤、棕壤和暗棕壤，土壤自然肥力高[1]。野生居群狭小，呈片段化[2]。

·药用部位

根茎。

·药用价值和功能主治

同"黄连"项。

·致危因子

本种野生居群小而分散，且数量很少[2]，加之长期被无序采挖，野生居群受到威胁；人类活动干扰及动物危害影响居群的自然更新；种子后熟期长，在自然条件下由种子向幼苗的转化率极低，抗旱性和耐高温性较差[1, 3]。《中国生物多样性红色名录——高等植物卷》将本种评估为极危（CR）。目前，商业栽培已取得成功，缓解了野生资源的部分压力，经本书作者评估，将本种调整为濒危（EN）。

·保护措施及商业栽培

本种已被列入《国家重点保护野生植物名录》，为Ⅱ级保护植物；已被列入《国家重点保护野生药材物种名录》，为Ⅱ级保护植物。无植物园栽培记录。云南省福贡县和泸水市有商业栽培（龙春林，个人通讯）。

·保护建议

依托现有自然保护地，或在天然集中分布区域建立自然保护区，或在其他区域建立保护点或设立保护标志，加大执法力度，严禁采挖本种，保护野生居群和生境；加强科普宣传，提高公众的生物多样性和生态环境保护意识；开展栽培学研究，选育优良品种，建立规范化种植基地，减少对野生资源的依赖。

参考文献

[1] 黄骥，裴盛基，王元忠. 云南黄连自然资源及其保护问题的研究 [J]. 中草药，2005（1）：112-115.

[2] 柳鑫，黄河，黄璐琦，等. 黄连药材原植物资源和市场品种调查 [J]. 中国药师，2014，17（10）：1691-1695.

[3] 杨艳娟，谢世清，孟珍贵，等. 濒危药用植物云南黄连传粉生态学研究 [J]. 西北植物学报，2012，32（7）：1372-1376.

毛茛科 Ranunculaceae

102 金莲花
Trollius chinensis Bunge

药材名： 金莲花
别　名： 旱地莲、金芙蓉、旱金莲

保护地位　保护关注 CC

· 形态特征

多年生草本。植株高 20 ~ 80 cm，全株无毛。茎不分枝，疏生（2 ~）3 ~ 4 叶。基生叶 1 ~ 4，有长柄；叶片五角形，基部心形，3 全裂，裂片分开；中央裂片菱形，3 裂达中部或稍超过中部，边缘密生稍不相等的三角形锐锯齿；侧裂片斜扇形，2 深裂至近基部。茎生叶似基生叶，具短柄或无柄。单花顶生或 2 ~ 3 组成稀疏的聚伞花序；苞片 3 裂；萼片金黄色，最外层椭圆状卵形或倒卵形，先端疏生三角形牙齿，间或生 3 小裂片，其他椭圆状倒卵形或倒卵形，先端圆形，具不明显小牙齿；花瓣 18 ~ 21，狭线形，先端渐狭。蓇葖果长 1 ~ 1.2 cm，喙长；种子光滑，具 4 ~ 5 棱角。6 ~ 7 月开花，8 ~ 9 月结果。

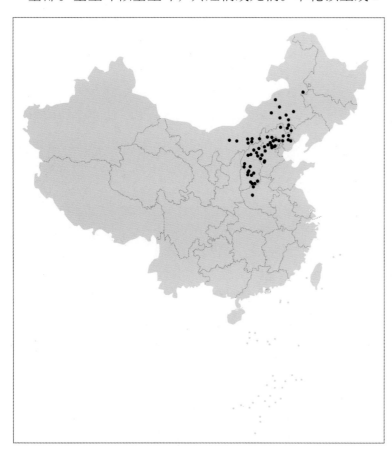

· 分布

分布于我国辽宁、北京、河北、内蒙古、山西、河南。俄罗斯也有分布。

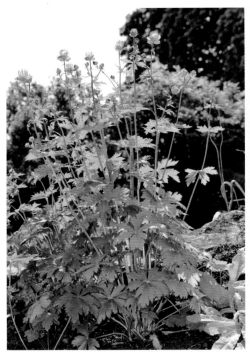

植株 / 于胜祥提供

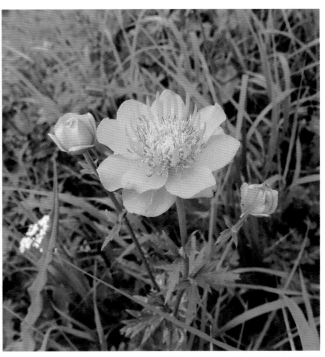

花 / 赵鑫磊提供

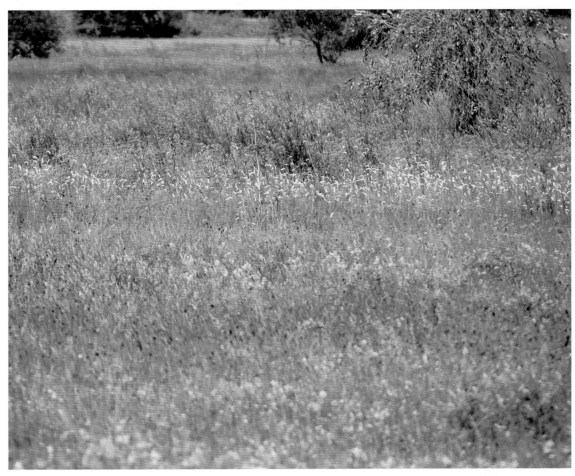

生境 / 丁万隆提供

· 生境和居群

见于海拔 1 000 ~ 2 200 m 的山地草坡或疏林下，喜冷凉湿润环境。居群常成片分布，植株个体较多[1]。

· 药用部位

花。

· 药用价值和功能主治

具有清热解毒、消肿、明目的功效，用于感冒发热、咽喉肿痛、口疮、牙龈肿痛、牙龈出血、目赤肿痛、疔疮肿毒、急性鼓膜炎、急性淋巴管炎。

· 致危因子

近年来，随着抗生素类药物被限制使用，金莲花等中药材得到人们的青睐，市场对本种需求量增加，人们大量采收，导致野生资源受到一定程度的影响[2]；气候变暖，湿地减少，分布地区的人工造林、过度放牧，造成适宜生境不断减少[1]。《中国生物多样性红色名录——高等植物卷》将本种评估为无危（LC）。本书作者通过调查，将本种列为保护关注（CC）。

· 保护措施及商业栽培

本种已被列入内蒙古自治区、河北省保护野生植物名录。少数植物园有栽培。栽培技术成熟[3]，河北及内蒙古有商业栽培，但药材来源依然以野生为主。

· 保护建议

将本种列入药用植物监测名单；加大保护、宣传力度，引导药农采用可持续采收方式，减少对野生居群自然更新的影响，使资源可持续利用；推广人工栽培技术，促进商业栽培，减少对野生资源的依赖。

参考文献

[1] 赵立群. 塞罕坝金莲花资源调查与保护措施 [J]. 安徽农学通报，2014，20（10）：82-83.

[2] 郑志新，范翠丽，李继红，等. 药用植物金莲花研究现状 [J]. 河北北方学院学报（自然科学版），2018，34（2）：46-48.

[3] 丁万隆，陈震，陈君，等. 北京平原地区金莲花引种栽培研究 [J]. 中草药，2003，34（10）：附录 1-4.

茜草科 Rubiaceae

103 红大戟

Knoxia roxburghii (Spreng.) M. A. Rau

异　名： *Knoxia valerianoides* Thorel ex Pit.

药材名： 红大戟（药典种）　　　**别　名：** 红芽戟、紫大戟、广大戟

保护地位 易危 VU B1ab（ⅲ）

·形态特征

多年生直立草本。植株高 30 ~ 70 cm，被毛。根肥大，肉质，纺锤形，紫色。叶近无柄，披针形或长圆状披针形，长 7 ~ 10 cm，宽 3 ~ 5 cm，先端渐尖，基部渐狭；侧脉每边 5 ~ 7，纤细，不明显；托叶短鞘形，长 8 ~ 10 mm，基部阔，先端有细小、披针形的裂片。聚伞花序密集成半球形，单个或 3 ~ 5 组成聚伞花序，总花梗长 3 ~ 12 cm；萼管近无毛，长仅 1 mm，萼檐裂片 4，三角形，长 0.5 mm；花冠紫红色、淡紫红色至白色，高脚碟形，管长 3 mm，内被浓密柔毛，裂片长 5 mm；花丝缺，花药长圆形，长约 5 mm；花柱纤细，长 2 mm，柱头 2 裂，叉开。蒴果细小，近球形。花期春、夏季之间。

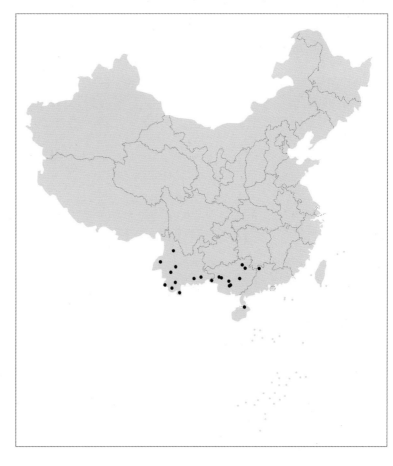

·分布

分布于我国广东、广西、海南、云南。印度以及中南半岛的其他地区也有分布。

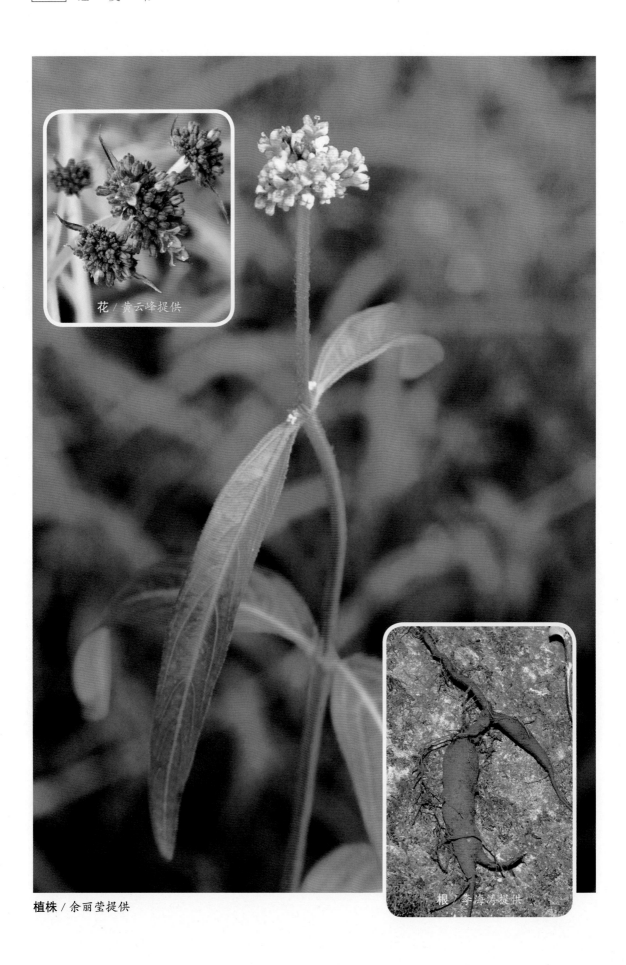

花 / 黄云峰提供

根 / 季海涛提供

植株 / 余丽莹提供

·生境和居群

见于海拔 600 m 以下的低山荒坡、丘陵的草丛或低矮灌丛中，林下及大型灌丛下无分布。零星成片生长，每片数至数十株，伴生植物多为一年生草本及多年生落叶草本和小灌木，其高度通常不超过 120 cm[1]。

·药用部位

根。

·药用价值和功能主治

具有泻水逐饮、消肿散结的功效，用于水肿胀满、胸腹积水、痰饮积聚、气逆咳喘、二便不利、痈肿疮毒、瘰疬痰核。

·致危因子

滥采乱挖使野生居群受到破坏，野生资源数量减少[1]；农田开垦或营造经济林导致生境破碎和丧失，使居群受到威胁；种子自然繁殖率低，生长缓慢，居群更新能力较弱[2]。

·保护措施及商业栽培

本种尚未被列入保护野生植物名录。个别植物园有栽培。栽培技术成熟[3-4]，在广西、四川和云南有少量商业栽培，但药材来源依然以野生为主。

·保护建议

将本种列入省级保护野生植物名录；依托现有自然保护地，或在天然集中分布区域建立保护点或设立保护标志，限制无序采挖，保护野生居群和生境；开展野生资源状况及居群结构的研究，为制订保护策略提供数据支持；扩大人工种植规模，减少对野生资源的依赖。

·分类学附注

2020 年版《中华人民共和国药典》一部记载本种拉丁学名为 *K. valerianoides* Thorel ex Pit.，是 *K. roxburghii* 的晚出异名。本书采纳 *Flora of China*（Vol.19）的处理方法，接受 *K. roxburghii* (Spreng.) M. A. Rau 为正确拉丁学名。

参考文献

[1] 何茂金，胡廷松，黄健君，等. 红大戟的生态环境及生物学特性的观察 [J]. 中国野生植物资源，1994（2）：12-14.

[2] 莫勇生，孙文波，张红岩. 濒危药材红芽大戟组培快繁影响因素研究 [J]. 广西科学院学报，2014，30（3）：181-184.

[3] 卫锡锦. 红大戟的栽培技术 [J]. 中药材，1977，20（12）：598-599.

[4] 黄浩，文学，韦莹，等. 药用植物红大戟快速繁殖技术研究 [J]. 北方园艺，2011（4）：196-198.

茜草科 Rubiaceae

104 巴戟天
Morinda officinalis F. C. How

药材名： 巴戟天（药典种）
别　名： 鸡肠风、鸡眼藤

保护地位	易危 VU B1ab（i, ii, iii, v）	重点保护名录 II 级

· **形态特征**

木质藤本。根肠状缢缩，略呈紫红色，干后紫蓝色。嫩枝被毛，后脱落变粗糙，老枝无毛，具棱。叶对生，纸质，长圆形、卵状长圆形或倒卵状长圆形，长 6 ~ 13 cm，宽 3 ~ 6 cm，先端急尖或具小短尖，基部钝圆或楔形，全缘。花序 3 ~ 7 伞形排列于枝顶；头状花序具花 4 ~ 10；花（2 ~）3（~ 4）基数，无花梗；花萼倒圆锥状，下部与邻近花萼合生，

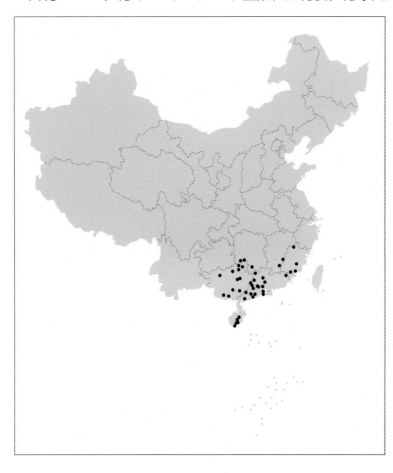

顶部具 2 ~ 3 齿，外侧 1 齿特大，其余齿极小；花冠白色，近钟状，长 6 ~ 7 mm，冠管长 3 ~ 4 mm，顶部收狭而呈壶状，檐部通常 3 裂；雄蕊与花冠裂片同数，着生于裂片侧基部，花丝极短，花药背着，长约 2 mm；子房（2 ~）3（~ 4）室，每室胚珠 1。聚花核果由多花或单花发育而成，成熟时红色，扁球形或近球形，直径 5 ~ 11 mm；核果具分核（2 ~）3（~ 4），分核三棱形；种子成熟时黑色，略呈三棱形。花期 5 ~ 7 月，果熟期 10 ~ 11 月。

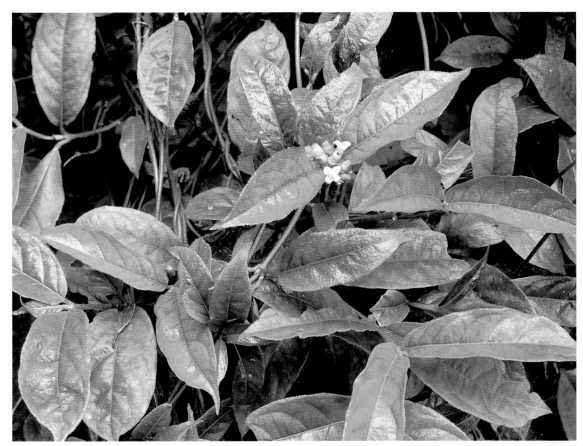

植株 / 陈虎彪提供

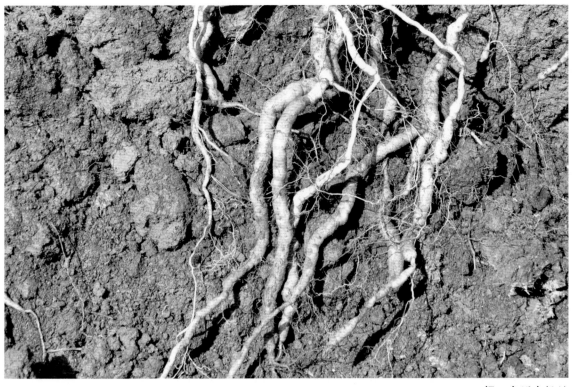

根 / 齐耀东提供

· **分布**

分布于我国江西、湖南、福建、广东、广西、海南。印度以及中南半岛其他地区也有分布。

· **生境和居群**

见于海拔 100 ～ 600 m 的热带和南亚热带疏林中。喜土层深厚、疏松、肥沃、富含腐殖质、排水良好的红壤及表土为黑砂壤而底土为黄壤土的土壤[1-2]。

· **药用部位**

根。

· **药用价值和功能主治**

常用传统中药。具有补肾阳、强筋骨、祛风湿的功效,用于阳痿遗精、宫冷不孕、月经不调、少腹冷痛、风湿痹痛、筋骨痿软。

· **致危因子**

因长期遭到无序采挖,本种资源量锐减[1-2];在其生长区内人类活动频繁,导致本种生境破坏严重,影响居群发育和维持。

· **保护措施及商业栽培**

本种已被列入《国家重点保护野生植物名录》,为Ⅱ级保护植物;已被列入海南省、广东省、江西省保护野生植物名录。部分植物园有栽培。人工栽培和繁殖技术均较成熟,福建永定、南靖与广东高要、德庆等地有商业栽培[1]。

· **保护建议**

依托现有自然保护地,或在天然集中分布区域建立保护点或设立保护标志,限制无序采挖,保护野生居群和生境;广泛收集种质资源,开展迁地保护,保存遗传多样性;扩大种植规模,减少对野生资源的依赖。

参考文献

[1] 章润菁,李倩,屈敏红,等. 巴戟天种质资源调查研究 [J]. 中国现代中药,2016,18(4): 482-487.

[2] 刘瑾,丁平,詹若挺,等. 广东省和福建省巴戟天药用植物资源调查研究 [J]. 广州中医药大学学报, 2009,26(5): 485-487,504.

芸香科 Rutaceae

105 千里香
Murraya paniculata (L.) Jack

药材名：九里香（药典种）
别　名：九柳香

保护地位　　保护关注 CC

·形态特征

小乔木。树干及小枝白灰色或淡黄灰色，当年生枝横切面呈钝三角形，底边近圆弧形。幼苗期为单叶，成长叶常有小叶 3 ~ 5；小叶叶面有光泽，卵形或卵状披针形，两侧对称或一侧偏斜，全缘，波浪状起伏，侧脉每边 4 ~ 8。花序通常有花不超过 10，稀超过 50；萼片卵形，宿存；花瓣倒披针形或狭长椭圆形，盛花时稍反折，散生淡黄色半透明油点；雄蕊 10，药隔中央及先端极少有油点；花柱绿色，柱头比子房宽或等宽。果实橙黄色至朱红色，狭长椭圆形，有甚多干后凸起但中央窝点状下陷的油点；种子 1 ~ 2，种皮有棉质毛。花期 4 ~ 9 月，也有秋、冬季开花，果期 9 ~ 12 月。

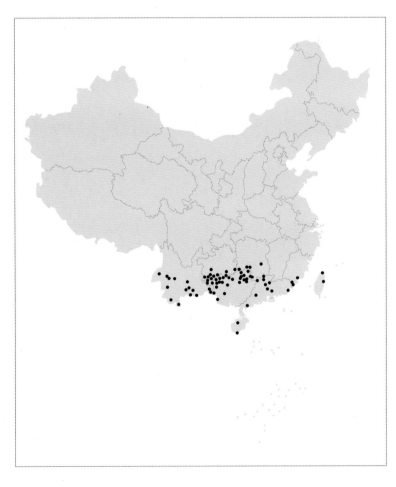

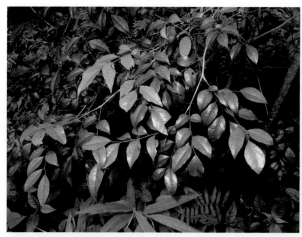

植株 / 黄云峰提供

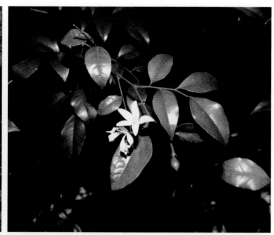

花枝 / 黄云峰提供

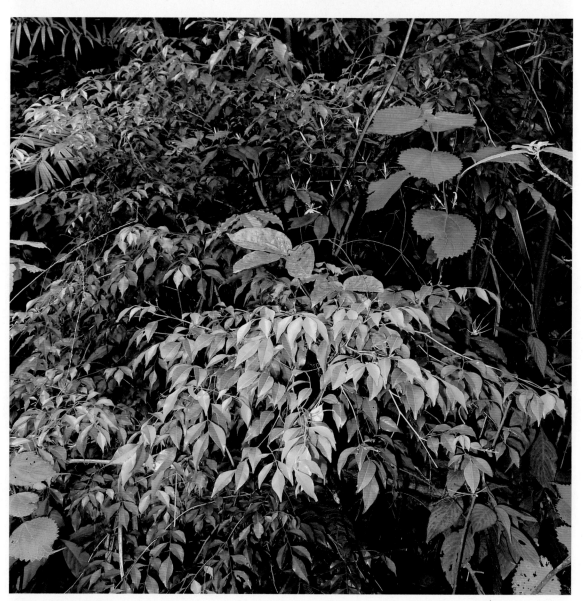

生境 / 黄云峰提供

·分布

分布于我国湖南、福建、台湾、广东、海南、广西、贵州、云南。国外分布东自菲律宾，南达印度尼西亚，西至斯里兰卡。

·生境和居群

见于海拔 1300 m 以下的丘陵、山地疏林或密林中，也少见于季节性干旱的石灰岩山地和花岗岩山地。立地较湿润，耐荫。有时为小面积范围内的单优种。

·药用部位

叶、带叶嫩枝。

·药用价值和功能主治

具有行气止痛、活血散瘀的功效，用于胃痛、风湿痹痛，外用于牙痛、跌仆肿痛、虫蛇咬伤。

·致危因子

本种为药材九里香的主要来源，是多种药品的生产原料，资源需求量较大。虽然本种分布广、繁殖能力较强，但由于人为采集、城镇化建设及经济林种植等活动，导致生境破碎或丧失，使野生居群发育受到影响。《中国生物多样性红色名录——高等植物卷》将本种评估为无危（LC）。本书作者通过调查，将本种列为保护关注（CC）。

·保护措施及商业栽培

本种尚未被列入保护野生植物名录。多数南方植物园有栽培。与近缘种九里香（*M. exotica*）相比，有关本种栽培的研究较少[1-2]，有少量商业栽培。

·保护建议

将本种列入药用植物监测名单；合理规划经济林建设，减少对自然生态系统的干扰，保护生物多样性；加快引种驯化和快速扩繁技术研究，促进商业栽培，扩大种植规模，减少对野生资源的依赖。

参考文献

[1] 梁海珍，刘冰语，屠鹏飞，等. 中药九里香的研究进展 [J]. 中国医院用药评价与分析，2016，16（11）：1441-1446.

[2] 杨熙，李瑞，周美，等. 千里香药学研究概况 [J]. 安徽农业科学，2013，41（33）：12978-12979.

芸香科 Rutaceae

106 黄檗

Phellodendron amurense Rupr.

药材名：关黄柏（药典种）
别　名：黄波罗

保护地位	易危 VU A2c; B1ab（ i，ⅲ ）	重点保护名录 Ⅱ 级 野生药材名录 Ⅱ 级

· **形态特征**

落叶乔木。植株高达 20（ ~ 30 ）m，胸径 1 m。老树树皮具厚木栓层，淡灰色至灰褐色，深纵裂，内皮鲜黄色，味苦。奇数羽状复叶对生，叶轴及叶柄均细；小叶 5 ~ 13，薄纸质至纸质，卵状披针形或卵形，长 6 ~ 12 cm，先端长渐尖，叶喙常具锯齿，齿缝具油点。

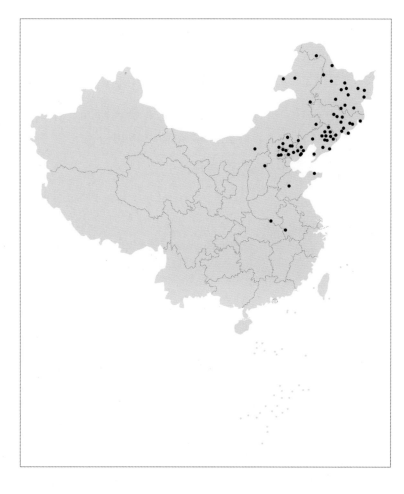

圆锥状聚伞花序，花单性，雌雄异株；花萼 5，宽卵形，长约 1 mm；花瓣 5，黄绿色，长 3 ~ 4 mm；雄蕊 5，花丝基部两侧或腹面常被长柔毛；心皮 5，子房 5 室，每室 2 胚珠。核果具胶质黏液，近球形，具小核 4 ~ 10；种子卵状椭圆形。花期 5 ~ 6月，果期 9 ~ 10 月。

· **分布**

分布于我国黑龙江、吉林、辽宁、内蒙古、北京、河北、山西、山东、河南、安徽。朝鲜、日本、俄罗斯也有分布。

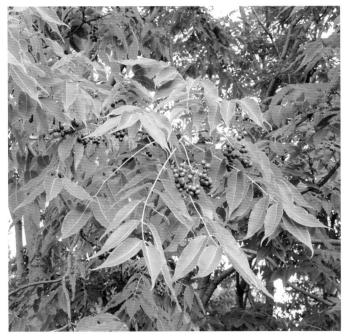

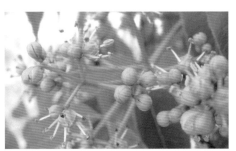

雄花 / 于俊林提供

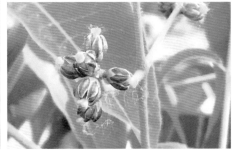

果枝 / 赵鑫磊提供

雌花 / 张昭提供

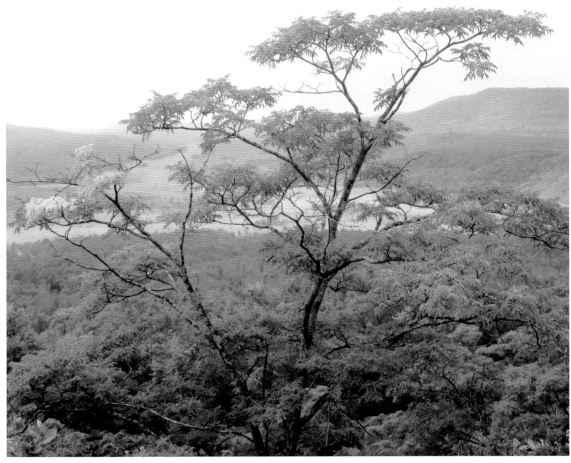

植株及生境 / 于俊林提供

·生境和居群

见于海拔 300 ～ 1 200 m 的山地杂木林或山谷溪流附近。为阳性树种，随着林龄增长，居群优势地位下降，成伴生树种而单株散生状态，在此期间枯死率为 60% ～ 70%[1]。母株下少有幼株出现，这与母株抑制种子萌发有关[2]。生境质量下降导致种子传播媒介（鸟类和传粉昆虫）大量减少，导致本种基因流减小，使遗传漂变在种群分化中起很大作用，种群内遗传变异小[3]。

·药用部位

树皮。

·药用价值和功能主治

常用传统中药。具有清热燥湿、泻火除蒸、解毒疗疮的功效，用于湿热泻痢、黄疸尿赤、带下阴痒、热淋涩痛、脚气痿躄、骨蒸劳热、盗汗、遗精、疮疡肿毒、湿疹湿疮。除药用外，本种因木材纹理美观，北方常用来制作家具。

·致危因子

长期乱砍滥伐，使本种野生资源受到严重破坏；砍伐也造成生境质量显著下降，生态系统遭到破坏，使传粉和传播种子的媒介减少，居群内遗传多样性变小，物种竞争力变弱[3]。自然群落中种子萌发率低，限制居群发育。

·保护措施及商业栽培

本种已被列入《国家重点保护野生植物名录》，为Ⅱ级保护植物；已被列入《国家重点保护野生药材物种名录》，为Ⅱ级保护植物；已被列入吉林省和河北省保护野生植物名录。吉林省林业厅 2002 年下发《关于进一步加强对国家二级保护植物黄檗保护管理的通知》，明确规定严禁任何单位和个人采伐原生地天然生长的黄檗，使吉林野生居群得到了较好保护。部分北方植物园有栽培。我国已经开展多年商业栽培，栽培技术成熟[4]。

·保护建议

依托现有自然保护地，或在天然集中分布区域建立保护点或设立保护标志，限制无序砍伐，保护野生居群和生境；收集种质资源，开展迁地保护，保存遗传多样性。

参考文献

[1] 秦彦杰，王洋，阎秀峰. 中国黄檗资源现状及可持续利用对策 [J]. 中草药，2006，37（7）：1104-1107.

[2] 黄少雄，段学伟，张昭，等. 黄柏苷对黄檗种子休眠程度影响的初步研究 [J]. 中国农学通报，2018，34（16）：85-89.

[3] 闫志峰，张本刚，张昭，等. 珍稀濒危药用植物黄檗野生种群遗传多样性的 AFLP 分析 [J]. 生物多样性，2006，14（6）：488-497.

[4] 刘琰璐，张昭，戴灵超，等. 黄檗种子质量检验规程及分级标准研究 [J]. 中国中药杂志，2011，36（23）：3227-3232.

芸香科 Rutaceae

107 川黄檗

Phellodendron chinense C. K. Schneid.

药材名: 黄柏(药典种)
别　名: 川黄柏、黄皮树

保护地位	易危 VU D2	重点保护名录 II 级 野生药材名录 II 级

·形态特征

乔木。植株高达 15 m。成年茎木栓层厚,纵裂,内皮黄色,小枝粗壮,暗紫红色,无毛。叶对生,奇数羽状复叶,通常密被褐锈色或棕色柔毛,有小叶 7 ~ 15;小叶纸质,长圆状披针形或卵状椭圆形,长 8 ~ 15 cm,宽 3.5 ~ 6 cm,全缘,叶背密被长柔毛或至少在叶脉上被毛,叶面中脉被短毛或嫩叶被疏短毛;小叶柄长 1 ~ 3 mm,被毛。圆锥状聚伞花序,花单性,雌雄异株;花萼 5;花瓣 5;雄蕊 5;心皮 5,子房 5 室,每室 2 胚珠。果序密集,核果状浆果球形,成熟后紫黑色,有分核 5 ~ 8(~ 10);种子 5 ~ 8,卵状椭圆形,长 6 ~ 7 mm,厚 4 ~ 5 mm,一端微尖,有细网纹。花期 5 ~ 6 月,果期 9 ~ 11 月。

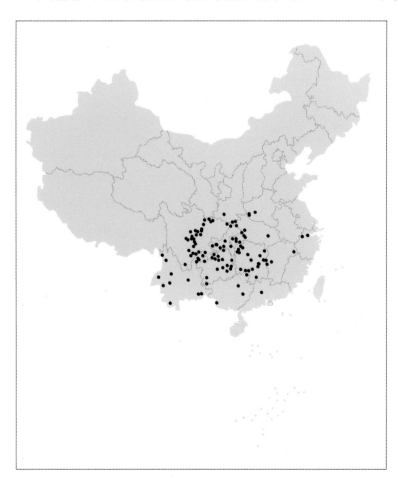

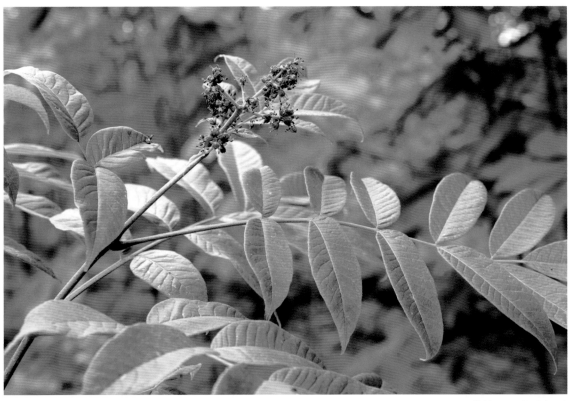

花枝 / 林余霖提供

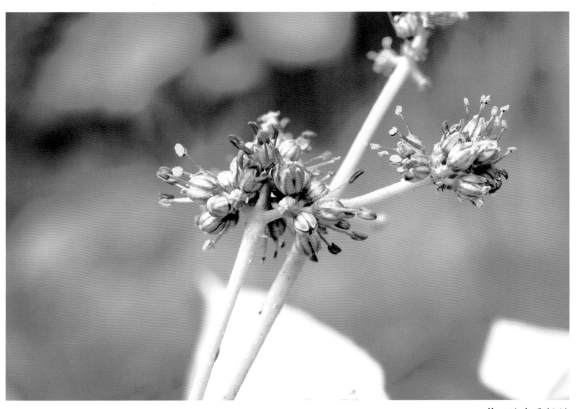

花 / 林余霖提供

·分布

特有种。分布于我国甘肃、陕西、江西、浙江、福建、湖北、湖南、重庆、贵州、四川、广东、广西。

·生境和居群

见于海拔 600 ～ 2 000 m 的低中山及丘陵的针阔叶混交林与阔叶混交林。喜温暖、湿润的环境，不耐荫[1]。居群内野生个体少，呈零星分布[2]。

·药用部位

树皮。

·药用价值和功能主治

同"黄檗"项。

·致危因子

本种为常用药材。20 世纪八九十年代，由于黄连素药品的市场需求量大，而本种为黄连素的提取原料之一，导致本种药材价格不断上升。受经济利益驱使，人们对大量野生居群进行掠夺性采伐，使本种资源量急剧下降，至今难以恢复[1-2]；分布区内的野生资源被过度开发，导致自然植被被破坏、生境破碎化和野生居群数量减少。《中国生物多样性红色名录——高等植物卷》将本种评估为无危（LC）。本书作者通过调查，发现本种野生资源破坏较严重，故将本种调整为易危（VU）。本种在四川有大面积栽培，栽培历史较长，其野生居群与栽培种已难以区分（隆廷伦，个人通讯）。

·保护措施及商业栽培

本种已被列入《国家重点保护野生植物名录》，为Ⅱ级保护植物；已被列入《国家重点保护野生药材物种名录》，为Ⅱ级保护植物。多数植物园有栽培。重庆、四川有商业栽培。

·保护建议

同"黄檗"项。

参考文献

[1] 沈力，付绍智，马羚，等. 川黄柏野生资源调查研究 [J]. 中国野生植物资源，2009，28（4）：25-27，59.

[2] 谭荣，张静，谭尔，等. 川渝地区黄柏两种基源品种的野生资源调查 [J]. 亚太传统医药，2016，12（13）：33-35.

芸香科 Rutaceae

108 两面针
Zanthoxylum nitidum (Roxb.) DC.

药材名： 两面针（药典种）
别　名： 上山虎、下山虎、山椒

保护地位　近危 NT B1ab（ⅰ，ⅱ，ⅲ，ⅴ）

· **形态特征**

幼龄植株为直立灌木，成龄植株为攀缘状藤本。老茎有翼状蜿蜒而上的木栓层，茎枝及叶轴均有弯钩状锐刺，粗大茎干上部的皮刺基部呈长椭圆形枕状凸起。叶互生，奇数羽状复叶，有小叶（3～）5～11；小叶阔卵形、近圆形或狭长椭圆形，顶部长或短尾状，边缘有疏浅裂齿，齿缝处有油点。花序腋生；花单性，4基数；花瓣淡黄绿色，雌花花瓣较宽；雄花雄蕊4～10；雌花心皮2～5，每心皮2胚珠，子房圆球形。蓇葖果果皮红褐色，每分果瓣具种子1，稀2；种子圆珠状，褐黑色。花期3～5月，果期9～11月。

· **分布**

分布于我国福建、台湾、广东、广西、海南、贵州、云南。南亚至东南亚地区的热带与亚热带地区也有分布。

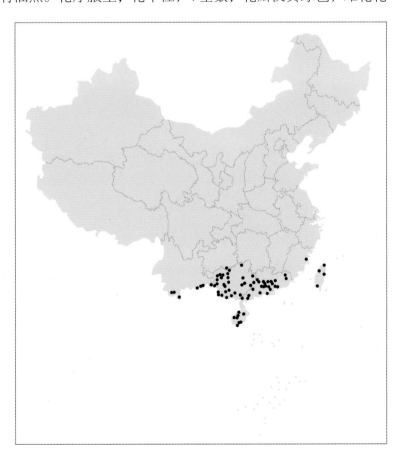

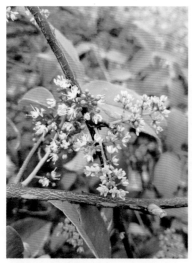

雄花 / 马庆提供

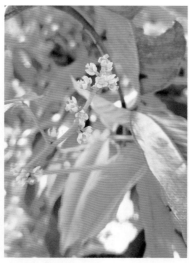

雌花 / 马庆提供

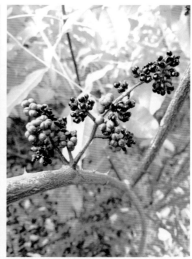

果实 / 马庆提供

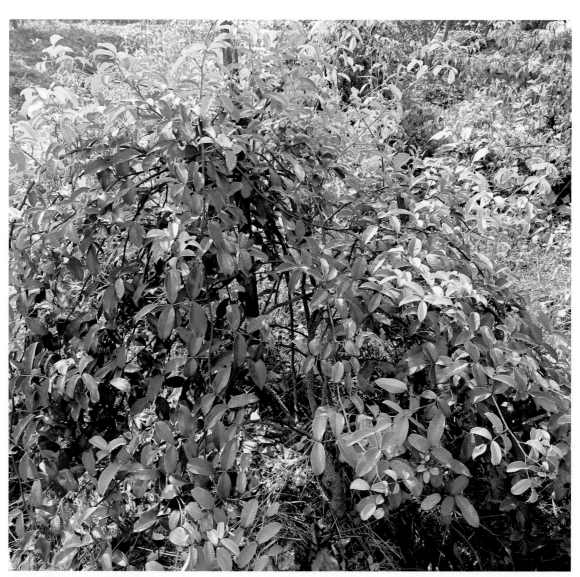

植株（栽培） / 马庆提供

· 生境和居群

阳性植物。见于海拔 800 m 以下的向阳山坡，以湿度较大的溪边或路旁灌丛中为多。喜温暖、湿润的环境。不定根生长和种子萌发等自然更新需要营养丰富的腐质层和荫蔽环境[1]。广西关于本种居群遗传多样性的研究表明，本种在物种水平上具有较高的遗传多样性，居群间基因流动较贫乏，居群间遗传分化程度较高[2]。

· 药用部位

根。

· 药用价值和功能主治

具有活血化瘀、行气止痛、祛风通络、解毒消肿的功效，用于跌仆损伤、胃痛、牙痛、风湿痹痛、毒蛇咬伤，外用于烫火伤。

· 致危因子

本种为热带亚热带习见灌木，虽然野生资源量较大，但随着本种被用于产品开发，其市场需求量大增，人们为了满足市场需求而对本种进行无序采挖，导致野生居群更新受到影响；大面积毁掉原生林改种速生桉等高价值经济林，使本种生境遭到破坏[3]。《中国生物多样性红色名录——高等植物卷》将本种评估为无危（LC）。本书作者通过调查，发现本种资源量总体呈下降趋势，故将本种调整为近危（NT）。

· 保护措施及商业栽培

本种尚未被列入保护野生植物名录。多数南方植物园有栽培。种植技术相对成熟[4]，目前在广东、广西有商业栽培，但难以满足市场需求。

· 保护建议

将本种列入药用植物监测名单；加强管理，限制采挖，保护野生居群和生境；扩大商业栽培规模，建立规范化栽培生产基地，以满足市场需求，减少对野生资源的依赖。

参考文献

[1] 余丽莹，黄宝优，谭小明，等. 广西两面针野生种质资源调查研究 [J]. 广西植物，2009，29（2）：231–235，284.

[2] 向巧彦，黄夕洋，李虹，等. 广西药用植物两面针遗传多样性的 ISSR 分析 [J]. 广西科学，2014，21（5）：541–549.

[3] 彭招华，吴孟华，谢志坚，等. 两面针野生资源现状调查 [J]. 今日药学，2018，28（7）：500–504.

[4] 孙世荣，蒋水元，胡永志，等. 两面针繁殖技术研究 [J]. 安徽农业科学，2008，36（16）：6787–6789.

五味子科 Schisandraceae

109 凤庆南五味子
Kadsura interior A. C. Sm.

药材名： 滇鸡血藤（药典种）
别　名： 内南五味子、散血香、顺宁鸡血藤

保护地位 易危 VU B1ab（i, iii, v）

·形态特征

木质藤本。茎暗紫绿色，有灰白色皮孔，横切面常呈暗紫色。叶纸质，先端骤狭，短急尖或渐尖，全缘或具疏离的胼胝质小齿，干后下面密被极细的白色腺点。花单性同株。雄花花被片乳黄色，14 ~ 18，具透明细腺点及缘毛；花托椭圆体形，先端伸长成圆柱形，圆锥状凸出于雄蕊群外；雄蕊群椭圆体形或近球形，具雄蕊约60；花丝与药隔连成宽扁倒梯形，先端横长椭圆形，药室长为雄蕊长的2/3，具明显花丝；花梗长 7 ~ 15 mm。雌花花被片与雄花花被片相似而较大；雌蕊群卵圆形或近球形，直径 8 ~ 10 mm，具雌蕊 60 ~ 70。聚合果近球形，直径 5 ~ 10 cm，成熟心皮倒卵圆形，先端厚革质，具 4 ~ 5 角。花期 5 ~ 6月，果熟期 9 月。

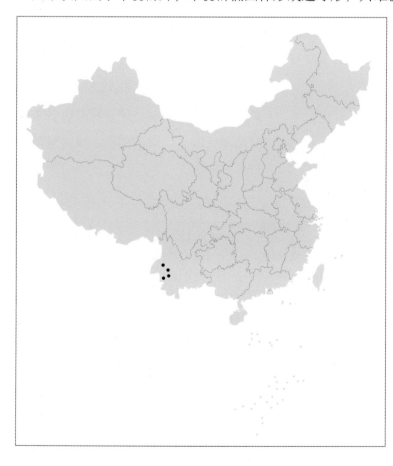

·分布

分布于我国云南西南部（保山、凤庆、临沧、耿马）。缅甸东北部也有分布。

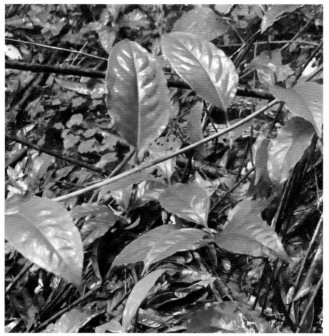

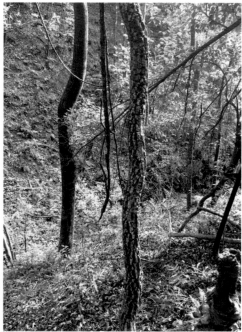

叶 / 赵鑫磊提供　　　　　　　　藤茎 / 刘久石提供

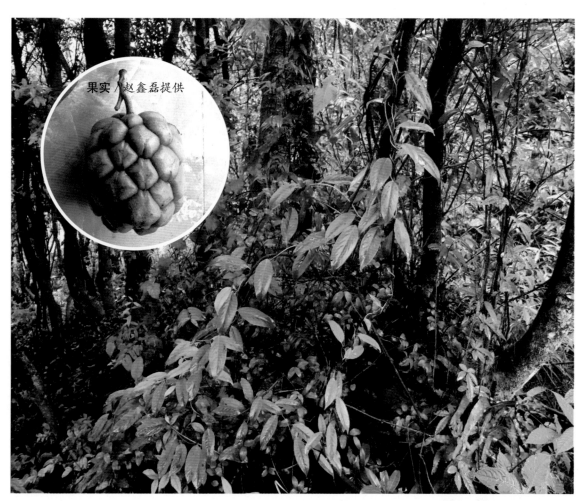

果实 / 赵鑫磊提供

植株及生境 / 赵鑫磊提供

·生境和居群

大型藤本植物。见于海拔 1 800 m 以下的亚热带常绿阔叶林中。居群分布狭窄而零散，1 个居群内仅可见 3 ~ 5 株成熟个体。

·药用部位

藤茎。

·药用价值和功能主治

具有活血补血、调经止痛、舒筋活络的功效，用于月经不调、痛经、麻木瘫痪、风湿痹痛、气血虚弱。

·致危因子

云南西南地区以本种藤茎为提制"鸡血藤膏"的原料。由于野生居群攀爬很高，人们在采收时通常是将整株从根部砍伐，导致居群短期内难以恢复，野生资源日趋减少。《中国生物多样性红色名录——高等植物卷》将本种评估为无危（LC）。本书作者通过调查，发现本种资源破坏程度较严重，故将本种列为易危（VU）。

·保护措施及商业栽培

本种已被列入云南省保护野生植物名录。无植物园栽培记录。未见商业栽培报道。

·保护建议

依托现有自然保护地，或在天然集中分布区域建立保护点或设立保护标志，限制无序采挖，保护野生居群和生境；开展栽培学研究，建立种质资源圃和种苗繁育基地，促进商业栽培，减少对野生资源的依赖。

·分类学附注

本种在 *Flora of China*（Vol.7）中被归并于异形南五味子 [*K. heteroclita* (Roxb.) Craib]，然而本种在雄蕊特征、叶绿体 DNA（cpDNA）和 ITS 序列的单核苷酸多态性（SNP）上均与后者存在一定差异[1]，故本书仍然采用《中国植物志》和 2020 年版《中华人民共和国药典》一部中的观点，保留本种的种级位置。

参考文献

[1] 郭豪杰. 五味子科药用植物叶绿体基因组学研究与内南五味子的分子鉴定 [D]. 北京：北京协和医学院，2017.

玄参科 Scrophulariaceae

110 短筒兔耳草
Lagotis brevituba Maxim.

药材名： 洪连（药典种）
别　名： 藏黄连、兔耳草、洪连门巴（藏药名）

保护地位　近危 NT

· **形态特征**

多年生矮小草本。植株高 5 ~ 15 cm。根颈外常有残留的鳞鞘状老叶柄。茎 1 ~ 2（~ 3）。基生叶 4 ~ 7，卵形或卵状长圆形，质地较厚，有窄翅；茎生叶多数，生于花序附近，与基生叶同形而较小。穗状花序头状或长圆形，长 2 ~ 3cm，花稠密；苞片常较花冠筒长，近圆形；花萼佛焰苞状，上部的与苞片等长或稍短，后方开裂 1/4 ~ 1/3；花冠浅蓝色或白色带紫色，花冠筒伸直，上唇全缘或浅凹，下唇较上唇稍长，2 裂；雄蕊 2；花柱内藏。核果长卵圆形，黑褐色。花果期 6 ~ 8 月。

· **分布**

特有种。分布于我国甘肃西南部、青海、四川、西藏。

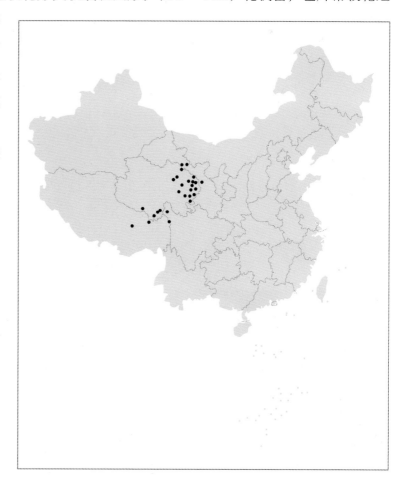

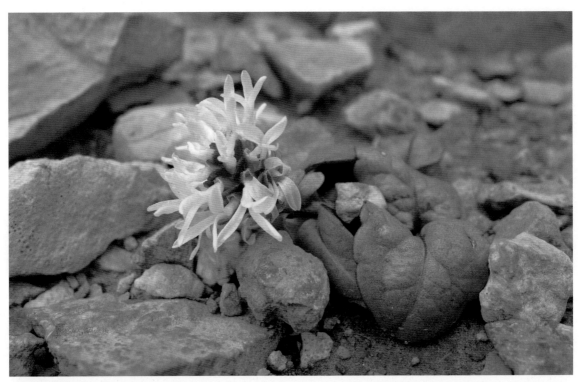

植株及生境 / 张海华提供

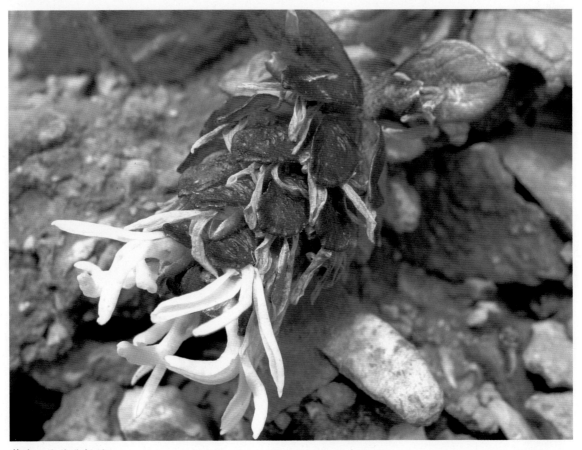

花序 / 张海华提供

·生境和居群

见于海拔 3 000～5 000 m 的高山草甸或倒石堆、碎石带上或多砂砾的坡地上。居群内个体呈星散随机分布。

·药用部位

全草。

·药用价值和功能主治

藏药。具有清热、解毒、利湿、平肝、行血、调经的功效，用于发热烦渴、肺热咳嗽、头痛眩晕、湿热黄疸、月经不调、药食中毒。

·致危因子

本种在临床上的应用较为广泛，是多种藏成药的原料[1-2]，尚无人工栽培，为满足临床用药需求，人们采挖野生资源。本种为高山分布，生境脆弱，人为采挖及过度放牧对居群更新和生境均造成了不利影响。《中国生物多样性红色名录——高等植物卷》将本种评估为无危（LC）。本书作者通过调查，发现其资源量有所下降，故将本种调整为近危（NT）。

·保护措施及商业栽培

本种已被列入青海省保护野生植物名录。无植物园栽培记录。未见商业栽培报道。

·保护建议

将本种列入药用植物监测名单；加强环境保护宣传和管理，合理轮牧；加快保护生物学研究，监测资源量与生境变化的趋势；开展栽培学研究，促进野生变家种，为商业栽培提供技术储备。

·资源学附注

革叶兔耳草（*L. alutacea* W. W. Sm.）和全缘兔耳草（*L. integra* W. W. Sm.）也作洪连药材使用。革叶兔耳草与本种的区别在于根颈外无残留的鞘状老叶柄，苞片卵形或倒卵形至卵状披针形。全缘兔耳草与本种的区别在于花冠筒明显向前弯曲，苞片卵形至卵状披针形。革叶兔耳草与全缘兔耳草为地方标准所收录，人们常不加区分采集。2 种在《中国生物多样性红色名录——高等植物卷》均被评估为无危（LC）。本书作者通过调查，将两者列为保护关注（CC）。

参考文献

[1] 尼玛潘多，李婷，胡小松，等. 基于 DNA 条形码的藏药洪连鉴定研究 [J]. 中国现代中药，2020，22（4）：542-545.

[2] 朱继孝，张红阳，钟国跃，等. 藏族药兔耳草属药用植物化学成分与药理作用研究进展 [J]. 中国实验方剂学杂志，2017，23（12）：214-222.

玄参科 Scrophulariaceae

111 胡黄连

Picrorhiza scrophulariiflora Pennell

异　名： *Neopicrorhiza scrophulariiflora* (Pennell) D. Y. Hong
药材名： 胡黄连（药典种）
别　名： 洪连窍（藏药名）、宝日-黄连（蒙药名）、布日布哈尔（维吾尔药名）

| 保护地位 | 濒危 EN B2ab（i，iii，v） | 重点保护名录 II 级
野生药材名录 III 级 |

· 形态特征

多年生矮小草本。植株高 4 ~ 12 cm。根茎粗壮，伸长，上端密被老叶残余，节上有粗须根。叶基生，莲座状，匙形或卵形，长 3 ~ 6 cm，基部渐窄成短柄，边缘具锯齿。花序穗状，长 1 ~ 2 cm；花萼长 4 ~ 6 mm，深裂几达基部，裂片不等；花冠有长、短 2 型，短型 5 裂片近相等，长型后方 2 裂片合生为一丛而似为 4 裂片，且二唇形，深紫色；雄蕊 4；子房 2 室，胚珠多数，花柱长为子房的 5 ~ 6 倍。蒴果长卵圆形，长 0.8 ~ 1 cm，在先端室间和室背开裂；种子具网眼状种皮。花期 7 ~ 8 月，果期 9 ~ 10 月。

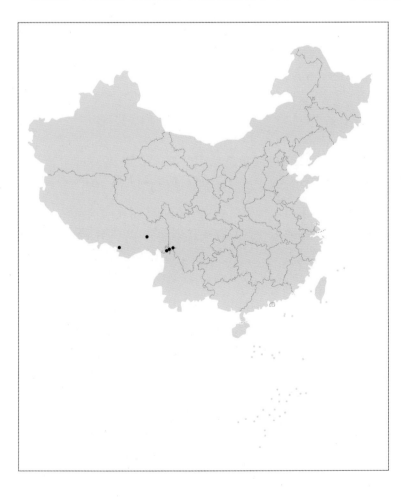

· 分布

分布于我国西藏南部、云南西北部、四川西部。不丹、尼泊尔也有分布。

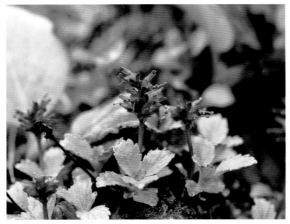

植株 / 蒋天沐提供

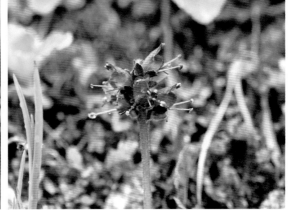

花序 / 于建国提供

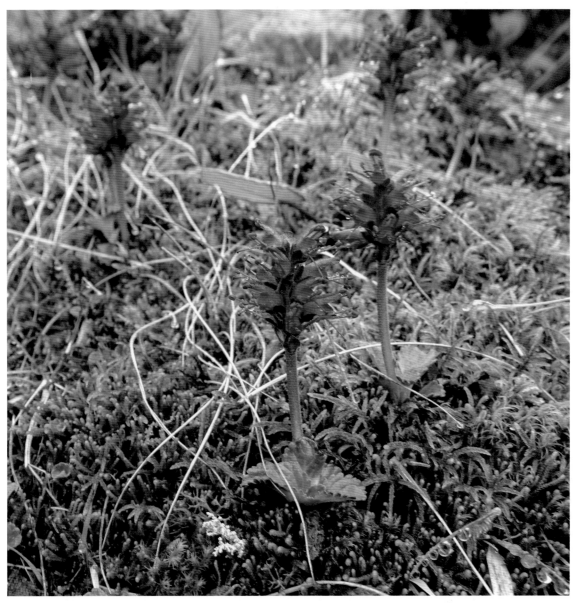

植株及生境 / 蒋天沐提供

· **生境和居群**

见于海拔 3 600 ~ 4 400 m 的高寒地区的高山流石滩、高山草甸或低矮高山灌丛。生境土壤疏松，腐殖质含量高，中性或微酸性。本种呈分散的小居群聚生，居群中幼小个体少，自然更新能力较弱；植被以高山杜鹃（*Rhododendron* spp.）和金露梅（*Potentilla fruticosa*）灌丛为主，对胡黄连植株起遮阴和屏障作用[1]。本种在物种水平存在相当高的遗传多样性，而居群内的遗传多样性很低，不同居群间存在较大的遗传分化[2]。

· **药用部位**

根茎。

· **药用价值和功能主治**

既是传统中药，也是藏族、蒙古族、维吾尔族民族药。具有退虚热、除疳热、清湿热的功效，用于骨蒸潮热、小儿疳热、湿热泻痢、黄疸尿赤、痔疮肿痛。

· **致危因子**

本种是多种药品的生产原料，市场需求量较大，为了满足市场需求，人们大量采挖本种，使野生居群更新受到严重威胁；生境脆弱，对群落依赖性强，全球气候变暖、高山草甸石漠化以及过度放牧等造成生境破碎及丧失，影响居群的生长；种子萌发率低，居群更新缓慢，导致居群数量急剧减少[1-2]。

· **保护措施及商业栽培**

本种已被列入《国家重点保护野生植物名录》，为Ⅱ级保护植物；已被列入《国家重点保护野生药材物种名录》，为Ⅲ级保护植物。无植物园栽培记录。有栽培及野生抚育相关研究报道[3]。在西藏有少量商业栽培。

· **保护建议**

依托现有自然保护地，或在天然集中分布区域建立自然保护区，或在其他区域建立保护点或设立保护标志，加强环境保护管理，禁止采挖，扩大原生境保护范围，特别是高山生物群落的保护；广泛收集种质资源，开展迁地保护，保存遗传多样性；开展引种驯化和栽培学研究，促进野生变家种，减少对野生资源的依赖。

· **分类学附注**

本种在《中国植物志》和 2020 年版《中华人民共和国药典》一部中的拉丁学名均为 *P. scrophulariiflora* Pennell。洪德元院士于 1984 年基于本种另立新属 *Neopicrorhiza*[4]，在编纂 *Flora of China*（Vol.18）时延续了这一观点，将本种的拉

丁学名记为 *N. scrophulariiflora* (Pennell) D. Y. Hong。本种作为 50 余种成方制剂的原料，有广泛而长期的应用。考虑到药品生产的稳定性和延续性，本书采用了 2020 年版《中华人民共和国药典》一部的拉丁学名，而把 *N. scrophulariiflora* 作异名处理。

参考文献

[1] 杨少华，陈翠，郭承刚，等. 云南胡黄连生物学特性、濒危原因及保护对策 [J]. 西南农业学报，2009，22（5）：1482-1485.

[2] 刘小莉. 濒危药用植物胡黄连保护遗传学和质量评价 [D]. 云南：云南大学，2011.

[3] 陈翠，郭承刚，康平德，等. 野生濒危药材胡黄连的驯化栽培技术研究 [J]. 中国农学通报，2012，28（4）：206-210.

[4] HONG D Y. Taxonomy and evolution of the Veroniceae（Scrophulariaceae）with special reference to palynology[J]. Opera Botanica，1984（75）：5-60.

玄参科 Scrophulariaceae

112 玄参
Scrophularia ningpoensis Hemsl.

药材名： 玄参（药典种）
别　名： 元参、浙玄参、黑参

| 保护地位 | 易危 VU B1ab（ⅲ） |

·形态特征

多年生直立草本。植株高可超过 1 m。支根数条，纺锤形或胡萝卜状膨大，直径可超过 3 cm。茎呈四棱形，有浅槽，常分枝，无毛或多少有白色卷毛。茎下部叶多对生，多呈卵形，具柄，柄长可达 4.5 cm；茎上部叶有时互生而具极短的柄，呈卵状披针形至披针形，基部楔形、圆形或近心形，边缘具细锯齿，稀具不规则的细重锯齿。花序为疏散的大圆锥花序，由顶生和腋生的聚伞圆锥花序组成，长可达 50 cm；花褐紫色；花萼长 2 ~ 3 mm，裂片圆形，边缘稍膜质；花冠长 8 ~ 9 mm，花冠筒多少球形，上唇较下唇长 2.5 mm，裂片圆形，相邻者边缘相互重叠，下唇裂片多少呈卵形，中裂片稍短；雄蕊稍短于下唇，花丝肥厚，退化雄蕊大而近圆形；花柱长约 3 mm，稍长于子房。蒴果卵圆形，连短喙长 8 ~ 9 mm。花期 6 ~ 10 月，果期 9 ~ 11 月。

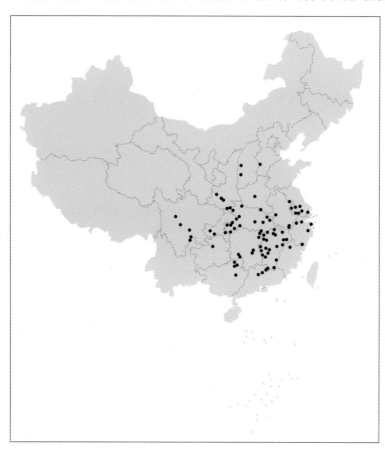

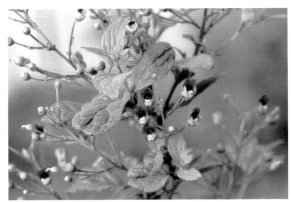

花 / 刘军提供

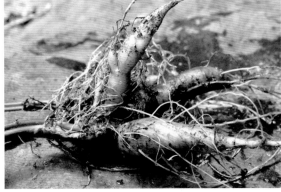

根 / 喻勋林提供

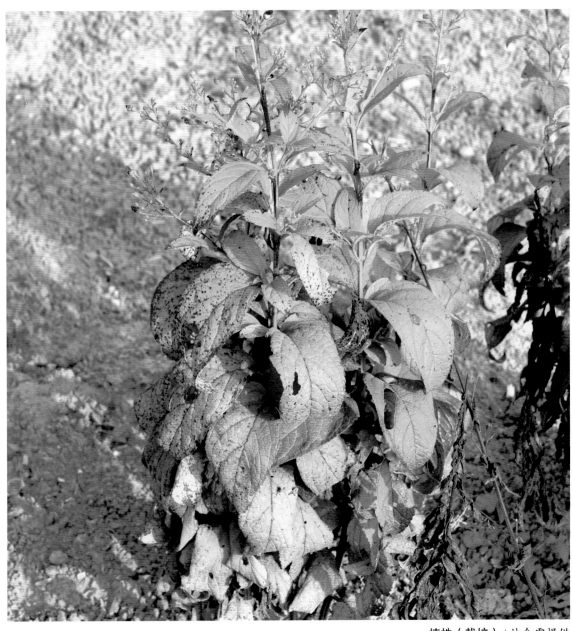

植株（栽培）/ 林余霖提供

· 分布

特有种。分布于我国河北、河南、山西、陕西、安徽、江苏、浙江、江西、湖北、湖南、福建、广东、广西、贵州、四川。

· 生境和居群

见于海拔 1 700 m 以下的竹林、溪旁、林缘灌丛或高草丛中。野生居群内植株个体稀少，但遗传多样性明显高于栽培居群[1]。种子吸水率高，适宜萌发温度为 23 ~ 30 ℃，喜温暖湿润气候[2]。

· 药用部位

根。

· 药用价值和功能主治

常用传统中药。具有清热凉血、滋阴降火、解毒散结的功效，用于热入营血、温毒发斑、热病伤阴、舌绛烦渴、津伤便秘、骨蒸劳嗽、目赤、咽痛、白喉、瘰疬、痈肿疮毒。

· 致危因子

本种分布广，但是由于生境长期受到破坏、资源被过度采挖，居群数量及面积在逐年减少。以我国中部为例，经过 3 年的野外调查，只在河南军马河发现 1 个自然群体；在重庆、湖北等有标本记录的地区，现只有栽培群体。目前在分布集中的长江中下游地区，如模式产地宁波天童，旅游设施的修建严重干扰野生居群[1]。《中国生物多样性红色名录——高等植物卷》未对本种进行评估。本书作者通过调查，发现本种资源破坏较严重，故将本种评估为易危（VU）。

· 保护措施及商业栽培

本种尚未被列入保护野生植物名录。多数植物园有栽培。我国南方地区有大面积商业栽培，可以满足市场需求。

· 保护建议

将本种列入省级保护野生植物名录；依托现有自然保护地，或在天然集中分布区域建立保护点或设立保护标志，限制无序采挖，保护野生居群和生境；收集种质资源，开展迁地保护，保存遗传多样性。

参考文献

[1] 陈川. 药用植物玄参的栽培起源、亲缘地理及东亚玄参系统发育研究 [D]. 浙江：浙江大学，2011：83-84

[2] 薛媛菲，梁宗锁，姜再民，等. 玄参种子的吸水特性及发芽条件研究 [J]. 西北农业学报，2008，17（2）：151-154.

玄参科 Scrophulariaceae

113 独脚金
Striga asiatica (L.) Kuntze

药材名： 独脚金
别　名： 疳积草、黄花草、消米虫

保护地位　易危 VU A2c；B2ab（ⅰ，ⅲ，ⅴ）；D2

· **形态特征**

一年生半寄生草本。植株高 10 ~ 20（ ~ 30）cm，直立，全体被刚毛。茎单生，少分枝。叶较狭窄，下部的对生，上部的互生，基部叶呈狭披针形，其余的呈条形，长 0.5 ~ 2 cm，有时鳞片状。单花腋生或在茎先端形成穗状花序；花萼管状，有 10 棱，长 4 ~ 8 mm，5 裂几达中部，裂片钻形；花冠高脚碟形，通常黄色，少为红色或白色，长 1 ~ 1.5 cm，花冠筒先端急剧弯曲，二唇形，上唇短，2 裂，下唇 3 裂；雄蕊 4，二强，花药仅 1 室，先端有凸尖，基部无距；柱头棒状。蒴果卵状，室背开裂；种子多数，黑色，细小，呈粉末状，种皮具网纹。花期秋季。

· **分布**

分布于我国云南、贵州、广西、广东、海南、湖南、江西、福建、台湾、浙江、安徽、江苏、四川南部。亚洲热带其他地区和非洲热带地区也有分布。

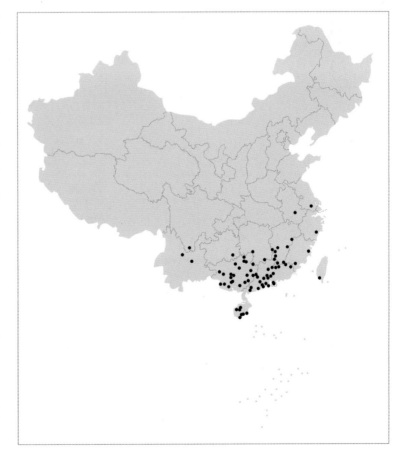

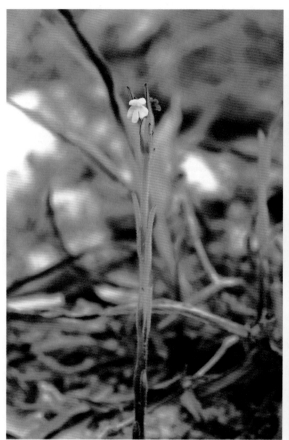

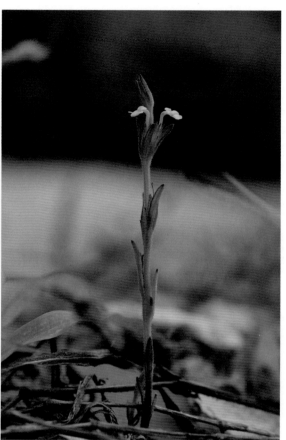

植株及生境 / 黄伟达提供

植株 / 黄伟达提供

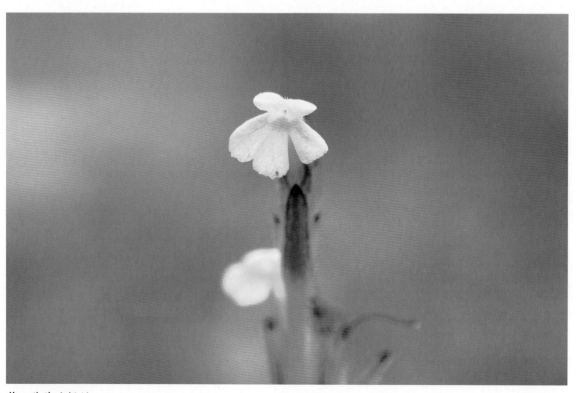

花 / 黄伟达提供

- **生境和居群**

见于海拔 800 m 以下的田野或荒草地，常寄生于禾本科植物根部。种子有休眠期，在寄主植物根的分泌物诱发下，3 ~ 4 个月就能萌发，一般休眠 18 个月后最适合萌发[1]。

- **药用部位**

全草。

- **药用价值和功能主治**

具有健脾消积、清热杀虫的功效，用于小儿伤食、疳积黄肿、夜盲、夏季热、腹泻、肝炎。

- **致危因子**

本种主要来源于野生资源。无序采挖、生长地区开荒及除草剂的使用，使生态环境恶化，造成野生资源量减少；资源短缺导致近 10 年来市场价格急剧攀升，进一步引起更大规模的无序采挖[1-2]。《中国生物多样性红色名录——高等植物卷》将本种评估为无危（LC）。本书作者通过调查，发现本种资源破坏较严重，故将本种调整为易危（VU）。

- **保护措施及商业栽培**

本种尚未被列入保护野生植物名录。无植物园栽培记录。未见商业栽培报道。

- **保护建议**

将本种列入省级保护野生植物名录；采用农业生态系统生物多样性保护措施，保护野生居群及其寄主的生境，限制除草剂的使用；开展驯化栽培研究，促进商业栽培，减少对野生资源的依赖。

参考文献

[1] 羊青，王祝年，李万蕊，等. 独脚金的研究进展 [J]. 中成药，2017，39（9）：1908-1912.

[2] 黎宁兰，闫志刚，董青松，等. 珍稀药源植物黑草、华南龙胆、独脚金研究进展 [J]. 江苏农业科学，2013，41（11）：23-24.

茄科 Solanaceae

114 三分三
Anisodus acutangulus C. Y. Wu et C. Chen

药材名： 三分三
别　名： 大搜山虎、山野烟、山茄子

| 保护地位 | 极危 CR B1ab（i，ii，iii，v）；C1 |

·形态特征

多年生草本。植株高 1 ~ 1.5 m，全株无毛。主根粗大，有少数肥大的侧根，根皮黄褐色，断面浅黄色。茎 2 ~ 3 歧分枝。叶纸质或近膜质，卵形或椭圆形，长 8 ~ 15 cm，宽 3 ~ 6 cm，全缘或呈微波状。花单生；花梗长 1 ~ 3 cm；花萼漏斗状钟形，具 10 明显条纹，萼齿 4 ~ 5，花后花萼伸长；花冠漏斗状钟形，裂片 5，基部常呈耳形，淡黄绿色，花冠筒近基部具 5 对紫斑；雄蕊生于花冠筒近基部；子房圆锥形。蒴果近球状，果萼长 3.5 ~ 4.5 cm，紧包果实，脉隆起；果梗长 5 ~ 7 cm，下弯；种子扁平。花期 6 ~ 7 月，果期 10 ~ 11 月。

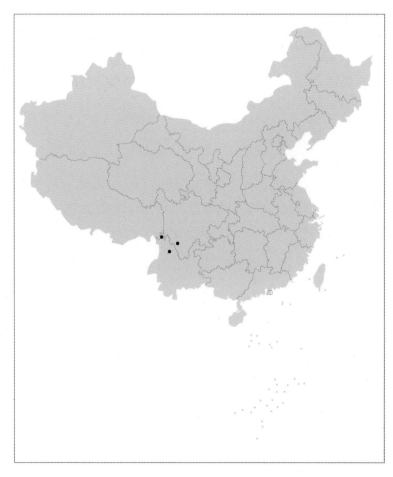

·分布

特有种。分布于我国云南西北部、四川。

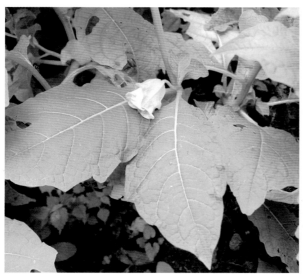
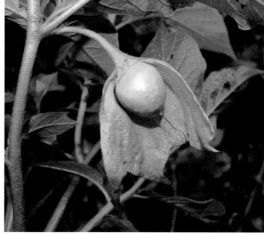

花 / 林余霖提供　　　　　　　　　　　　　　　　　　果实 / 刘冰提供

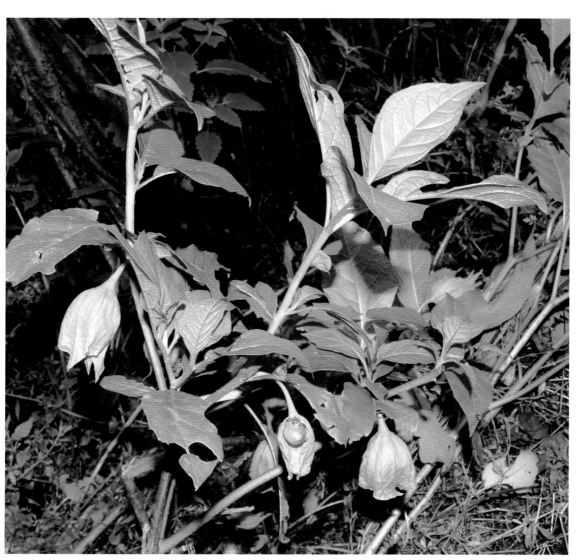

植株 / 刘冰提供

· 生境和居群

见于海拔 2 700 ～ 3 000 m 的草坡、荒地、田埂、林中路旁等。分布区狭窄，数量少，野外少见。种子生理性休眠，野外萌发较为困难 [1]。

· 药用部位

根、叶。

· 药用价值和功能主治

有毒。具有解痉镇痛、祛风除湿的功效，用于胃痛，胆、肾、肠绞痛，风湿关节痛，腰腿痛，跌仆损伤等。

· 致危因子

本种分布范围狭窄，资源蕴藏量有限，长期掠夺性采挖，导致野生资源日渐枯竭；农林业生产活动对生境破坏较大，加速了生境破碎化及丧失，影响居群发育。

· 保护措施及商业栽培

本种已被列入云南省保护野生植物名录。个别植物园有栽培。有离体培养和植株再生的研究报道 [2]。云南大理有少量商业栽培，尚不能满足市场需求。

· 保护建议

将本种列入国家级保护野生植物名录；依托现有自然保护地，或在天然集中分布区域建立自然保护区，或在其他区域建立保护点或设立保护标志，严禁采挖，防止生境质量持续下降，保护野生居群；开展人工种植，减少对野生资源的依赖。

· 资源学附注

赛莨菪 [*A. carniolicoides* (C. Y. Wu & C. Chen) D'Arcy & Z. Y. Zhang] 和铃铛子（丽江山莨菪 *A. luridus* Link et Otto）也作三分三药材使用。赛莨菪与本种的区别在于花萼二唇形，上唇具短的不规则齿，脉不明显；花冠裂片不明显。铃铛子与本种的区别在于全株被柔毛，特别是叶背面更明显；花萼脉弯曲。3 种在云南西北部和四川重叠分布，作同类药材采集时通常不加以区分。本书将赛莨菪列为濒危（EN, D）。铃铛子在《中国生物多样性红色名录——高等植物卷》评估为无危（LC），本书列为保护关注（CC）。

参考文献

[1] 杨兴彪，李海峰. 三分三种子萌发影响因素分析 [J]. 湖北农业科学，2013，52（17）：4142-4144.

[2] 张丽霞，张明生，李花，等. 三分三的离体培养和植株再生 [J]. 植物生理学通讯，2006，42（6）：1124.

茄科 Solanaceae

115 山莨菪

Anisodus tanguticus (Maxim.) Pascher

药材名：山莨菪
别　名：藏茄、樟柳、唐冲那保（藏药名）

保护地位　近危 NT B1ab（ⅲ）

· 形态特征

多年生草本。植株高达 1 m。根粗大，近肉质。叶长圆形、窄长圆状卵形或披针形，长 8 ～ 20 cm，边缘明显齿状；叶柄长 1 ～ 3.5 cm。花俯垂；花萼钟状或漏斗状钟形，裂片三角形，其中 1 或 2 稍长；花冠钟状或漏斗状钟形，紫色或暗紫色，长 2.5 ～ 3.8 cm；雄蕊长约为花冠的 1/2；花盘淡黄色。果实球形或近卵圆形，直径约 2 cm，宿萼长约 6 cm，肋及网纹隆起；果柄长达 8 cm，直伸。花期 5 ～ 6 月，果期 7 ～ 8 月。

· 分布

分布于我国甘肃、青海、四川、西藏、云南。尼泊尔也有分布。

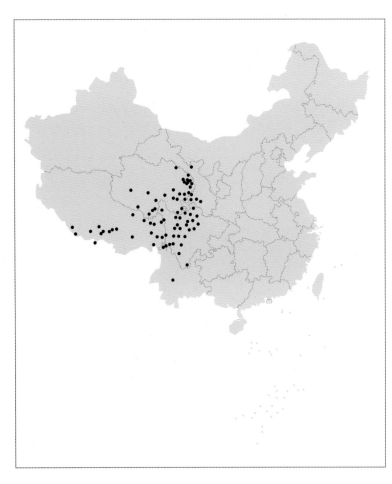

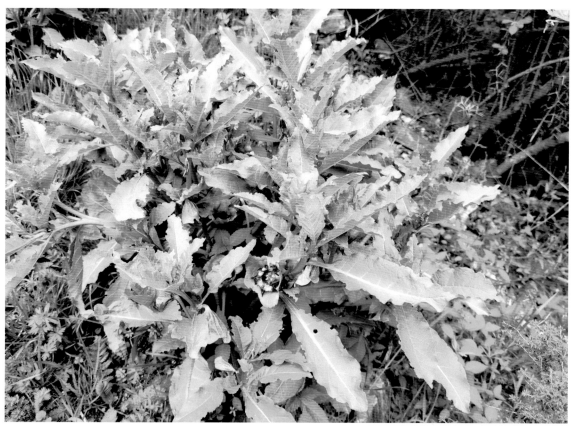

植株及生境 / 周玉碧提供

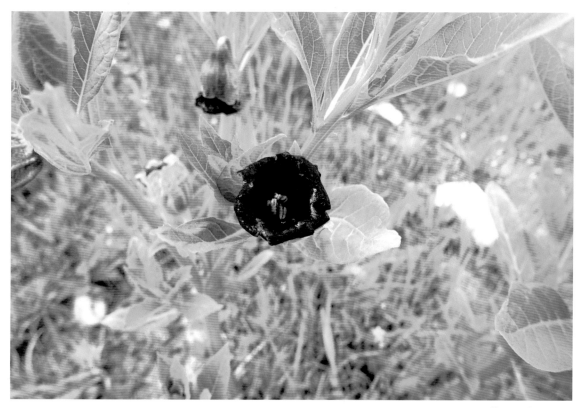

花 / 赵鑫磊提供

·生境和居群

见于海拔 2 000 ~ 4 400 m 的山地阳坡或草地。居群间具有较高的遗传多样性，各居群间遗传距离与地理距离显著相关，甘肃、青海的居群遗传多样性较为丰富[1]。

·药用部位

根。

·药用价值和功能主治

有毒。具有镇痛解痉的功效，用于急性或慢性胃肠炎、脘腹挛痛、胆道蛔虫病、胆石症、痈疽肿痛、跌仆损伤、骨折。本种为提取莨菪烷类生物碱的重要资源植物。藏族地区还将本种用作饲料，通过严格控制采收时间和饲喂量，降低本种植物的毒性，有助于家畜防御冬季雪灾和冷害[2]。

·致危因子

本种生境脆弱，过度放牧与无序采挖对其生境、居群个体数量和自然更新都造成很大影响[3]。《中国生物多样性红色名录——高等植物卷》将本种评估为无危（LC）。本书作者通过调查，发现本种资源量总体呈下降趋势，故将本种调整为近危（NT）。

·保护措施及商业栽培

个别植物园有栽培。有关本种的引种栽培的研究已经取得一定进展[4-5]，未见商业栽培报道。

·保护建议

将本种列入药用植物监测名单；在野生居群集中分布区域建立保护区；广泛收集种质资源，开展迁地保护，保存遗传多样性；加强科普宣传，提高公众对于生物多样性和生态环境保护的意识。

参考文献

[1] 张盾，任梦云，张银东，等. 基于 ISSR 分子标记的野生山莨菪遗传多样性研究 [J]. 中草药，2018，49（1）：219-226.

[2] 付瑶，王赟，杨永平，等. 西藏东部牧民对藏药植物山莨菪的传统利用及环境适应意义 [J]. 植物分类与资源学报，2015，37（6）：881-890.

[3] 郑伟. 山莨菪的保护遗传学研究 [D]. 青海：中国科学院西北高原生物研究所，2009.

[4] 陈桂琛，卢学峰，周国英，等. 山莨菪植物的引种栽培方法 [J]. 科技开发动态，2005（8）：47.

[5] 徐文华，周国英，陈桂琛，等. 藏药山莨菪组织培养技术研究 [J]. 生物技术通报，2008（S1）：229-234.

茄科 Solanaceae

116 漏斗泡囊草
Physochlaina infundibularis Kuang

药材名： 华山参（药典种）
别　名： 秦参、白毛参、热参

保护地位 　易危 VU A2c

·形态特征

多年生草本。植株高达 60 cm；除叶片外全株被腺状短柔毛。块根肥大，长圆锥形或圆柱形，略弯曲，有的有分枝，长 10～20 cm，直径 2～4 cm。叶三角形或卵状三角形，基部骤窄成长 2～7（～13）cm 的叶柄，边缘具少量粗三角齿；侧脉 4～5 对。花序伞形，具鳞状苞片。花萼漏斗状钟形，萼齿伸展；花冠漏斗状钟形，长约 1cm，绿黄色，花冠筒带淡紫色，5 浅裂，裂片卵形；雄蕊稍不等长，伸至花冠喉部；花柱与花冠等长。蒴果近球形，直径约 5 mm；宿存花萼漏斗状，比蒴果长；果柄长 1～1.7 cm；种子肾形，淡橘黄色。花期 3～4 月，果期 4～6 月。

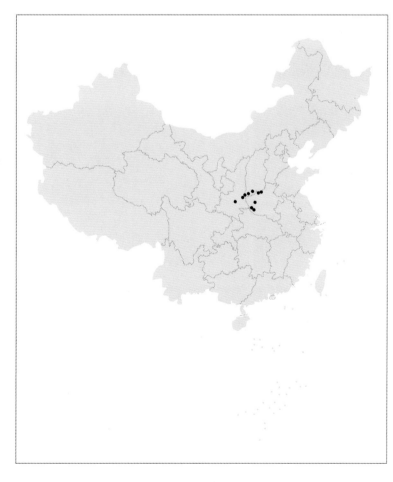

·分布

特有种。分布于我国山西、河南、陕西。主产于华山，故名"华山参"。

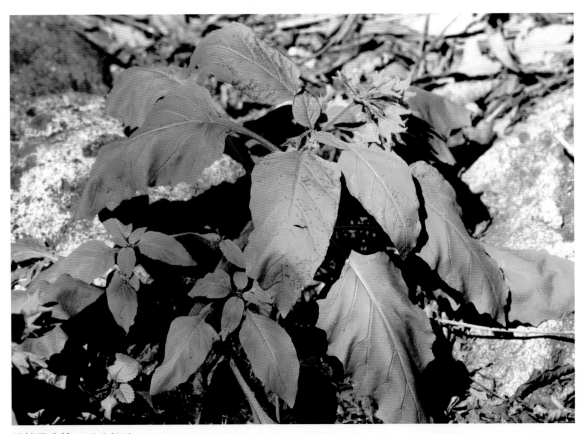

植株及生境 / 刘昂提供

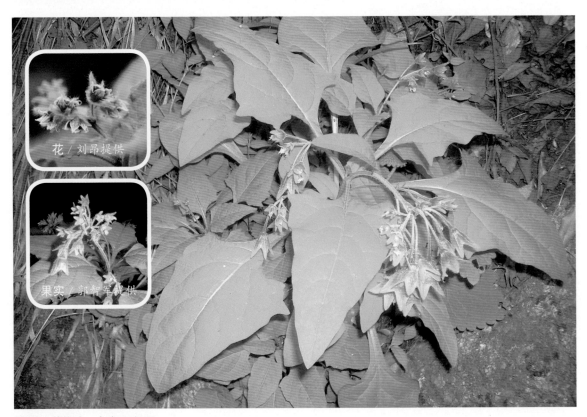

花 / 刘昂提供

果实 / 郭智军提供

植株（花期） / 郭智军提供

· **生境和居群**

见于海拔 800 ～ 1 600 m 的山坡、沟谷、草地或林下。居群数量少,成熟个体少见。

· **药用部位**

根。

· **药用价值和功能主治**

有毒。具有祛痰、止咳平喘、安神镇静、除风寒的功效,用于咳喘痰多、神经衰弱、精神分裂、胃腹疼痛、多汗、防治慢性气管炎等。

· **致危因子**

本种为提取莨菪烷类生物碱的资源植物[1],由于本种根部可提取药物,在利益的驱动下,人们进行乱采乱挖野生居群,导致本种资源量锐减。

· **保护措施及商业栽培**

本种已被列入陕西省保护野生植物名录。个别植物园有栽培。未见商业栽培报道。

· **保护建议**

将本种列入分布区范围内各省的省级保护野生植物名录;依托现有自然保护地,或在天然集中分布区域建立保护点或设立保护标志,保护野生居群和生境;加强野生资源调查和受威胁机制研究,为保护与合理利用野生资源提供科学依据;开展引种驯化和栽培学研究,扩大种源繁育,促进商业栽培,以满足市场需求;寻找提取莨菪烷类生物碱的替代植物资源,减少对野生资源的依赖。

参考文献

[1] 中国医学科学院药物研究所. 中草药现代研究:第 2 卷 [M]. 北京:北京医科大学中国协和医科大学联合出版社,1995:543-546.

茄科 Solanaceae

117 泡囊草

Physochlaina physaloides (L.) G. Don

药材名： 泡囊草

别　名： 大头狼毒、混 - 浩日苏（蒙药名）

| **保护地位** | 保护关注 CC |

·形态特征

多年生草本。植株高 30 ~ 50 cm。根茎可发出 1 至数茎。叶卵形，长 3 ~ 5 cm，宽 2.5 ~ 3 cm，并下延至长 1 ~ 4 cm 的叶柄，全缘而微波状。花序为伞形聚伞花序，具鳞片状苞片；花梗同花萼一样密被腺质短柔毛；花萼筒状狭钟形，5 浅裂，萼齿稍反折；花冠漏斗状，长超过花萼的 1 倍，紫色，筒部色淡，5 浅裂，裂片先端钝圆；雄蕊稍伸出花冠；花柱显著伸出花冠。蒴果直径约 8 mm，宿存花萼宽卵形或近圆形，与蒴果等长；种子扁肾状，黄色。花期 4 ~ 5 月，果期 5 ~ 7 月。

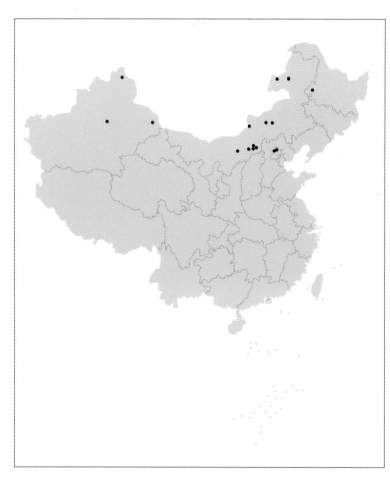

·分布

分布于我国河北、黑龙江、内蒙古、新疆。蒙古、哈萨克斯坦、俄罗斯也有分布。

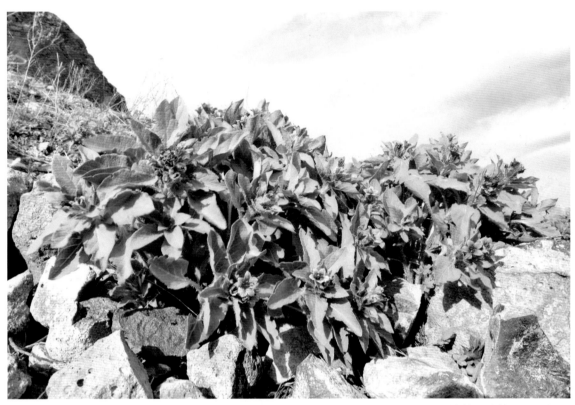

植株及生境 / 周繇提供

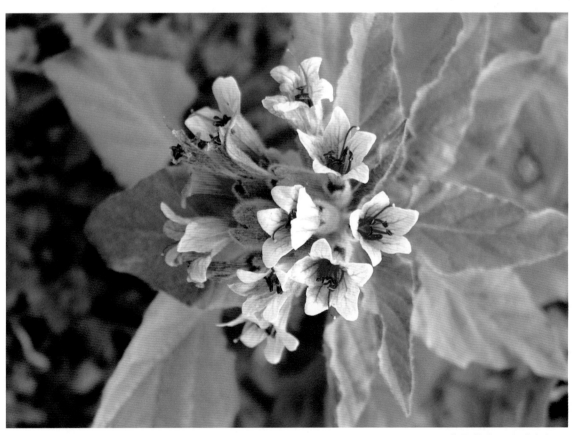

花及花序 / 徐晔春提供

·生境和居群

见于海拔 750～1 000 m 的山坡、山沟、草地或林缘。

·药用部位

根或全草。

·药用价值和功能主治

蒙药，有毒。根具有温中、祛痰、定喘的功效，用于虚寒泄泻、咳喘痰多；全草具有清热解毒的功效，用于痈肿疮毒、咽喉肿毒、鼻渊、聤耳。

·致危因子

本种药材全部来源于野生，无序采挖导致资源量减少[1]；通常夏、秋季采收，夏季采集全草，秋季挖根[2]，后种采收方式对野生居群危害大，可导致居群更新困难。《中国生物多样性红色名录——高等植物卷》将本种评估为无危（LC）。本书作者通过调查，将本种列为保护关注（CC）。

·保护措施及商业栽培

本种尚未被列入保护野生植物名录。无植物园栽培记录。早期有关于本种栽培学方面的研究[3]，近些年很少有人关注。未见商业栽培报道。

·保护建议

将本种列入药用植物监测名单；控制放牧，保证可持续采收；加强栽培驯化研究，为商业栽培提供技术储备。

参考文献

[1] 席琳图雅，孙兴姣，闫继芳，等. 蒙药泡囊草的研究进展 [J]. 中国民族医药杂志，2019，25（11）：34-37.

[2] 黄月，王金辉，俞腾飞. 蒙药泡囊草的化学成分及药理作用研究 [J]. 北方药学，2014，11（1）：94-95.

[3] 陈鹭声，司德昭. 北京地区泡囊草的引种和生物学特性观察 [J]. 药学学报，1984，19（11）：869-875.

茄科 Solanaceae

118 马尿泡
Przewalskia tangutica Maxim.

药材名： 马尿泡
别　名： 唐古特马尿泡、矮莨菪、唐冲嘎保（藏药名）

保护地位　　易危 VU D1

·形态特征

多年生草本。具腺毛。根肉质，粗壮。茎短缩，高 4 ～ 30 cm。叶密集簇生茎端，基生叶呈鳞片状，铲形、长椭圆状卵形至长椭圆状倒卵形，通常连叶柄长 10 ～ 15 cm，宽 3 ～ 4 cm。花 1 ～ 3 成簇腋生，花梗短；花萼筒状钟形，萼齿钝圆；花冠漏斗状，筒部紫色，檐部黄色，檐部 5 浅裂，裂片卵形；雄蕊 5，生于花冠筒喉部，花丝极短；花柱显著伸出花冠，柱头膨大，紫色；花盘环状。果萼膨大，并具明显网脉，完全包被果实；蒴果球形，直径 1 ～ 2 cm，远小于果萼，盖裂；种子肾形，黑褐色；胚弯曲成环形。花期 6 ～ 7 月。

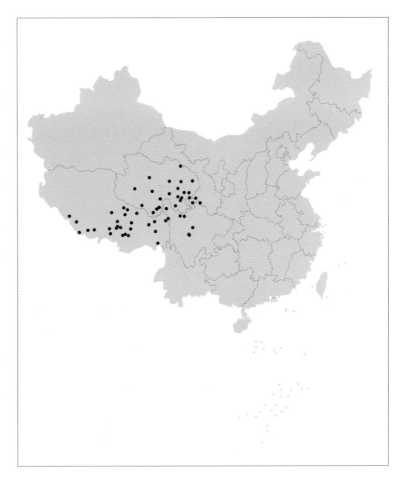

·分布

特有种。分布于我国甘肃南部、青海、四川、西藏。

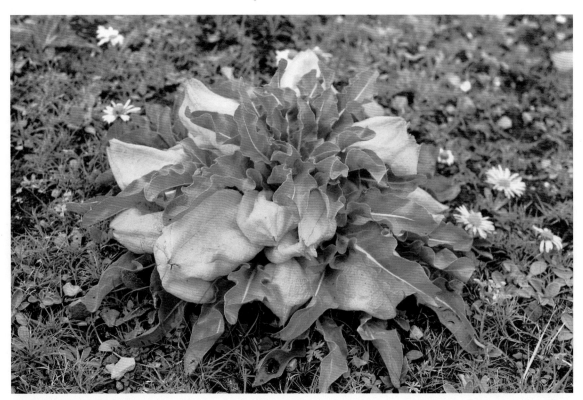

植株及生境 / 华国军提供

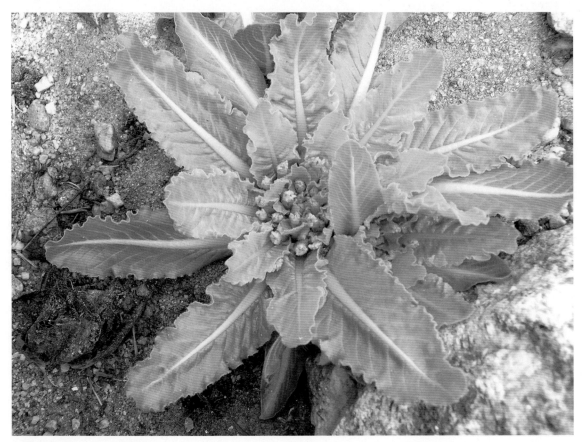

植株（花期）/ 徐克学提供

·生境和居群

见于海拔 3 200 ~ 5 000 m 的高山砂砾地或干旱草原。个体常呈集群式分布，但居群数量少且分散。种子繁殖，自然状态下发芽率低；种皮坚硬，经动物啃食消化后易于萌发[1]。

·药用部位

根。

·药用价值和功能主治

藏药。具有镇痛、解痉、杀虫、消炎的功效，用于胃肠痉挛疼痛、白喉、炭疽，外用于疮疡、皮肤瘙痒。

·致危因子

无序采挖和过度放牧使居群数量下降，生境受到破坏；种子发芽率低、干旱与高寒等环境因素使野生居群更新缓慢[1]。《中国生物多样性红色名录——高等植物卷》将本种评估为无危（LC）。本书作者通过调查，发现本种资源破坏较严重，故将其调整为易危（VU）。

·保护措施及商业栽培

本种尚未被列入保护野生植物名录。无植物园栽培记录。关于本种栽培学方面的研究取得了一定进展[2-3]。未见商业栽培报道。

·保护建议

将本种列入省级保护野生植物名录；依托现有自然保护地，或在天然集中分布区域建立保护点或设立保护标志，限制无序采挖与过度放牧，保护野生居群和生境；开展引种扩繁，促进商业栽培，减少对野生资源的依赖。

参考文献

[1] 卢杰，唐晓琴，权红，等. 濒危藏药植物马尿泡研究概况 [J]. 农业科学与技术（英文版），2017，18（12）：2320-2322，2325.

[2] 徐文华，陈桂琛，周国英，等. 藏药马尿泡离体快繁技术研究 [J]. 中草药，2009，40（2）：297-300.

[3] 雷天翔，王环，陈世龙，等. 藏药马尿泡茎段快繁体系及分化过程体内生物碱变化研究 [J]. 中草药，2015，46（20）：3086-3090.

瑞香科 Thymelaeaceae

119 土沉香
Aquilaria sinensis (Lour.) Spreng.

药材名: 沉香(药典种)
别　名: 白木香

保护地位	濒危 EN A2ac	重点保护名录 II 级 CITES 附录 II 物种

· 形态特征

常绿乔木。植株高达 15 m。叶近革质,椭圆形、长圆形或倒卵形,长 5 ~ 9 cm,侧脉 15 ~ 20 对。花数朵组成伞形花序;花梗密被灰黄色柔毛;花萼钟状,裂片 5,卵形,花瓣状,淡黄绿色,芳香,两面均密被短柔毛;花瓣 10,鳞片状,生于萼筒喉部,密被毛;雄蕊 10;子房密被白色柔毛。蒴果卵状球形,长 2 ~ 3 cm,绿色,密被黄色柔毛,2 瓣裂,每瓣具 1 种子;种子褐色,卵球形,长约 1 cm,基部附属体长约 1.5 cm,先端具短尖头。花期春、夏季。

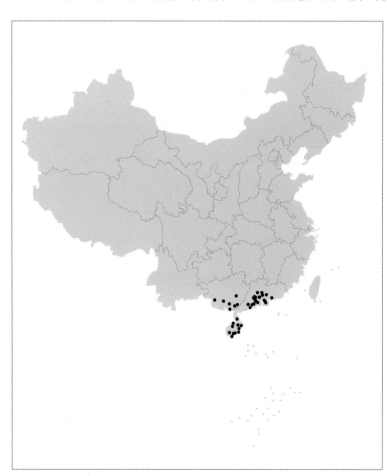

· 分布

特有种。分布于我国广东、广西、海南。

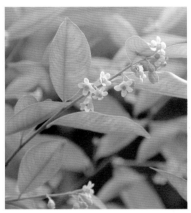
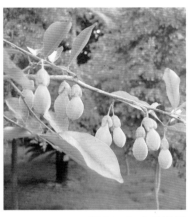
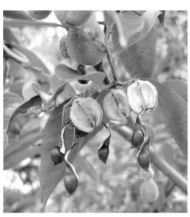

花 / 徐晔春提供　　　　果实 / 杨宇昌提供　　　　种子 / 杨宇昌提供

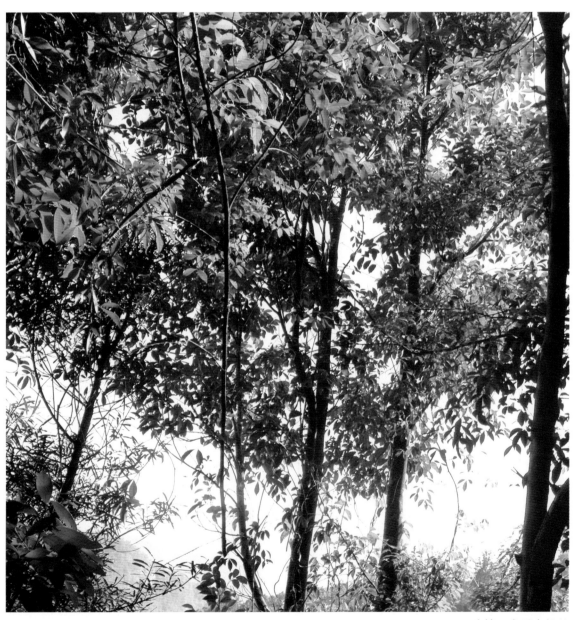

生境 / 齐耀东提供

· **生境和居群**

见于海拔 400 ~ 1 000 m 的山地、丘陵或路边阳处疏林中。阳性树种，高郁闭度的原始雨林中可见高大成株，但幼苗少见，高郁闭度不利于种子萌发和幼苗萌生。个体植株常呈星散分布，人为盗砍的树基处易形成萌条（齐耀东，个人观察）。

· **药用部位**

含树脂木材。

· **药用价值和功能主治**

具有行气止痛、温中降逆、纳气平喘的功效，用于脘腹冷痛、气逆喘息、胃寒呕吐呃逆、腰膝虚冷、大肠虚秘、小便气淋。

· **致危因子**

本种有长期药用与作香料的历史。近几十年来，由于生活水平的提高，人们对沉香制品的需求日益增多，为了满足需求，人们过度砍伐野生土沉香，导致本种野生资源几近枯竭[1]；居群更新能力较弱，竞争力不强[2-3]；尽管本种有大量人工栽培，人们对于结香技术的研究也有所突破，但民间仍盲目追求野生品，对野生资源的破坏并未得到有遏制。《中国生物多样性红色名录——高等植物卷》将本种评估为易危（VU）。本书作者通过调查，发现本种资源破坏严重，故将其调整为濒危（EN）。

· **保护措施及商业栽培**

本种已被列入《国家重点保护野生植物名录》，为Ⅱ级保护植物；已被列入CITES 附录Ⅱ。部分热带植物园有栽培。在广东、广西、海南均有大规模商业栽培，人工结香技术也取得了突破。

· **保护建议**

依托现有自然保护地，或在天然集中分布区域建立自然保护区，或在其他区域建立保护点或设立保护标志，严禁砍伐野生资源，保护野生居群和生境；提高人工结香质量，满足市场需求；加大科普宣传和执法力度，改变人们对野生沉香盲目追求的消费行为，减少对野生资源的破坏。

· **资源学附注**

云南沉香（*A. yunnanensis* S. C. Huang）已被列入 CITES 附录Ⅱ。与本种的区别在于果皮干时皱缩，被黄灰色毛，种子卵形，密被锈色绢毛，先端钝，基部附属体与种子等长，长 0.8 ~ 1 cm。云南沉香分布于云南西南部，与本种同为药材沉香的基原，受威胁因素相同。《中国生物多样性红色名录——高等植物卷》将之评估为易危（VU）。根据本书作者调查发现，云南沉香资源破坏严重，故将之调整为濒危（EN A2c）。

参考文献

[1] 田耀华，原慧芳，倪书邦，等. 沉香属植物研究进展 [J]. 热带亚热带植物学报，2009，17（1）：98–104.

[2] 贺立静，贺立红，谢正生. 光照对土沉香种子萌发和幼苗生长的影响 [J]. 广东农业科学，2011，38（8）：32–34.

[3] 徐平，周纪刚，舒夏竺，等. 土沉香高效栽培技术试验 [J]. 现代农业科技，2014（15）：85–86.

败酱科 Valerianaceae

120 甘松
Nardostachys jatamansi (D. Don) DC.

异　名： *Nardostachys chinensis* Batalin
药材名： 甘松（药典种）　　　　**别　名：** 甘松香、香松、榜贝（藏药名）

保护地位	近危 NT B1ab（ⅲ）	重点保护名录Ⅱ级

· **形态特征**

多年生草本。根茎密被叶鞘纤维。基生叶丛生，长匙形、线状倒披针形或线状倒卵形，长 3 ~ 25 cm，主脉平行 3 ~ 5 出，全缘；茎生叶 1 ~ 2 对，下部的椭圆形或倒卵形，基部下延成叶柄，上部的倒披针形或披针形。花茎旁出；聚伞花序头状，直径 1.5 ~ 2 cm，花序基部有 4 ~ 6 披针形总苞片，小苞片 2；花萼 5 齿裂，果时常增大；花冠紫红色，钟形，花冠筒内面被白毛；雄蕊 4，与花冠裂片近等长。瘦果倒卵圆形；宿萼 5 裂，裂片三角形或卵形。花期 6 ~ 8 月。

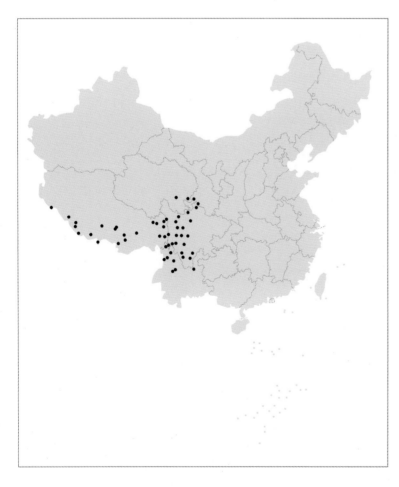

· **分布**

分布于我国甘肃、青海、四川、云南、西藏。不丹、印度、尼泊尔也有分布。

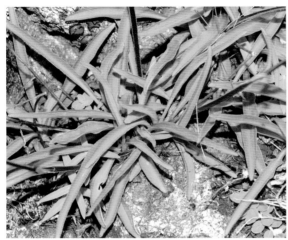

植株 / 朱鑫鑫提供

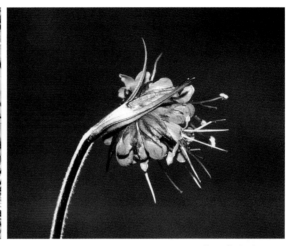

花 / 朱鑫鑫提供

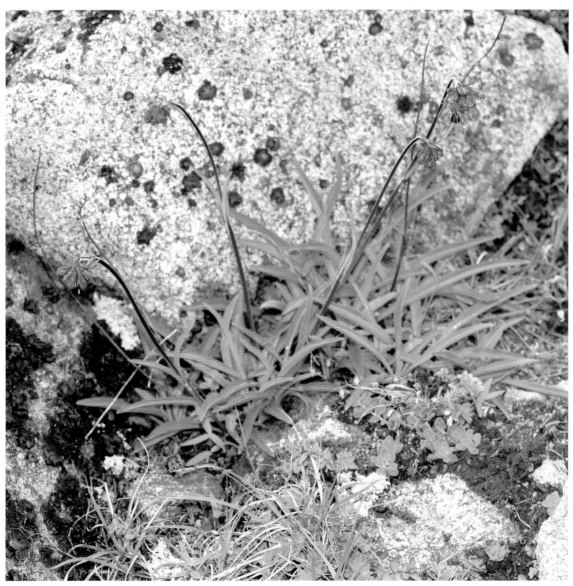

植株及生境 / 朱鑫鑫提供

· 生境和居群

见于海拔 2500～5 000 m 的高山草原地带或疏林中，亦生于沼泽草甸、河漫滩或灌丛草坡。在高海拔草原上常可成片集群式分布[1]。

· 药用部位

根、根茎。

· 药用价值和功能主治

藏药。具有理气止痛、醒脾健胃的功效，用于脘腹胀痛、不思饮食等。

· 致危因子

本种不仅具有药用价值，而且可用作香料，市场需求量大，人们为了满足市场需求而对野生居群长期进行无序采挖，导致资源日益匮乏[1]。《中国生物多样性红色名录——高等植物卷》将本种评估为无危（LC）。本书作者通过调查，发现本种资源破坏较严重，故将其列为近危（NT）。

· 保护措施及商业栽培

本种已被列入《国家重点保护野生植物名录》，为Ⅱ级保护植物；已被列入青海省保护野生植物名录。无植物园栽培记录。在四川省甘孜县和红原县有少量商业栽培。

· 保护建议

将本种列入药用植物监测名单；加强宣传和执法力度，强化藏药资源保护意识；扩大人工种植规模，以满足市场需求，减少对野生资源的依赖。

· 分类学附注

《中国植物志》（第七十三卷第一分册）收录我国甘松属 2 种植物，即甘松（*N. chinensis* Batalin）和匙叶甘松 [*N. jatamansi* (D. Don) DC.]。而 *Flora of China*（Vol.19）因形态连续变异，将二者归并，拉丁学名为 *N. jatamansi* (D. Don) DC.。2020 年版《中华人民共和国药典》一部接受 *Flora of China* 的分类学处理，考虑到药材甘松使用时并不严格区分二者的差别，本书亦接受了该处理。

参考文献

[1] 耿晓萍，刘云召，石晋丽. 甘青川三省甘松药用植物资源调查 [C]// 中华中医药学会中药鉴定分会. 中华中医药学会第十届中药鉴定学术会议暨 WHO 中药材鉴定方法和技术研讨会论文集，2010：5.

槲寄生科 Viscaceae

121 槲寄生
Viscum coloratum (Kom.) Nakai

药材名： 槲寄生（药典种）
别　名： 冬青、冻青、北寄生

保护地位　保护关注 CC

·形态特征

寄生小灌木。茎、枝均圆柱状，二歧或三歧分支，节稍膨大。叶对生，厚革质或革质，长椭圆形至椭圆状披针形，先端圆形或圆钝，基部渐狭；基出脉 3 ~ 5；叶柄短。雌雄异株；花序顶生或腋生于茎叉状分枝处。雄花序聚伞状，总苞舟形，通常具 3 花，中央花具 2 苞片或无；雄花花蕾时卵球形，萼片 4，卵形。雌花序聚伞式穗状，具花 3 ~ 5；苞片阔三角形；雌花花蕾时长卵球形；花托卵球形，萼片 4，三角形。果实球形，直径 6 ~ 8 mm，具宿存花柱，成熟时淡黄色或橙红色，果皮平滑。花期 4 ~ 5 月，果期 9 ~ 11 月。

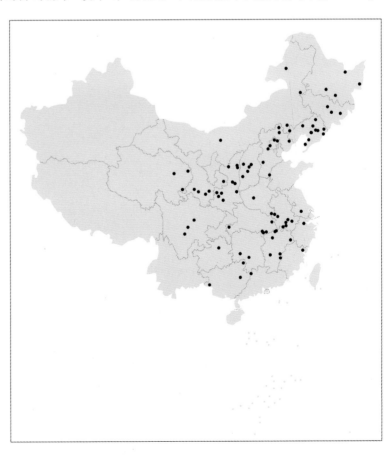

·分布

除新疆、宁夏、西藏、云南、台湾、广东和海南外，我国其余省区均有分布。吉林及黑龙江是药材主产区。日本、韩国，以及俄罗斯远东地区也有分布。

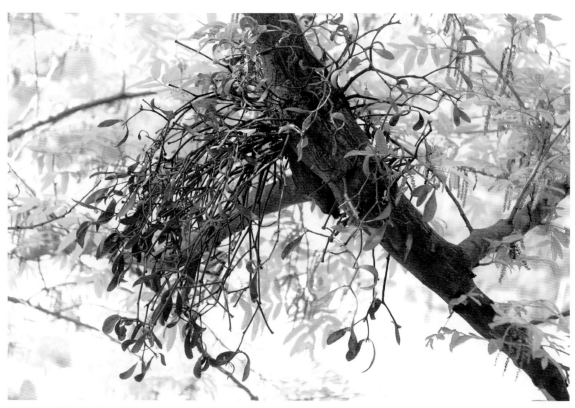

植株及生境 / 周重建提供

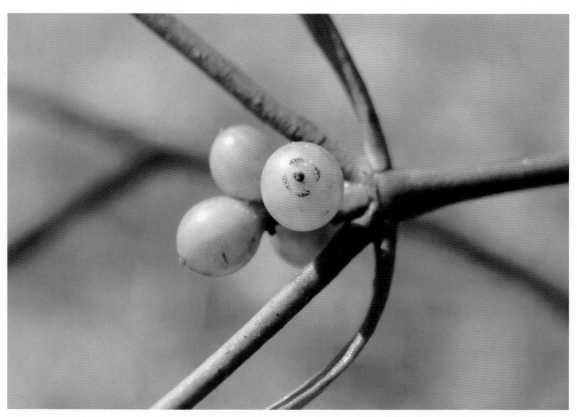

果实 / 赵鑫磊提供

· **生境和居群**

见于海拔 500 ~ 2 000 m 的阔叶林中。寄主不专一，有榆、杨、柳、桦、栎、梨、李、苹果、枫杨、赤杨及椴属植物等。种子需要鸟类传播[1]。

· **药用部位**

枝叶。

· **药用价值和功能主治**

具有祛风湿、补肝肾、强筋骨、安胎元的功效，用于风湿痹痛、腰膝酸软、筋骨无力、崩漏经多、妊娠漏血、胎动不安、头晕目眩。

· **致危因子**

本种由于具有药用价值而遭到无序采收，居群生存受到一定影响；本种寄生于阔叶树种，随着森林面积的减少，其居群受到影响；本种种子萌发形成幼苗的时间长，生长缓慢，形成大的居群需 10 ~ 20 年甚至更长时间[2]。《中国生物多样性红色名录——高等植物卷》将本种评估为无危（LC）。本书作者通过调查，将本种列为保护关注（CC）。

· **保护措施及商业栽培**

本种已被列入山东省保护野生植物名录。个别植物园有栽培。有关于寄主和人工接种等种植研究报道[3]。尚无商业栽培报道。

· **保护建议**

将本种列入药用植物监测名单；采取可持续采收方式，保证居群自然更新能力；限制砍伐林木和捕捉鸟类，保护本种依存的生态系统；开展人工培育研究，为商业栽培提供技术储备。

参考文献

[1] 鲁长虎. 槲寄生的生物学特征及鸟类对其种子的传播 [J]. 生态学报，2003，23（4）：834-839.

[2] 席德强. 槲寄生的生物学特性、利用与保护 [J]. 生物学通报，2009，44（7）：15-16.

[3] 王梓贞，张忠. 槲寄生人工栽培技术 [J]. 现代农业科技，2015（18）：108，110.

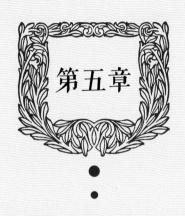

第五章

单子叶植物

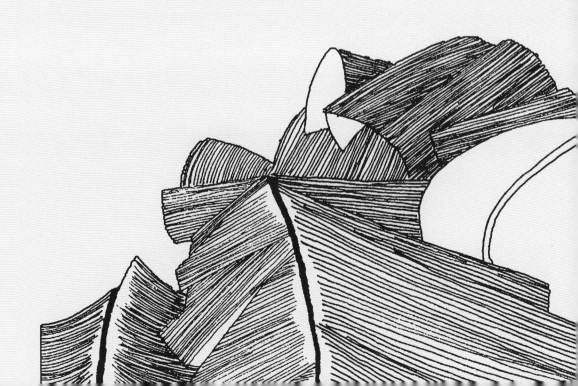

薯蓣科 Dioscoreaceae

薯蓣属 *Dioscorea* L.

缠绕藤本。具根茎或块茎。茎有时有刺，左旋或右旋。叶互生或对生，单叶或掌状复叶，叶脉通常为掌状脉；叶腋内有珠芽或无。花小，单性，雌雄异株，排成穗状花序或圆锥花序；花被裂片 6，2 轮；雄蕊 6，有时其中 3 退化；雌花有退化雄蕊 3 ~ 6 或无；子房 3 室，每室 2 胚珠。蒴果三棱形，每棱翅状，成熟后先端开裂；种子着生于果轴，有膜质翅。

本属 600 种，广布于热带及温带地区。我国分布 52 种（21 种特有），主要分布于西南和东南地区，西北和北部地区较少。本属为缠绕性草本植物，耐荫性较强。常见于海拔 2 800 m 以下的阔叶林、针阔混交林林下或林缘，以及次生灌丛与河谷地带。

本属有 34 种可药用。2020 年版《中华人民共和国药典》一部收录 6 种，分别为粉背薯蓣（*D. collettii* var. *hypoglauca*）、福州薯蓣（*D. futschauensis*）、穿龙薯蓣（*D. nipponica*）、黄山药（*D. panthaica*）、薯蓣（*D. polystachya*）、绵萆薢（*D. spongiosa*）。本属植物根茎含有的薯蓣皂苷元是心血管药物的重要原料，另外，本属植物还含有黄酮、延龄草皂苷、树脂、甾醇、多糖类等成分。现代研究显示，本属植物具有降低胆固醇、降血压、抗菌消炎、镇咳祛痰、平喘、抑制骨质增生、促进血液循环等作用[1-2]。

随着人们对本属植物的需求量日益增加，野生资源远不能满足需要，加之缺乏资源可持续利用的意识，采取掠夺式开发，资源量不断下降。森林面积缩小及生境破坏，也使一些物种生存受到严重威胁。《国家重点保护野生药材物种名录》和《国家重点保护野生植物名录》均未收录过本属植物；北京和吉林将穿龙薯蓣列入保护野生植物名录。部分物种已有商业栽培。

建议将受威胁物种列入国家级或省级保护野生植物名录；加大科普宣传力度，重视资源保护，对野生资源实行有计划的采挖；加强人工栽培和野生抚育研究，扩大商业栽培规模，减少对野生资源破坏和依赖。

本属受威胁及保护关注药用物种分列如下。

D. althaeoides R. Knuth 蜀葵叶薯蓣 VU B1ab（ⅴ）

D. biformifolia C. Pei et C. T. Ting 异叶薯蓣 CR A2c+3c

D. chingii Prain et Burkill 山葛薯 EN B1ab（ⅴ）

D. cirrhosa Lour. 薯莨 NT B1ab（ⅲ）

D. collettii Hook. f. var. *hypoglauca* (Palib.) C. Pei et C. T. Ting（异名：*D. hypoglauca* Palib.） 粉

背薯蓣 LC/ CC

 D. delavayi Franch. 高山薯蓣 VU A2c

 D. deltoidea Wall. ex Griseb. 三角叶薯蓣 CR A2c; D

 D. esquirolii Prain et Burkill 七叶薯蓣 CR A2c

 D. futschauensis Uline ex R. Knuth 福州薯蓣 NT B1ab（i，iii）

 D. glabra Roxb. 光叶薯蓣 VU A2c

 D. nipponica Makino 穿龙薯蓣 LC/ CC

 D. panthaica Prain et Burkill 黄山药 EN B1ab（iii，v）

 D. persimilis Prain et Burkill var. *persimilis* 褐苞薯蓣 EN A2c; D

 D. persimilis var. *pubescens* C. T. Ting et M. C. Chang 毛褐苞薯蓣 EN B1ab（i，ii）

 D. simulans Prain et Burkill 马肠薯蓣 VU A2c+3c

 D. sinoparviflora C. T. Ting, M. G. Gilbert et Turland 小花盾叶薯蓣 EN A2c

 D. spongiosa J. Q. Xi, M. Mizuno et W. L. Zhao 绵萆薢 LC/NT

 D. subcalva Prain et Burkill var. *subcalva* 毛胶薯蓣 EN A2c; B1ab（iii，v）

 D. subcalva var. *submollis* (R. Knuth) C. T. Ting et P. P. Ling 略毛薯蓣 EN A2c

 D. tenuipes Franch. et Sav. 细柄薯蓣 VU A2c

· 分类学附注

  2020 年版《中华人民共和国药典》一部记载药材山药基原薯蓣的拉丁学名为 *D. opposita* Thunb.，药材粉萆薢基原粉背薯蓣的拉丁学名为 *D. hypoglauca* Palib.。根据 *Flora of China*（Vol.24）的记载，*D. opposita* 是由于鉴定错误导致的非法名称（nom. illeg.），因此应予以废弃，正确的拉丁学名为 *D. polystachya* Turcz.。同时，*Flora of China* 将粉背薯蓣置于叉蕊薯蓣 *D. collettii* Hook. f. 下作变种处理，并将粉背薯蓣的拉丁学名变更为 *D. collettii* var. *hypoglauca* (Palib.) C. Pei et C. T. Ting。 2 种名称的分类处理方式并未改变药材应用实体，故本书接受 *Flora of China* 的名称变化。

参考文献

[1] 肖冰梅. 湖南省薯蓣属 9 种药用植物资源研究及种质评价 [D]. 长沙：湖南农业大学，2007.

[2] 黄含含，李霞，高文远，等. 薯蓣属药用植物的亲缘关系研究 [J]. 中国中药杂志，2015，40（17）：3470-3479.

薯蓣科 Dioscoreaceae

122 黄山药

Dioscorea panthaica Prain et Burkill

药材名： 黄山药（药典种）
别　名： 姜黄草、老虎姜、黄姜

| 保护地位 | 濒危 EN B1ab（ⅲ，ⅴ） |

·形态特征

草质藤本。根茎横生，圆柱形，不规则分枝。茎左旋。单叶互生，叶片三角状心形，基部心形，全缘或边缘呈微波状，两面近无毛。花单性，雌雄异株。雄花无梗，新鲜时黄绿色；花被碟形，先端6裂，裂片卵圆形，内有黄褐色斑点；雄蕊6，着生于花被管基部，花药背着。雌花序与雄花序基本相似；花被6裂，具6退化雄蕊，花药不全或仅花丝存在。蒴果三棱形，每棱翅状，半月形，表面棕黄色或栗褐色，有光泽，密生紫褐色斑点，成熟时果实反曲下垂；每室通常有种子2。花期5～7月，果期7～9月。

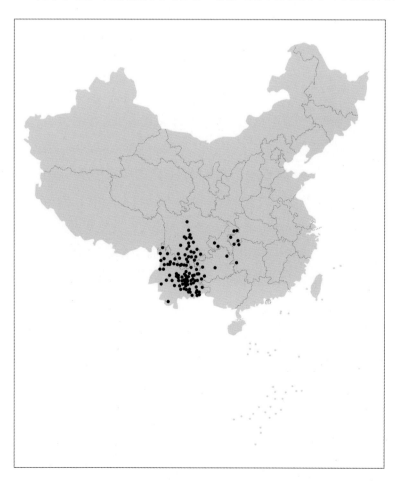

·分布

分布于我国湖北、重庆、湖南、四川、贵州、云南。泰国也有分布。

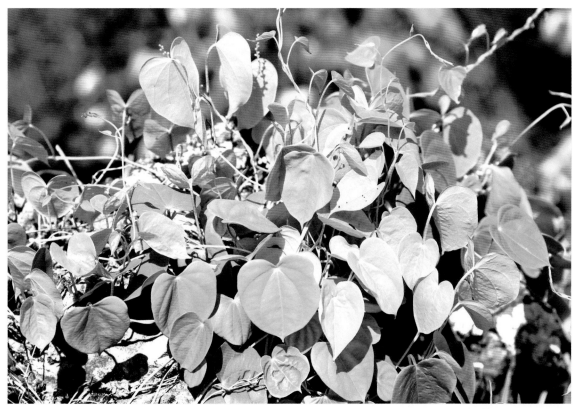

植株 / 刘基男提供

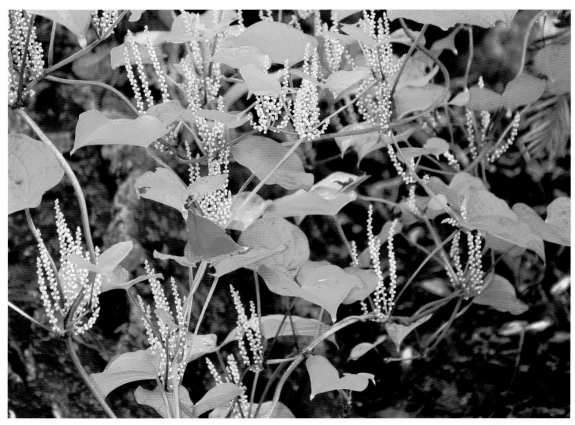

花序 / 叶建飞提供

· **生境和居群**

见于海拔 1 000 ~ 3 500 m 的山坡路旁、林缘、河谷两侧或灌丛中，生于疏松肥沃、排水良好的砂质土壤及山坡地等。

· **药用部位**

根茎。

· **药用价值和功能主治**

具有理气止痛、解毒消肿的功效，用于胃痛、吐泻腹痛、跌仆损伤，外用于疮痛肿毒、瘰疬痰核。根茎中提取的薯蓣皂苷元是心血管药物的重要原料[1-2]。

· **致危因子**

本种经多年掠夺式无序采挖，野生资源日趋减少，现在野生个体已罕见[1,3]（杭悦宇，个人通讯）。

· **保护措施及商业栽培**

本种尚未被列入保护野生植物名录。个别植物园有栽培。有商业栽培报道。

· **保护建议**

将本种列入国家级保护野生植物名录；依托现有自然保护地，或在天然集中分布区域建立自然保护区，或在其他区域建立保护点或设立保护标志，限制无序采挖，保护野生居群和生境；扩大种植规模，满足市场需求，减少对野生资源的依赖。

参考文献

[1] 荆文光. 黄山药化学成分和质量标准研究 [D]. 北京：中国中医科学院，2010.

[2] 谢学强，郑巧萍，潘石琼，等. 大渡河谷黄山药组培育苗技术及展望 [J]. 安徽农业科学，2017，45（19）：116-118.

[3] 魏德生，邹剑灵，王用平，等. 黄山药的引种栽培 [J]. 中草药，2011（6）：65-66.

薯蓣科 Dioscoreaceae

123 绵萆薢

Dioscorea spongiosa J. Q. Xi, M. Mizuno et W. L. Zhao

异　名: *Dioscorea septemloba* Thunb.

药材名: 绵萆薢（药典种）　　**别　名:** 畚箕斗、山畚箕、山薯

保护地位	近危 NT

·形态特征

草质藤本。根茎横生，圆柱形，直径 2～5 cm。茎左旋。单叶互生，表面绿色，背面灰白色，基出脉 9。叶二型，一种从茎基部至先端全为三角形或卵状心形；另一种茎基部叶为掌状裂叶，5～9 深裂、中裂或浅裂。花单性，雌雄异株。雄花序穗状，有时具分枝而成圆锥花序，腋生；花新鲜时橙黄色，有短梗，单生或 2 朵成对着生；花被基部联合成管状，先端 6 裂；雄蕊 6，着生于花被基部。雌花序与雄花序相似。蒴果三棱形，每棱翅状；种子通常 2。花期 6～8 月，果期 7～10 月。

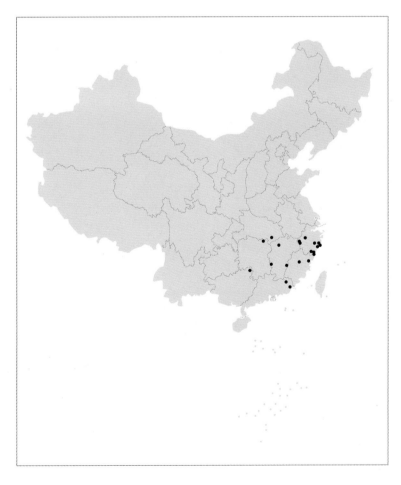

·分布

特有种。分布于我国江西、浙江、福建、湖北、湖南、广东、广西。

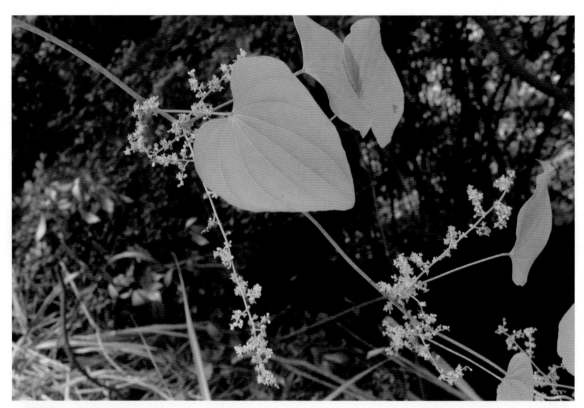

叶及花序 / 顾余兴提供

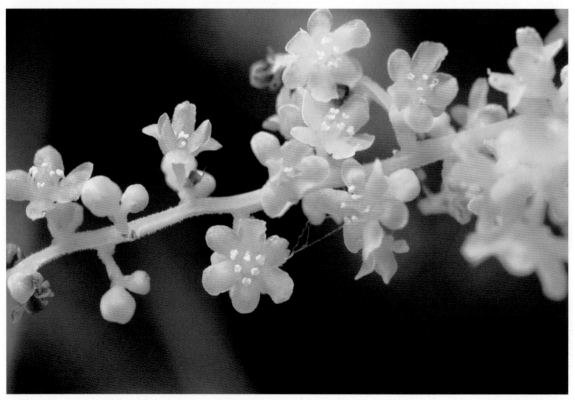

花 / 顾余兴提供

· **生境和居群**

见于海拔 400～800 m 的山地疏林或灌丛中。野生居群个体分布比较稀疏（杭悦宇，个人通讯）。

· **药用部位**

根茎。

· **药用价值和功能主治**

常用传统中药。具有利湿去浊、祛风除痹的功效，用于膏淋、白浊、白带过多、风湿痹痛、关节不利、腰膝疼痛，也可作为提取薯蓣皂苷元的原料。

· **致危因子**

采收时挖取根茎，导致本种居群更新受到影响，资源量逐年下降；本种野生居群尚能见到野生个体（杭悦宇，个人通讯）。《中国生物多样性红色名录——高等植物卷》将本种评估为无危（LC）。本书作者通过调查，发现其资源量有所下降，故将本种调整为近危（NT）。

· **保护措施及商业栽培**

本种尚未被列入保护野生植物名录。无植物园栽培记录。有少量商业栽培报道。

· **保护建议**

将本种列入药用植物监测名单；加强对野生资源的保护，限制无序采挖；开展野生抚育研究，建立封禁与轮采制度，保证居群的自然更新能力；开展栽培学研究，促进商业栽培，减少对野生资源的依赖。

· **分类学附注**

我国分布的本种过去错误鉴定为 *D. septemloba* Thunberg [见《中国植物志》（第十六卷第一分册）]，根据 *Flora of China*（Vol.24）的记载，本种正确的拉丁学名为 *D. spongiosa* J. Q. Xi et al，而 *D. septemloba* 只分布于日本。自 2015 年版《中华人民共和国药典》后接受了 *Flora of China* 的处理。

谷精草科 Eriocaulaceae

124 谷精草
Eriocaulon buergerianum Körn.

药材名： 谷精草（药典种）
别　名： 戴星草、文星草

保护地位　　保护关注 CC

· **形态特征**

草本。叶线形，丛生，具横格，长 4 ~ 10（~ 20）cm。头状花序，花葶多数，长达 25（~ 30）cm，扭转，具 4 ~ 5 棱；鞘状苞片长 3 ~ 5 cm；花序近球形，禾秆色。雄花花萼佛焰苞状，3 浅裂；花冠裂片 3，近锥形，近顶处各有 1 黑色腺体；雄蕊 6，花药黑色。雌花花萼合生；花瓣 3，离生，扁棒形，肉质，先端各具 1 黑色腺体及若干白色短毛；子房 3 室，花柱分枝 3。蒴果室背开裂；种子矩圆形，表面具横格及"T"字形突起。花果期 7 ~ 12 月。

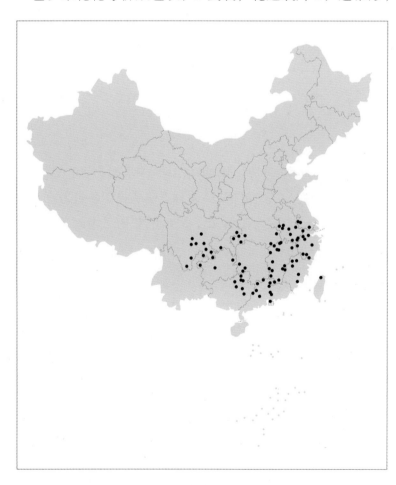

· **分布**

分布于我国江苏、安徽、浙江、江西、福建、台湾、湖北、重庆、湖南、广东、广西、四川、贵州、香港。日本、韩国也有分布。

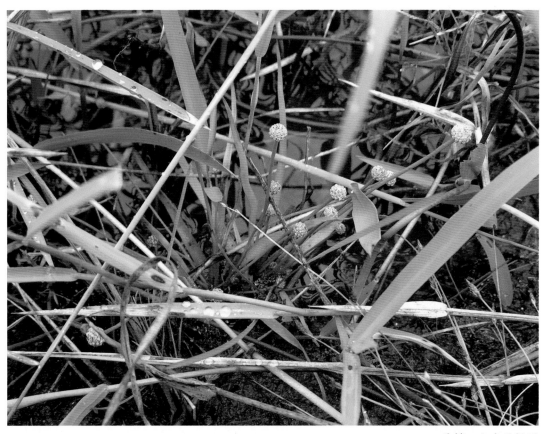

生境 / 赵鑫磊提供

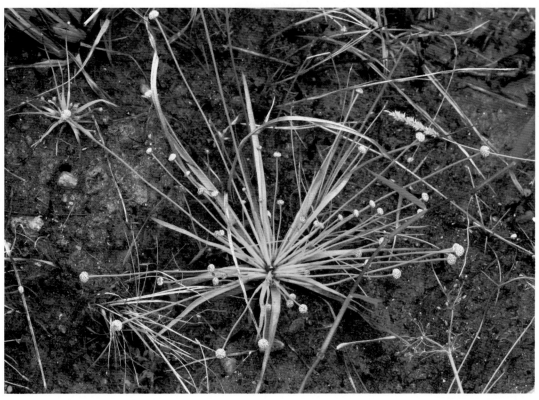

植株 / 周重建提供

- **生境和居群**

  见于海拔 500 ~ 1 300 m 水稻田或沼泽
  地。

- **药用部位**

  带花茎的头状花序。

- **药用价值和功能主治**

  具有祛风散热、明目退翳的功效，用于
  风热目赤、肿痛羞明、眼生翳膜、风热
  头痛。可作为滴眼液原料[1]。

- **致危因子**

  本种分布较为广泛，但居群数量逐年减
  少。稻田消失及除草剂的广泛使用是导

致野生居群减少的重要原因（张志翔，
个人通讯）。《中国生物多样性红色名
录——高等植物卷》将本种评估为无危
（LC）。本书作者通过调查，将本种列
为保护关注（CC）。

- **保护措施及商业栽培**

  本种尚未被列入保护野生植物名录。人
  工种植技术比较成熟[2]，但未见商业栽
  培报道。

- **保护建议**

  将本种列入药用植物监测名单；开展野
  生居群调查，加强对野生居群的收集，
  保存遗传多样性；推广使用传统除草方
  式，保护农业生态系统及野生资源。

参考文献

[1] 杨文晨，刘惠，倪士峰，等. 谷精草科药学研究概况 [J]. 中医药学报，2009，37（4）：92-93.

[2] 刘相根，麻进兴，陈建芳，等. 中药材谷精草栽培及种子生产技术 [J]. 种子科技，2013，31（11）：
59-60.

百合科 Liliaceae

125 海南龙血树
Dracaena cambodiana Pierre ex Gagnep.

药材名： 龙血竭
别　名： 柬埔寨龙血树、山铁树、小花龙血树

| **保护地位** | 易危 VU A2c+3c+4c | 重点保护名录 II 级 |

·形态特征

乔木状，高达 4 m 或更高。茎不分枝或分枝，树皮带灰褐色，幼枝有密环状叶痕。叶聚生于茎、枝先端，几乎互相套迭，剑形，薄革质，长达 70 cm，宽 1.5 ~ 3 cm，向基部略变窄而后扩大，抱茎，无柄。圆锥花序长可超过 30 cm；花序轴无毛或近无毛；花每 3 ~ 7 簇生，绿白色或淡黄色；花梗长 5 ~ 7 mm，关节位于上部 1/3 处；花被片长 6 ~ 7 mm，下部 1/5 ~ 1/4 合生成短筒；花丝扁平，宽约 0.5 mm，无红棕色疣点；花药长约 1.2 mm；花柱稍短于子房。浆果直径约 1 cm。花期 7 月。

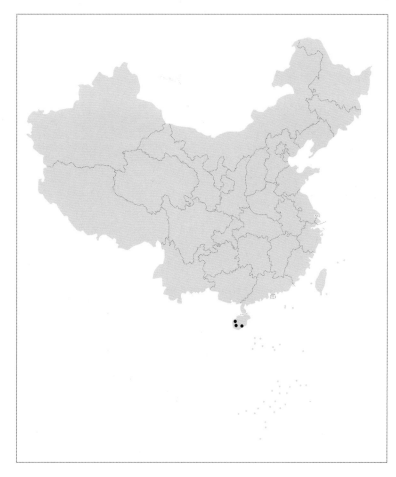

·分布

在我国分布狭窄，仅见于海南岛西南部内陆山区及南部沿海地区。越南、老挝、柬埔寨也有分布。

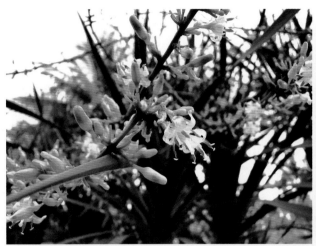

花 / 郑希龙提供

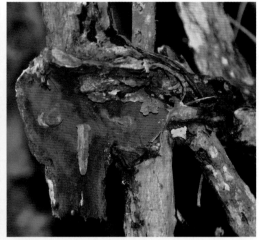

具树脂的茎 / 郑希龙提供

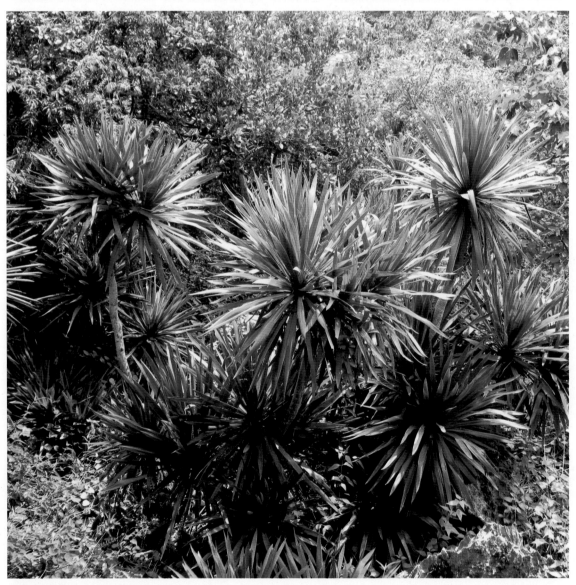

植株及生境 / 郑希龙提供

· **生境和居群**

生于海拔 300 m 以下的裸露花岗岩和石灰岩的石缝残积土中或紧贴石壁生于砂壤土中，有的植株甚至生于垂直的石灰岩峰林或孤峰的石缝中。生境土壤蓄水力弱，地形开朗，光照充足[1]。野生居群遗传多样性较低[2]。

· **药用部位**

树脂。

· **药用价值和功能主治**

具有散瘀止血、止咳平喘的功效，用于咯血、吐血、衄血、尿血、便血、崩漏、跌仆损伤、哮喘、痢疾、小儿疳积。

· **致危因子**

本种植株生长极其缓慢，而且其生境脆弱，极易受到破坏；种子萌发和幼苗成长需要荫蔽环境，居群自然更新能力弱；野生居群衰退，资源量不断减少[1]。

· **保护措施及商业栽培**

本种已被列入《国家重点保护野生植物名录》，为 II 级保护植物；已被列入海南省保护野生植物名录。南方多数植物园栽培本种作观赏树种及药用植物。对于本种组织培养与繁殖技术方面的研究较多[3-4]。作为观赏植物，其栽培技术已经较为成熟，但结脂技术尚未得到突破。尚无用于药材生产的商业栽培报道。

· **保护建议**

依托现有自然保护地，或在天然集中分布区域建立保护点或设立保护标志，限制无序采挖，保护野生居群和生境；收集种质资源，建立迁地保护基地，保存遗传多样性；加强结脂技术研究，实现人工树脂药材生产，以减少对野生资源的依赖。

参考文献

[1] 郑道君，云勇，吴宇佳，等. 海南龙血树野生资源分布及其与水热关系的分析 [J]. 热带亚热带植物学报，2012，20（4）：326–332.

[2] 董美超. 海南龙血树种质资源的初步评价 [D]. 海口：海南大学，2011.

[3] 罗文扬，罗萍，雷新涛. 珍稀濒危龙血竭基源植物龙血树的资源现状 [J]. 现代农业科技，2007（22）：62–64.

[4] 姜殿强，李海文，李良珍，等. 景观植物海南龙血树扦插繁殖技术研究 [C]// 中国产学研合作促进会科技成果转化专家委员会. 第二届全国城市园林观赏植物培育及景观设计技术交流论坛论文集，2015：125–130.

126 剑叶龙血树

Dracaena cochinchinensis (Lour.) S. C. Chen

药材名：龙血竭

保护地位	易危 VU A2c+3c+4c； B1ab（ii，iii）+2ab（ii，iii）	重点保护名录 II 级 野生药材名录 II 级

·形态特征

乔木状，高 5 ~ 15 m。茎粗大，分枝多；树皮灰白色，光滑，老干皮部灰褐色，片状剥落，幼枝有环状叶痕。叶聚生于茎、分枝或小枝先端，互相套迭，剑形，薄革质，长 50 ~ 100 cm，宽 2 ~ 5 cm，向基部略变窄而后扩大，抱茎，无柄。圆锥花序长 40 cm 或更长，花序轴密被乳突状短柔毛，幼嫩时更甚；花每 2 ~ 5 簇生，乳白色；花梗长 3 ~ 6 mm，关节位于近先端；花被片长 6 ~ 8 mm，下部 1/5 ~ 1/4 合生；花丝扁平，宽约 0.6 mm，上部具红棕色疣点；花药长约 1.2 mm；花柱细长。浆果直径 8 ~ 12 mm，橘黄色，具 1 ~ 3 种子。花期 3 月，果期 7 ~ 8 月。

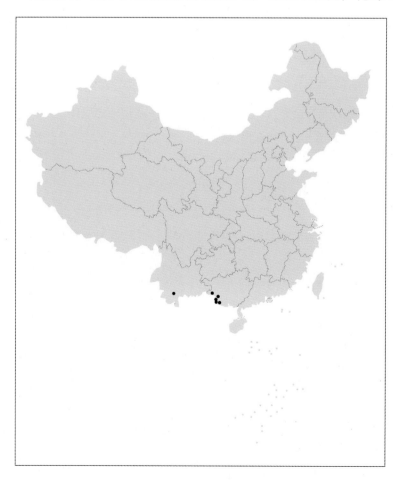

·分布

分布于我国广西西南部、云南南部。越南、老挝、柬埔寨也有分布。

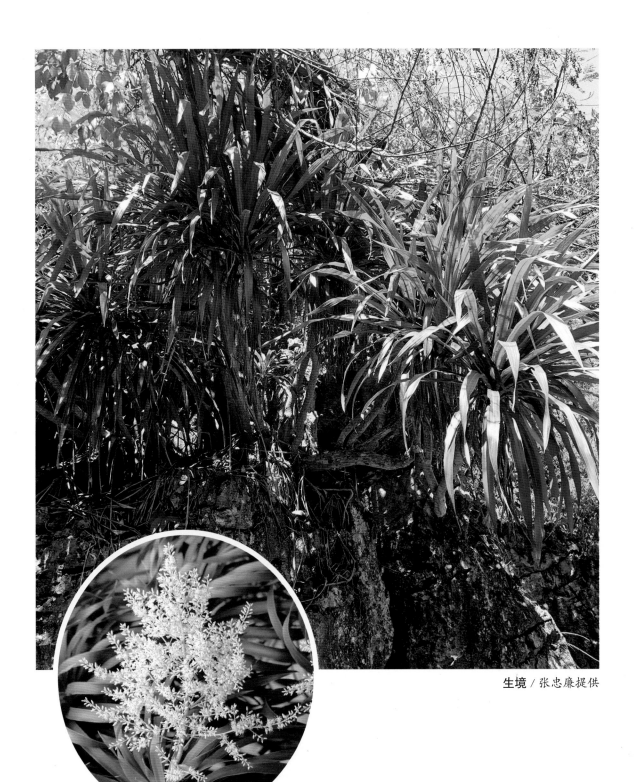

生境 / 张忠廉提供

花序 / 张忠廉提供

· **生境和居群**

耐旱、嗜钙树种。见于海拔 800 ～
1 700 m 的热带干热石灰岩地区，常生于
山势险峻、坡度较大的石缝间。居群个
体生长慢[1]。

· **药用部位**

树脂。

· **药用价值和功能主治**

同"海南龙血树"项。

· **致危因子**

过度采挖及人为采种使居群数量减少，
自然更新能力减弱；生境破坏使其栖息
地范围和质量均有所下降；植株生长缓
慢，居群内遗传多样性水平相对较低，
对环境适应能力差，易受环境剧烈波动
的影响[2-3]。

· **保护措施及商业栽培**

本种已被列入《国家重点保护野生植物
名录》，为Ⅱ级保护植物；已被列入《国
家重点保护野生药材物种名录》，为Ⅱ
级保护植物。南方部分植物园有栽培。
组织培养与繁殖技术相对成熟[3-4]，但结
脂技术尚未得到突破。尚无用于药材生
产的商业栽培报道。

· **保护建议**

同"海南龙血树"项。

参考文献

[1] 罗文扬，罗萍，雷新涛. 珍稀濒危龙血竭基源植物龙血树的资源现状 [J]. 现代农业科技，2007
（22）：62-64.

[2] 周仕顺，王洪，朱华. 云南思茅翠云石灰岩山剑叶龙血树群落的研究 [J]. 广西植物，2006，26（2）：
157-162.

[3] 杨松，莫饶，唐燕琼，等. 海南地区剑叶龙血树种质资源遗传多样性分析 [J]. 广东农业科学，
2012，39（19）：124-125.

[4] 杨晓虹，侯思名，和凤美，等. 剑叶龙血树愈伤组织的诱导及其增殖培养研究 [J]. 昆明学院学报，
2009，31（6）：64-66.

百合科 Liliaceae

贝母属 *Fritillaria* L.

　　多年生草本。鳞茎通常 1，球形，由 2（~ 3）白色粉质鳞片组成（鳞片内生有 2 ~ 3 小鳞片）。茎直立，不分枝。茎生叶基部半抱茎。单花顶生或数朵排成总状花序或伞形花序，具叶状苞片；花被片基部有蜜腺窝；雄蕊 6，花药近基着或背着，2 室，内向开裂；子房 3 室，每室有 2 纵列胚珠，花柱 3 裂或近不裂，柱头伸出雄蕊外。蒴果具 6 棱，棱上常有翅，室背开裂；种子多数，扁平，边缘有狭翅。

　　本属 130 种，我国有 24 种。除华南地区外，全国各地均有分布，新疆和四川的野生种类最多。喜生于河滩、草坡、砾石缝或林下。

　　本属除少数种类外均作药用，2020 年版《中华人民共和国药典》一部收录 10 种（含变种）。鳞茎供药用，统称"贝母"。具有清热润肺、化痰止咳的功效。本属植物有些种类已有栽培，如浙贝母（*F. thunbergii*）在江苏、浙江一带有悠久的栽培历史；平贝母（*F. ussuriensis*）主要栽培于黑龙江和吉林；伊贝母（*F. pallidiflora*）主要栽培于新疆巩留及周边地区，并有少量被引种至青海、四川、云南等地。近几年，暗紫贝母（*F. unibracteata*）及其变种（*F. unibracteata* var. *wabuensis*）在四川和青海也有一定规模的种植。

　　由于本属植物具有较高的药用及观赏价值[1]，野生资源长期遭受掠夺性采挖，我国本属物种资源状况堪忧。近 10 年来，药材川贝母价格居高不下，青藏高原及其毗邻地区本属物种的野生资源量急剧下降，受威胁程度不断加大。新疆地区本属物种同样呈现野生资源下降的趋势。而长江中下游地区和东北地区栽培贝母（浙贝母、湖北贝母和平贝母）能满足市场需求，但人为活动对野生居群生境的强烈干扰，使野生居群呈片段化星散分布（齐耀东，个人观察）。本属植物从种子萌发到开花结实需 3 ~ 5 年，繁殖周期长。种子萌发需经夏、冬季变温才能解除生理性休眠，休眠过程较长且极易受环境影响导致萌发率低。农田开垦及过度放牧对本属植物生长环境的干扰及破坏均影响到其居群的更新。

　　经《中国生物多样性红色名录——高等植物卷》评估，多数本属物种均被列入受威胁等级。本属所有种已被列入《国家重点保护野生植物名录》，为 Ⅱ 级保护植物。《国家重点保护野生药材物种名录》收录 6 种，列为 Ⅲ 级保护。吉林、北京、河北、陕西、浙江、青海将本地区部分物种列为省级保护野生植物名录。新疆地区本属所有物种均被列入自治区级重点保护野生植物名录。

建议加强野生资源管理，减少人为无序采挖，禁止过度放牧，保护自然生境，避免本属野生居群遭受更严重破坏。收集种质资源，开展迁地保护，避免遗传多样性丧失。在需求量大的青藏高原和新疆地区，应开展野生抚育和栽培学研究，促进商业栽培，以满足市场需求。

本属受威胁药用物种分列如下。

F. anhuiensis S. C. Chen et S. F. Yin 安徽贝母 VU B2ab（ⅱ）

F. cirrhosa D. Don 川贝母 NT/EN B1ab（ⅲ）

F. crassicaulis S. C. Chen 粗茎贝母 VU B1ab（ⅲ）

F. dajinensis S. C. Chen 大金贝母 EN A2c; B1ab（ⅰ, ⅲ, ⅴ）

F. davidii Franch. 米贝母 EN A2b; B1ab（ⅰ, ⅲ）

F. delavayi Franch. 梭砂贝母 VU B1ab（ⅰ, ⅲ, ⅴ）

F. fusca Turrill 高山贝母 EN B1ab（ⅲ）

F. maximowiczii Freyn 轮叶贝母 EN B1ab（ⅰ, ⅲ, ⅴ）

F. meleagroides Patrin ex Schult. et Schult. f. 额敏贝母 VU B1ab（ⅰ, ⅲ, ⅴ）

F. monantha Migo 天目贝母 EN A2c

F. pallidiflora Schrenk ex Fisch. et C. A. Mey. 伊贝母 VU B1ab（ⅲ, ⅴ）

F. przewalskii Maxim. 甘肃贝母 VU B1ab（ⅲ）

F. sichuanica S. C. Chen 华西贝母 VU B1ab（ⅰ, ⅲ）

F. sinica S. C. Chen 中华贝母 VU B1ab（ⅰ, ⅲ）

F. taipaiensis P. Y. Li 太白贝母 EN B1ab（ⅰ, ⅲ）

F. thunbergii Miq. 浙贝母 VU A2c; B1ab（ⅲ）

F. tortifolia X. Z. Duan et X. J. Zheng 托里贝母 VU A2c; B2ab（ⅲ）

F. unibracteata P. K. Hsiao et K. C. Hsia 暗紫贝母 EN A2c; B1ab（ⅰ, ⅲ）

F. ussuriensis Maxim. 平贝母 VU B1ab（ⅰ, ⅲ）

F. walujewii Regel 新疆贝母 EN A2c; B1ab（ⅲ）

F. yuminensis X. Z. Duan 裕民贝母 VU A2c; D2

F. yuzhongensis G. D. Yu et Y. S. Zhou 榆中贝母 EN B1b（ⅰ）c（ⅲ）

参考文献

[1] 袁燕波，郝丽红，于晓南. 贝母属观赏植物种质资源及其园林应用价值 [J]. 中国野生植物资源，2013，32（5）：32-37，44.

百合科 Liliaceae

127 川贝母
Fritillaria cirrhosa D. Don

药材名： 川贝母（药典种）
别　名： 卷叶贝母、川贝

保护地位	濒危 EN B1ab（ⅲ）	重点保护名录 Ⅱ 级 野生药材名录 Ⅲ 级

·形态特征

多年生草本。高 15 ～ 40 cm。鳞茎直径 1 ～ 1.5 cm，由 2 鳞片组成。叶通常对生，少数在中部兼有散生或 3 ～ 4 轮生，条形至条状披针形，长 4 ～ 12 cm，宽 3 ～ 5 mm，先端稍卷曲或不卷曲。花通常单朵，极少 2 ～ 3，黄绿色，常有小方格，少数仅具斑点或条纹，近果期时变为淡紫红色；每花有 3 叶状苞片，苞片狭长，宽 2 ～ 4 mm，先端通常卷曲，常缠绕于灌木枝条上；花被片长 3 ～ 4 cm，外 3 宽 1 ～ 1.4 cm，内 3 宽可达 1.8 cm，蜜腺窝在背面明显凸出；雄蕊长约为花被片的 3/5；柱头裂片长 3 ～ 5 mm。蒴果长、宽各约 1.6 cm，棱上有狭翅。花期 5 ～ 7 月，果期 8 ～ 10 月。

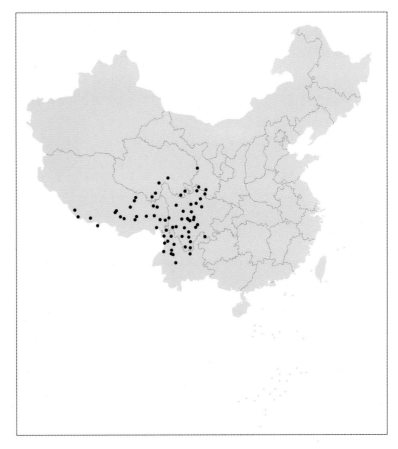

·分布

分布于我国甘肃、青海、四川、云南、西藏。不丹、印度、尼泊尔也有分布。

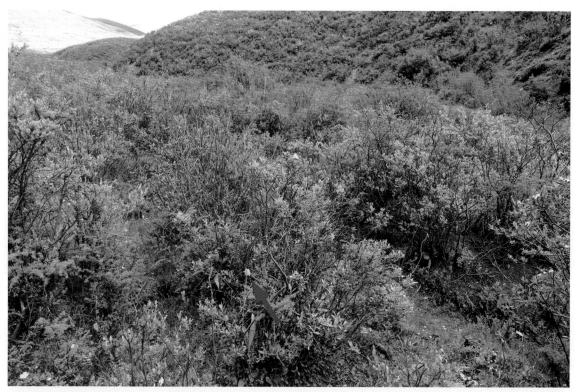

生境（箭头所示为植株）/ 赵鑫磊提供

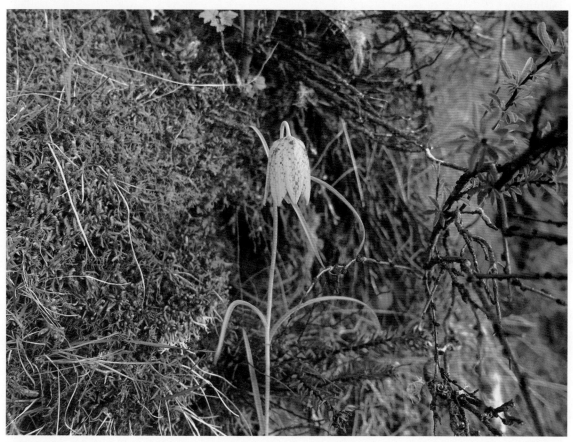

植株 / 赵鑫磊提供

·生境和居群

见于海拔 3 200 ~ 4 600 m 的林中、灌丛下或峭壁岩缝中。种子萌发需要较大的郁闭度；三年生至四年生植株需满足一定光照要求才能完成开花授粉结实；居群常呈片段分布，居群内个体少[1]。

·药用部位

鳞茎。

·药用价值和功能主治

常用传统中药。具有清热润肺、化痰止咳、散结消痈的功效，用于肺虚久咳、虚劳咳嗽、燥热咳嗽、肺痈、瘰疬、痈肿、乳痈。

·致危因子

本种长期遭到掠夺式采挖，野生资源几近枯竭；在野生环境中种子萌发率低，往往在灌丛中才能找到少量成熟个体；过度放牧和野生动物啃食地下鳞茎等均使居群更新受到较大影响。

《中国生物多样性红色名录——高等植物卷》将本种评估为近危（NT）。但由于本种的生境破坏严重，居群内个体数量急剧减少，本书作者将其调整为濒危（EN）。

·保护措施及商业栽培

本种已被列入《国家重点保护野生植物名录》，为Ⅱ级保护植物；已被列入《国家重点保护野生药材物种名录》，为Ⅲ级保护植物。个别植物园有栽培。在青海、四川等地已开展商业栽培，但多与贝母属其他物种混种，种质未纯化，尚不能满足市场需求。

·保护建议

依托现有自然保护地，或在天然集中分布区域建立自然保护区，或在其他区域建立保护点或设立保护标志，限制无序采挖，保护野生居群和生境；广泛收集种质资源，开展迁地保护，保存遗传多样性；扩大种植规模，以人工栽培品代替野生品，减少对野生资源的依赖。

参考文献

[1] 李西文，陈士林. 遮荫下高原濒危药用植物川贝母（*Fritillaria cirrhosa*）光合作用和叶绿素荧光特征 [J]. 生态学报，2008，28（7）：3438-3446.

百合科 Liliaceae

128 新疆贝母

Fritillaria walujewii Regel

药材名： 伊贝母（药典种）
别　名： 天山贝母、新贝

保护地位	濒危 EN A2c; B1ab（ⅲ）	重点保护名录Ⅱ级 野生药材名录Ⅲ级

·形态特征

多年生草本。植株高 20 ～ 40 cm。鳞茎由 2 鳞片组成，直径 1 ～ 1.5 cm。叶通常最下面的对生，先端不卷曲，中部至上部叶对生或 3 ～ 5 轮生，先端稍卷曲，下面的呈条形，向上逐渐变为披针形，长 5.5 ～ 10 cm，宽 2 ～ 9 mm。单花，外面苍白色，内面深紫色而具黄色小方格，具 3 先端强烈卷曲的叶状苞片；外花被片长 3.5 ～ 4.5 cm，宽 1.2 ～ 1.4 cm，比内花被片稍狭而长；蜜腺窝在背面明显凸出，几乎成直角；雄蕊长为花被片的 1/2 ～ 2/3，花药近基着，花丝无乳突；柱头裂片长 2 ～ 3 mm。蒴果长 1.8 ～ 3 cm，宽和长相近或略小，棱上的翅宽 4 ～ 5mm。花期 5 ～ 6 月，果期 7 ～ 8 月。

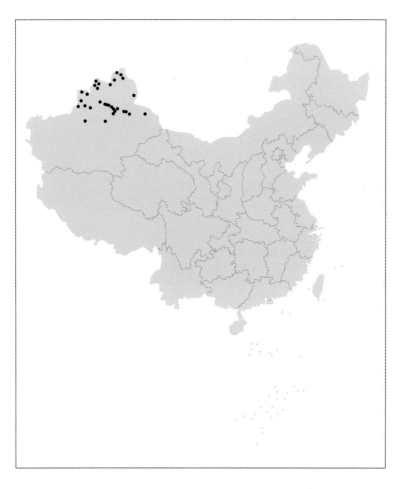

·分布

分布于我国新疆天山地区。中亚地区也有分布。

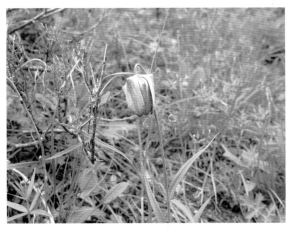
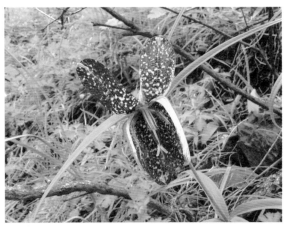

植株 / 赵鑫磊提供　　　　　　　　　　　花内面 / 赵鑫磊提供

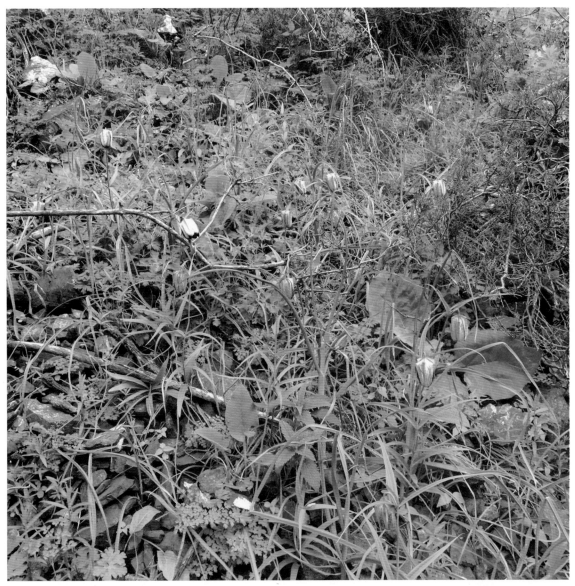

生境 / 赵鑫磊提供

· 生境和居群

见于海拔 1 300 ～ 2 000 m 的林下、灌丛或石缝中。居群通常呈片段化聚集分布，由于小居群母株扩散能力有限，子代一般聚集在母株附近，且由于小居群近交效应明显，容易导致居群内个体间遗传多样性低[1]。

· 药用部位

鳞茎。

· 药用价值和功能主治

具有清热润肺、化痰止咳的功效，用于肺热燥咳、干咳少痰、阴虚劳嗽、咳痰带血。

· 致危因子

近年来，人类的滥采乱挖致使本种居群面积和资源蕴藏量急剧缩减，本种在低山带已绝迹，在中山带仅在灌丛中有零星分布，个体稀少[2]。

· 保护措施及商业栽培

本种已被列入《国家重点保护野生植物名录》，为Ⅱ级保护植物；已被列入《国家重点保护野生药材物种名录》，为Ⅲ级保护植物；本种已被列入新疆维吾尔自治区保护野生植物名录。无植物园栽培记录。在新疆伊犁地区有少量栽培，但尚未形成规模。

· 保护建议

依托现有自然保护地，或在天然集中分布区域建立自然保护区，或在其他区域建立保护点或设立保护标志，限制无序采挖，保护野生居群和生境；广泛收集种质资源，开展迁地保护，保存遗传多样性；开展规范化栽培技术研究，纯化种质，提高产量和品质，扩大商业栽培规模，减少对野生资源的依赖。

参考文献

[1] 苏志豪，潘伯荣，卓立，等. 中国天山山区新疆贝母居群遗传多样性及其环境适应性 [J]. 干旱区研究，2017，34（1）：119-125.

[2] 康喜亮，郝秀英，刘敏，等. 新疆贝母的组织培养与快速繁殖 [J]. 植物生理学通讯，2009，45（12）：1213-1214.

百合科 Liliaceae

129 山慈菇

Iphigenia indica Kunth

药材名：山慈菇
别　名：丽江山慈菇、益辟坚、草贝母

保护地位　易危 VU A2c；B1ab（ⅱ, ⅲ, ⅴ）

·形态特征

多年生草本。植株高 10 ~ 25 cm。球茎直径 5 ~ 15 mm。茎常多少具小乳突，有数叶。叶条状长披针形，长 7 ~ 15 cm，宽 3 ~ 9 mm，基部鞘状，抱茎，有中脉，自下向上渐小，逐渐过渡为狭长的叶状苞片。花 2 ~ 10，暗紫色，排成近伞房花序；花被片狭条状倒披针形，长 7 ~ 10 mm，宽 0.7 ~ 1 mm；雄蕊长约为花被片的 1/3；花丝具乳突，花药长约 1 mm；子房较大，与花丝近等长。蒴果长约 7 mm。花果期 6 ~ 7 月。

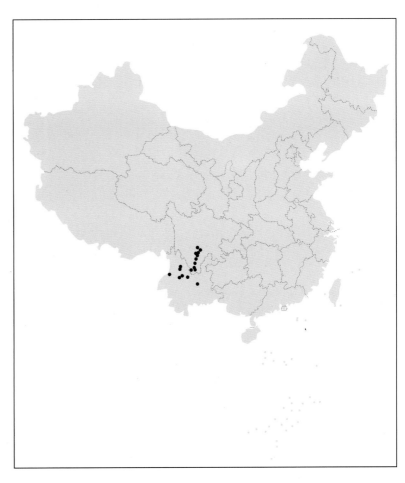

·分布

分布于我国云南、四川。柬埔寨、印度、印度尼西亚、缅甸、泰国、越南、菲律宾、斯里兰卡、尼泊尔、澳大利亚也有分布。

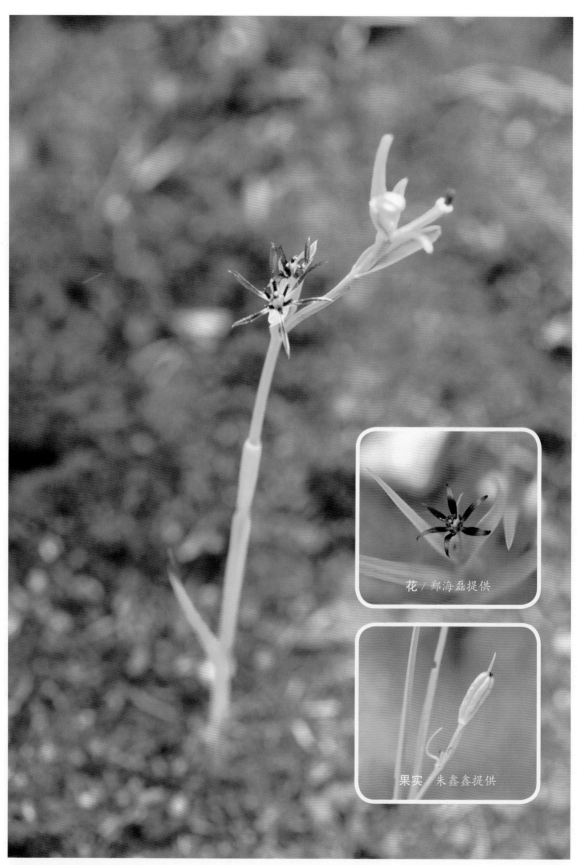

花 / 郑海磊提供

果实 / 朱鑫鑫提供

植株 / 朱鑫鑫提供

· **生境和居群**

见于海拔 2 100 m 以下的稀疏松林下或山坡草地中。在以禾本科植物为主的草丛中伴生，据云南分布区观察显示，本种野生居群在自然状态下只有零星分布或间断分布，且居群内植株数量较少[1]。

· **药用部位**

鳞茎。

· **药用价值和功能主治**

具有散结止痛的功效，用于乳腺癌、鼻咽癌、唾液腺肿瘤、瘰疬、皮肤肿块、痛风。

· **致危因子**

本种药材均来源于野生，因被多年持续采挖，本种资源日趋减少，近年来民间又用其治疗恶性肿瘤，人们对本种的采挖量加大，导致野生资源破坏加剧；在分布区内进行毁林开荒，使野生居群发育受限，野生资源量明显减少[1]；植株根系不发达，种子自然萌发率低，种间

竞争能力弱。《中国生物多样性红色名录——高等植物卷》将本种评估为无危（LC）。本书作者通过调查，发现本种资源破坏较严重，故将其调整为易危（VU）。

· **保护措施及商业栽培**

本种尚未被列入保护野生植物名录。个别植物园有栽培。关于本种种子育苗技术的研究取得了一定进展[2-3]。未见商业栽培报道。

· **保护建议**

将本种列入省级保护野生植物名录；依托现有自然保护地，或在天然集中分布区域建立保护点或设立保护标志，限制无序采挖、过度开荒与放牧，保护野生居群与生境；采取人工抚育措施，使野生居群复壮；加强科普宣传，提高公众对于生物多样性和生态环境保护的意识；广泛收集种质资源，开展迁地保护，保存遗传多样性；加强栽培学研究，促进商业栽培，减少对野生资源的依赖。

参考文献

[1] 唐荣平，苏汉林. 丽江山慈菇的濒危机制和保护对策探讨 [J]. 中国野生植物资源，2009，28（3）：19-20.

[2] 唐荣平，杨永红，苏汉林. 丽江山慈菇种子播种及育苗技术研究初报 [J]. 种子，2008，27（12）：130-131.

[3] 袁理春，吕丽芬，陈保生，等. 丽江山慈菇栽培技术 [J]. 中药材，2003，26（6）：396-397.

百合科 Liliaceae

130 假百合
Notholirion bulbuliferum (Lingelsh.) Stearn

药材名: 太白米
别　名: 九子

| 保护地位 | 易危 VU A4acd；B1+2ab (i, ii, iii, iv, v) |

· **形态特征**

多年生草本。小鳞茎多数。茎高 60 ~ 150 cm，近无毛。基生叶数枚，带形；茎生叶条状披针形，长 10 ~ 18 cm，宽 1 ~ 2 cm。总状花序具花 10 ~ 24；花梗稍弯曲；花淡紫色或蓝紫色；花被片倒卵形或倒披针形，长 2.5 ~ 3.8 cm，宽 0.8 ~ 1.2 cm，先端绿色；雄蕊与花被片近等长；子房淡紫色，长 1 ~ 1.5 cm；花柱长 1.5 ~ 2 cm，柱头 3 裂，裂片稍反卷。蒴果矩圆形或倒卵状矩圆形，长 1.6 ~ 2 cm，宽 1.5 cm，具钝棱。花期 7 月，果期 8 月。

· **分布**

分布于我国陕西、甘肃、四川、云南、西藏。尼泊尔、不丹、印度也有分布。

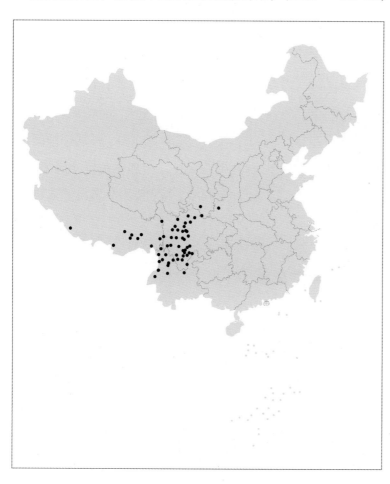

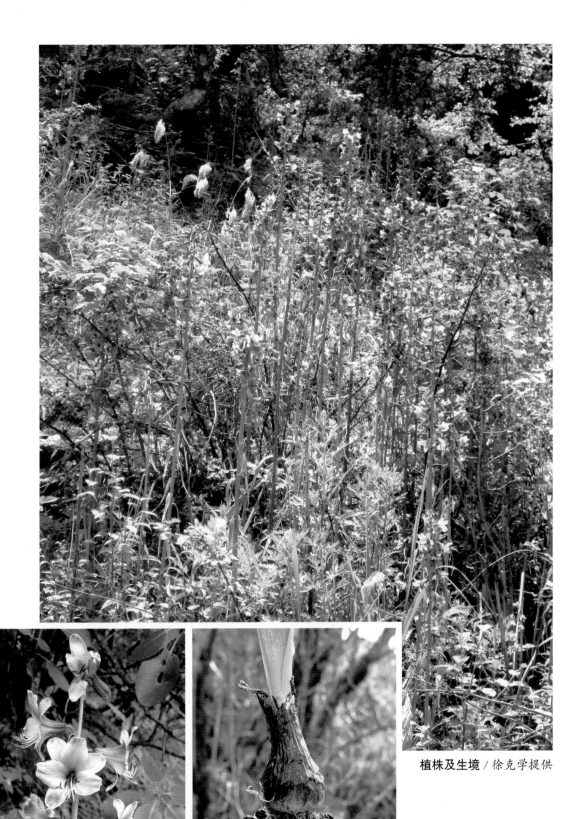

植株及生境 / 徐克学提供

花及花序 / 徐克学提供　　　鳞茎及根 / 赵鑫磊提供

· **生境和居群**

见于海拔 2 000 ～ 4 500 m 的高山草坡及灌丛下。喜偏酸性、富含腐殖质的疏松土壤，耐寒性强，忌高温、干旱，生长期需较高郁闭度。根据调查，20 世纪 70 年代本种的分布的海拔下限为 1 800 m，到 21 世纪分布上升至海拔 2 500 ～ 3 500 m 的中高山地区；本种主要依靠小鳞茎无性繁殖，生长周期较长 [1]。

· **药用部位**

鳞茎。

· **药用价值和功能主治**

具有理气和胃、祛风止咳的功效，用于脘腹胀痛、呕吐、风寒咳嗽。

· **致危因子**

本种药材来源于野生，随着药材价格高涨，人们为了攫取经济利益而过度采挖本种，导致本种野生资源日渐减少，已几近绝迹 [2]。由于环境变化与人为采挖，

陕西本种自然分布区的海拔下限呈现不断升高的趋势，居群受到严重破坏 [1]。《中国生物多样性红色名录——高等植物卷》将本种评估为无危（LC）。本书作者通过调查，发现本种资源破坏严重，故将其调整为易危（VU）。

· **保护措施及商业栽培**

本种已被列入陕西省保护野生植物名录。个别植物园有栽培。目前有关于本种组织培养再生植株栽培技术方面的研究 [2-3]。未见商业栽培报道。

· **保护建议**

将本种列入分布区范围内各省的省级保护野生植物名录；依托现有自然保护地，或在天然集中分布区域建立自然保护区，或在其他区域建立保护点或设立保护标志，禁止采挖，保护野生居群和生境；加强管理，禁止采挖野生资源；加快组织培养快速繁殖研究，促进商业栽培，满足市场需求，减少对野生资源的依赖。

参考文献

[1] 胡本祥，王继涛，张琳，等. 太白米濒危因素研究之一——太白米植物的生活习性及其资源分布调查研究 [J]. 陕西中医学院学报，2007（6）：49-52.

[2] 杨冰月，彭亮，胡本祥. 假百合属植物的研究进展 [J]. 现代中医药，2010，30（1）：68-70.

[3] 宋利伟. 太白米组织培养再生植株研究 [D]. 咸阳：西北农林科技大学，2014.

百合科 Liliaceae

重楼属 *Paris* L.

多年生草本。具根茎。茎直立，不分枝，基部具 1 ~ 3 膜质鞘。叶常 4 或更多，轮生于茎顶部，排成 1 轮。单花生于叶轮中央，花 4 基数或更多；花被片 2 轮，离生，外轮花被片为萼片，叶状，绿色，内轮为花瓣，远比萼片狭小；雄蕊与花被片同数，1 ~ 2 轮，花丝细，扁平，花药基着，向两侧纵裂，药隔凸出于花药先端或不明显；子房心皮多数，侧膜胎座或 4 ~ 10 室的中轴胎座，胚珠多数，倒生。蒴果或浆果状蒴果，常具棱；种子多数，子叶 1。

本属 24 种，分布于欧洲和亚洲的温带、亚热带地区。我国分布 22 种（特有种 12 种），云贵高原至四川邛崃山一带为本属植物的分布及多样化中心。本属物种居群密度较小，多数呈零星散布状态[1]。

本属植物多数种类可入药，具有清热解毒、消肿止痛、凉肝定惊的功效，用于疗疮痈肿、咽喉肿痛、蛇虫咬伤、跌仆伤痛、惊风抽搐等。2020 年版《中华人民共和国药典》一部收录了华重楼（*P. polyphylla* var. *chinensis*）和滇重楼（*P. polyphylla* var. *yunnanensis*）。

本属植物以根茎入药，其根茎是云南白药等多种中成药的主要原料，市场需求量大，导致价格高涨。人们为了获取经济利益而大量采挖本属植物，使本属植物野生资源量急剧减少，被采集对象也从《中华人民共和国药典》收录的物种扩大到同属其他物种。农业用地和基础设施建设等人类生产活动加剧了本属植物生境退化，甚至导致生境丧失，造成连续分布区被分隔成孤立小斑块，居群更新困难。从种子发育到成药一般需 7 ~ 8 年，连根采挖后资源在短时间内难以恢复。种子二次休眠、在自然状态下萌发率极低，居群更新缓慢[2]。根据《中国生物多样性红色名录——高等植物卷》评估，在我国，大多数本属植物处于受威胁状态（极危 CR、濒危 EN、易危 VU）。

本属所有种已被列入《国家重点保护野生植物名录》，为 II 级保护植物。河北、河南、江西、云南将本地区部分物种列入省级植物名录。浙江将整属物种列入省级保护野生植物名录。本属植物在南方植物园有引种栽培。本属植物的商业栽培已经开展多年，但由于其生长周期长，尚不能完全满足市场需求。

建议制订野生资源可持续利用计划，根据各地区资源现状确定合理的采收量，减少对野生居群的破坏；保护其生存环境，严格控制林地用途的改变，使现有野生资源得到恢复；注重对地上部分的综合开发，研究茎、叶、花、籽等的使用价值；扩大商业栽培规模，以满足市场需求，减少对野生资源的依赖。

本属受威胁药用物种分列如下。

P. axialis H. Li 五指莲重楼 VU A2acd+3cd+4cd

P. bashanensis F. T. Wang et Tang 巴山重楼 NT A2acd+3cd+4cd

P. cronquistii (Takht.) H. Li var. *cronquistii* 凌云重楼 VU A2c; B1ac（ⅰ,ⅲ）

P. cronquistii var. *xichouensis* H. Li 西畴重楼 EN A2acd+3cd+4cd

P. daliensis H. Li et V. G. Soukup 大理重楼 EN A2acd+3cd+4cd; B1ab（ⅰ,ⅱ,ⅲ,ⅴ）

P. dulongensis H. Li et Kurita 独龙重楼 CR A2acde+3cde; B1ab（ⅰ,ⅱ,ⅲ,ⅳ,ⅴ）

P. delavayi Franch. 金线重楼 VU A2acd+3cd+4cd

P. dunniana H. Lév. 海南重楼 VU A2acd+3cd+4cd

P. fargesii Franch. var. *fargesii* 球药隔重楼 NT/EN A2acd+3cd+4cd

P. fargesii var. *petiolata* (Baker ex C. H. Wright) F. T. Wang et Tang 具柄重楼 EN A2acd+3cd+4cd

P. forrestii (Takht.) H. Li 长柱重楼 EN A2acd+3cd+4cd

P. luquanensis H. Li 禄劝花叶重楼 CR A2acd+3cd+4cd

P. mairei H. Lév.（异名：*P. violacea* H. Lév.） 毛重楼 EN A2acd+3cd+4cd

P. marmorata Stearn 花叶重楼 EN A2acd+3cd+4cd

P. polyandra S. F. Wang 多蕊重楼 EN A2acd+3cd+4cd; B1ab（ⅰ,ⅱ,ⅲ,ⅴ）

P. polyphylla Sm. var. *polyphylla* 七叶一枝花 NT/VU A2acd+3cd+4cd

P. polyphylla var. *alba* H. Li et R. J. Mitchell 白花重楼 VU A2acd+3cd+4cd

P. polyphylla var. *chinensis* (Franch.) H. Hara 华重楼 VU A2acd+3cd+4cd

P. polyphylla var. *latifolia* F. T. Wang et C. Yu Chang 宽叶重楼 LC/VU A2acd+3cd+4cd

P. polyphylla var. *stenophylla* Franchet 狭叶重楼 NT/VU A2acd+3cd+4cd

P. polyphylla var. *yunnanensis* (Franch.) Hand.-Mazz. 滇重楼 VU A2acd+3cd+4cd

P. rugosa H. Li & Kurita 皱叶重楼 EN A2acd+3cd+4cd

P. thibetica Franch. var. *thibetica* 黑籽重楼 NT A2acd+3cd+4cd

P. thibetica var. *apetala* Hand.-Mazz. 无瓣重楼 NT A2acd+3cd+4cd

P. undulata H. Li et V. G. Soukup 卷瓣重楼 CR A2acd+3cd+4cd; B1ab（ⅰ,ⅱ,ⅲ,ⅴ）; C1

P. vaniotii H. Lév. 平伐重楼 EN A2acd+3cd+4cd

P. vietnamensis (Takht.) H. Li 南重楼 VU A2acd+3cd+4cd

P. wenxianensis Z. X. Peng et R. N. Zhao 文县重楼 CR A2acd+3cd+4cd

参考文献

[1] 曾钦朦，冯锦秀，李丽红，等. 野生七叶一枝花种群草本层优势种生态位分析 [J]. 亚热带农业研究，2008，14（3）：30-34.

[2] 陆辉，许继宏，陈锐平，等. 云南重楼属植物资源现状与保护对策 [J]. 云南大学学报（自然科学版），2006，28（S1）：307-310.

百合科 Liliaceae

131 华重楼

Paris polyphylla Sm. var. *chinensis* (Franch.) H. Hara

药材名： 重楼（药典种）

别　名： 七叶一枝花、蚤休、灯台七

保护地位	易危 VU A2acd+3cd+4cd	重点保护名录 II 级

· 形态特征

多年生草本。植株高 35 ~ 100 cm。根茎粗厚，直径达 1 ~ 2.5cm，外表棕褐色，密生多数环节和须根。茎通常带紫红色。叶 5 ~ 8 轮生，倒卵状披针形、矩圆状披针形或倒披针形，基部通常楔形，长 7 ~ 15 cm，宽 2.5 ~ 5 cm。花梗长 5 ~ 16（~ 30）cm；花被片绿色，内轮花被片（花瓣）狭条形，通常中部以上变宽，宽 1 ~ 1.5 mm，长 1.5 ~ 3.5 cm，常短于外轮花被片（萼片），反折；雄蕊 8 ~ 12，花药长 1.2 ~ 1.5 cm，长为花丝的 3 ~ 4 倍；子房近球形，具棱，花柱粗短，具（4 ~）5 分枝。蒴果紫色，3 ~ 6 裂；种子多数，具鲜红色多浆汁的外种皮。花期 4 ~ 7 月，果期 8 ~ 11 月。

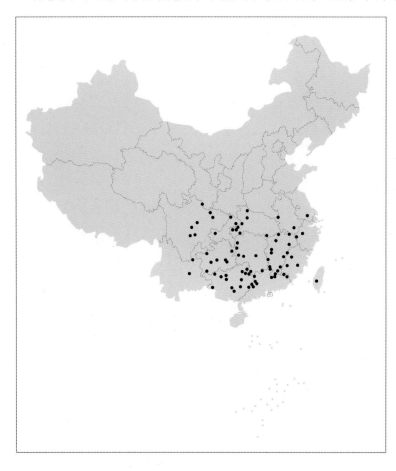

· 分布

分布于我国河南、安徽、江苏、浙江、江西、福建、台湾、湖北、湖南、广东、广西、四川、重庆、贵州、云南。越南北部也有分布。

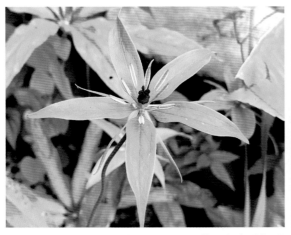

花 / 赵鑫磊提供

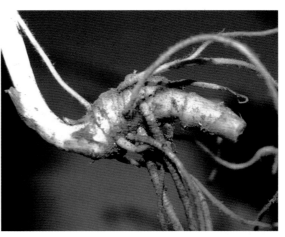

根茎 / 赵鑫磊提供

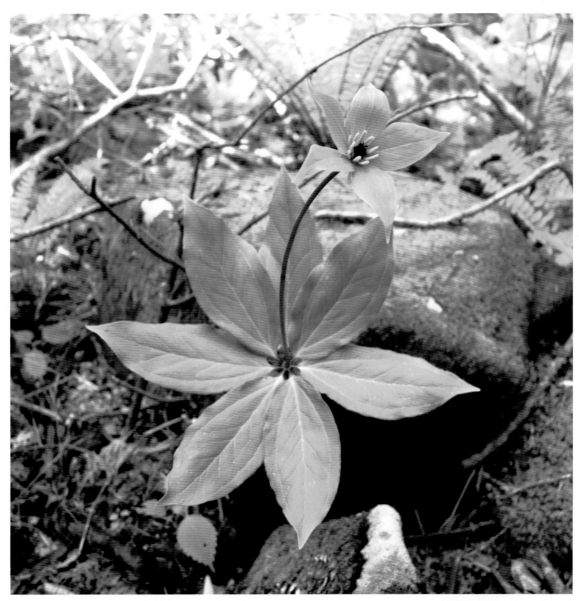

植株及生境 / 赵鑫磊提供

· **生境和居群**

见于海拔 600 ～ 2 000 m 的林下阴处或沟谷边的草丛中。生于透气性和排水性良好的砂质土壤；植株较耐寒，能够适应低温环境，喜斜射光或散射光，适宜中等郁闭度的生境[1]。种子萌发缓慢，存在二次休眠[2]。

· **药用部位**

根茎。

· **药用价值和功能主治**

具有清热解毒、消肿止痛、凉肝定惊的功效，用于痈肿疮毒、咽肿喉痹、乳痈、蛇虫咬伤、跌仆伤痛、肝热抽搐。

· **致危因子**

近年来，市场对本种药材需求量激增，人们为了满足市场需求而过度采挖本种，导致本种野生资源量明显减少[2]；本种种子萌发率低，繁殖周期长，掠夺性采挖使受损居群难以在短时间内恢复，无法摆脱居群衰退。

· **保护措施及商业栽培**

本种已被列入《国家重点保护野生植物名录》，为Ⅱ级保护植物；已被列入浙江省和江西省保护野生植物名录。多数南方植物园有栽培。目前有解除休眠、组织培养及快繁技术等方面的研究报道[3-5]。有商业栽培报道，但由于成药周期长，尚不能满足市场需求。

· **保护建议**

依托现有自然保护地，或在天然集中分布区域建立保护点或设立保护标志，限制无序采挖，保护野生居群和生境；扩大商业栽培规模，满足市场需求，减少对野生资源的依赖。

参考文献

[1] 刘湘丹，王朝晖，徐玉琴，等. 中药材重楼研究进展 [J]. 中医药导报，2015，21（15）：90-93.

[2] 张珏，王跃华，杨华，等. 华重楼研究现状 [J]. 时珍国医国药，2013，24（1）：196-198.

[3] 谷海燕. 药用植物华重楼的资源现状及其繁育研究进展 [J]. 四川林业科技，2014，35（4）：56-59.

[4] 王跃华，刘银花，陈燕，等. 华重楼种子休眠解除及愈伤组织诱导 [J]. 江苏农业科学，2015，43（6）：223-225.

[5] 刘银花，王跃华，唐旭，等. 华重楼植株的快速繁殖研究 [J]. 中草药，2015，46（19）：2925-2931.

百合科 Liliaceae

132 滇重楼

Paris polyphylla Sm. var. *yunnanensis* (Franch.) Hand.-Mazz.

药材名： 重楼（药典种）
别　名： 云南重楼、草河车、独脚莲

保护地位	易危 VU A2acd+3cd+4cd	重点保护名录 II 级

· **形态特征**

植株高 30 ~ 150 cm。根茎粗厚，直径达 1 ~ 2.5 cm，密生多数环节和须根。茎通常带红褐色，直径（0.8 ~ ）1 ~ 1.5 cm。叶通常 7，倒卵状披针形、矩圆状倒披针形，长 5 ~ 20 cm，宽 2 ~ 5 cm，先端急尖或渐尖，基部楔形；叶柄长 1 ~ 3 cm。内轮花被片中上部扩大成匙形，宽 2 ~ 5 mm；花药长约 8 mm，约为花丝长的 1 倍，药隔凸出部分较明显，长 1 ~ 2 mm。花果期 5 ~ 10 月。

· **分布**

分布于我国四川、贵州、云南、西藏东南部，云南中西部至西北部为主产区 [1]。印度、缅甸也有分布。

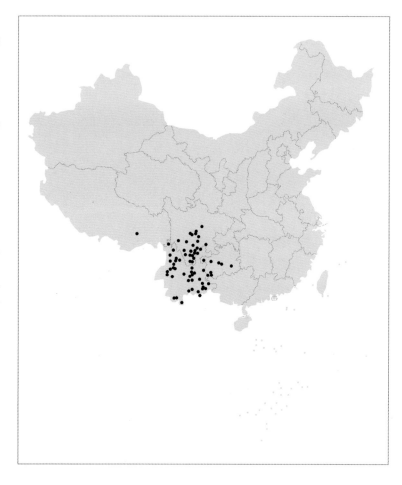

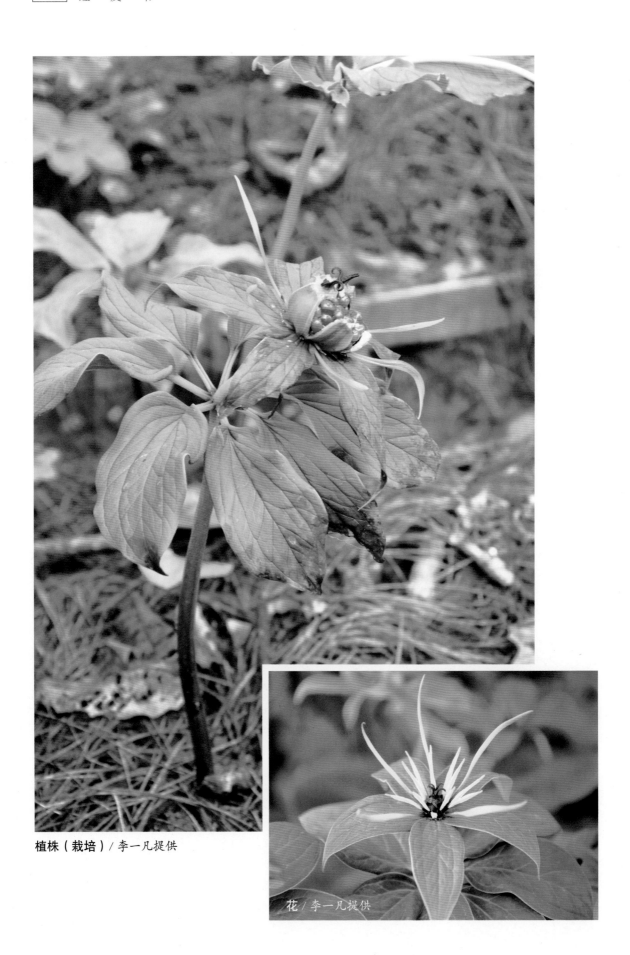

植株（栽培）/ 李一凡提供

花 / 李一凡提供

· 生境和居群

见于海拔 1 000 ~ 2 000 m 的阔叶林、针阔混交林林下，常生于潮湿、阴凉、郁闭度高的环境。种子萌发具有形态后熟和生理后熟的二次休眠特性，自然情况下萌发需经历 2 个冬天、1 个夏天，所需周期较长[2-3]。

· 药用部位

根茎。

· 药用价值和功能主治

同"华重楼"项。

· 致危因子

本种近年来虽有人工种植，但药材来源主要还是依赖野生。掠夺性采挖致使本种野生资源量明显下降[4]。《中国生物多样性红色名录——高等植物卷》将本种评估为近危（NT）。本书作者通过调查，发现本种资源破坏较严重，故将其调整为易危（VU）。

· 保护措施及商业栽培

本种已被列入《国家重点保护野生植物名录》，为 Ⅱ 级保护植物。个别植物园有栽培。在云南、贵州和四川等地有商业栽培，但不能完全满足市场需求。

· 保护建议

同"华重楼"项。

参考文献

[1] 字瑶. 滇重楼林下种植技术及效益浅析 [J]. 云南农业，2016（7）：34-35.

[2] 李绍平，杨斌. 滇重楼驯化栽培研究初报 [J]. 云南农业科技，2005（2）：21.

[3] 张凯强，扶利玫，张静全，等. 中药重楼资源现状及解决途径 [J]. 现代农业科技，2016（15）：94，96.

[4] 沈昱翔，汪杨丽，尹鸿翔，等. 贵州产滇重楼的资源调查及品质评价 [J]. 华西药学杂志，2015，30（6）：685-687.

兰科 Orchidaceae

开唇兰属 *Anoectochilus* Blume

地生兰。根茎肉质，具节，节上生根。叶基部常偏斜，具柄。花序总状，顶生；萼片离生，背面常被毛，中萼片舟状，与花瓣黏合呈兜状，侧萼片较中萼片长，基部包唇瓣基部；花瓣膜质，常歪斜；唇瓣基部与蕊柱贴生，基部呈球状小囊或延伸成圆锥状距，唇瓣中部收窄成爪，两侧具流苏状裂条或锯齿，唇瓣前部 2 裂，内面具龙骨状褶片，两侧各具 1 肉质胼胝体；蕊柱短，两侧常各具 1 翼状附属物；花药 2 室，花粉团 2，棒状，具花粉团柄，末端同附于 1 粘盘；蕊喙直立，叉状 2 裂；柱头 2，离生。

本属约有 40 余种，分布于亚洲热带地区至大洋洲。我国有 20 种，产于西南部至南部地区。本属植物喜阴湿、凉爽、弱光或散射光的环境。常见于海拔 300 ~ 1 500 m 的阴湿森林或草丛中，在上有常绿阔叶遮阳、下有枯枝落叶铺被的沟边、石壁上或树根处等阴湿环境中尤其常见。本属植物大多为狭域分布，且植株个体小，呈分散式分布。

本属植物多被作为民间药，最著名的为金线兰（花叶开唇兰，*A. roxburghii*）。金线兰在我国民间应用历史悠久。金线兰具有清热解毒、滋阴降火等功效，近年来，发现其在降血压、降血糖方面有一定作用[1-2]，故多将其作为保健品使用。

因市场需求量大，人们对本属植物进行疯狂采挖，使本属植物有限的野生资源遭到严重破坏；人们对近缘物种不加区分地采集，导致本属部分物种处于受威胁状态。在《中国生物多样性红色名录——高等植物卷》中，本属近 50% 的植物被评为受威胁物种。本属所有种已被列入《国家重点保护野生植物名录》，为 II 级保护植物；已被列入 CITES 附录 II。

目前金线兰的商业栽培已初具规模，在一定程度上能满足市场需求。应开展科普教育，改变民间对野生药材盲目追求的消费观念，提高人们对本属药用植物的保护意识；加强对本属植物野生资源的调查及监测，充分了解物种分布及储量，为制订保护规划提供依据。

本属受威胁药用物种分列如下。

A. baotingensis (K. Y. Lang) Ormerod 保亭金线兰 EN B1ab (iii, v)

A. burmannicus Rolfe 滇南金线兰 VU A2c; B1ab (iii, v)

A. chapaensis Gagnep. 滇越金线兰 VU A2c; B1ab (iii, v)

A. emeiensis K. Y. Lang 峨眉金线兰 CR B1ab (ii, iii)

A. formosanus Hayata 台湾银线兰 NT A2c

A. nanlingensis L. P. Siu et K. Y. Lang　南岭齿唇兰　EN B1ab（ⅲ）

A. roxburghii (Wall.) Lindl.　金线兰　EN B1ab（ⅱ）+2ab（ⅱ）

A. xingrenensis Z. H. Tsi et X. H. Jin　兴仁金线兰　NT B1ab（ⅲ，ⅴ）

A. zhejiangensis Z. Wei et Y. B. Chang　浙江金线兰　EN A2c+3c; B1ab（ⅲ，ⅴ）

参考文献

[1] 刘国民，李微，李娟玲. 开唇兰的价值与研发概况 [J]. 贵州科学，2011，19（2）：27-36.

[2] 钱丽萍，杨盼，阙慧卿，等. 金线莲的品种及成分研究进展 [J]. 海峡药学，2017，29（5）：32-35.

<u>兰科</u> Orchidaceae

133 金线兰

Anoectochilus roxburghii (Wall.) Lindl.

药材名：金线莲
别　名：花叶开唇兰、金丝草、金丝线

| 保护地位 | 濒危 EN B1ab（ⅱ）+2ab（ⅱ） | 重点保护名录Ⅱ级
CITES 附录Ⅱ物种 |

·形态特征

多年生草本。植株高 8 ~ 20 cm。茎具（2 ~ ）3 ~ 4 叶。叶卵圆形或卵形，长 1.3 ~ 3.5 cm，上面暗紫色或黑紫色，具金红色脉网，下面淡紫红色。花序具 2 ~ 6 花，长 3 ~ 5 cm，花序轴淡红色，花序梗均被柔毛，具 2 ~ 3 鞘状苞片；苞片淡红色；花白色或淡红色，萼片被柔毛，中萼片卵形，舟状，与花瓣黏合成兜状；花瓣近镰状，斜歪，唇瓣呈"Y"字形，前部 2 裂，两侧各具 6 ~ 8 流苏状细裂条，基部具圆锥状距，上举向唇瓣，末端 2 浅裂，距内近口部具 2 肉质胼胝体；蕊柱前面两侧具片状附属物。花期 8 ~ 12 月。

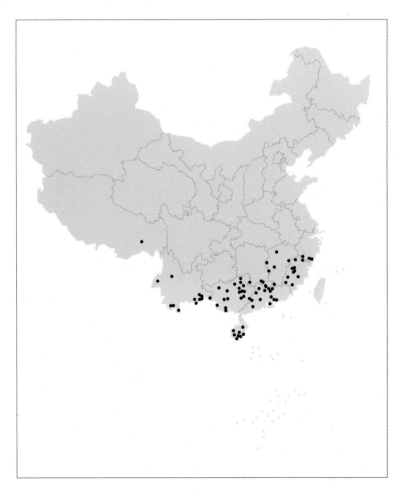

·分布

分布于我国浙江、江西、福建、湖南、广东、海南、广西、云南、西藏东南部（墨脱）。日本、泰国、老挝、越南、印度、不丹、尼泊尔、孟加拉国也有分布。

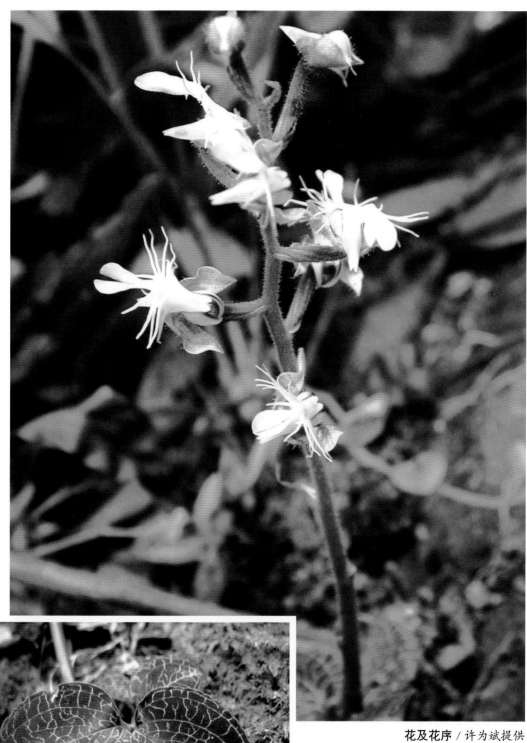

花及花序 / 许为斌提供

叶 / 许为斌提供

· 生境和居群

见于海拔 1 600 m 以下的常绿阔叶林林下或湿润山谷中。喜生于腐殖质较多的土壤中。居群多呈斑块状分布。种子萌发率低,生长缓慢,自然更新能力较差[1]。

· 药用部位

全草。

· 药用价值和功能主治

具有清热凉血、除湿解毒的功效,用于肺热咳嗽、咯血、尿血、小儿惊风、肾炎水肿、风湿痹痛、跌仆损伤。

· 致危因子

本种虽为本属中分布范围最广的物种,由于早期遭到乱采滥挖,本种野生资源受威胁状况严重,近年来虽有栽培,但民间对野生药材盲目追求,人们对野生资源破坏依然严重;长期毁林垦荒、乱砍滥伐树木等,导致生境衰退或丧失,居群面积及范围急剧缩小;种子发芽率低,根系不发达,植株生长缓慢,无序采挖后难以恢复[1-2]。

· 保护措施及商业栽培

本种已被列入《国家重点保护野生植物名录》,为 II 级保护植物;已被列入 CITES 附录 II。少数热带植物园有栽培。目前有对栽培技术方面的研究[3-4]。商业栽培已取得成功,在一定程度上减少了对野生资源的依赖。

· 保护建议

依托现有自然保护地,或在天然集中分布区域建立自然保护区,或在其他区域建立保护点或设立保护标志,禁止采挖,保护野生居群和生境;开展科普宣传,提高公众的生物多样性保护意识,改变人们认为野生品优于栽培品的观念。

参考文献

[1] 周自力. 福建省清流县野生花叶开唇兰分布生境及濒危现状研究 [J]. 林业勘察设计, 2012 (1): 105−108.

[2] 陈裕, 林坤瑞, 管其宽. 野生花叶开唇兰、大斑叶兰资源调查研究初报 [J]. 亚热带植物通讯, 1990, 19 (2): 61−63.

[3] 曾宋君, 彭晓明, 张京丽, 等. 花叶开唇兰的组织培养 (摘编) [J]. 植物生理学报, 2000, 36 (5): 441.

[4] 周伟香, 龚宁, 李光, 等. 花叶开唇兰种子非共生萌发的研究 [J]. 中草药, 2007, 38 (4): 610−613.

兰科 Orchidaceae

白及属 *Bletilla* Rchb. f.

地生兰。茎基部具膨大的假鳞茎，其近旁常具多枚残留假鳞茎；假鳞茎具荸荠似的环带，肉质，富黏性，生数条细长根。叶 3 ～ 6，互生，叶片与叶柄间具关节。花序顶生，总状，常具数花；唇瓣位于下方；萼片与花瓣相似，近等长；唇瓣中部以上常 3 裂，侧裂片直立，多少抱蕊柱，唇盘具 5 纵褶片，基部无距；蕊柱细长，两侧具翅，先端药床的侧裂片常呈圆形，后侧中裂片齿状；花药着生于药床的齿状中裂片上，帽状，花粉团 8，2 群，每室 4，对生，具不明显的花粉团柄，无粘盘；柱头 1，位于蕊喙下。蒴果长圆状纺锤形，直立。

本属有 6 种，主要分布于亚洲自缅甸北部经中国至日本。我国 4 种，分布区域北起江苏、河南，南至台湾，东起浙江，西至西藏东南部。常见于海拔 3 200 m 以下的丘陵和高山地区的山坡草丛、疏林、山谷阴湿处或沟谷岩石缝中。生于肥沃、疏松而排水良好的砂壤土或腐殖质壤土，喜温暖、阴凉、较阴湿的环境 [1]。

在我国，本属 4 种植物全部可药用，其药用历史已有上千年。本属植物具有收敛止血、消肿生肌的功效，用于咯血、吐血、外伤出血、疮疡肿毒、皮肤皲裂，除此之外，本属植物在化妆品与烟草等领域应用较为广泛。

虽然本属植物在我国分布较广，但因用途广泛，需求量极大，本属野生资源遭到掠夺式采挖，破坏严重。各类开发活动使本属植物生境遭到破坏，各地野生居群范围缩小，个体数量明显下降 [1-2]。白及（*B. striata*）已被列入《国家重点保护野生植物名录》，为 II 级保护植物。陕西将小白及（*B. formosana*）、黄花白及（*B. ochracea*）、白及（*B. striata*）列入省级保护野生植物名录。在《中国生物多样性红色名录——高等植物卷》中，本属物种全部被评估为受威胁等级。

对本属植物进行保护迫在眉睫。建议依托现有自然保护地，或在天然集中分布区域建立自然保护区，或在其他区域建立保护点或设立保护标志，保护野生居群，恢复其生境。近年来，白及（*B. striata*）的人工种植技术已经取得了突破性进展，在我国南方地区有大规模的商业栽培，但对野生资源的采挖仍在继续，应加强科普宣传，提高公众对于生物多样性和生态环境保护的意识。

本属受威胁药用物种分列如下。

B. formosana (Hayata) Schltr. 小白及 EN A4c

B. ochracea Schltr. 黄花白及　EN A4cd

B. sinensis (Rolfe) Schltr. 中华白及　EN D

B. striata (Thunb.) Rchb. f. 白及　EN/VU B1ab (ⅲ)

参考文献

[1] 张燕君，孙伟，何艳，等. 白及属植物资源评价与可持续利用的现状与展望 [J]. 中国中药杂志，2018，43（22）：4397-4403.

[2] 周先建，张美，林娟，等. 四川白及属药用植物资源调查 [J]. 安徽农业科学，2019，47（22）：178-180.

兰科 Orchidaceae

134 白及
Bletilla striata (Thunb.) Rchb. f.

药材名： 白及（药典种）
别　名： 连及草、冰球子

保护地位	易危 VU B1ab（ⅲ）	重点保护名录Ⅱ级 CITES 附录Ⅱ物种

· **形态特征**

多年生草本。植株高 18 ~ 60 cm。假鳞茎扁球形。茎粗壮。叶 4 ~ 6，窄长圆形或披针形，长 8 ~ 29 cm，宽 1.5 ~ 4 cm。花序具花 3 ~ 10；苞片长圆状披针形，长 2 ~ 2.5 cm；花紫红色或淡红色；萼片和花瓣近等长，窄长圆形，长 2.5 ~ 3 cm；花瓣较萼片稍宽，唇瓣倒卵状椭圆形，长 2.3 ~ 2.8 cm，白色带紫红色，唇盘具 5 纵褶片；蕊柱长 1.8 ~ 2 cm。花期 4 ~ 5 月。

· **分布**

分布于我国陕西、甘肃、安徽、江苏、江西、湖北、湖南、浙江、福建、广东、广西、贵州、四川。朝鲜、日本也有分布。

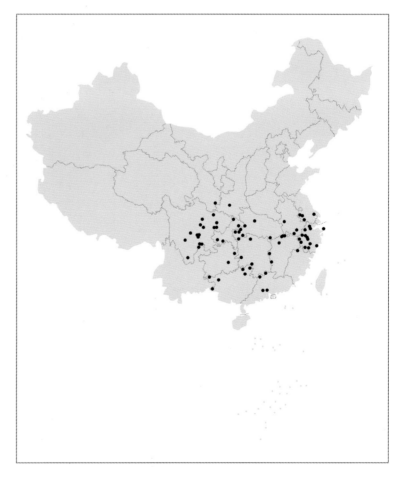

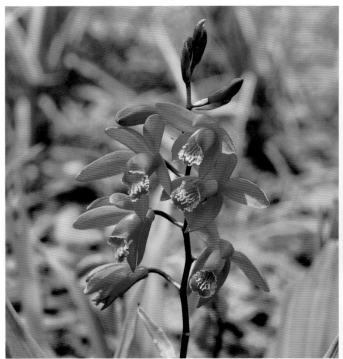

花及花序 / 刘军提供

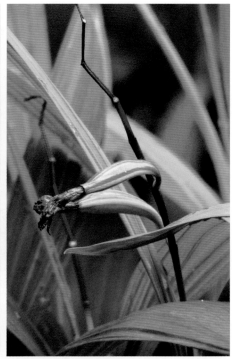

果实 / 李西贝阳提供

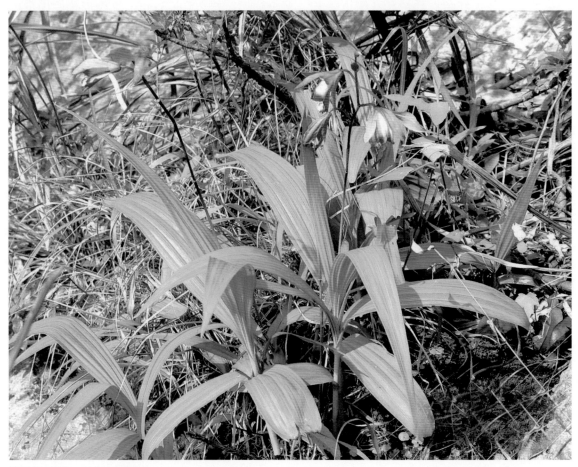

植株及生境 / 刘学医提供

·生境和居群

见于海拔 900～3 500 m 的阔叶林、针叶林林下，以及草地或岩石缝中。喜凉爽气候及腐殖质丰富、排水良好的砂壤土，忌强光直射。本种在物种水平有较高的遗传多样性，居群间遗传分化强烈，基因流较弱[1]。

·药用部位

块茎。

·药用价值和功能主治

具有收敛止血、消肿生肌的功效，用于咯血、吐血、衄血、便血、外伤出血、痈疮肿毒、烫火伤、手足皲裂、肛裂。

·致危因子

本种为本属中分布最广、资源量较大的物种，但因近年来中药材、化妆品和烟草等行业对其资源需求量大增，导致人们对本种进行无节制采挖，使野生资源量急剧下降[2]；各类开发活动侵占林地，使得适宜生境破碎或丧失，导致居群发育受限。《中国生物多样性红色名录——高等植物卷》将本种评估为濒危（EN）。本书作者通过调查，发现本种目前已有大量商业栽培，已形成药材商品，减少了对野生资源的依赖，故将本种调整为易危（VU）。

·保护措施及商业栽培

本种已被列入《国家重点保护野生植物名录》，为Ⅱ级保护植物；已被列入CITES 附录Ⅱ。多数植物园有栽培，栽培已取得成功[3-4]。我国南方已经形成较大规模的商业栽培。

·保护建议

依托现有自然保护地，或在天然集中分布区域建立保护点或设立保护标志，限制无序采挖，保护野生居群和生境；虽然本种栽培已取得成功，但仍应重视野生资源与生境保护；加强科普宣传，提高公众对于生物多样性和生态环境保护的意识。

参考文献

[1] 黎君，杨恒，周天华. 白芨 SSR 引物筛选及群体遗传多样性研究 [J]. 西北植物学报，2016，36（7）：1343-1350.

[2] 胡峻，乔晶，刘爽，等. 白芨的资源学研究 [C]// 中国商品学会. 第四届中国中药商品学术大会暨中药鉴定学科教学改革与教材建设研讨会论文集，2015：190-201.

[3] 余朝秀，李枝林，王玉英. 野生白芨组培快繁技术研究 [J]. 西南农业大学学报（自然科学版），2005，27（5）：601-604.

[4] 袁宁，何俊蓉，何锐，等. 白芨组培快繁育苗技术研究 [J]. 西南农业学报，2009，22（3）：781-785.

兰科 Orchidaceae

135 杜鹃兰

Cremastra appendiculata (D. Don) Makino

药材名： 山慈菇（药典种）
别　名： 毛慈菇、算盘七、人头七

| 保护地位 | 易危 VU B1ab（ⅲ） | 重点保护名录Ⅱ级
CITES 附录Ⅱ物种 |

·形态特征

多年生草本。植株高 20 ~ 70 cm。假鳞茎卵球形或近球形，直径 1.5 ~ 3 cm，具少数关节。叶通常 1，生于假鳞茎先端，狭椭圆形、近椭圆形或倒披针状狭椭圆形，长 18 ~ 34 cm，宽 5 ~ 8 cm；叶柄长 7 ~ 17 cm。花葶从假鳞茎上部节上发出，近直立，长 27 ~ 70 cm；总状花序长（5 ~）10 ~ 25 cm，具 5 ~ 22 花；花常偏向花序一侧，多少下垂，有香气，淡紫褐色；花瓣倒披针形或狭披针形，唇瓣线形，上部 1/4 处 3 裂；蕊柱细长，先端略扩大，腹面有时具很狭的翅。蒴果近椭圆形，下垂。花期 5 ~ 6 月，果期 9 ~ 12 月。

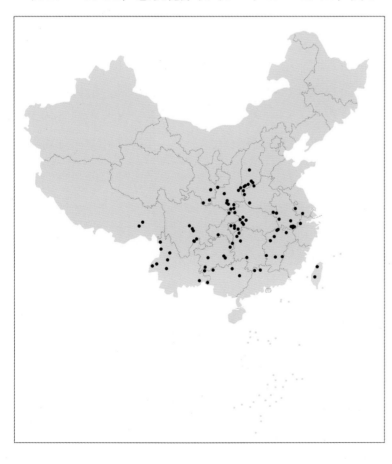

·分布

分布于我国山西、陕西、甘肃、河南、安徽、江苏、江西、浙江、台湾、湖北、湖南、广东、广西、重庆、贵州、四川、西藏、云南。尼泊尔、不丹、印度、越南、泰国、日本也有分布。

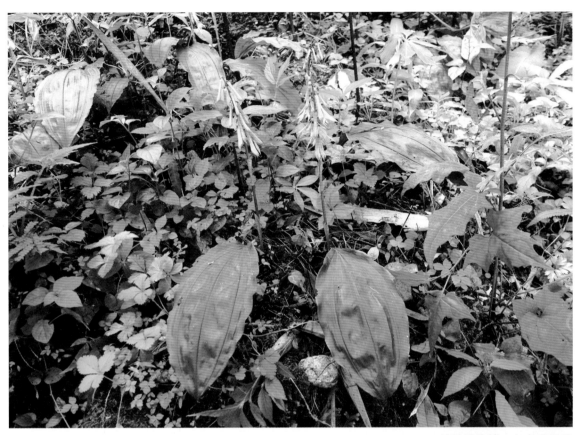

植株及生境 / 赵鑫磊提供

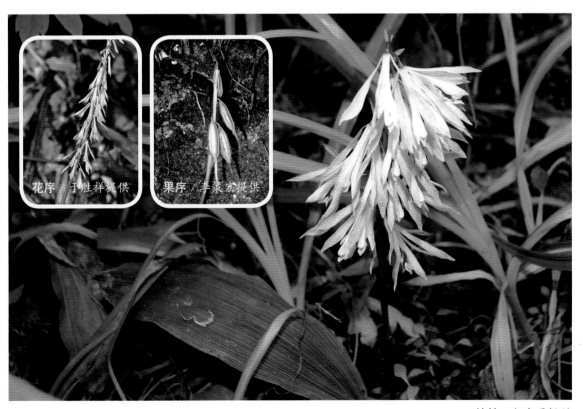

花序 / 于胜祥提供　　果序 / 李策宏提供

植株 / 赵鑫磊提供

·生境和居群

见于海拔 500～2 900m 的湿地、沟边湿地或山坡林下阴湿处。喜腐殖质丰富的土壤。以种子和假鳞茎繁殖，通常假鳞茎繁殖系数较低[1]；植株结果率低，自然条件下仅为 1.3%～2.0%；种子细小，呈绒毛状，胚发育不全，无胚乳，萌发困难[2-3]。

·药用部位

假鳞茎。

·药用价值和功能主治

具有清热解毒、消肿散结的功效，用于痈疽恶疮、瘰疬结核、咽痛喉痹、蛇虫咬伤。

·致危因子

近年来人们认为本种具有抗肿瘤的作用，因此本种野生植株被大量采挖，导致资源量普遍下降；森林生境的丧失和破坏，导致本种居群常呈片段化分布；植株个体小、繁殖系数低，居群更新缓慢。《中国生物多样性红色名录——高等植物卷》将本种评估为近危（NT），本书作者通过调查，发现本种资源破坏较严重，故将本种调整为易危（VU）。

·保护措施及商业栽培

本种已被列入《国家重点保护野生植物名录》，为Ⅱ级保护植物；已被列入CITES 附录Ⅱ和陕西省保护野生植物名录。部分植物园有栽培。近些年，人工种子繁殖及离体快繁技术等方面的研究已有一定的进展[1,4]。未见商业栽培报道。

·保护建议

依托现有自然保护地，或在天然集中分布区域建立保护点或设立保护标志，加强管理，限制无序采挖，保护野生居群和生境；加强宣传教育，普及兰科植物知识，使人们正确认识其药用及观赏价值；采用组织培养快速繁殖技术培育种苗，建立人工繁育和生产种植基地，促进商业栽培，以满足市场需求，减少对野生资源的依赖。

参考文献

[1] 毛堂芬，刘涛，刘作易，等. 杜鹃兰离体快繁技术研究 [J]. 中药材，2007，30（9）：1057-1059.

[2] CHUNG MY, CHUNG MG. The breeding systems of *Cremastra appendiculata* and *Cymbidium goeringii*: high levels of annual fruit failure in two self-compatible orchids[J]. Ann. Bot. Fennici, 2003, 40（2）: 81-85.

[3] 韦红边，吕享，高晓峰，等. 兰科药用植物杜鹃兰的研究进展 [J]. 贵州农业科学，2017，45（7）：88-92.

[4] 廖婷婷. 山慈菇（杜鹃兰）快速繁殖技术体系的建立 [D]. 四川：西南交通大学，2012.

兰科 Orchidaceae

石斛属 *Dendrobium* Sw.

附生草本。茎常丛生，不分枝，明显具节。叶少数至多数，互生，先端不裂或2浅裂，基部具关节，通常具抱茎的鞘。总状花序侧生，稀单花；萼片近相似，离生，侧萼片宽阔的基部着生于蕊柱足上，与唇瓣基部共同形成萼囊；唇瓣着生于蕊柱足末端，3裂或不裂；蕊柱粗短，先端两侧各具1蕊柱齿，基部具蕊柱足；蕊喙很小；花药柄丝状，花粉团蜡质，4，离生，每2个为1对，附属物近无。

本属有1100种，我国大约有80种，分布于秦岭—淮河以南诸省区，大多数种类都集中在北纬15°30′00″～25°12′00″，向北种类逐渐减少，最北界不超过北纬34°24′00″。本属植物分布以东南亚为中心，向亚热带辐射，我国云南、广西、广东、贵州、台湾为国内本属植物的分布中心[1]。常见于海拔100～3 000 m的热带、亚热带常绿阔叶林中，多附生于布满苔藓的树干上，少数附生于岩石上，为耐阴性强的阴生植物。在自然条件下，如果没有菌根真菌的作用，本属植物的种子难以萌发[2]。

2020年版《中华人民共和国药典》一部共收载2类石斛药材。其中铁皮石斛来源于铁皮石斛（*D. officinale*），石斛来源于金钗石斛（*D. nobile*）、鼓槌石斛（*D. chrysotoxum*）和流苏石斛（*D. fimbriatum*）及同属植物近似种。本属植物具有益胃生津、滋阴清热的功效，用于热病津伤、口干烦渴、胃阴不足、食少干呕、病后虚热不退、阴虚火旺、骨蒸劳热、目暗不明、筋骨痿软。

本属植物对生长环境要求苛刻，由于人口增多、生境破碎化等因素，其自然栖息地正在逐渐减少，特别是20世纪90年代末以来，石斛产品的大量开发和人们对野生药材的盲目追求使本属植物野生资源破坏严重，多数种类处于受威胁状态，有些地区甚至面临资源枯竭的危险，如广东石斛（*D. wilsonii*）原为广布种，现几乎难以见到[3]。在《中国生物多样性红色名录——高等植物卷》中，高达80%的本属物种被评估为受威胁等级（CR、EN、VU）。本属所有种已被列入《国家重点保护野生植物名录》，为Ⅱ级保护，其中，药用的霍山石斛（*D. huoshanense*）、曲茎石斛（*D. flexicaule*）为Ⅰ级保护植物；已被列入CITES附录。河南和陕西将本属部分物种列入省级保护野生植物名录，海南将本属所有物种列入省级保护野生植物名录。本属药用植物种植技术已较为成熟[4]，有大规模商业栽培，能够满足市场需求，但由于消费者对野生药材盲目追求，依然存在无节制的采挖。

加强对本属野生资源的保护已迫在眉睫。依托现有自然保护地，或在天然集中分布区域建立自然保护区，或在其他区域建立保护点或设立保护标志，减少人类活动对其生长环境和居群更新的影响；开展科普宣传，提高公众对于生物多样性和环境保护的意识；建设种质资源库和迁地保护基地，保护物种遗传多样性。

本属受威胁药用物种分列如下。

D. aduncum Lindl. 钩状石斛 VU A3c; B2ab（ⅱ, ⅲ, ⅴ）

D. bellatulum Rolfe 矮石斛 EN A2c

D. cariniferum Rchb. f. 翅萼石斛 EN B1ab（ⅰ, ⅲ, ⅴ）; C1

D. chrysotoxum Lindl. 鼓槌石斛 VU A2ac; B1ab（ⅰ, ⅲ, ⅴ）; C1

D. crepidatum Lindl. et Paxton 玫瑰石斛 EN A4c; C1

D. cucullatum R. Br. 兜唇石斛 VU A4c

D. denneanum Kerr 叠鞘石斛 VU A4c

D. densiflorum Lindl. 密花石斛 VU A4c; B1ab（ⅰ, ⅲ）

D. devonianum Paxton 齿瓣石斛 EN A4c; B1ab（ⅰ, ⅲ）; C1

D. falconeri Hook. 串珠石斛 VU A3c; B1ab（ⅰ, ⅲ）

D. fanjingshanense Z. H. Tsi ex X. H. Jin et Y. W. Zhang 梵净山石斛 EN A2c

D. flexicaule Z. H. Tsi S. C. Sun et L. G. Xu 曲茎石斛 CR A2c

D. fimbriatum Hook. 流苏石斛 VU A3c; B1ab（ⅰ, ⅲ）

D. gibsonii Lindl. 曲轴石斛 EN A2c; B1ab（ⅰ, ⅲ）

D. hancockii Rolfe 细叶石斛 EN A2c+3c; C1

D. hookerianum Lindl. 金耳石斛 VU A2c

D. huoshanense C. Z. Tang et S. J. Cheng 霍山石斛 CR A4c

D. linawianum Rchb. f. 矩唇石斛 EN A3c; B1ab（ⅱ, ⅲ）

D. lituiflorum Lindl. 喇叭唇石斛 CR B1ab（ⅲ, ⅴ）

D. loddigesii Lindl. 美花石斛 VU A2ac

D. lohohense Tang et F. T. Wang 罗河石斛 EN A3c; B1ab（ⅲ, ⅴ）

D. longicornu Lindl. 长距石斛 EN B1ab（ⅲ, ⅴ）; C1

D. nobile Lindl. 金钗石斛 VU A2ac; B1ab（ⅰ, ⅲ）

D. officinale Kitamura et Migo 铁皮石斛 CR A4c

D. parishii Rchb. f. 紫瓣石斛 EN A3c; B1ab（ⅱ, ⅴ）; C1

D. terminale C. S. P. Parish et Rchb. f. 刀叶石斛 VU B1ab（ⅱ, ⅲ）; C1

D. williamsonii Day et Rchb. f. 黑毛石斛 EN A2c; C1

D. wilsonii Rolfe 广东石斛 CR A4c; B1ab（ⅱ, ⅲ）

· **分类学附注**

　　铁皮石斛（*D. officinale*）和霍山石斛（*D. huoshanense*）在 *Flora of China*（Vol.25）中均作为黄石斛（*D. catenatum*）的异名。近年来，有关研究已经明确了两者的物种地位 [5]，因此本书中采用《中国植物志》（第十九卷）和 2020 年版《中华人民共和国药典》一部的观点，将铁皮石斛和霍山石斛列为 2 个独立的种。

参考文献

[1] 吉占和. 中国石斛的初步研究 [J]. 植物分类学报，1980，18（4）：427–449.

[2] 刘强，殷寿华，黄文，等. 流苏石斛濒危原因及资源保护 [J]. 亚热带植物科学，2007，36（4）：45–47.

[3] 白音，包英华，金家兴，等. 我国药用石斛资源调查研究 [J]. 中草药，2006，37（9）：附录 4-6.

[4] 刘伟，陈美霞，魏日凤. 石斛属植物开发利用研究进展 [J]. 亚热带农业研究，2011，7（2）：87–91.

[5] 金效华，黄璐琦. 中国石斛类药材的原植物名实考 [J]. 中国中药杂志，2015，40（13）：2475–2479.

兰科 Orchidaceae

136 鼓槌石斛

Dendrobium chrysotoxum Lindl.

药材名： 石斛（药典种）

别　名： 金弓石斛

| 保护地位 | 易危 VU A2ac；B1ab（ⅰ, ⅲ, ⅴ）；C1 | 重点保护名录 Ⅱ 级 CITES 附录 Ⅱ 物种 |

· 形态特征

多年生草本。茎纺锤形，长达 30 cm，具多数圆钝条棱，近先端具 2 ~ 5 叶。叶革质，长圆形，长达 19 cm，宽 2 ~ 3.5 cm。花序近茎端发出，斜出或稍下垂，长达 20 cm，疏生多花，花序梗基部具 4 ~ 5 鞘；花质厚，金黄色，稍有香气；萼囊近球形；花瓣倒卵形，唇瓣色较深，近肾状圆形，较花瓣大，先端 2 浅裂，基部两侧具少数红色条纹，边缘波状，上面密被绒毛，唇盘有时具 "U" 字形栗色斑块。花期 3 ~ 5 月。

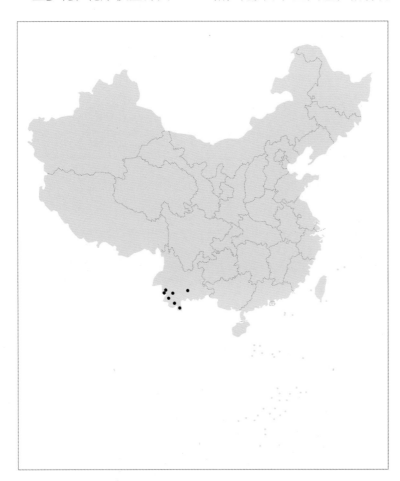

· 分布

分布于我国云南南部至西南部。印度东北部、缅甸、泰国、老挝、越南也有分布。

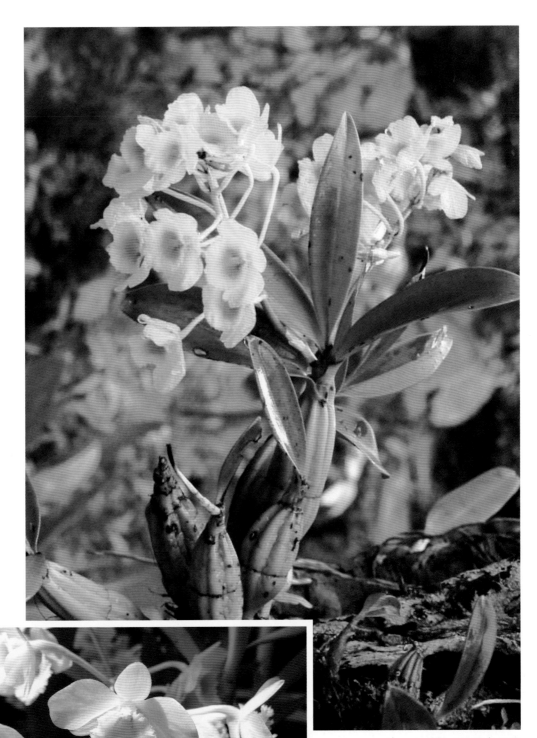

植株 / 徐晔春提供

花 / 赵鑫磊提供

- **生境和居群**

见于海拔 500 ~ 1 700 m 阳光充足的常绿阔叶林中，附生于树上或疏林岩石上。居群呈点状分布，居群内个体数量少、呈随机分布[1]。

- **药用部位**

茎。

- **药用价值和功能主治**

具有益胃生津、滋阴清热的功效，用于热病津伤、口干烦渴、食少干呕、病后虚热不退、阴虚火旺、骨蒸劳热、目暗不明、筋骨痿软。

- **致危因子**

本种自 20 世纪 90 年代开始作为石斛类药材被收购，其消耗量逐年递增，人们大量采挖野生资源，造成野生居群数量明显减少；近些年分布区内茶叶、咖啡、橡胶等经济作物种植规模不断扩大，破坏了本种的生存环境；本种在自然状态下通过种子繁殖较为困难，居群更新能力差，生长缓慢[1-2]。

- **保护措施及商业栽培**

本种已被列入《国家重点保护野生植物名录》，为 II 级保护植物；已被列入 CITES 附录 II。目前有关于本种杂交育种和组织培养方面的研究[3]。部分植物园有栽培。西双版纳、普洱、保山、德宏等地已有商业栽培，其中以普洱地区栽培最为集中。

- **保护建议**

依托现有自然保护地，或在天然集中分布区域建立保护点或设立保护标志，限制无序采挖，保护野生居群和生境；广泛收集种质资源，开展迁地保护，保存物种遗传多样性；加强科普宣传，提高公众对于生物多样性和生态环境保护的意识。

参考文献

[1] 唐玲，李戈，唐德英，等. 鼓槌石斛的资源现状与保护利用研究 [J]. 中国野生植物资源，2012，31（4）：61-63.

[2] 唐德英，马洁，张丽霞，等. 鼓槌石斛种质资源调查研究 [J]. 中国中药杂志，2010，35（12）：1529-1532.

[3] 高燕，李泽生，李桂琳，等. 鼓槌石斛杂交育种及组培育苗技术研究 [J]. 热带农业科技，2015，38（1）：15-19，23.

兰科 Orchidaceae

137 流苏石斛

Dendrobium fimbriatum Hook.

药材名： 石斛（药典种）
别　名： 大马鞭草、大黄草

| **保护地位** | 易危 VU A3c; B1ab（ i , ⅲ ） | 重点保护名录 Ⅱ 级
CITES 附录 Ⅱ 物种 |

·形态特征

多年生草本。茎圆柱形，直立，长 0.5 ～ 1 m。叶革质，长圆形或长圆状披针形，长 8 ～ 15.5 cm，先端有时微 2 裂，基部具抱茎鞘。花序疏生 6 ～ 12 花，花序梗长 2 ～ 4 cm，基部套迭数枚长 0.3 ～ 1 cm 的筒状鞘。花金黄色，质薄，开展，稍具香气；中萼片长圆形，长 1.3 ～ 1.8 cm，侧萼片卵状披针形，与中萼片等长，稍窄，萼囊近球形，长约 3 mm；花瓣椭圆形，长 1.2 ～ 1.9 cm，边缘微啮蚀状，唇瓣色较深，近圆形，长 1.5 ～ 2 cm，基部两侧具紫红色条纹，爪长约 3 mm，边缘具复式短流苏，唇盘具横半月形深紫色斑块，上面密被绒毛。花期 4 ～ 6 月。

·分布

分布于我国广西、贵州、云南。印度、尼泊尔、不丹、缅甸、泰国、越南等也有分布。

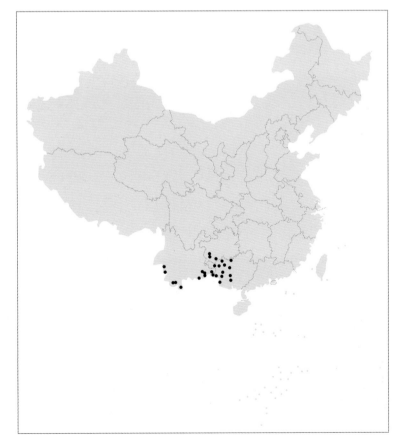

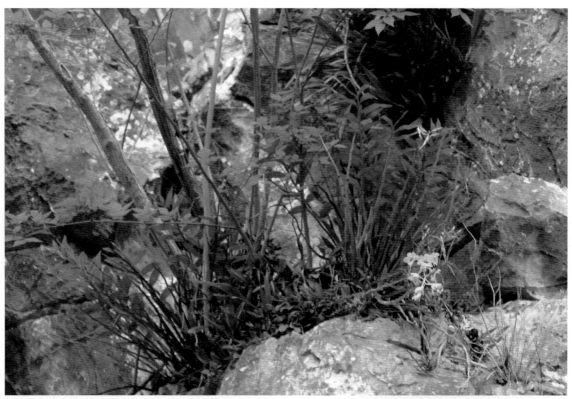

生境 / 黄江华提供

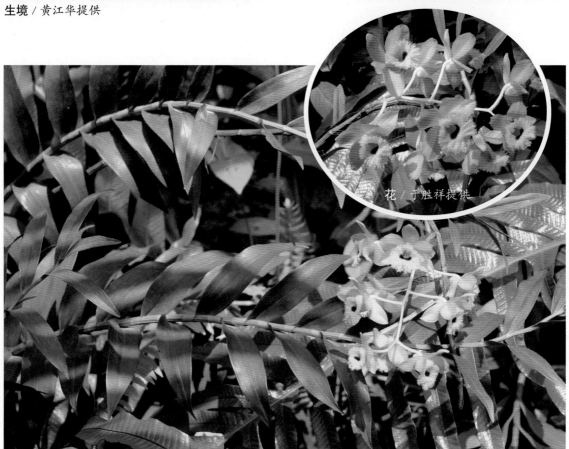

花 / 于胜祥提供

植株 / 于胜祥提供

· **生境和居群**

见于海拔 600 ~ 1 700 m 的有腐殖质聚集的石灰岩或树干上，多生于山岭重叠、沟壑纵横处，尤以悬崖峭壁、下临深潭，并有反射阳光的生境中多见。喜温暖、湿润、排水良好、通风的环境。个体生长缓慢，为营养繁殖和种子繁殖，自然繁殖率低。对西双版纳石灰岩地区的居群观测表明，本种结实率仅约为 0.5%。本种居群内遗传多样性水平较低，而居群间遗传分化程度很高 [1]。

· **药用部位**

茎。

· **药用价值和功能主治**

同 "鼓槌石斛" 项。

· **致危因子**

近些年掠夺性采挖使本种野生资源及其生境受到严重破坏，本种分布范围呈迅速缩小趋势 [2]；分布区次生林大面积改种橡胶和茶叶等经济林，采伐原始次生林，导致本种生境丧失；植株个体生长缓慢、结实率低等影响了居群自然更新。

· **保护措施及商业栽培**

本种已被列入《国家重点保护野生植物名录》，为 II 级保护植物；已被列入 CITES 附录 II；从 2010 年开始，广西壮族自治区把整个兰科列入重点保护野生植物名录。部分植物园有栽培。云南西南部有少量商业栽培，但尚不能满足市场需求。

· **保护建议**

同 "鼓槌石斛" 项。

参考文献

[1] 马佳梅，殷寿华. 西双版纳地区流苏石斛遗传多样性的 ISSR 分析 [J]. 云南植物研究，2009，31（1）：35-41.

[2] 刘强，殷寿华，黄文，等. 流苏石斛濒危原因及资源保护 [J]. 亚热带植物科学，2007，36（4）：45-47.

兰科 Orchidaceae

138 金钗石斛
Dendrobium nobile Lindl.

药材名： 石斛（药典种）
别　名： 扁金钗、小黄草、吊兰花

保护地位	易危 VU A2ac; B1ab（ⅰ, ⅲ）	重点保护名录Ⅱ级 野生药材名录Ⅲ级 CITES 附录Ⅱ物种

·形态特征

多年生草本。茎直立，稍扁圆柱形，长达 60 cm，上部常多少回折状弯曲，下部细圆柱形。叶革质，长圆形，长 6 ~ 11 cm，宽 1 ~ 3 cm，先端不等 2 裂。花序生于老茎中部以上茎节，长 2 ~ 4 cm，具 1 ~ 4 花；花序梗长 0.5 ~ 1.5 cm，基部被数枚筒状鞘；苞片膜质，卵状披针形，长约 1 cm；花大，常白色，先端带淡紫色；中萼片长圆形，长 2.5 ~ 3.5 cm，宽 1 ~ 1.4 cm，先端钝，具 5 脉，侧萼片与中萼片相似；花瓣稍斜宽卵形，长 2.5 ~ 3.5 cm，宽 1.8 ~ 2.5 cm，具短爪，全缘；唇瓣宽倒卵形，长 2.5 ~ 3.5 cm，宽 2.2 ~ 3.2 cm，基部两侧具紫红色条纹，具短爪，两面密被绒毛，唇盘具紫红色大斑块；蕊柱绿色，长 5 mm；药帽紫红色，圆锥形，前端边缘具尖齿。花期 4 ~ 5 月。

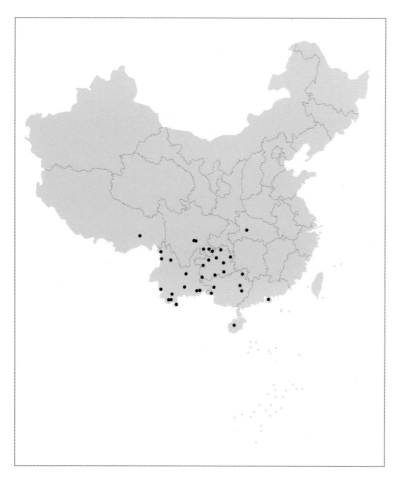

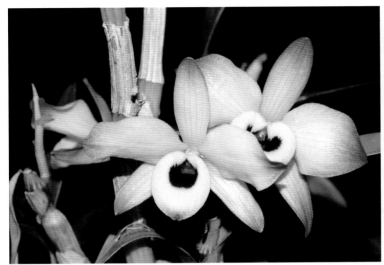 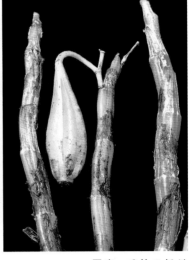

花 / 朱鑫鑫提供　　　　　　　　　　果实 / 吴棣飞提供

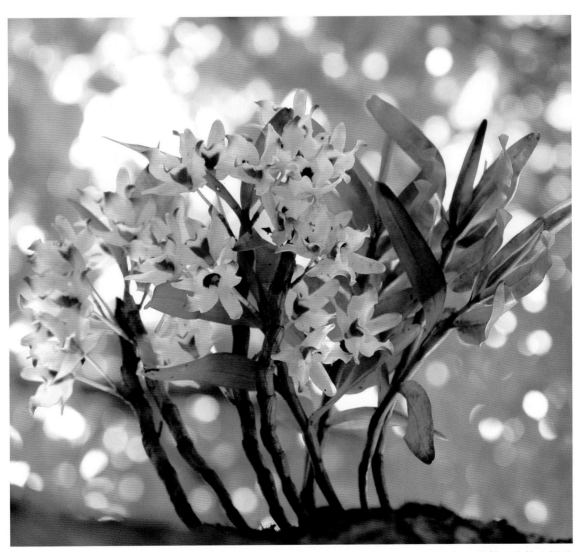

植株 / 吴棣飞提供

· **分布**

分布于我国湖北、广西、海南、香港、贵州、云南、四川、西藏。印度、尼泊尔、不丹、缅甸、泰国、老挝、越南也有分布。

· **生境和居群**

见于海拔 500 ～ 1 700 m 的山地林中，多附生于潮湿的树干上或岩石上。植株对通气性、透水性要求较高，喜湿润、阴凉的环境。

· **药用部位**

茎。

· **药用价值和功能主治**

同"鼓槌石斛"项。

· **致危因子**

近年来的掠夺性采挖，本种使野生资源受到严重破坏，一些地区居群数量下降，资源濒临枯竭[1]。在 20 世纪六七十年代，广西东南部的天然林中有本种野生居群，但随着该地区的天然林被经济林所替代，本种野生居群已少见[2]。

· **保护措施及商业栽培**

本种已被列入《国家重点保护野生植物名录》，为 II 级保护植物；已被列入《国家重点保护野生药材物种名录》，为 III 级保护植物；本种已被列入 CITES 附录 II。多数植物园有栽培。贵州赤水有规模化商业栽培。

· **保护建议**

同"鼓槌石斛"项。

参考文献

[1] 刘莉，李智敏，李晚谊. 金钗石斛的研究进展 [J]. 云南大学学报（自然科学版），2009，31（S1）：509-513.
[2] 蒋波，詹源庆，黄捷. 金钗石斛濒危原因及其野生资源保护 [J]. 中国野生植物资源，2005，24(5)：34-36.

兰科 Orchidaceae

139 天麻
Gastrodia elata Blume

药材名：天麻（药典种）
别　名：赤箭、定风草

保护地位	近危 NT	重点保护名录 II 级 CITES 附录 II 物种

·形态特征

寄生草本。植株高达 1.5 m。根茎块茎状，椭圆形，长 8～12 cm。茎橙黄色或蓝绿色，无绿叶，下部被数枚膜质鞘。总状花序顶生，长 30（～50）cm，具 30～50 花。花近壶形、钟形或宽圆筒形，橙黄色或黄白色；萼片与花瓣合生成筒，筒长约 1 cm，先端具 5 裂片；外轮裂片（萼片离生部分）卵状角形，内轮裂片（花瓣离生部分）近长圆形，唇瓣长圆状卵形，贴生于蕊柱足末端，上部离生，边缘具不规则短流苏；蕊柱长，具狭翅。花果期 5～7 月。

·分布

分布于我国吉林、辽宁、内蒙古、河北、河南、山西、陕西、甘肃、安徽、江苏、江西、浙江、台湾、湖北、湖南、重庆、四川、贵州、云南、西藏。尼泊尔、不丹、印度、日本、朝鲜，以及俄罗斯远东地区也有分布。

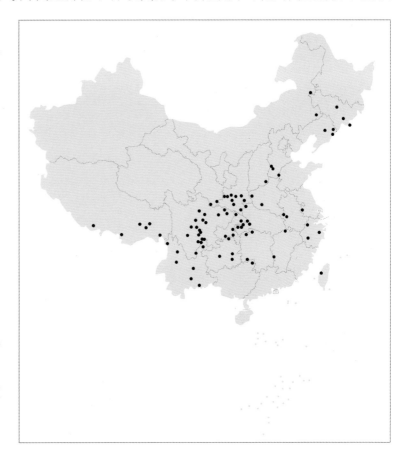

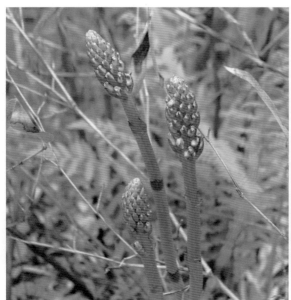

幼花序 / 赵鑫磊提供

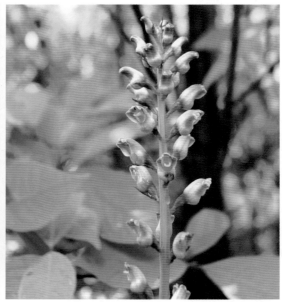

花序 / 赵鑫磊提供

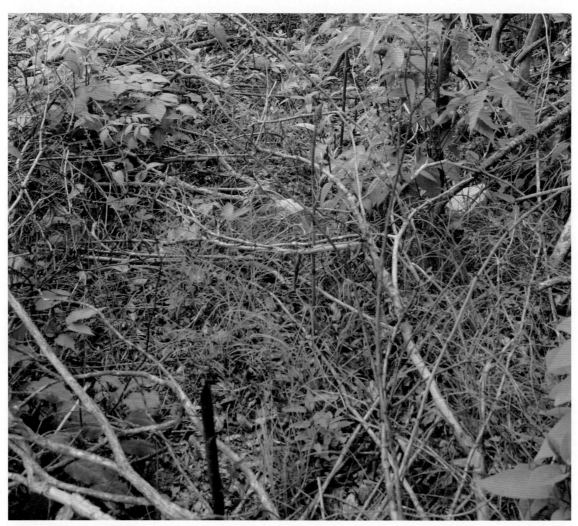

植株及生境 / 赵鑫磊提供

· 生境和居群

见于海拔 400 ~ 3 200 m 的疏松森林、林间空地、林缘和灌丛边缘。生于湿润透气、渗水性良好、疏松、富含腐殖质的壤土或砂壤土。需与小菇属（*Mycena* sp.）和蜜环菌属（*Armillaria* sp.）2 类真菌建立共生关系，才能完成整个生长发育过程[1]。种子非常细小，只有胚，无胚乳，在萌发时需有小菇属真菌参与，萌发后需蜜环菌菌体侵入为本种从寄主植物处吸取营养，才能完成其由种子到米麻、白麻以及箭麻的整个生长发育过程[2]。居群内遗传多样性较低，居群间遗传多样性较高[3]。

· 药用部位

块茎。

· 药用价值和功能主治

常用传统中药。具有息风止痉、平抑肝阳、祛风通络的功效，用于惊风、抽搐拘挛、破伤风、眩晕、头痛、半身不遂、肢麻、风湿痹痛。

· 致危因子

民间对野生药材的追捧导致人们无序采挖野生天麻，使原本丰富的野生资源受到一定破坏；毁林种田、乱采滥挖破坏了森林生态环境，对居群遗传多样性影响较大[3-4]。《中国生物多样性红色名录——高等植物卷》将本种评估为数据缺乏（DD）。本书作者通过调查，发现其总体资源量下降，故将本种调整为近危（NT）。

· 保护措施及商业栽培

本种已被列入《国家重点保护野生植物名录》，为 II 级保护植物；已被列入 CITES 附录 II 和吉林省、河北省、陕西省保护野生植物名录。部分植物园有栽培。安徽、云南、贵州、陕西等地已有相当规模的商业栽培，能够满足市场需求。

· 保护建议

将本种列入药用植物监测名单；广泛收集种质资源，开展迁地保护与种质资源系统性研究，保存遗传多样性；加强科普宣传，提高公众对于生物多样性和生态环境的保护意识，避免对野生药材的盲目追求。

参考文献

[1] 徐锦堂，牟春. 天麻原球茎生长发育与紫萁小菇及蜜环菌的关系 [J]. 植物学报，1990，32：26-31.

[2] 王秋颖，郭顺星. 天麻生长特性及其在栽培中的应用 [J]. 中国中药杂志，2011，26（5）：353.

[3] 吴会芳，李作洲，黄宏文. 湖北野生天麻的遗传分化及栽培天麻种质评价 [J]. 生物多样性，2006，14（4）：315-326.

[4] 余昌俊，王绍柏，刘雪梅. 论天麻种质资源及其保护 [J]. 中国食用菌，2009，28（2）：56-58.

兰科 Orchidaceae

手参属 *Gymnadenia* R. Br.

地生草本。根茎块茎状，1 或 2，肉质，下部呈掌状分裂。茎直立，具 3 ~ 6 互生的叶。叶基部鞘状抱茎。总状花序顶生，多花；花密生，较小，倒置（唇瓣位于下方）；萼片离生，中萼片舟状，侧萼片反折；花瓣直立，较萼片稍短，与中萼片多少靠合；唇瓣基部凹陷，具距；蕊柱短，直立；花药先端钝或微凹，2 室，花粉团 2，具柄，粘盘裸露；蕊喙小，无臂，位于两药室中间下方；柱头 2，较大，楔形，贴生于唇瓣基部。蒴果直立。

本属有 16 种，主要分布于欧洲与亚洲温带及亚热带山地。我国有 5 种（3 种特有），主要分布于西南部地区。其中，手参（*G. conopsea*）和西南手参（*G. orchidis*）分布较广。见于海拔 300 ~ 4 700 m 的山坡林下、灌丛下、草地或砾石滩草丛中。

本属植物全部可药用，以块根入药，在中药、藏药、蒙药中均有应用。具有益气补血、生津止渴等功效，用于肺虚咳喘、虚劳消瘦、神经衰弱、久泻、失血、带下、乳少、慢性肝炎等。民间常作滋补品[1]。本属手参和西南手参是药材手掌参的主要来源，红门兰属（*Orchis*）等 7 属 19 种兰科植物也常在藏、蒙医药中作手掌参代用[2]。

本属药材全部来源于野生，人工栽培瓶颈一直未能突破。产区内由于长期乱垦滥伐，生境破碎严重。近年来，民间视本属为药食同源之品，使用量大增，导致野生资源滥采乱挖现象愈发严重，野生资源量急剧减少。在《中国生物多样性红色名录——高等植物卷》中，本属除峨眉手参（*G. emeiensis*）被评估为无危（LC）外，其余 4 种均被评估为受威胁等级。本属已被列入 CITES 附录 II。手参（*G. conopsea*）、西南手参（*G. orchidis*）已被列入《国家重点保护野生植物名录》，为 II 级保护植物。内蒙古、吉林、河北、北京、陕西、青海已将部分物种列入保护野生植物名录。

兰科植物的保护一直受到高度关注，建议对本属植物野生资源状况进行深入调查，为资源保护和可持续利用提供数据支撑。将本属物种（除手参 *G. conopsea*、西南手参 *G. orchidis* 外）列入分布区内各省的保护野生植物名录或监测名单。限制对野生植物资源的过度利用，防止野生居群受到破坏。开展人工扩繁技术研究，通过对组织培养、真菌与种子萌发关系等研究，突破人工栽培技术瓶颈，促进商业栽培，满足市场需求。

本属受威胁及保护关注药用物种分列如下。

G. bicornis Tang et K. Y. Lang 角距手参 VU D2

G. conopsea (L.) R. Br.　手参　EN B1ab（ⅰ，ⅲ，ⅴ）

G. crassinervis Finet　短距手参　VU A4c; B1ab（ⅰ，ⅲ，ⅴ）

G. orchidis Lindl.　西南手参　VU A2c; B1ab（ⅰ，ⅲ，ⅴ）

G. emeiensis K. Y. Lang　峨眉手参　LC/CC

参考文献

[1] 韩鸿萍，曾阳. 中药手参的研究进展 [J]. 青海科技，2010，17（1）：40-43.

[2] 吴桂珍，萨仁格日乐. 简述蒙药材手掌参 [J]. 中国民族民间医药，2012，21（15）：7-8.

兰科 Orchidaceae

140 手参
Gymnadenia conopsea (L.) R. Br.

药材名：手掌参
别　名：佛手参、额日赫腾乃 - 嘎日（蒙药名）、旺保拉巴（藏药名）

| **保护地位** | 濒危 EN B1ab（ i , iii , v ） | 重点保护名录 II 级
CITES 附录 II 物种 |

· 形态特征

多年生草本。植株高 20 ~ 60 cm。块茎椭圆形，长 1 ~ 3.5 cm，肉质，下部掌状分裂，裂片细长。茎直立，基部具 2 ~ 3 筒状鞘，其上具 4 ~ 5 叶，上部具 1 至数枚苞片状小叶。叶无柄，线状披针形、窄长圆形或带形，长 5.5 ~ 15 cm，宽 1 ~ 2 (~ 2.5) cm。

总状花序具多数密生的花，长 5.5 ~ 15 cm; 苞片披针形，先端尾状；花常粉红色；中萼片宽椭圆形或宽卵状椭圆形，长 3.5 ~ 5 mm，宽 3 ~ 4 mm，先端急尖，略呈兜状，具 3 脉；侧萼片斜卵形，反折，边缘向外卷；花瓣直立，斜卵状三角形，边缘具细齿；唇瓣前伸，宽倒卵形，长约 5 mm；距细长，长约 1 cm，下垂；花粉团卵球形，具细长的柄和粘盘，粘盘线状披针形。花期 6 ~ 8 月。

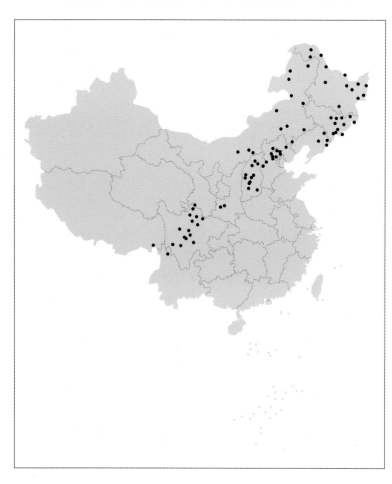

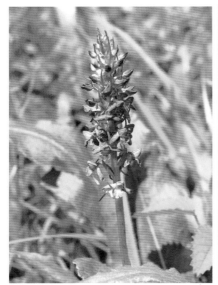

花序 / 赵鑫磊提供

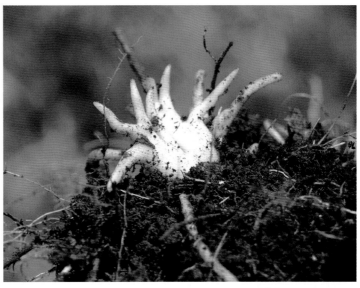

块茎 / 赵鑫磊提供

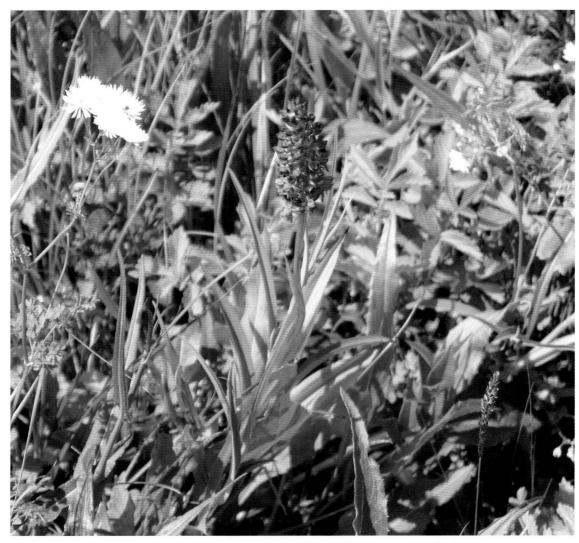

植株及生境 / 赵鑫磊提供

· **分布**

分布于我国黑龙江、吉林、辽宁、内蒙古、北京、河北、山西、陕西、甘肃、四川、云南、西藏东南部。朝鲜、日本、欧洲一些国家及西伯利亚地区也有分布。

· **生境和居群**

见于海拔 200 ~ 4 700 m 的山坡林下、草地或砾石滩草丛中。受生长环境影响较大，遇到适宜环境时，常呈集群分布，环境恶劣时，居群生长受限，块根易腐烂。

· **药用部位**

块茎。

· **药用价值和功能主治**

蒙药和藏药常用品种。具有止咳平喘、益肾健脾、理气和血、止痛的功效，用于肺虚咳喘、虚劳消瘦、神经衰弱、肾虚腰腿酸软、阳痿、滑精、尿频、慢性肝炎、久泻、失血、带下、乳少、跌仆损伤。

· **致危因子**

本种在民间常被用作滋补品，导致人们长期采挖本种野生资源，使野生资源近于枯竭；主产区的乱垦滥挖和过度放牧等破坏生境，影响居群更新和发育[1]。

· **保护措施及商业栽培**

本种已被列入《国家重点保护野生植物名录》，为 II 级保护植物；已被列入 CITES 附录 II 和吉林省、内蒙古自治区、河北省、北京市、陕西省保护野生植物名录。无植物园栽培记录。有关于本种组织培养研究[2] 及种子萌发过程中共生真菌作用[3] 的报道，但栽培扩繁尚未成功。未见商业栽培报道。

· **保护建议**

依托现有自然保护地，或在天然集中分布区域建立自然保护区，或在其他区域建立保护点或设立保护标志，限制无序采挖，保护野生居群和生境；加强人工繁育研究，突破技术瓶颈，促进商业栽培，满足市场需求。

参考文献

[1] 温都苏. 蒙药用植物手掌参 [C]// 中国环境科学学会，中国植物学会. 第六届中国民族植物学学术研讨会暨第五届亚太民族植物学论坛论文集，2012：43-44.

[2] 李蒙飞，刘建军. 手参愈伤组织培养及植株再生 [J]. 西北林学院学报，2014，29（6）：110-113.

[3] 高越，陈艳红，邢晓科. 兰科药用植物手参种子的真菌共生萌发 [J]. 菌物学报，2019，38（11）：1948-1957.

兰科 Orchidaceae

141 柄叶羊耳蒜

Liparis petiolata (D. Don) P. F. Hunt et Summerh.

药材名： 羊耳蒜

别　名： 鸡心七、算盘七、珍珠七

保护地位	易危 VU B1ab（ⅲ）	CITES 附录 Ⅱ 物种

· 形态特征

多年生草本。根茎细长。假鳞茎卵形，被白色膜质鞘。叶 2，宽卵形，膜质或草质，长 5 ~ 11 cm，基部近平截或浅心形，有鞘状柄，无关节。花葶长达 24 cm，上部具窄翅，花序具数至十数花；苞片长 5 ~ 6 mm；花绿白色，唇瓣带紫绿色；萼片线状披针形，侧萼片略斜歪；花瓣窄线形，长 7 ~ 8 mm，宽约 0.4 mm，唇瓣椭圆形或近圆形，长约 1 cm，先端具短尖，略有缺刻，近基部有 2 胼胝体；蕊柱长约 4 mm，先端有窄翅，基部肥厚。蒴果近倒卵状长圆形，长约 1.5 cm。花期 5 ~ 6 月，果期 9 ~ 10 月。

· 分布

分布于我国江西、湖南、广东、广西、贵州、云南、西藏，据报道，福建武夷山也有发现[1]。尼泊尔、不丹、印度、泰国、越南也有分布。

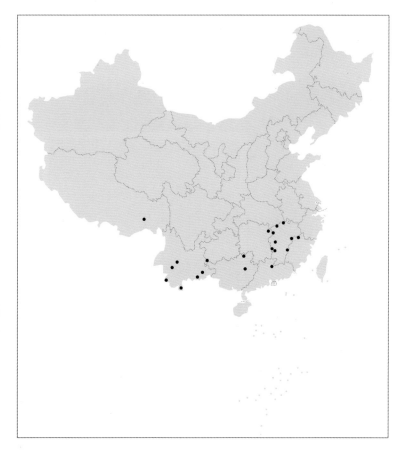

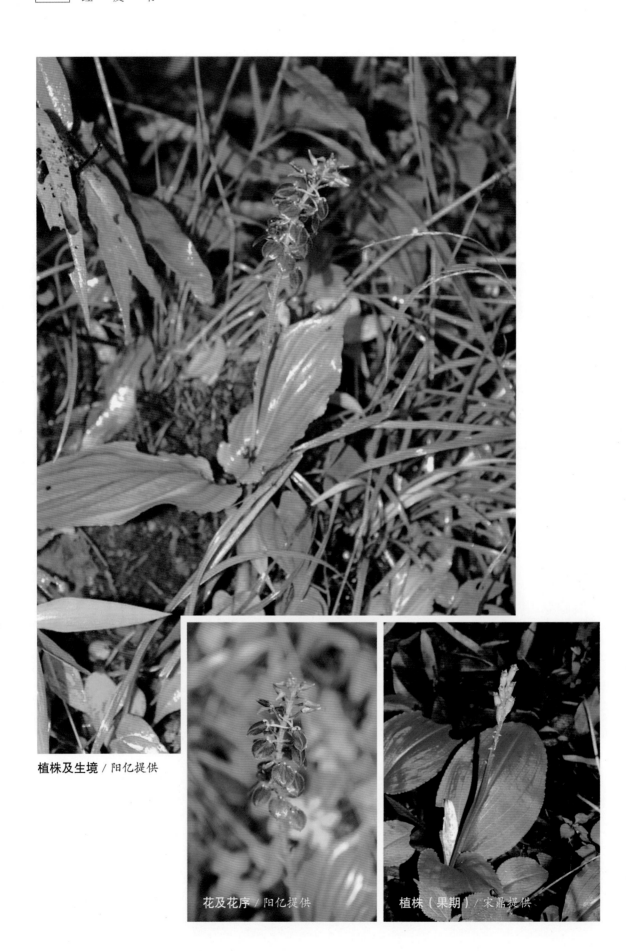

植株及生境 / 阳亿提供

花及花序 / 阳亿提供

植株（果期）/ 宋鼎提供

·生境和居群

见于海拔 1 000 ～ 2 900 m 的落叶阔叶林或常绿阔叶林带，生于林下、溪谷旁或阴湿处等。

·药用部位

全草。

·药用价值和功能主治

民间药。具有活血止血、消肿止痛的功效，用于扁桃体炎、跌仆损伤、烫火伤、带下、崩漏、产后腹痛。

·致危因子

无序采挖影响居群更新；人为干扰频繁，导致本种生境衰退。

·保护措施及商业栽培

本种已被列入 CITES 附录 II。个别植物园有栽培。未见商业栽培报道。

·保护建议

将本种列入省级保护野生植物名录；依托现有自然保护地，或在天然集中分布区域建立保护点或设立保护标志，禁止采挖，保护野生居群和生境；开展野生资源调查，了解居群生存状况及致危因素等，为制定合理的保护措施提供基础数据。

参考文献

[1] 张晓俊，郑丽香，范世明，等. 福建省兰科植物 2 种新记录 [J]. 亚热带植物科学，2018，47（3）：269-272.

兰科 Orchidaceae

142 毛唇芋兰
Nervilia fordii (Hance) Schltr.

药材名： 青天葵
别　名： 独叶莲、珍珠草、青莲

保护地位	易危 VU A2c; B1ab（ⅲ，ⅴ）	CITES 附录 Ⅱ 物种

·形态特征

陆生小型草本。块茎圆球形，直径 10 ~ 15 mm。叶 1，花后长出，质较薄，心状卵形，长 5 cm，宽约 6 cm，基部心形，边缘波状，具粗脉约 20，两面隆起；叶柄长约 7 cm。花葶为总状花序，高 15 ~ 30 cm，具 3 ~ 5 花，下部具 3 ~ 6 筒状鞘；苞片线形，反折；花梗细，常多少下弯；花萼和花瓣淡绿色，具紫色脉，近等大，线状长圆形，长 10 ~ 17 mm，宽 2 ~ 2.5 mm；唇瓣白色，具紫色脉，倒卵形，长 8 ~ 13 mm，宽 6.5 ~ 7 mm，凹陷，内面密被长柔毛，前部 3 裂；侧裂片三角形，直立，合抱蕊柱，中裂片横椭圆形；蕊柱长 6 ~ 8 mm；子房椭圆形，棱上具狭翅。花期 5 月。

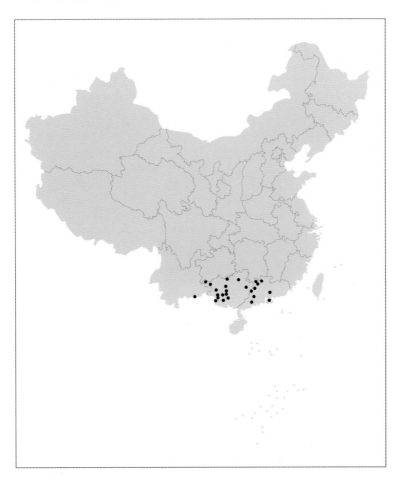

·分布

分布于我国广东、广西、香港、云南。泰国也有分布。

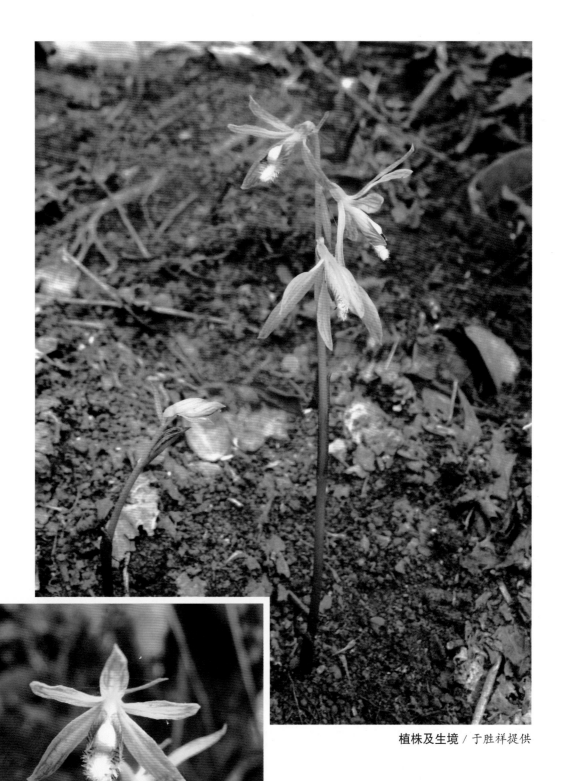

植株及生境 / 于胜祥提供

花 / 于胜祥提供

· 生境和居群

见于海拔 200 ~ 1 000 m 的山坡或沟谷林下阴湿处。植株矮小，球形块茎小，自然繁殖率低，每株每年只繁殖 1 ~ 2 个球茎[1]。

· 药用部位

全草或块茎。

· 药用价值和功能主治

具有润肺止咳、清热解毒、散瘀止痛的功效，用于肺痨咯血、肺热咳嗽、口腔炎、咽喉肿痛、瘰疬、疮疡肿毒、跌仆损伤。

· 致危因子

多年的乱采乱挖致使本种野生资源量不断下降[1]。《中国生物多样性红色名录——高等植物卷》将本种评估为近危（NT）。本书作者通过调查，发现本种资源破坏较严重，故将其调整为易危（VU）。

· 保护措施及商业栽培

本种已被列入 CITES 附录 Ⅱ 和广西壮族自治区保护野生植物名录。少数植物园有栽培。目前已经开展了人工培育研究。广东平远建有规范化种植基地，但尚不能完全满足市场需求[1]。

· 保护建议

将本种列入分布区范围内各省的省级保护野生植物名录；依托现有自然保护地，或在天然集中分布区域建立保护点或设立保护标志，限制无序采挖，保护野生居群和生境；扩大商业栽培规模，满足市场需求，减少对野生资源的依赖。

参考文献

[1] 梅全喜. 青天葵的资源、栽培与鉴别研究进展 [J]. 中国药房，2008，19（18）：1426-1428.

兰科 Orchidaceae

143 石仙桃
Pholidota chinensis Lindl.

药材名： 石仙桃
别　名： 石山莲、石橄榄、果上叶

保护地位	近危 NT	CITES 附录 Ⅱ 物种

· 形态特征

多年生附生草本。根茎匍匐，具较密的节和根。假鳞茎狭卵状长圆形，长 1.6 ~ 8 cm，宽 5 ~ 23 mm，基部收狭成柄状。叶 2，生于假鳞茎先端，倒卵状椭圆形、倒披针状椭圆形至近长圆形，长 5 ~ 22 cm，宽 2 ~ 6 cm。花葶生于幼嫩假鳞茎先端；总状花序，苞片常多少对折，花梗和子房长 4 ~ 8 mm；花白色或带浅黄色；中萼片凹陷成舟状，背面略有龙骨状突起，侧萼片略狭于中萼片，具较明显的龙骨状突起；花瓣披针形，背面略有龙骨状突起；唇瓣近宽卵形，略 3 裂，下半部凹陷成半球形的囊，两侧各具 1 半圆形侧裂片；蕊柱中部以上具翅；蕊喙宽舌状。蒴果倒卵状椭圆形，具 6 棱，3 棱上有狭翅。花期 4 ~ 5 月，果期 9 月至翌年 1 月。

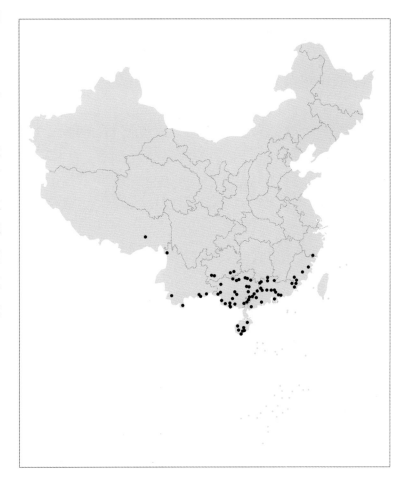

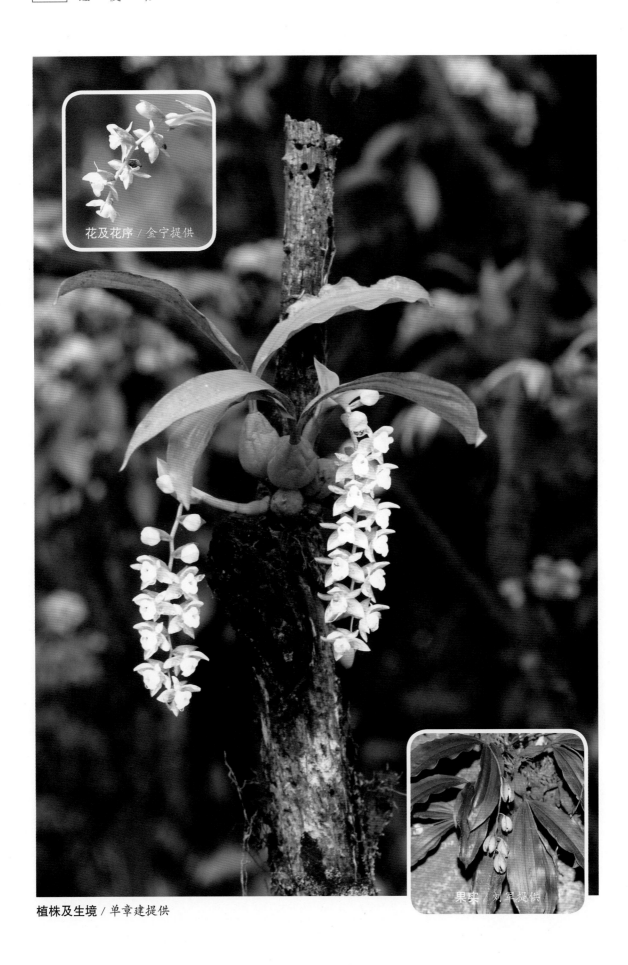

花及花序 / 金宁提供

果荚 / 刘军提供

植株及生境 / 单章建提供

·分布

分布于我国浙江、福建、广东、广西、海南、香港、贵州、云南、西藏。越南、缅甸也有分布。

·生境和居群

见于海拔 900 ～ 2 100 m 的山地林缘或阴坡，附生于树干或石头上。本种是石仙桃属中分布最广的物种，能适应热带及南亚热带较为干旱的环境[1]。

·药用部位

全草或假鳞茎。

·药用价值和功能主治

具有养阴润肺、清热解毒、利湿、消瘀的功效，用于肺热咳嗽、咯血、眩晕、头痛、梦遗、咽喉肿痛、风湿疼痛、湿热浮肿、痢疾、带下、疳积、瘰疬、跌仆损伤。

·致危因子

本种具有药用和观赏价值，人们为了药用或观赏而过度采挖本种，使其野生资源量持续下降[2]。《中国生物多样性红色名录——高等植物卷》将本种评估为无危（LC）。本书作者通过调查，将本种调整为近危（NT）。

·保护措施及商业栽培

本种已被列入 CITES 附录 Ⅱ。多数南方植物园有栽培。人工栽培技术已经成功[3]，但未见商业栽培报道。

·保护建议

将本种列入药用植物监测名单；加强分布区自然环境管理，保护野生资源；加强引种驯化，开展野生变家种研究，促进商业栽培，以满足市场需求。

参考文献

[1] 易绮斐，邢福武，陈红锋，等. 我国石仙桃属植物的分布和开发利用 [J]. 华南农业大学学报，2004，25（3）：94-97.

[2] 刘保财，黄颖桢，赵云青，等. 野生石仙桃立地环境与生长特性研究 [J]. 福建农业学报，2017，32（8）：864-869.

[3] 刘保财，陈菁瑛，黄颖桢，等. 石仙桃人工栽培技术 [J]. 福建农业科技，2017（12）：40-42.

兰科 Orchidaceae

独蒜兰属 *Pleione* D. Don

小草本，常附生。假鳞茎顶生 1 ~ 2 叶。叶纸质，具折扇状脉。花大而艳丽；苞片常有色彩，宿存；萼片离生；花瓣与萼片等长；唇瓣明显大于萼片，不裂或不明显 3 裂，基部有时贴生于蕊柱基部而成囊状，上部边缘啮蚀状或撕裂状，上面具 2 至数条纵褶片或沿脉被流苏状毛；蕊柱细长，两侧具狭翅，翅在先端扩大。蒴果纺锤状，具 3 纵棱，成熟时纵裂。

本属有 26 种，分布范围北起我国秦岭山脉以南，西至喜马拉雅地区，南至缅甸、老挝和泰国。我国有 23 种（12 种特有），主要分布于西南、华中和华东地区，少量分布于广东、广西北部和台湾山地。生于亚热带、热带的凉爽山地中，陆生、岩生或附生。

本属有 5 种可药用。现代研究认为，本属植物具有抗肿瘤、抗氧化、抗炎等多种生物活性[1]。2020 年版《中华人民共和国药典》一部收录 2 种本属植物，即独蒜兰（*P. bulbocodioides*）和云南独蒜兰（*P. yunnanensis*）。本属植物具有清热解毒、化痰散结的功效，用于痈肿疔毒、瘰疬痰核、蛇虫咬伤、癥瘕痞块。本属植物也常作园林观赏花卉[2]。

本属部分物种在民间作为传统抗肿瘤中药山慈菇的来源，野生资源长期遭到大量采挖，资源量日渐减少。此外，本属植物花大而艳丽，是常见的观赏植物，野生资源也因此遭到采挖。在《中国生物多样性红色名录——高等植物卷》中，本属植物有 17 种被评估为受威胁等级，占比很高。本属所有种已被列入《国家重点保护野生植物名录》，为 Ⅱ 级保护植物，且被列入 CITES 附录 Ⅱ，且被列入广西壮族自治区保护野生植物名录。

依托现有自然保护地，或在天然集中分布区域建立自然保护区，或在其他区域建立保护点或设立保护标志，禁止或限制采挖，保护野生居群和生境。开展人工栽培研究，扩大商业栽培规模，减少对野生资源的依赖。

本属部分受威胁等级物种名单如下。

P. bulbocodioides (Franch.) Rolfe 独蒜兰 LC/NT B1ab（ⅲ）

P. grandiflora (Rolfe) Rolfe 大花独蒜兰 CR A3c

P. hookeriana (Lindl.) B. S. Williams 毛唇独蒜兰 VU A3c

P. scopulorum W. W. Sm. 二叶独蒜兰 VU A3c

P. yunnanensis (Rolfe) Rolfe 云南独蒜兰 VU A4ac; B1ab（ⅰ，ⅲ，ⅴ）

参考文献

[1] 刘星星，刘宏栋，潘玲玲，等. 独蒜兰化学成分及生物活性研究进展 [J]. 江西中医药大学学报，2009，31（2）：106-111.

[2] 张燕，李思锋，黎斌. 独蒜兰属植物研究现状 [J]. 北方园艺，2010（10）：232-234.

兰科 Orchidaceae

144 独蒜兰
Pleione bulbocodioides (Franch.) Rolfe

药材名: 山慈菇（药典种）
别　名: 冰球子

保护地位	近危 NT B1ab（ⅲ）	重点保护名录 Ⅱ 级 CITES 附录 Ⅱ 物种

· 形态特征

半附生草本。植株高 15 ～ 25 cm。假鳞茎呈长颈瓶状，先端具 1 叶，偶 2。叶狭椭圆状披针形或近倒披针形，长 10 ～ 25 cm，宽 2 ～ 5.8 cm；叶柄长 2 ～ 6.5 cm。花葶从老的假鳞茎基部发出，长 7 ～ 20 cm，下半部包藏于圆筒状鞘内，具 1（～ 2）花；苞片长于或等长于花梗和子房；花粉红色至淡紫色；中萼片近倒披针形，侧萼片稍斜歪，狭椭圆形或长圆状倒披针形；花瓣倒披针形，稍斜歪，长 3.5 ～ 5 cm，宽 4 ～ 7 mm；唇瓣长 3.5 ～ 4.5 cm，宽 3 ～ 4 cm，基部多少贴生于蕊柱上，上部边缘撕裂状，具 4 ～ 5 褶片，褶片啮蚀状；蕊柱两侧具翅，翅在先端围绕蕊柱。蒴果近长圆形，长 2.7 ～ 3.5 cm。花期 4 ～ 6 月。

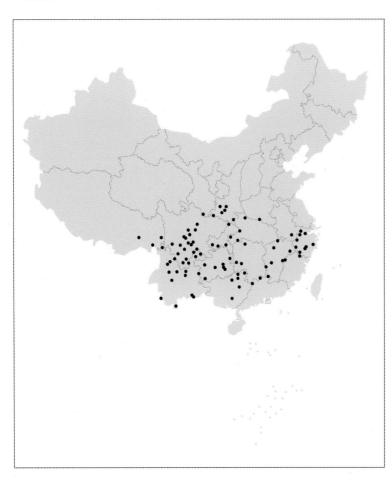

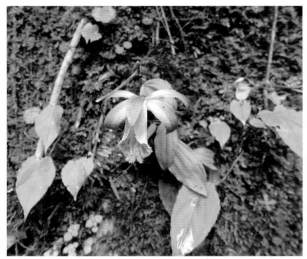

植株 / 赵鑫磊提供　　　　　　　　　　　　花 / 李策宏提供

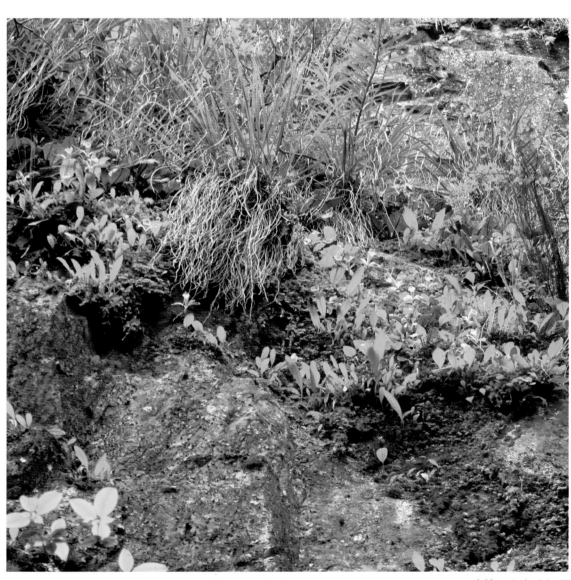

生境 / 赵鑫磊提供

· **分布**

特有种。分布于我国河南、陕西、甘肃、安徽、江西、浙江、福建、湖北、湖南、广东、广西、重庆、四川、贵州、云南、西藏。

· **生境和居群**

见于海拔 900 ～ 3 600 m 的常绿阔叶林林下或灌木林林缘。生于腐殖质丰富的土壤中或苔藓覆盖的岩石上。种子细小难以萌发，有性繁殖率极低，大部分为依靠假鳞茎的无性繁殖，对生境要求较高，喜凉爽、湿润的半阴环境[1]。

· **药用部位**

假鳞茎。

· **药用价值和功能主治**

具有清热解毒、化痰散结的功效，用于痈肿疔毒、瘰疬痰核、蛇虫咬伤、癥瘕痞块。

· **致危因子**

本种因具有药用和观赏价值，故长期遭到滥采乱挖，导致资源量持续减少；本种生态幅较窄，生境破坏致使分布范围缩小；野生种子繁殖率低，使居群更新受到限制[1-2]。《中国生物多样性红色名录——高等植物卷》将本种评估为无危（LC）。本书作者通过调查，发现本种资源破坏较严重，故将其调整为近危（NT）。

· **保护措施及商业栽培**

本种已被列入《国家重点保护野生植物名录》，为 II 级保护植物；已被列入 CITES 附录 II 和陕西省、广西壮族自治区保护野生植物名录。少数植物园有栽培。有许多关于人工栽培技术方面的研究[1, 3]。未见商业栽培报道。

· **保护建议**

将本种列入药用植物监测名单；限制采挖，保护野生居群和生境；广泛收集种质资源，开展迁地保护，保存遗传多样性；开展野生变家种研究，促进商业栽培。

参考文献

[1] 蓝家望，桂阳，张丽娜，等. 独蒜兰种子自然萌发特性分析 [J]. 湖北农业科学，2013，52（9）：2077-2082.

[2] 张丽娜，金吉芬，张金霞，等. 不同产地独蒜兰资源栽培比较研究 [J]. 北方园艺，2013（24）：153-155.

[3] 张燕，黎斌，祁桦，等. 濒危兰科植物独蒜兰的快繁技术研究 [J]. 陕西农业科学，2013，59（3）：57-59.

兰科 Orchidaceae

145 云南独蒜兰
Pleione yunnanensis (Rolfe) Rolfe

药材名：山慈菇（药典种）
别　名：冰球子

| 保护地位 | 易危 VU A4ac; B1ab（ⅰ,ⅲ,ⅴ） | 重点保护名录Ⅱ级
CITES 附录Ⅱ物种 |

· 形态特征

附生或地生草本。假鳞茎窄卵形，上端有长颈，先端具 1 叶。叶披针形或窄椭圆形，纸质，长 6.5 ~ 25 cm；叶柄长 1 ~ 6 cm。花葶生于无叶假鳞茎基部，长 10 ~ 20 cm，先端具 1 花，稀 2；苞片短于花梗和子房；花淡紫色、粉红色或近白色；中萼片长圆状倒披针形，长 3.5 ~ 4 cm，侧萼片长圆状披针形，稍歪斜；花瓣倒披针形，长 3.5 ~ 4 cm，唇瓣近宽倒卵形，长 3 ~ 4 cm，3 微裂，具缺刻或呈多少撕裂状，具 3 ~ 5 褶片，褶片近全缘；蕊柱长 1.8 ~ 2.3 cm。蒴果纺锤状圆柱形，长 2.5 ~ 3 cm。花期 4 ~ 5 月，果期 9 ~ 10 月。

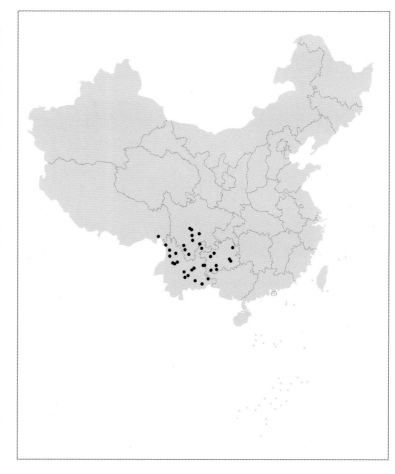

· 分布

分布于我国四川、贵州、云南、西藏东南部。缅甸北部也有分布。

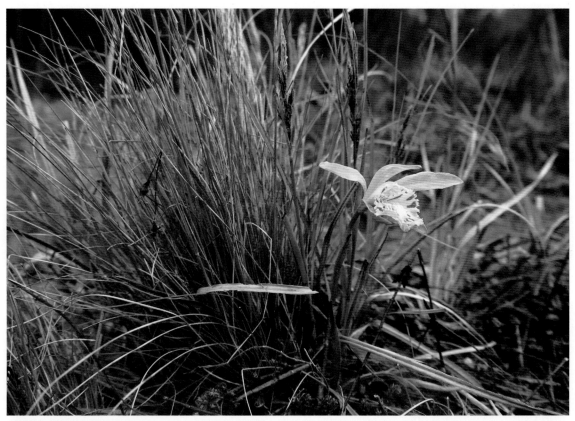

生境 / 郑海磊提供

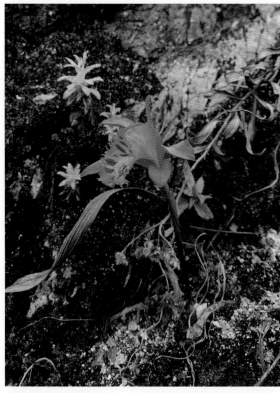

植株 / 韩周东提供

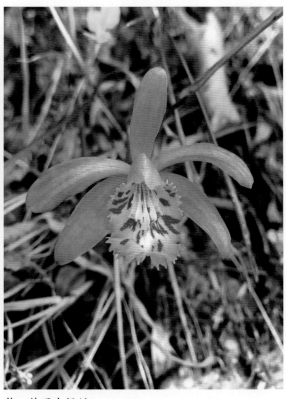

花 / 韩周东提供

- **生境和居群**

  见于海拔 1 100 ～ 3 500 m 的林缘、草坡、岩石上或杜鹃科植物灌丛中。

- **药用部位**

  假鳞茎。

- **药用价值和功能主治**

  同"独蒜兰"项。

- **致危因子**

  本种即可作为中药山慈菇使用，又可用来观赏，人们为了药用或观赏而对本种进行无序采挖，导致本种野生资源量减少；旅游开发等人类活动对本种生境造成威胁[1]。

- **保护措施及商业栽培**

  本种已被列入《国家重点保护野生植物名录》，为 Ⅱ 级保护植物；已被列入 CITES 附录 Ⅱ。个别植物园有栽培。有观赏植物栽培研究[2]。未见商业栽培报道。

- **保护建议**

  依托现有自然保护地，或在天然集中分布区域建立保护点或设立保护标志，加强管理，限制无序采挖，保护野生居群和生境；开展人工栽培，形成规模生产，以满足市场需求，减少对野生资源的依赖。

参考文献

[1] 张玉武，喻理飞. 贵州梵净山生物圈保护区原生兰科植物生态特征初步研究 [J]. 山地农业生物学报，2009，28（4）：288-293.

[2] 李树发，陈伟，熊丽，等. 野生云南独蒜兰的冬季促成开花研究简报 [J]. 云南农业大学学报，2005，20（6）：885-887.

百部科 Stemonaceae

146 大百部
Stemona tuberosa Lour.

药材名： 百部（药典种）
别　名： 对叶百部、九重根、山百部

保护地位	保护关注 CC

·形态特征

多年生攀缘草本。植株长达 5 m。块根常呈纺锤形，长达 30 cm。茎少分枝。叶常对生，卵状披针形或卵形，长 6 ~ 24 cm，基部心形，边缘稍波状；叶柄长 3 ~ 10 cm。花单生或 2 ~ 3 组成总状花序，生于叶腋，稀贴生叶柄；花梗或花序梗长 2.5 ~ 5（~ 12）cm；花被片黄绿色，带紫色脉纹，长 3.5 ~ 7.5 cm，宽 0.7 ~ 1 cm，先端渐尖，内轮比外轮稍宽；雄蕊紫红色，比花被短或近等长，花丝粗，长约 5 mm，花药长 1.4 cm，先端具短钻状附属物；子房卵形。蒴果倒卵形而扁。花期 4 ~ 7 月，果期（5 ~ ）7 ~ 8 月。

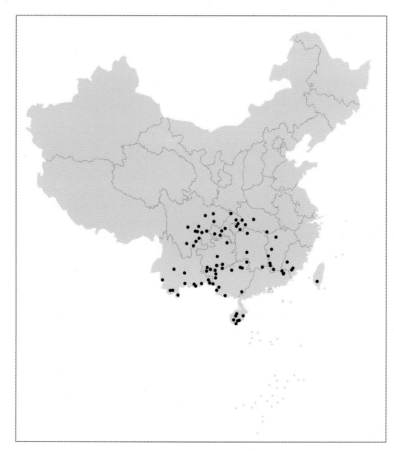

·分布

分布于我国江西、湖北、湖南、福建、台湾、广东、广西、海南、重庆、四川、贵州、云南。孟加拉国、柬埔寨、印度、老挝、缅甸、菲律宾、泰国、越南也有分布。

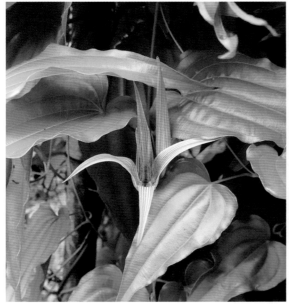 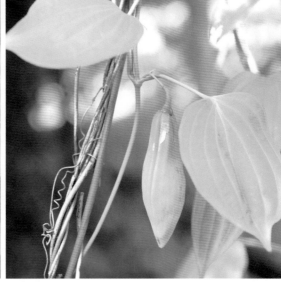

花 / 赵鑫磊提供　　　　　　　　　　　　　果实 / 林余霖提供

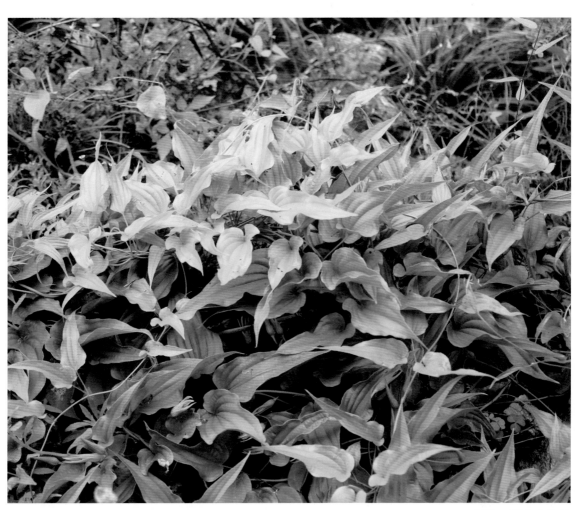

植株 / 周重建提供

·生境和居群

见于海拔300~2 300 m的山坡丛林下、路旁、溪边、山谷或阴湿岩石中。为半阴性植物，喜较温暖、湿润、阴凉的环境；适于腐殖质丰富、排水良好、微酸性的土壤；野生居群分布分散且居群内的植株个体数量较少[1-2]。

·药用部位

块根。

·药用价值和功能主治

具有润肺下气止咳、杀虫灭虱的功效，用于新久咳嗽、肺痨咳嗽、顿咳，外用于头虱、体虱、蛲虫病、阴痒。

·致危因子

过度采挖使本种野生居群和生境遭到破坏，分布范围缩小[1-2]。《中国生物多样性红色名录——高等植物卷》将本种评估为无危（LC）。本书作者通过调查，将本种列为保护关注（CC）。

·保护措施及商业栽培

本种尚未被列入保护野生植物名录。多数植物园有栽培。商业栽培较少，难以满足市场需求。

·保护建议

将本种列入药用植物监测名单；采取轮采和封禁的野生抚育措施，避免野生资源遭到过度破坏；开展人工栽培技术研究，促进商业栽培，以满足市场需求。

参考文献

[1] 朱华，郭晓恒，王孝勋，等. 广西产百部的资源与生境调查 [J]. 安徽农业科学，2012，40（5）：2638-2639.

[2] 陈玉菡，刘旭，罗川，等. 重庆金佛山对叶百部生物学特性观察 [J]. 现代中药研究与实践，2014，28（5）：29-32.

蒟蒻薯科 Taccaceae

147 箭根薯
Tacca chantrieri André

药材名：蒟蒻薯

别　名：老虎须、大水田七、黑蝴蝶

保护地位　近危 NT B1ab（ⅲ）

· 形态特征

多年生草本。根茎粗壮，环节明显，须根多数。叶基生，具肉质长柄，基部鞘状抱茎；叶片长椭圆形，长 20 ~ 50 cm，宽 7 ~ 14 cm，先端短尾尖，基部楔形，下延，全缘。花葶于叶丛中抽出，较长；总苞片 4，暗紫色；小苞片线形，长约 10 cm。伞形花序有花 5 ~ 7（~ 18）；花被裂片 6，紫褐色，外轮花被裂片披针形，长约 1 cm，宽约 5 mm，内轮花被裂片较宽，先端具小尖头；雄蕊 6，花丝顶部兜状，柱头弯曲成伞形，3 裂，每裂片又 2 浅裂。浆果椭圆形，长约 3 cm，肉质，具 6 棱，成熟后紫褐色；种子肾形，具条纹，长约 3 mm。花果期 4 ~ 11 月。

· 分布

分布于我国湖南、广东、广西、海南、贵州、云南、西藏。印度东北部、孟加拉国、老挝、柬埔寨，以及越南至马来半岛也有分布。

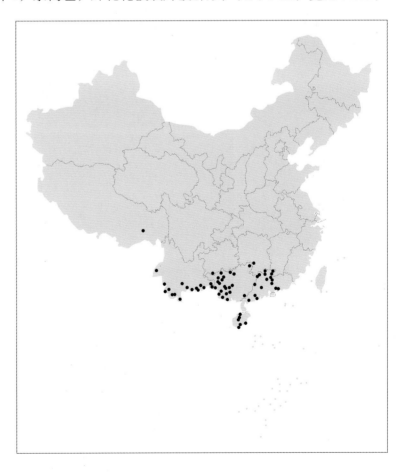

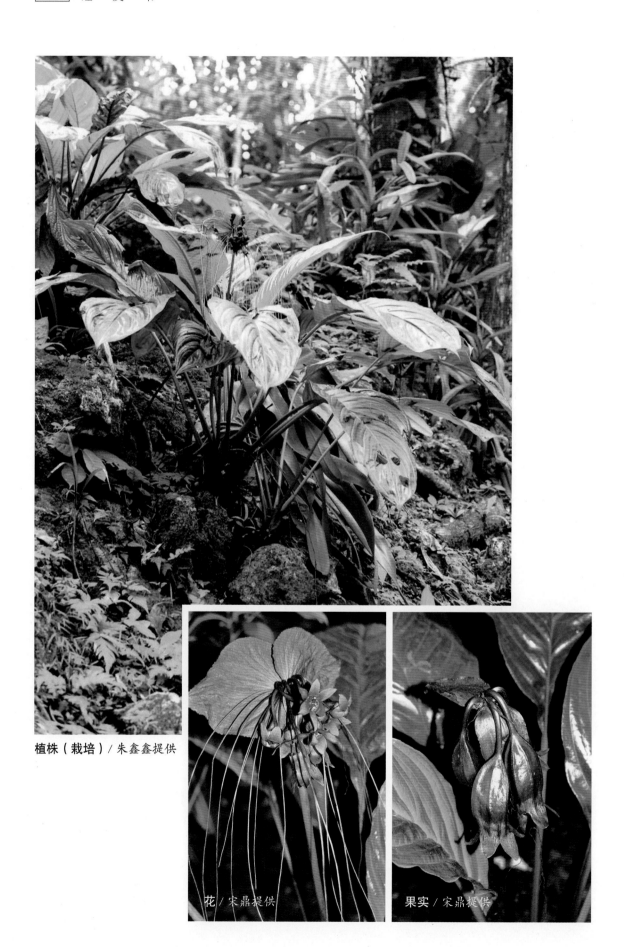

植株（栽培）/ 朱鑫鑫提供

花 / 宋鼎提供

果实 / 宋鼎提供

· 生境和居群

见于海拔 200 ~ 1 300 m 的热带雨林林下、水边、山谷等阴湿处。在西双版纳常集中生于海拔 500 ~ 700 m 的林下阴湿处。喜温暖、湿润环境，亦能适应热带旱季气候[1]。

· 药用部位

根茎。

· 药用价值和功能主治

具有清热解毒、理气止痛的功效，用于胃肠炎、胃溃疡、十二指肠溃疡、消化不良、痢疾、肝炎、疮疖、咽喉肿痛、烫火伤等。

· 致危因子

本种因具有药用及观赏价值而遭到滥采乱挖，野生居群破坏较严重；不合理的毁林开荒和其他林地利用活动导致森林环境破碎、退化，引起水热条件恶化，影响居群发育；本种种子萌发需要充足的水分和光照，当缺少适宜生境时，种子会在短时间内丧失萌发能力，居群更新受到影响[2-3]。《中国生物多样性红色名录——高等植物卷》将本种评估为无危（LC）。本书作者通过调查，发现本种总体资源量呈下降趋势，故将其调整为近危（NT）。

· 保护措施及商业栽培

本种尚未被列入保护野生植物名录。多数南方植物园长期引种栽培。云南有用作观赏花卉的商业栽培报道。

· 保护建议

将本种列入药用植物监测名单；限制过度采挖野生资源，保护野生居群和生境；加强科普宣传，提高公众对于生物多样性和生态环境的保护意识；收集种质资源，开展迁地保护，保存遗传多样性；开展扩繁研究，促进商业栽培，减少对野生资源的依赖。

参考文献

[1] 钟志权. 美丽的"黑蝴蝶"——蒟蒻薯 [J]. 中国热带农业，2004（1）：36.

[2] 文彬，何慧英，杨湘云，等. 箭根薯种子的贮藏与萌发 [J]. 植物资源与环境学报，2002，11（3）：16-19.

[3] 唐德英，何明荣. 珍惜濒危药用植物箭根薯的研究进展 [J]. 时珍国医国药，2009，20（7）：1831-1833.

姜科 Zingiberaceae

148 香姜
Alpinia coriandriodora D. Fang

药材名： 香姜

保护地位 易危 VU A1c; B2ab（ⅲ, ⅴ）

· **形态特征**

多年生草本。茎直立，高达 1 m，无毛至密被黄色倒生短曲毛。叶具短柄，卵形至卵状披针形，长 8 ~ 18 cm，宽 3 ~ 9 cm，基部常钝圆，先端渐尖至尾状渐尖，纸质或革质，两面无毛或背面疏被短毛，边缘具三角状锯齿。花序腋生，有时顶生于侧枝上，长 3 ~ 10 cm，连同花冠外面在内各部分被腺毛或各部被短硬毛而花冠外面无毛；花萼裂片钻形，远比花冠短；花冠白色或紫色，稍向前弯曲，长 5 ~ 6 mm，裂片占全长的 1/4，狭三角形；雄蕊伸出花冠，花丝下部被毛；子房全部或上半部被腺毛。蒴果卵形，幼时被毛；种子卵球形，具不明显网纹。花期 7 ~ 9 月。

· **分布**

特有种。分布于我国广西西南部。

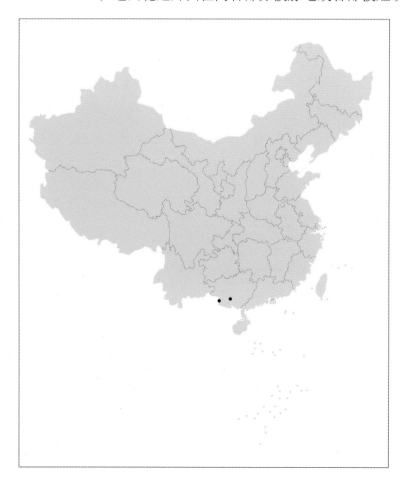

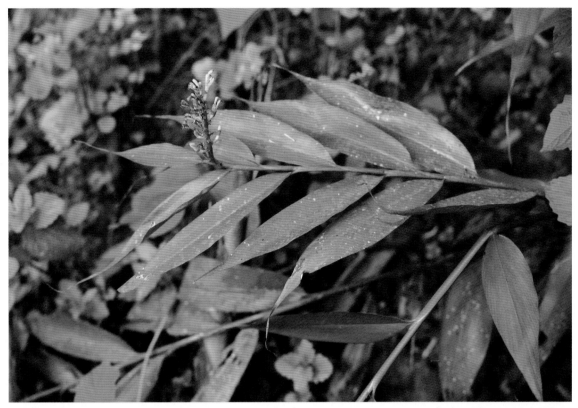

植株 / 黄云峰提供

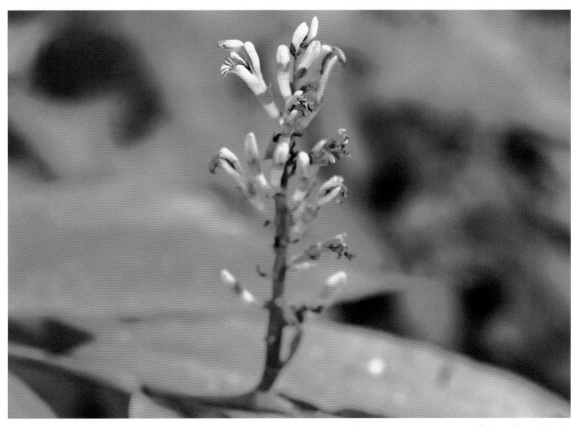

花序 / 黄云峰提供

· **生境和居群**

见于海拔 180 ~ 2 000 m 的林下或草丛中，为喀斯特地区特有物种。

· **药用部位**

根茎。

· **药用价值和功能主治**

壮药，民间也作香料使用[1]。具有祛风解表、行气消胀的功效，用于外感风寒轻症、胃脘胀痛。

· **致危因子**

无序采挖及生境破碎化导致本种野生资源量逐年减少（黄宝优，个人通讯）。

· **保护措施及商业栽培**

本种尚未被列入保护野生植物名录。少数热带植物园有栽培。有少量商业栽培。

· **保护建议**

将本种列入省级保护野生植物名录；依托现有自然保护地，或在天然集中分布区域建立保护点或设立保护标志，限制无序采挖，保护野生居群和生境；扩大商业栽培，减少对野生资源的依赖。

参考文献

[1] 赵奎君，梁晓乐，韦家福，等. 壮药香姜的生药鉴定 [J]. 中药材，2008，31（10）：1496-1498.

姜科 Zingiberaceae

149 海南假砂仁
Amomum chinense Chun ex T. L. Wu

药材名： 土砂仁
别　名： 海南土砂仁

保护地位 易危 VU A3c

· **形态特征**

多年生草本。植株高 1 ～ 1.5 m。根茎匍匐状，节上被鞘状鳞片。叶片长圆形或椭圆形，长 16 ～ 30 cm，宽 4 ～ 8 cm，先端尾状渐尖，两面均无毛；叶柄长 0.5 ～ 1 cm；叶舌膜质，微 2 裂；叶鞘具明显凹陷的方格状网纹。穗状花序陀螺状，有花约 20；总花梗长 5 ～ 10 cm，果时常延长；花萼管长约 1.7 cm，先端具 3 齿，基部被柔毛；花冠管稍凸出，裂片倒披针形，长约 1.5 cm，先端兜状；唇瓣白色，长 1.5 cm，宽约 1 cm，具紫色脉纹；花药药隔附属体半圆形，先端微凹；子房密被黄色柔毛。蒴果椭圆形，长 2 ～ 3 cm，宽 1.5 cm，被短柔毛及片状、分枝的柔刺。花期 4 ～ 5 月，果期 6 ～ 8 月。

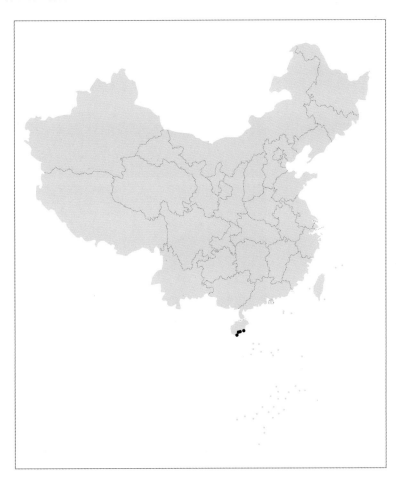

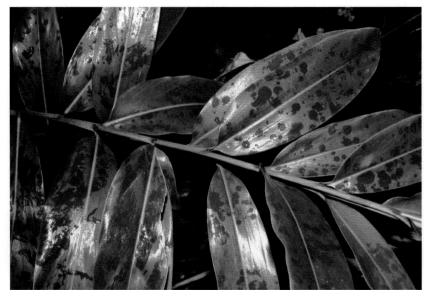

叶 / 郑希龙提供

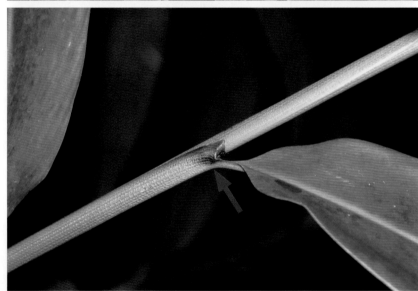

叶舌（箭头所示）/
郑希龙提供

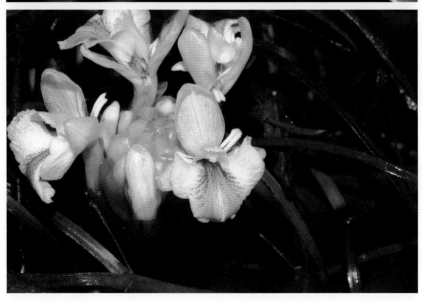

花 / 郑希龙提供

·分布

特有种。分布于我国海南中部以南各地。

·生境和居群

见于海拔 600 ～ 1 000 m 的山地、潮湿的林下和林缘。多以根茎繁殖，繁殖力较强。

·药用部位

果实。

·药用价值和功能主治

具有行气、消滞的功效。

·致危因子

土地开发、经济林扩大与农业活动导致本种野生居群生境破碎，居群数量明显减少。

·保护措施及商业栽培

本种尚未被列入保护野生植物名录。部分热带植物园栽培。未见商业栽培报道。

·保护建议

将本种列入省级保护野生植物名录；依托现有自然保护地，或在天然集中分布区域建立保护点或设立保护标志，加强土地管理，保护野生居群和生境；加强科普宣传，提高公众对于生态环境的保护意识；收集种质资源，开展迁地保护，避免因区域性破坏导致遗传多样性丧失。

姜科 Zingiberaceae

150 郁金
Curcuma aromatica Salisb.

药材名： 郁金
别　名： 毛郁金、广西姜黄

保护地位　保护关注 CC

· **形态特征**

多年生草本。植株高约 1 m。根茎肉质，断面黄色，芳香；根端具纺锤形块根。叶柄约与叶片等长；叶片长圆形，长 30 ~ 60 cm，宽 10 ~ 20 cm，先端具细尾尖，基部渐狭，叶面无毛，背面被短柔毛。花葶先于叶或与叶同出，自根茎单独发出，穗状花序圆柱形，长约 15 cm；可育花的苞片淡绿色，卵形，长 4 ~ 5 cm，上部无花的苞片较狭，白色而染淡红色，被毛；花萼被疏柔毛，长 0.8 ~ 1.5 cm；花冠管漏斗形，长 2.3 ~ 2.5 cm，喉部被毛，裂片长圆形，长 1.5 cm，白色带粉红色，后方 1 较大，被毛；侧生退化雄蕊淡黄色，倒卵状长圆形，长约 1.5 cm；唇瓣黄色，倒卵形，长 2.5 cm，先端微 2 裂；子房被长柔毛。花期 4 ~ 6 月。

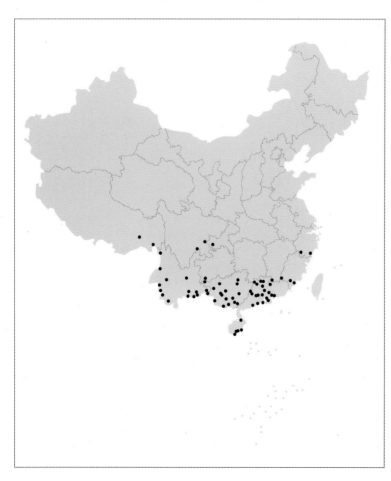

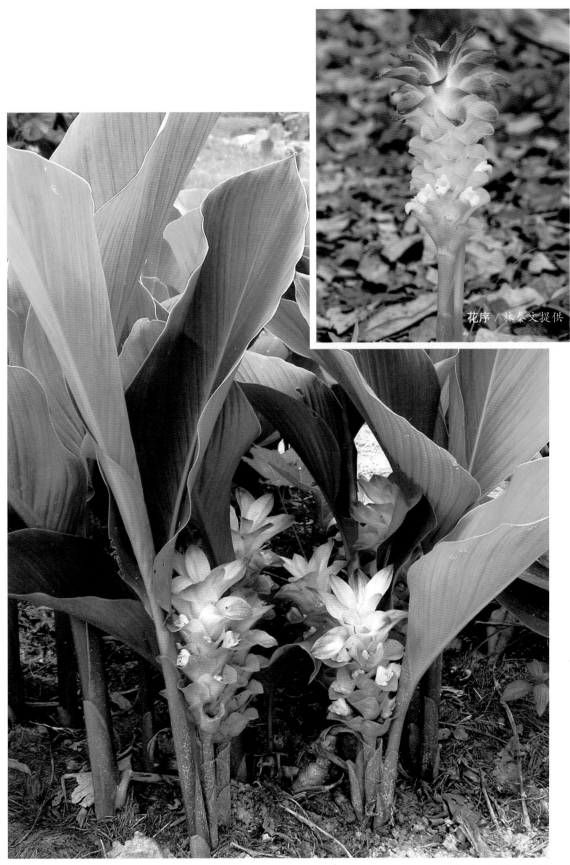

花序／林秦文提供

植株／陈虎彪提供

·分布

分布于我国浙江、福建、广东、香港、广西、贵州、海南、重庆、四川、云南、西藏。不丹、印度、缅甸、尼泊尔、斯里兰卡也有分布。

·生境和居群

见于村边、田埂、山脚草地、疏林或空旷处，丛生。

·药用部位

块根。

·药用价值和功能主治

具有破血行气、通经止痛的功效，用于胸胁刺痛、经闭、风湿骨痛、跌仆肿痛。本种的乙醇提取物具有显著的抗真菌、抗过敏和抗炎等药理活性，可用于预防和治疗冠心病、糖尿病、癫痫和自身免疫性疾病，其挥发油具有抗氧化、抗炎

的活性[1]。

·致危因子

过度采挖威胁本种野生居群；本种生境多位于人口密度大的区域，易受到人类活动的影响。《中国生物多样性红色名录——高等植物卷》将本种评估为数据缺乏（DD）。本书作者通过调查，将本种列为保护关注（CC）。

·保护措施及商业栽培

本种尚未被列入保护野生植物名录。多数植物园有栽培。未见商业栽培报道。

·保护建议

将本种列入药用植物监测名单；加强自然分布区内管理，保护代表性野生居群及生境；使用栽培量大的药用物种，如莪术和温郁金（*C. wenyujin*）提取莪术油，以减少对于野生资源的依赖。

参考文献

[1] 李岩. 毛郁金化学成分研究 [D]. 南宁：广西医科大学，2017.

姜科 Zingiberaceae

151 茴香砂仁

Etlingera yunnanensis (T. L. Wu et S. J. Chen) R. M. Sm.

异　名： *Achasma yunnanense* T. L. Wu et S. J. Chen

药材名： 茴香砂仁　　　**别　名：** 麻亮不（傣药名）

保护地位	易危 VU A2c; B1ab（ⅲ, ⅴ）	重点保护名录 Ⅱ 级

·形态特征

多年生草本。茎丛生，高 2 ～ 3 m。叶片披针形，长 50 ～ 60 cm，宽 5.5 ～ 7 cm，两面无毛。花序开花时似菊花的头状花序，发于根茎，贴近地面，花序梗埋于地下，长约 5 cm；总苞片卵形，红色，长 2.5 ～ 3 cm，宽 2 ～ 3 cm，小苞片管状，长约 2.7 cm，宽约 7 mm；花红色，常（3 ～）6 一轮开放；花萼管状，长 3.5 ～ 4 cm，先端 3 裂；花冠管短于花萼，先端具 3 裂片；无侧生退化雄蕊；唇瓣凸露于花冠外，中心紫红色，边缘黄色，先端 2 浅裂；花丝离生部分长 5 mm，花药室长 6 ～ 8 mm；子房长 5 mm，被短柔毛。蒴果长 2.5 ～ 3 cm，密被短柔毛。花期 6 月。

·分布

特有种。分布于我国云南西双版纳，海南尖峰岭有新记录发现的报道[1]。

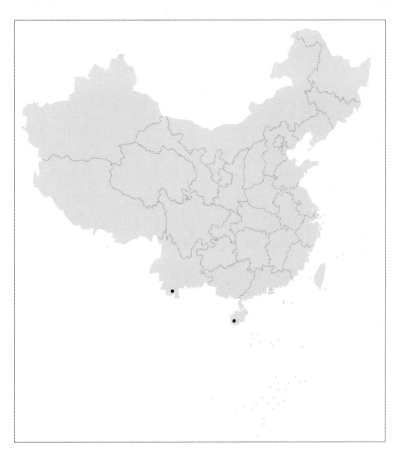

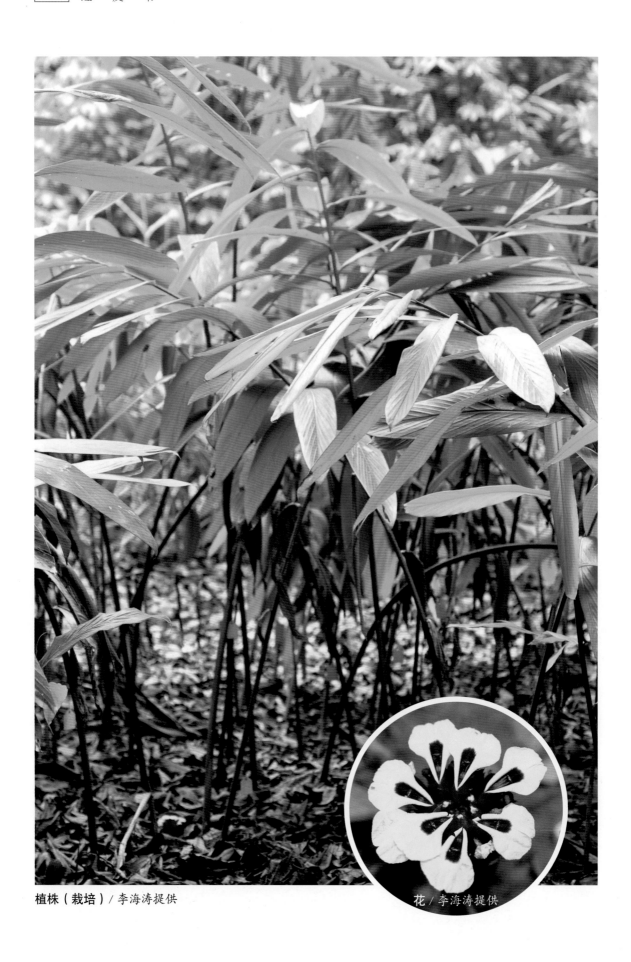

植株（栽培）/李海涛提供

花 / 李海涛提供

- **生境和居群**

  见于海拔 600 ~ 800 m 的山谷阴坡林下。居群规模小，植株稀疏分布。

- **药用部位**

  根茎。

- **药用价值和功能主治**

  傣药。用于胸腹疼痛、暑食夹杂、周身麻木、行动困难、小便热涩疼痛、胃脘胀痛、恶心呕吐、不思饮食、腹泻、中暑。

- **致危因子**

  本种分布范围狭窄，居群内个体分散，生境脆弱。无序采收和生境破碎化造成居群分布范围缩小和种群数量锐减。

- **保护措施及商业栽培**

  本种已被列入《国家重点保护野生植物名录》，为 Ⅱ 级保护植物。华南植物园对本种进行了迁地保护[2]。个别植物园有栽培。未见商业栽培报道。

- **保护建议**

  加强对本种野生资源的调查，为制定保护措施提供科学依据；加强原地保护，尤其对新发现的海南分布区展开保护，同时加强引种扩繁等种植技术研究。

· 分类学附注

《中国植物志》（第十六卷第二分册）中收载本种拉丁学名为 *A. yunnanense*，*Flora of China*（Vol.24）将本种已转至茴香砂仁属（*Etlingera*），本书采用了后者的处理，即拉丁学名为 *E. yunnanensis*。

参考文献

[1] 李榕涛，卢刚，陈沂章，等. 海南植物新资料（Ⅲ）[J]. 西北植物学报，2014，34（10）：2127-2129.

[2] 谢建光，方坚平，刘念. 姜科植物的引种 [J]. 热带亚热带植物学报，2000，8（4）：282-290.

附录Ⅰ 国家重点保护野生药材物种名录

中文名	拉丁学名	保护级别			药材名
		Ⅰ级	Ⅱ级	Ⅲ级	
豆科植物甘草	*Glycyrrhiza uralensis* Fisch.		Ⅱ		甘草
豆科植物胀果甘草	*Glycyrrhiza inflata* Bat.		Ⅱ		甘草
豆科植物光果甘草	*Glycyrrhiza glabra* L.		Ⅱ		甘草
毛茛科植物黄连	*Coptis chinensis* Franch.		Ⅱ		黄连
毛茛科植物三角叶黄连	*Coptis deltoidea* C. Y. Cheng et P. K. Hsiao		Ⅱ		黄连
毛茛科植物云连	*Coptis teetoides* C. Y. Cheng		Ⅱ		黄连
五加科植物人参	*Panax ginseng* C. A. Mey.		Ⅱ		人参
杜仲科植物杜仲	*Eucommia ulmoides* Oliv.		Ⅱ		杜仲
木兰科植物厚朴	*Magnolia officinalis* Rehd. et Wils.		Ⅱ		厚朴
木兰科植物凹叶厚朴	*Magnolia officinalis* Rehd. et Wils. var. *biloba* Rehd. et Wils.		Ⅱ		厚朴
芸香科植物黄皮树	*Phellodendron chinense* Schneid.		Ⅱ		黄柏
芸香科植物黄檗	*Phellodendron amurense* Rupr.		Ⅱ		黄柏
百合科植物剑叶龙血树	*Dracaena cochinchinensis* (Lour.) S. C. Chen		Ⅱ		血竭
百合科植物川贝母	*Fritillaria cirrhosa* D. Don			Ⅲ	川贝母
百合科植物暗紫贝母	*Fritillaria unibracteata* P. K. Hsiao et K. C. Hsia			Ⅲ	川贝母
百合科植物甘肃贝母	*Fritillaria przewalskii* Maxim.			Ⅲ	川贝母
百合科植物梭砂贝母	*Fritillaria delavayi* Franch.			Ⅲ	川贝母
百合科植物新疆贝母	*Fritillaria walujewii* Regel			Ⅲ	伊贝母
百合科植物伊犁贝母	*Fritillaria pallidiflora* Schrenk			Ⅲ	伊贝母
百合科植物天门冬	*Asparagus cochinchinensis* (Lour.) Merr.			Ⅲ	天冬
五加科植物刺五加	*Acanthopanax senticosus* (Rupr. et Maxim.) Harms			Ⅲ	刺五加
唇形科植物黄芩	*Scutellaria baicalensis* Georgi			Ⅲ	黄芩
多孔菌科真菌猪苓	*Polyporus umbellatus* (Pers.) Fries			Ⅲ	猪苓
龙胆科植物条叶龙胆	*Gentiana manshurica* Kitag.			Ⅲ	龙胆

中文名	拉丁学名	保护级别			药材名
		Ⅰ级	Ⅱ级	Ⅲ级	
龙胆科植物龙胆	*Gentiana scabra* Bge.			Ⅲ	龙胆
龙胆科植物三花龙胆	*Gentiana triflora* Pall.			Ⅲ	龙胆
龙胆科植物坚龙胆	*Gentiana regescens* Franch.			Ⅲ	龙胆
龙胆科植物秦艽	*Gentiana macrophylla* Pall.			Ⅲ	秦艽
龙胆科植物麻花秦艽	*Gentiana straminea* Maxim.			Ⅲ	秦艽
龙胆科植物粗茎秦艽	*Gentiana crassicaulis* Duthie ex Burk.			Ⅲ	秦艽
龙胆科植物小秦艽	*Gentiana dahurica* Fisch.			Ⅲ	秦艽
伞形科植物防风	*Ledebouriella divaricata* (Turcz.) Hiroe			Ⅲ	防风
伞形科植物新疆阿魏	*Ferula sinkiangensis* K. M. Shen			Ⅲ	阿魏
伞形科植物阜康阿魏	*Ferula fukanensis* K. M. Shen			Ⅲ	阿魏
伞形科植物羌活	*Notopterygium incisum* Ting ex H. T. Chang			Ⅲ	羌活
伞形科植物宽叶羌活	*Notopterygium forbesii* Boiss.			Ⅲ	羌活
远志科植物远志	*Polygala tenuifolia* Willd.			Ⅲ	远志
远志科植物卵叶远志	*Polygala sibirica* L.			Ⅲ	远志
玄参科植物胡黄连	*Picrorhiza scrophulariiflora* Pennell			Ⅲ	胡黄连
列当科植物肉苁蓉	*Cistanche deserticola* Y. C. Ma			Ⅲ	肉苁蓉
马兜铃科植物北细辛	*Asarum heterotropoides* Fr. var. *mandshuricum* (Maxim.) Kitag.			Ⅲ	细辛
马兜铃科植物汉城细辛	*Asarum sieboldii* Miq. var. *seoulense* Nakai			Ⅲ	细辛
马兜铃科植物细辛	*Asarum sieboldii* Miq.			Ⅲ	细辛
紫草科植物新疆紫草	*Arnebia euchroma* (Royle) Johnst.			Ⅲ	紫草
紫草科植物紫草	*Lithospermum erythrorhizon* Sieb. et Zucc.			Ⅲ	紫草
木兰科植物五味子	*Schisandra chinensis* (Turcz.) Baill.			Ⅲ	五味子
木兰科植物华中五味子	*Schisandra sphenanthera* Rehd. et Wils.			Ⅲ	五味子
马鞭草科植物单叶蔓荆	*Vitex trifolia* L. var. *simplicifolia* Cham.			Ⅲ	蔓荆子
马鞭草科植物蔓荆	*Vitex trifolia* L.			Ⅲ	蔓荆子
使君子科植物诃子	*Terminalia chebula* Retz.			Ⅲ	诃子
使君子科植物绒毛诃子	*Terminalia chebula* Retz. var. *tomentella* Kurt.			Ⅲ	诃子
山茱萸科植物山茱萸	*Cornus officinalis* Sieb. et Zucc.			Ⅲ	山茱萸

中文名	拉丁学名	保护级别			药材名
		I 级	II 级	III 级	
兰科植物环草石斛	*Dendrobium loddigessii* Rolfe.			III	石斛
兰科植物马鞭石斛	*Dendrobium fimbriatum* Hook. var. *oculatum* Hook.			III	石斛
兰科植物黄草石斛	*Dendrobium chrysanthum* Wall.			III	石斛
兰科植物铁皮石斛	*Dendrobium candidum* Wall. ex Lindl.			III	石斛
兰科植物金钗石斛	*Dendrobium nobile* Lindl.			III	石斛
木犀科植物连翘	*Forsythia suspensa* (Thunb.) Vahl			III	连翘

　　注：上表摘录于《国家重点保护野生药材物种名录》的植物物种部分，含58种（含种下等级）。该名录由原国家医药管理局于1987年10月30日颁布，是国务院1987年颁布的《野生药材资源保护管理条例》的补充文件，其中的各类名称（如中文名、拉丁学名、药材名）以《中华人民共和国药典》（1985年版一部）为依据。

附录 II　IUCN 红色名录等级及定义[①]

不同物种被列入 IUCN 红色名录不同的等级，表示它们灭绝可能性的程度不同。IUCN 红色名录的各个等级及其定义如下。

灭绝（Extinct，EX）　如果没有理由怀疑一个分类单位的最后一个个体已经死亡，则不可认为该分类单位已经灭绝。只有在一定的时间内，经过彻底调查，没有发现任何一个个体，该分类单位才能被列为灭绝。

野外灭绝（Extinct in the Wild，EW）　如果一个分类单位只存在栽培植株或只作为归化种生活在远离其过去自然分布区的区域，即可认为该分类单位属于野外灭绝。

区域灭绝（Regionally Extinct，RE）　如果可以肯定本地区内一个分类单位最后的有潜在繁殖能力的个体已经死亡或消失，即认为该分类单位属于区域灭绝。这是针对非本地特有种而言的，但区域外状况可不考虑。

极危（Critically Endangered，CR）　当有足够的证据表明一个分类单位符合 IUCN 标准中极危等级 5 个标准中的任意一个时，该分类单位即属于极危。该等级表示物种在野外面临着极高的灭绝危险。

濒危（Endangered，EN）　当有足够的证据表明一个分类单位符合 IUCN 标准中濒危等级 5 个标准中的任意一个时，该分类单位即属于濒危。该等级表示物种在野外面临着很高的灭绝危险。

易危（Vulnerable，VU）　当有足够的证据表明一个分类单位符合 IUCN 标准中易危等级 5 个标准中的任意一个时，该分类单位即属于易危。该等级表示物种在野外面临着较高的灭绝危险。

近危（Near Threatened，NT）　当有证据表明一个分类单位接近 IUCN 标准中易危等级 5 个标准中的任意一个时，该分类单位即属于近危。该等级物种在不久的将来很可能符合易危等级的标准。该等级没有自己的标准，但是它接近于易危等级的阈值。

无危（Least Concern，LC）　当一个分类单位经过 IUCN 标准评估，未达到极危、濒危、易危和近危标准时，该分类单位即属于无危。该等级表示物种分布广泛、数量繁多且不属于受威胁种。

数据缺乏（Data Deficient，DD）　当缺乏足够的信息对一个分类群的灭绝威胁进行直

---

① IUCN 红色名录等级和标准的详细定义见 *IUCN Red List Categories and Criteria: Version 3.1*（IUCN，2012）和 *Guidelines for Using the IUCN Red List Categories and Criteria: Version 14*（IUCN，2019），也可以查询 IUCN 红色名录网站（https://www.iucnredlist.org/）。

接或间接的评估时，该分类单位即属于数据缺乏。该等级并不是一个受威胁的等级，但是并不表示这个分类单位没有受到威胁。将一个分类单位列入该等级意味着我们需要更多的信息来评估其灭绝危险程度。

未予评估（Not Evaluated，NE）　如果一个分类单位未应用 IUCN 标准进行评估，则可将其列为未予评估。

附录Ⅲ　IUCN 红色名录受威胁等级评估标准概要

评估一个类群是否属于受威胁等级（极危 CR、濒危 EN 或易危 VU）的 5 项标准（A ~ E）概要如下*。

标准		亚标准	量化阈值		
			极危（CR）	濒危（EN）	易危（VU）
A	物种种群规模下降。基于 A1 ~ A4 任一项的种群规模下降情况（过去 10 年或者 3 个世代内，取两者中更长的时间）	1　观察到、估计、推断或猜测，在过去，其种群规模下降，其原因明显可逆，并已被认识，且已停止。	≥90%	≥70%	≥50%
		2　观察到、估计、推断或猜测，在过去，其种群规模下降，其原因可能还未停止，或未被认识，或不可逆	≥80%	≥50%	≥30%
		3　模拟、推断或猜测未来种群规模将下降（最长时间为 100 年，a 不适用）	≥80%	≥50%	≥30%
		4　观察到、估计、推断、模拟或猜测种群规模下降，时间段须包括过去和将来（最长时间为将来 100 年），其原因可能还未停止，或未被认识，或不可逆	≥80%	≥50%	≥30%
		并且基于以下 5 项中的任一项（a ~ e）来确定 A1、A2、A3 和（或）A4 的种群规模下降百分比			
		a　直接观测（A3 除外）			
		b　适合该分类单元的丰富度指数			
		c　占有面积、分布区的缩小和（或）栖息地质量的下降			
		d　实际或潜在的开发水平			
		e　引进外来生物、杂交、病源、污染、竞争者或者寄生生物带来的影响			

续表

标准	亚标准		量化阈值		
			极危（CR）	濒危（EN）	易危（VU）
B	地理范围符合 B1（分布区，EOO）和（或）B2（占有面积，AOO）	1 分布区	<100 km²	<5 000 km²	<20 000 km²
		2 占有面积	<10 km²	<500 km²	<2 000 km²
	并且至少符合以下 3 项中的 2 项（a～c）				
	a 极度破碎化或分布地点数量		=1	≤5	≤10
	b 观察到、推断、设想或模拟，以下任一项持续衰退（i～v）				
	i 分布区				
	ii 占有面积				
	iii 栖息地的面积、范围和（或）质量				
	iv 分布地点或亚种群的数量				
	v 成熟个体数量				
	c 以下 4 项中至少有一项发生极度波动（i～iv）				
	i 分布区				
	ii 占有面积				
	iii 分布地点或亚种群的数量				
	iv 成熟个体数量				

		<250	<2 500	<10 000
C	小种群且在衰退			
	成熟个体数量	<250	<2 500	<10 000
	并且符合 C1 或 C2 中的至少一项			
	1 观察到、设想或模拟种群规模持续下降至少（最长时间为未来 100 年）	25%	20%	10%
		[3 年或 1 个世代内（取两者中更长的时间）]	[5 年或 2 个世代内（取两者中更长的时间）]	[10 年或 3 个世代内（取两者中更长的时间）]
	2 观察到、设想、模拟或推断种群规模持续下降，且符合以下 3 项中的任一项（i, ii, b）			
	a 亚种群结构为 i 或 ii 两种类型之一			
	i 每个亚种群中成熟个体的数量	≤50	≤250	≤1 000
	ii 某个亚种群中成熟个体数量的百分比为	90% ~ 100%	95% ~ 100%	100%
	b 成熟个体数量极度波动			
D	极小或狭域分布的种群			
	1 成熟个体数量	<50	<250	<1 000
	2 仅适用于易危（VU）：占有面积或分布地点数量非常有限，有一些可能的威胁因素，能使物种在极短时间内同时间内转为极危（CR）或灭绝（EX）			通常占有面积<20 km² 或分布地点数量≤5 个

续表

标准	亚标准	量化阈值		
		极危（CR）	濒危（EN）	易危（VU）
E	定量分析 野外灭绝的概率	≥50% [将来10年或3个世代内（取更长的时间，最长时间为100年）]	≥20% [将来20年或5个世代内（取更长的时间，最长时间为100年）]	≥10% 将来100年

* 要使用这张概要表，需要充分了解和准确掌握《IUCN 物种红色名录濒危等级和标准》及《IUCN 物种红色名录各等级濒危等级和标准使用指南》。请参考这两个文件的英文原文（https://www.iucnredlist.org/resources/grid/guidelines）。

药用植物中文名索引

（本索引收录了正文中药用植物的中文名正名、别名，其中别名用灰色字标示，以示区分）

药用植物拉丁学名索引

（本索引收录了正文中药用植物的拉丁学名正名、异名，其中异名用灰色字标示，以示区分）

---

① 该拉丁学名在正文中记载为 *Acer mono*，其命名人省略。本索引在制作时将其命名人补充。类似情况的处理方式同此。

② 该拉丁学名在正文中记载为 *A. austroyunnanense* W. T. Wang，其属名为缩写形式。本索引在制作时将其属名改为全称。类似情况的处理方式同此。

药材中文名索引